4-STEPで完成

下顎吸着義歯とBPS
パーフェクトマニュアル

阿部二郎、小久保京子、佐藤幸司　著

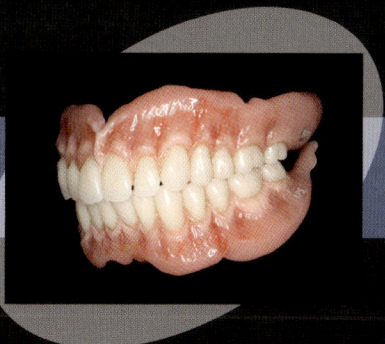

— 全無歯顎症例に対応 —

クインテッセンス出版株式会社　2011

序

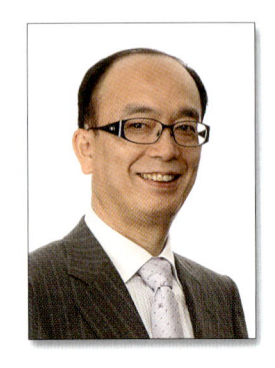

　世界中でインプラントによる補綴製作が総義歯治療を圧倒しはじめた最中の1998年に、約10年にわたる下顎総義歯の吸着に関する臨床結果をまとめ、「下顎総義歯・吸着の臨床テクニック」と題して歯科雑誌に掲載した。その当時は、世界の誰もが'15年後にはすべての総義歯治療がインプラント治療に置き換わるであろう'と予測を立てた時代である。そして、この予測に合わせて総義歯の講師は少なくなり、私自身も"絶滅寸前の総義歯臨床家の一人"と認識しながらの講演活動を続けていた。しかし、これまで不可能であった下顎総義歯の吸着が実現可能になり、根強い読者人気が継続したことによって、2001年にはジーシー社から「誰にでも出来る下顎総義歯の吸着」のビデオが発売され、GC総義歯セミナーもスタートした。さらに、2004年の秋には「誰にでも出来る下顎総義歯の吸着」、2006年には「下顎総義歯・吸着達成までの道のり」と題した単著を発刊し好評を得ることができた。これらの本を発刊するにあたり、恩師である無口蓋義歯と咬座印象の大家の矢崎秀昭先生、そして神業の総義歯テクニックを持つ染谷成一郎先生にご指導をいただいたことには、私の人生の宝である。心より感謝申し上げたい。

　ある時、下顎総義歯の吸着テクニックは、本当に世界ではじめての技術なのだろうかと疑問が沸き、それを問うための海外講演の旅を2004年からヨーロッパを中心にはじめた。訪問国でもやはり、学術と材料学の発展の中心にあったのはインプラントであって、総義歯治療の中に新しい光を見出そうとする勢いは失われていた。しかし、ヨーロッパにおける無歯顎者のインプラント実施率は、ドイツやスイスの先進国であってもわずか10%前後で、残りの90%は総義歯治療を求める患者で溢れていた。総義歯の需要が高位置を占め、下顎総義歯の吸着技術もまだ世界で誰も報告していないテクニックの1つであることも明らかになった。しかし、残念なことに、これまでの自筆本に掲載した印象材や人工歯が諸外国ではまったく売られていないという現状も知ることになった。

　こうして下顎総義歯・吸着の臨床技術を世界に広めることは困難と思われた矢先、思いがけずIvoclar Vivadent社のアジア部門シニアマネジャーChristoph Linder氏からBPS生体機能補綴システムの国際インストラクターにならないかとの誘いを受けた。忘れもしないフランスのストラスブール駅での出来事である。

　外国事情を少しずつ知るにつれ、この技術を伝播するには誰にでも簡単に製作できるシステムが必要であると感じ始めていた時期で、下顎総義歯の吸着技術をIvoclar Vivadent社のBPSと組み合わせて完成させることが、最も実用的であると判断した。私がリヒテンシュタインにあるIvoclar Vivadent社デンタルトレーニングセンターICDE所長のMr. Frickの1995年の日本初来日講演の受講者の一人であり、このBPSによる義歯製作経験を持っていたこともその決断の理由の一つである。

　ことは順調に進み、今度は吸着メカニズム理論にそった義歯製作を実践するにあたり、レトロモラーパッド周囲の変形を最小限に抑える概形印象用トレー(Frame Cut Backトレー)の開発が必要となった。このとき、デントヘルツ社の柴崎章三氏が仲介し、YDM社の茂木直氏とモリタ社の岡野浩之氏が製作販売まで漕ぎつける手助けをしてくれた。こうして、多くの仲間の助けによって下顎総義歯の吸着とBPSが融合し、2008年に最も確かでスピーディーに学べる臨床テクニックが誕生した。

序

　そして、まるでこのタイミングを推し量ったかのように、クインテッセンス出版社編集部長の畑めぐみ氏から、他の難症例とこの内容を合わせた1冊の本を書いて欲しいという依頼があり、本書を執筆することになった。優れた編集者との仕事は楽しく、畑氏との出会いにも運命的なものを感じている。この本が、次世代の総義歯臨床の基礎となってくれることを願う次第である。

　その後はLinder氏のおかげで外国での講演回数も増え、世界的な視野を持つことができたこと、そして、彼が本当に私に献身的に尽くしてくれたことにあらためて謝意を表したい。

　また、本誌に症例提示したほとんどの歯科技工を小久保京子氏が担当し、私と最高のチームワークを保って患者を満足させるための努力を続けてくれたことには最高の讃美を送りたい。その素晴らしい技工センスは、本誌の各義歯の形態や美しさに現れていて、機能的な研磨面形態の作り方や通例にとらわれないGingival Characterizationなどは、彼女独自の発想力の豊かさを物語っている。20年以上もの間、ともに義歯作りに励み、BPSを学んだ。彼女の物事を論理的に解決しようとする姿勢、そして、常に基本を大切にした義歯作りの真剣さは、後の歯科技工士達の手本となるに違いない。

　さらに長年BPSテクニカルインストラクターを務めている佐藤幸司歯科技工士のBPSに関する豊富な知識は、本書の内容をより一層わかりやすくしてくれた。

　惜しみない協力にあらためて感謝したい。

　最後に、執筆中に私の健康を気遣ってくれた妻の和子、阿部歯科医院のスタッフ、そして、いつもそばにいて精神的なケアをしてくれた愛犬モモに深謝すると同時に、本書を執筆する機会を与えていただいたクインテッセンス出版社長の佐々木一高氏に御礼を申し上げたい。

2011年
阿部二郎

Authors　BPS International Instructors

Dr. Jiro abe　阿部二郎

Dt. Kyoko Kokubo　小久保京子

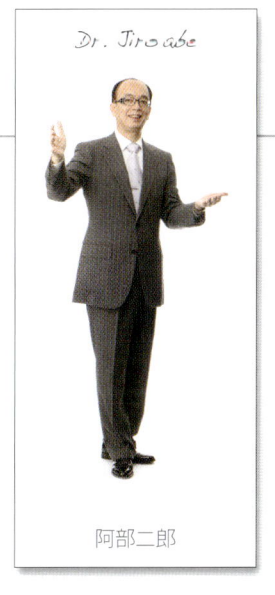

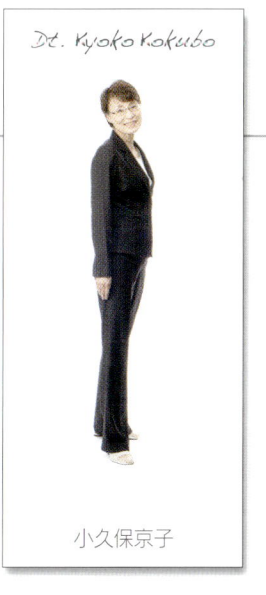

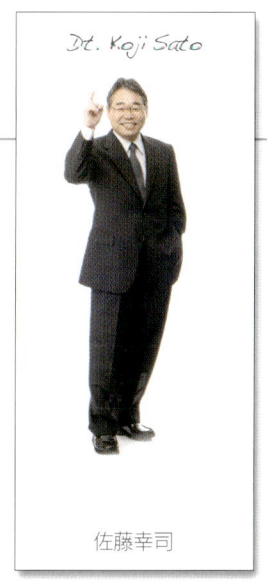

Dt. Koji Sato　佐藤幸司

Foreword

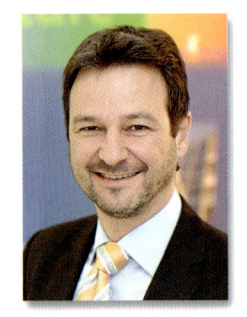

On the occasion of the Ivoclar Vivadent Opinion Leader Meeting in Liechtenstein in early 2010, Dr. Jiro Abe held a lecture which gave me deep insight into the work and motivation of this highly talented dental professional and BPS specialist. I found his enthusiasm for removable denture prosthetics as well as his endeavour to provide the best possible care for every patient to be truly remarkable and inspiring.

It is a great honour and pleasure for me to have been asked to write a foreword to this very detailed and thorough-written textbook, which is unique in the field of removable denture prosthetics. Dr. Abe has succeeded in presenting the fundamentals of removable denture prosthetics and of the Biofunctional Prosthetic System in a realistic and easy-to-follow manner.

The book is based on the belief that only dental professionals who have obtained a solid understanding of the basic principles of the average-value method should proceed to the next step, that is, include individual patient data and use more sophisticated techniques to improve function and esthetics.

Ivoclar Vivadent's Biofunctional Prosthetic System is based on the same principles. It is designed to provide users with guide rails that border their path to success. If the above considerations and the different skills and experiences of users across the globe are taken into account, complementary techniques can be safely and successfully employed.

Dr. Abe's new approach to impression taking in removable denture prosthetics deserves particular mention. This further development of the impression taking technique makes a small but decisive difference. The new method developed by Dr. Abe represents an exiting new option in a field that usually merely focuses on technical/mechanical issues, as it allows the specific anatomical features of both the dental soft tissue and the underlying bony structures to be reliably recorded.

The suction denture mechanism, which relies on the complete sealing of the denture borders, ensures retention of the upper and lower denture by means of suction and thus eliminates the need for implant placement in many cases.

This is a method to which dental professionals should give a great deal more attention as it can help them take their success in the very complex field of removable denture prosthetics to the next level.

Dr. Abe's book, which is structured in a stepwise, easily understandable and reproducible fashion, provides insight into a very comprehensive and complete system. Thus it assists interested readers in reaching the goal they strive to achieve in their everyday work, namely satisfied and happy patients. They are the best form of advertising and motivate us to work harder every day.

Ivoclar Vivadent Head of Lectures Management International

Thomas Shaffner

推薦の言葉

　2010年初頭にリヒテンシュタインで行われたイボクラビバデント社主催のリーダーミーティングの際、私はBPSの専門医としての阿部二郎氏の仕事のスキル、質、モチベーションの高さに感銘を受けた。そして総義歯に対する彼の熱意、どの患者にもベストを尽くし、真にめざましい結果を出すことに努力を惜しまないその姿勢に打たれた。

　そしてこの度、総義歯製作に関しそのノウハウを詳細かつ網羅的に記した、世界でも類まれな書籍への序文を寄せさせていただく機会を得たことは大変光栄である。本書で阿部氏は、総義歯と小社の総義歯製作システム・BPS(Biofunctional Prothetic System)に必要なベーシックスを臨床にのっとり読者にわかりやすい形で紐解いている。本書は、患者の個性に応じた審美的、機能的にも満足のいくハイグレードな義歯を製作するには、まず通法の基本原則を理解し、その上で次のステップに進むことが重要であるという考え方を中心に構成されている。

　これは、小社のBPSと同様の哲学である。本システムは、ユーザーが義歯製作の基本ガイドに沿っていけば必ず総義歯製作を成功できるよう組み立てられている。そこにそれぞれが培ったスキルや経験を加味していただくという発想である。

　また、本書で紹介されている阿部氏の印象採得法は特筆に値するものである。これにより、通法とは若干異なる、しかしその違いが結果に決定的な差をもたらす印象を採ることができる。阿部氏が開発した新法は、総義歯という名人芸の世界に風穴を空けた。これにより誰もが骨、歯周組織双方の解剖学的形態を再現できる印象採得が可能となった。

　さらに阿部氏の解明した義歯の吸着メカニズム理論により、義歯と歯槽堤との境界は完全封鎖され、上顎と下顎の義歯の維持は完全なものとなった。この理論を活用することで、より多くのケースでインプラント治療を回避することも可能である。まさに注目に値するこの理論は、義歯の完成レベルを向上させたと確信している。

　本書で阿部氏は総義歯とBPSの融合による義歯製作をステップごとに、わかりやすく、再現性高く、総合的かつ完全な形で解説している。それを実践することにより、読者は日常臨床で出会う患者さんを満足させ、幸せにすることができるだろう。そして患者さんこそが臨床医が行った仕事を社会に広報してくれるとともに、臨床医の仕事へのモチベーションを高めてくれるに違いない。

Ivoclar Vivadent Head of Lectures Management International
Thomas Shaffner

Foreword

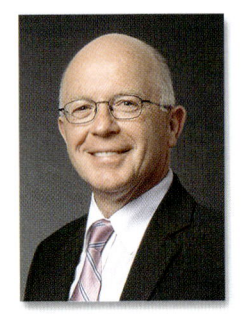

The topic of removable denture prosthetics has not received much notice to date. In fact, this field seems to be the poor cousin of dentistry in general. Only very few internationally recognized experts are specialized in this field. Furthermore, the topic of removable denture prosthetics does not receive the attention it deserves at many universities.

In contrast, "esthetic dentistry" is the number one subject in the field of fixed prosthodontics at many national and international congresses. In addition, a growing number of dental books are focused on this topic. Therefore, it is all the more gratifying that Dr. Jiro Abe, who has devoted his work to removal denture prosthetics for many years, has taken the initiative to write a book in which he provides clear information on how to restore the dentition of edentulous patients with highly esthetic and functional dentures.

This textbook written by Dr. Abe impressively documents how the synergistic relationship between BPS – the Biofunctional Prosthetic System from Ivoclar Vivadent – and the "Denture Suction Mechanism" developed by Dr. Abe himself, and the teamwork between the dentist and the dental technician can resolve clinically very demanding cases. The case studies described in the book show the interested dental specialist easy ways of solving routine problems in a clear and comprehensible way.

Dr. Abe's book makes an important and positive contribution to the future of removable denture prosthetics, which is to the benefit of many edentulous patients around the world. This reference book is highly recommended for dental professionals who specialize in prosthodontics.

Ivoclar Vicadent Manager ICDE(International Center of Dental Education)
Technical BPS Instructor International
Herbert Frick

推薦の言葉

　総義歯は、最近では関心が払われることが少なく話題に乏しいトピックであった。事実、この分野は「今さら魅力がない」とみなされてきた。また、この分野の専門家は国際的にみても少ないのが現状であり、さらに教育の場である大学でも過去の学問として関心がなかった。

　これとは対照的に、審美歯科は国内外の学会における固定式補綴物の分野でもナンバー1トピックであることはいうまでもない。しかも、続々と多くの書籍が世界中で刊行されている。そのような中、長年にわたり総義歯臨床に取り組んできた阿部二郎氏が、まったく新しい考え方で機能と審美を兼ね備えた吸着義歯のノウハウを確立し、それを今回書として刊行するに至ったことは真に喜ばしいことである。

　本書で阿部氏はBPSと自身のオリジナル理論である吸着メカニズムを融合させるとともに、難症例に対する歯科医師、歯科技工士のチームワークについてもそのノウハウを開示している。また、本書に掲載されたケーススタディは、日常の問題を総合的な視点から解決していくための簡便な方策を示してくれている。

　本書は、総義歯臨床の未来に重要な、前向きな一冊である。そこに盛り込まれたノウハウは、世界中の無歯顎患者治療に福音を与えるものであり、多くの補綴専門医に自信を持って推薦できるものと言える。

Ivoclar Vicadent Manager ICDE(International Center of Dental Education)
Technical BPS Instructor International
Herbert Frick

目次

PART 1　ベーシック　BPS 概論

第1章　BPSとは

1. 簡単で学びやすい義歯製作法が必要な時代 …………………………………………… 18
2. システマティックな義歯が未来の補綴を救う ………………………………………… 18
3. 世界で認められている義歯製作法 BPS：生体機能補綴機構 ………………………… 20
4. BPSの機能と高まる審美の要求 ………………………………………………………… 20
5. BPSの出現 ………………………………………………………………………………… 22
6. BPSとは何か ……………………………………………………………………………… 22
7. 下顎総義歯の吸着技術と BPS …………………………………………………………… 24
8. BPSのゴール ……………………………………………………………………………… 24

第2章　ベーシックBPS義歯の製作過程(Step1〜Step4)

Step 1　診査から概形印象、一次咬合採得まで
- 手順1　診査 ……………………………………………………………………………… 30
- 手順2　アキュデントシステム(Accu Dent System)を用いた上下顎の概形印象 …… 31
- 手順3　セントリックトレーによる一次咬合採得 …………………………………… 31
- 手順4　模型製作&各個トレーの設計 ………………………………………………… 32
- 手順5　マウンティング(ホリゾンタルガイド：Horizontal Guide) ………………… 32
- 手順6　各個トレーの製作(ナソメータ M：Gnathometer M の設置) ……………… 32

Step 2　上下顎精密印象から人工歯排列まで
- 手順7　上下顎精密機能印象(シリコン印象材バーチャル：Virtual 使用) ………… 33
- 手順8　咬合高径と水平下顎位の決定(ナソメータ M) ……………………………… 34
- 手順9　フェイスボウトランスファー(UTS：Universal Transfer-Bow System) …… 34
- 手順10　人工歯の選択 …………………………………………………………………… 35
- 手順11　精密印象模型製作とマウンティング ………………………………………… 35
- 手順12　模型解析(モデルアナリシス) ………………………………………………… 36
- 手順13　人工歯排列(2Dもしくは3Dテンプレートの利用)と義歯研磨面形態の付与 …… 36

Step 3　ワックスデンチャー試適から仕上げるまで
- 手順14　ワックスデンチャーの試適 …………………………………………………… 38
- 手順15　レジン重合&仕上げ(イボカップシステム：Ivo-Cap System 使用) ……… 38
- 手順16　リマウント調整 ………………………………………………………………… 39
- 手順17　研磨仕上げ ……………………………………………………………………… 39

Step 4　完成義歯の装着とデリバリー
- 手順18　完成義歯の装着とデリバリー ………………………………………………… 40

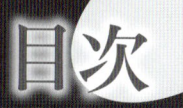

PART 2　アドバンス① 臨床に生かす・つなぐ下顎総義歯吸着メカニズム

第3章　下顎総義歯の吸着とBPSの融合
1. 証人は読者自身 …………………………………………………………………………… 44
2. "吸着義歯"のススメ：吸着が得られれば下顎義歯は成功する ……………………… 44
3. 従来型義歯と吸着義歯のコンセプトの違い …………………………………………… 46
4. 誰にでもできる印象テクニック ………………………………………………………… 46
5. ベーシックBPSを学び、"吸着メカニズム"でレベルアップを ……………………… 48
6. なぜ、上顎義歯の吸着は容易で、下顎義歯の吸着が難しいのか ……………………… 48

第4章　吸着のメカニズムを理解しよう
1. 上顎総義歯の吸着メカニズムとは ……………………………………………………… 52
　1-1. 上顎の封鎖メカニズム ……………………………………………………………… 52
　　　1）内外側二重封鎖(唇、頬側部) ………………………………………………… 52
　　　2）接触型封鎖(口蓋後縁部) ……………………………………………………… 52
2. 下顎総義歯の吸着メカニズムとは ……………………………………………………… 56
　2-1. 下顎総義歯吸着の絶対条件 ………………………………………………………… 56
　2-2. 下顎総義歯の封鎖メカニズム ……………………………………………………… 58
　　　1）内外側二重封鎖(唇、頬側部) ………………………………………………… 60
　　　2）舌側部の封鎖 …………………………………………………………………… 61
　　　　A．舌下ヒダ部の封鎖 …………………………………………………………… 61
　　　　　①スポンジ状組織が豊富な場合 ……………………………………………… 61
　　　　　②スポンジ状組織が乏しい場合 ……………………………………………… 63
　　　　　③舌下ヒダ部の口腔環境と印象模型 ………………………………………… 64
　　　　B．後顎舌骨筋窩部の代償性封鎖 ……………………………………………… 65
　　　3）レトロモラーパッド部の封鎖メカニズム …………………………………… 68
　　　　①レトロモラーパッド部粘膜面と義歯床内面の接触型封鎖 ………………… 69
　　　　②レトロモラーパッド部義歯研磨面上での舌と頬粘膜による後縁封鎖 …… 70

目次

PART 3　アドバンス② BPSを用いた吸着総義歯製作パーフェクトマニュアル

第5章　Step 1：診査から概形印象、一次咬合採得まで

1. 術前アンケートの重要性（OHIP-14による術前アンケート調査） ……………………… 83
2. 下顎総義歯・吸着の診断 …………………………………………………………………… 86
   - 2-1. 術前の下顎位に関する診査・診断 …………………………………………………… 86
     - 1）舌骨位による予知的咬合診断 ……………………………………………………… 86
   - 2-2. 下顎総義歯・吸着の簡便な口腔内診査 …………………………………………… 88
     - 1）口腔内診査 …………………………………………………………………………… 88
     - 2）下顎総義歯吸着に必要な口腔内診査所見 ………………………………………… 90
       - ① 顎堤粘膜（咀嚼粘膜）が豊富な良型な顎堤の診査法 …………………………… 90
       - ② スポンジ状組織が豊富な舌下ヒダ部の診査法 ………………………………… 92
       - ③ 義歯床が顎舌骨筋線を越えて延長できる後顎舌骨筋窩部の余裕の診査 …… 94
       - ④ レトロモラーパッドの診査 ……………………………………………………… 95
   - 2-3. 口腔内診査から吸着の診断へ ……………………………………………………… 96
3. 歯科医師と歯科技工士のコラボレーション ……………………………………………… 97
4. 歯科技工士に必要な生体情報 ……………………………………………………………… 98
   - 4-1. 患者の不満や精神状況（OHIP-14アンケート） …………………………………… 98
   - 4-2. エックス線写真（パノラマおよびTMJ） …………………………………………… 99
   - 4-3. 口腔内写真（顎堤） …………………………………………………………………… 100
   - 4-4. 過去の顔写真 ………………………………………………………………………… 100
5. 歯科技工士による立ち合い、人工歯排列 ………………………………………………… 101
6. アキュデントシステムを用いた上顎概形印象（Accu Dent System） ………………… 103
   - 6-1. 上顎の概形印象はアキュデントシステムで採る ………………………………… 103
     - 1）二重印象によって、簡単な術式できれいな概形印象が採得できるのが特長 … 103
     - 2）印象の手順 …………………………………………………………………………… 104
       - ① トレーサイズの選択 ……………………………………………………………… 104
       - ② 印象材の練和とトレーへの盛り上げ …………………………………………… 105
       - ③ 印象採得の手順 …………………………………………………………………… 106
       - ④ 上顎概形印象の完成 ……………………………………………………………… 107
7. 「Frame Cut Backトレー」による下顎概形印象：下顎総義歯の吸着の第1ステップ … 108
   - 7-1. FCBトレーによる下顎安静位閉口印象法 ………………………………………… 110
     - 1）FCBトレーの材料（ディスポーザブルタイプ） …………………………………… 110
     - 2）FCBトレーに用いる印象材 ………………………………………………………… 110
     - 3）FCBトレーを用いた印象の手順 …………………………………………………… 111
       - ①トレーの選択 ……………………………………………………………………… 111
       - ②トレーの試適 ……………………………………………………………………… 111
       - ③トレーの位置づけ ………………………………………………………………… 112
       - ④印象材の練和とトレーへの盛り上げ …………………………………………… 112
     - 4）下顎アキュトレーをFrame Cut Backトレーに改造する方法 ………………… 114

目次

- 8．模型上での上顎各個トレーの設計線 ……… 115
    - 8-1. 口蓋後縁部のアウトライン ……… 116
        - 1）Nose Blow Effect法 ……… 117
        - 2）アーラインの決定による方法 ……… 117
        - 3）上顎各個トレーの設計線を引くための手順 ……… 118
- 9．下顎総義歯吸着のための各個トレー設計線 ……… 119
    - 9-1. FCBトレー概形印象における各個トレー設計線 ……… 119
    - 9-2. Frame Cut Backトレーを用いた概形印象と従来型の概形印象の違い ……… 122
        - 1）マイオスタティックアウトライン：
           （静的な筋肉付着部位を基本とした各個トレーの設計線） ……… 122
- 10．セントリックトレー（Centric Tray） ……… 125
    - 10-1. セントリックトレーとは？ ……… 125
    - 10-2. セントリックトレー使用時の咬合高径決定法 ……… 126
    - 10-3. シリコンパテを用いたセントリックトレー使用法 ……… 127
- 11．概形印象模型のマウンティング ……… 130
    - 11-1. ホリゾンタルガイドの使用法 ……… 131
- 12．下顎総義歯の吸着メカニズムに則した印象用各個トレーの作り方 ……… 134
    - 12-1. 2種類の印象用各個トレーの製作法 ……… 134
    - 12-2. 吸着を得るために必要な各個トレーへの6つの工夫 ……… 135
        - 1）各個トレーへの吸着のための6つの工夫 ……… 136
        - 2）ナソメータMを装着した各個トレー製作手順 ……… 137
        - 3）無歯顎平均値を用いたロウ堤付印象用各個トレーの製作手順（ナソメータMを使用しない場合） … 140
- 13．ナソメータM付各個トレーの口腔内試適 ……… 145
    - 13-1. ナソメータMの咬合平面のチェック ……… 145
    - 13-2. 上下顎の顎間関係のエラーチェック ……… 146

第6章　Step2：上下顎精密印象から人工歯排列まで

- 1．上顎精密機能印象 ……… 148
    - 1-1. 上顎精密機能印象 ……… 148
    - 1-2. 下顎精密印象の準備 ……… 152
- 2．下顎吸着精密印象―閉口機能印象を中心に― ……… 153
    - 2-1. 下顎吸着精密印象の重要事項 ……… 153
        - 1）印象材の重要性 ……… 153
        - 2）顎堤形態が良型・中等度の場合の5つの基本動作の重要性 ……… 154
    - 2-2. 下顎精密印象の手順 ……… 155
- 3．精密印象後の咬合高径の修正とゴシックアーチ ……… 161
    - 3-1. 咬合高径を先に決める理由 ……… 161
        - 1）精密印象後の咬合高径の修正の仕方 ……… 161
    - 3-2. ゴシックアーチ描記法 ……… 162
    - 3-3. ナソメータMによるゴシックアーチ描記法 ……… 163
- 4．人工歯の選択 ……… 166

目次

   4-1. 前歯部の人工歯選択 …………………………………… 166
   4-2. 臼歯部の人工歯選択 …………………………………… 167
  5．ボクシング …………………………………… 168
   5-1. 辺縁5mmまでのボクシングした精密模型製作法 …………………………………… 168
  6．精密模型のマウンティング …………………………………… 169
  7．モデルアナリシス（模型解析） …………………………………… 170
  8．BPSの咬合様式 …………………………………… 173
  9．人工歯排列（リンガライズドオクルージョン） …………………………………… 174
   9-1. 下顎臼歯排列（排列順序：$\overline{4}→\overline{5}→\overline{6}→\overline{7}$） …………………………………… 176
   9-2. 上顎臼歯排列（排列順序：$\underline{6}→\underline{4}→\underline{5}→\underline{7}$） …………………………………… 178
   9-3. 人工歯排列後の咬合チェック …………………………………… 180
 補足．総義歯の咬合・アドバンス編 …………………………………… 181
  補-1. 前歯部オーバージェット量が少ないリンガライズドオクルージョンのススメ …………………………………… 181
   1）有歯顎の理想咬合 …………………………………… 182
   2）これまで理想と考えられてきた総義歯の咬合とは …………………………………… 184
   3）バランスドオクルージョンを付与することによって生まれる前歯部の大きなオーバージェット … 186
   4）義歯装着後に前歯部オーバージェットが失われる理由 …………………………………… 187
   5）咀嚼時の上下顎前歯部オーバージェット量は小さいほうが良い …………………………………… 188

第7章　Step3：ワックスデンチャー試適から仕上げまで

 1．機能から得られる基本的な義歯研磨面形態 …………………………………… 192
  1-1. 辺縁封鎖を完成させる場所 …………………………………… 192
  1-2. 嚥下、構音、舌位の影響する研磨面 …………………………………… 193
   1）嚥下機能を完成させる義歯後方部の頬側研磨面形態 …………………………………… 193
   2）構音や嚥下に必要な上顎口蓋部研磨面形態 …………………………………… 194
   3）自然な舌位へ導くための下顎舌側研磨面形態 …………………………………… 195
  1-3. リップサポート部 …………………………………… 196
   1）上顎前歯部唇面 …………………………………… 196
   2）下顎前歯部唇面 …………………………………… 196
  1-4. 頬の活動量に応じて変化する頬側研磨面（食渣の停滞を防ぐ） …………………………………… 197
   1）モダイオラスを表現する …………………………………… 197
   2）下顎小臼歯部から大臼歯部への小帯と頬粘膜の動きを表現する …………………………………… 198
   3）機能を想像しながら、下顎頬側研磨面を作り上げていく場合 …………………………………… 199
  1-5. 石膏コアを用いた研磨面形態の再現 …………………………………… 202
 2．ワックスデンチャー試適 …………………………………… 204
 3．レジン重合＆仕上げ（イボカップシステム：Ivo-Cap System 使用） …………………………………… 205
 4．リマウント調整 …………………………………… 207

第8章　Setp4：完成義歯の装着とデリバリー

 1．義歯装着 …………………………………… 210
  1-1. PIPテスト（Test of Pressure Indicator Paste） …………………………………… 211

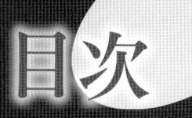

PART 4　BPSによる難症例への対応

第9章　下顎難症例におけるBPSの臨床

1. 義歯の製作精度を高めるダブルチェックバイトの利用 …………………………………… 218
　1-1. クリニカルサイドのTime Saving ……………………………………………… 218
　1-2. クリステンセン氏現象を利用したダブルチエックバイト法による個人顆路角の算定 ……… 219
2. 顎堤吸収が進むと下顎総義歯の吸着が難しくなる理由 ………………………………… 221
　2-1. 吸着難症例の口腔環境 ……………………………………………………… 221
3. 下顎顎堤吸収の著しい難症例への臨床対応 ……………………………………………… 223
　3-1. 難症例に対する機能印象法（2つの動作） ……………………………………… 223
　　1）難症例における2つの動作と義歯床縁の封鎖 ……………………………… 224
　3-2. 治療義歯を使って最終義歯を完成させる方法 …………………………………… 225
　　1）咬合調整とリライニングで下顎総義歯の吸着を得た咬合不安定ケース ………… 225
　　2）フラットテーブル治療用義歯を使用したケース ……………………………… 228
　3-3. 下顎難症例に対する下顎Two-インプラントオーバーデンチャーの臨床 ……………… 232
　　1）インプラントオーバーデンチャーの現在 ……………………………………… 232
　　2）IODの利点 ……………………………………………………………… 232
　　3）下顎Two-インプラントオーバーデンチャーの適応症 …………………………… 233
　　4）JDAによるIODコンセンサス(IOD Consensus of Japan Denture Association) … 233
　　　①下顎総義歯の吸着技術を基本とするIODの義歯製作 …………………………… 233
　　　②安全なインプラント外科手術 …………………………………………… 235
　　　③インプラント周囲炎の予防 ……………………………………………… 237
　　5）インプラントオーバーデンチャーが抱えるインプラント周囲炎のリスク …………… 237
　　6）下顎Two-インプラントオーバーデンチャーに用いるアタッチメント ……………… 238
　3-4. インプラントオーバーデンチャーの臨床例-IODの咬合力に耐えうる超硬質人工歯
　　　SRフォナレスを用いた臨床 ……………………………………………………… 239
　　1）美しさと強さを備えた人工歯ＳＲフォナレス：Phonares ………………………… 240

第10章　上顎難症例におけるBPSの臨床

1. 上顎前歯部フラビーガムの原因を考える …………………………………………………… 250
　1-1. フラビーガムの最大の原因は前咬みにあり！ ……………………………………… 250
　1-2. 前咬みをつくり出すフラビーガムの原因 …………………………………………… 254
　　1）下顎残存前歯部の歯根膜感覚の優位性（上顎シングルデンチャーの場合） ………… 254
　　2）生体の顎関節への負担軽減応答（上顎シングルデンチャー、上下顎無歯顎の場合） … 254
　1-3. フラビーガムを促進する要因 ……………………………………………………… 256
　　1）遺伝的要因 ……………………………………………………………… 257
　　2）吸収しやすい解剖学的要因 ……………………………………………… 257
　　3）義歯製作上で起きる問題：人工歯排列 ………………………………………… 258
　　4）後天的問題 ……………………………………………………………… 258
　1-4. Kellyのコンビネーションシンドローム ……………………………………………… 259

2．上顎シングルデンチャーの臨床 …………………………………………………………… 260
　2-1. 上顎シングルデンチャーの成功の鍵 ………………………………………………… 260
　2-2. 両側大臼歯が存在している場合 ……………………………………………………… 261
　2-3. 片側大臼歯が存在している場合 ……………………………………………………… 261
　2-4. 両側大臼歯の欠如、特に第一小臼歯よりも前方の歯が残っている場合 ………… 262
　　1）下顎大臼歯部にインプラントを挿入し、大臼歯部の強固な咬合支持を獲得する ………… 262
　　2）残存前歯に内冠を装着し、二重冠タイプのリジッドな義歯にする ……………………… 262
　　3）1)、2)の両方をとり入れたインプラント＆二重冠義歯の製作 …………………… 264
3．無歯顎症例における上顎フラビーガムの臨床 …………………………………………… 265
　1st stage 義歯製作期 ……………………………………………………………………… 266
　2st stage　フラビーガム治療期 …………………………………………………………… 270
　3st stag　維持期 …………………………………………………………………………… 271

PART 5　BPSによる審美症例への対応

第11章　患者が輝くBPSの審美症例

1．今こそ求められる総義歯の審美 …………………………………………………………… 276
　1-1. 患者の要求に応じた審美提供 ………………………………………………………… 276
　1-2. 審美を評価する ………………………………………………………………………… 277
2．SRフォナレス：Phonaresを用いた審美 ………………………………………………… 279
　2-1. BPSパーシャルデンチャーへの応用 ………………………………………………… 279
3．SRフォナレスとGingival Characterizationによる審美 ……………………………… 280
　3-1. Gingival Characterization
　　　ジンジバル・キャラクタライゼーション（カンデュラー社製品を使用）………… 280
　3-2. 患者のキャラクター別の審美表現 …………………………………………………… 282

PART 1

ベーシック
BPS概論

PART 1

第1章　BPSとは ……………………………………………………………… 17
1．簡単で学びやすい義歯製作法が必要な時代 …………………………………… 18
2．システマティックな義歯が未来の補綴を救う ………………………………… 18
3．世界で認められている義歯製作法BPS：生体機能補綴機構 ………………… 20
4．BPSの機能と高まる審美の要求 ………………………………………………… 20
5．BPSの出現 ………………………………………………………………………… 22
6．BPSとは何か ……………………………………………………………………… 22
7．下顎総義歯の吸着技術とBPS …………………………………………………… 24
8．BPSのゴール ……………………………………………………………………… 24

第2章　ベーシックBPS義歯の製作過程（Step1～Step4） ……………… 27

Step1　診査から概形印象、一次咬合採得まで
- 手順1　診査 ………………………………………………………………………… 30
- 手順2　アキュデントシステム（Accu Dent System）を用いた上下顎の概形印象 … 31
- 手順3　セントリックトレーによる一次咬合採得 …………………………………… 31
- 手順4　模型製作＆各個トレーの設計 ……………………………………………… 32
- 手順5　マウンティング（ホリゾンタルガイド：Horizontal Guide） ……………… 32
- 手順6　各個トレーの製作（ナソメータM：Gnathometer Mの設置） …………… 32

Step2　上下顎精密印象から人工歯排列まで
- 手順7　上下顎精密機能印象（シリコン印象材バーチャル：Virtual 使用） ……… 33
- 手順8　咬合高径と水平下顎位の決定（ナソメータM） …………………………… 34
- 手順9　フェイスボウトランスファー（UTS：Universal Transfer-Bow System） … 34
- 手順10　人工歯の選択 ……………………………………………………………… 35
- 手順11　精密印象模型製作とマウンティング ……………………………………… 35
- 手順12　模型解析（モデルアナリシス） …………………………………………… 36
- 手順13　人工歯排列（2Dもしくは3Dテンプレートの利用）と義歯研磨面形態の付与 … 36

Step3　ワックスデンチャー試適から仕上げるまで
- 手順14　ワックスデンチャーの試適 ……………………………………………… 38
- 手順15　レジン重合＆仕上げ（イボカップシステム：Ivo-Cap System 使用） …… 38
- 手順16　リマウント調整 …………………………………………………………… 39
- 手順17　研磨仕上げ ………………………………………………………………… 39

Step4　完成義歯の装着とデリバリー
- 手順18　完成義歯の装着とデリバリー …………………………………………… 40

PART 1

第1章
BPS とは
（ビーピーエス）

1 簡単で学びやすい義歯製作法が必要な時代

　これまで患者が満足する総義歯を製作するには、それ相当の臨床経験年数が必要だと言われてきた。確かに従来から伝わるコンパウンド印象であれば初心者が腕を競っても熟練した先生にはかなわないであろう。コンパウンド印象における術者が患者の口唇や頰を引く力やその方向の微妙な違いは、やはり経験に培われた巧みの技と言わざるを得ない。しかし、卒後の臨床の場において歯科技術を後輩たちに伝えていくことを考えれば、教える側はもっと簡単でスピーディに習得できる方法を提示すべきではなかっただろうか。

　時代は変化している。今後の歯科界を担う若い世代の歯科医師たちは、誰でもできる、それでいて良い成果が挙げられる、そのような義歯製作法を望んでいるに違いない。概形印象や精密印象は誰が採ってもほぼ同じように採れ、そしてルールを厳守して咬合採得を行い必要な咬合様式を与えれば、良い義歯ができあがる、そのような義歯製作法を望んでいると思われる。その要望に応えるためには、規格化されたシステマティックな義歯作りを推進させるべきであろう。さもなければどんどん高齢化して難しくなっている総義歯臨床を若手歯科医師たちが受け入れるはずもない。

2 システマティックな義歯が未来の補綴を救う

　歯科における世界技術の進歩は、製作物の源となる基礎理論の確立、どんな人にも可能なレシピの構築と企業側の経済的保証のある材料の開発と販売、そして、それを繁栄させるための宣伝広告と出版社の一輪の和の下で行われる。そして、臨床実績の積み重ねが、その技術の安定と信頼を作り出す。結局、技術の進歩は実践する歯科医師や歯科技工士のみならず、材料開発に携わる歯科メーカー、販売の役割を担う小売業、宣伝を担う出版社すべてが関わっているのである（図1-1）。

　したがって、義歯製作の未来コンセプトの基本は、経済的にも潤い、誰にでも簡単にできる技術の開発と伝達であり、それは正に医療と医業の合致である。世界にあっという間に広がったハンバーガーのようなものと考えればわかりやすい。誰にでもできる簡単なレシピ、どこでも手に入る食材を使用し、企業収益の保証もある。結果、ハンバーガーはみんなに愛され、世界中のどこでも食べられるようになった。一方、「総義歯はそんなに簡単なものではない」と多くの歯科医師が強調しすぎた結果、若者たちの義歯離れが目立ってきた。日本の寿司文化を世界に広めることが極めて難しいのと同じように、職人技の継承に固守したからだ。寿司は、寿司ネタの新鮮さ、寿司飯の扱い、巧みの境地である握りの技など、段階ごとの職人技の積み重ねがおいしさを左右するゆえに、世界への広がりにブレーキがかかる。

　教育現場で学生に、印象、咬合採得、フェイスボウ・トランスファー、人工歯排列、レジン重合、口腔内調整と一連の流れを各項目に分けて一つひとつ教えることは基礎教育としては重要である反面、これらを確実に臨床実践し成果を上げることは容易ではない。そのため、どこかでミスを犯し完成義歯は患者に失敗義歯とみなされてしまう。そして幾度もの負の経験の積み重ねが、義歯離れにつながっていく。

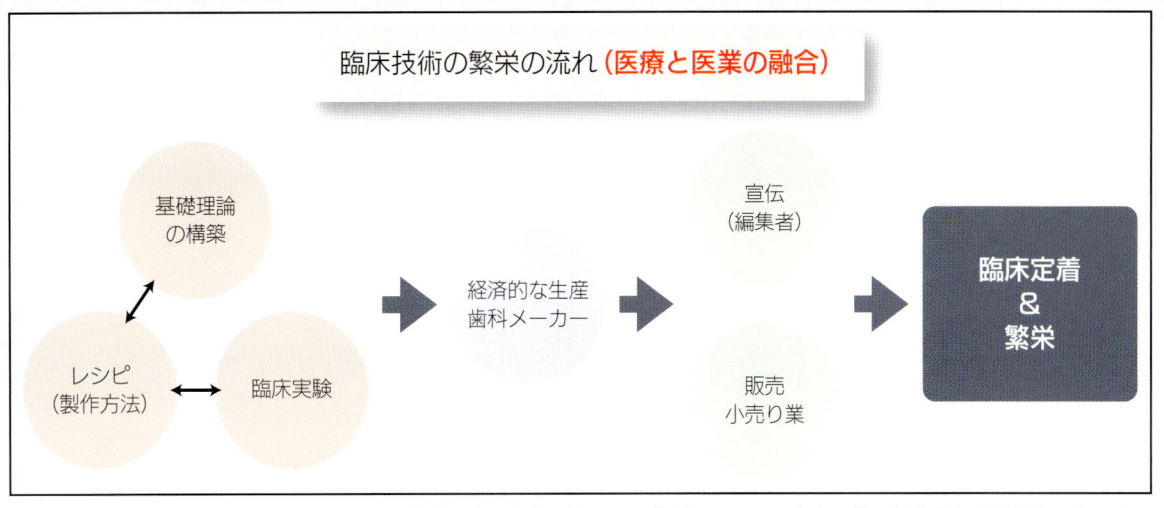

図1-1 歯科臨床技術の発展は歯科医師の基礎理論の構築に始まり、歯科メーカー、小売り業、編集者などが関わった一連の流れの中で進んでいく。現在歯科界に求められているものは、医療と医業の融合である。

図1-2 1950年から2050年までの人口の割合（地域人口統計資料より）。世界中で高齢者は増加傾向にある。

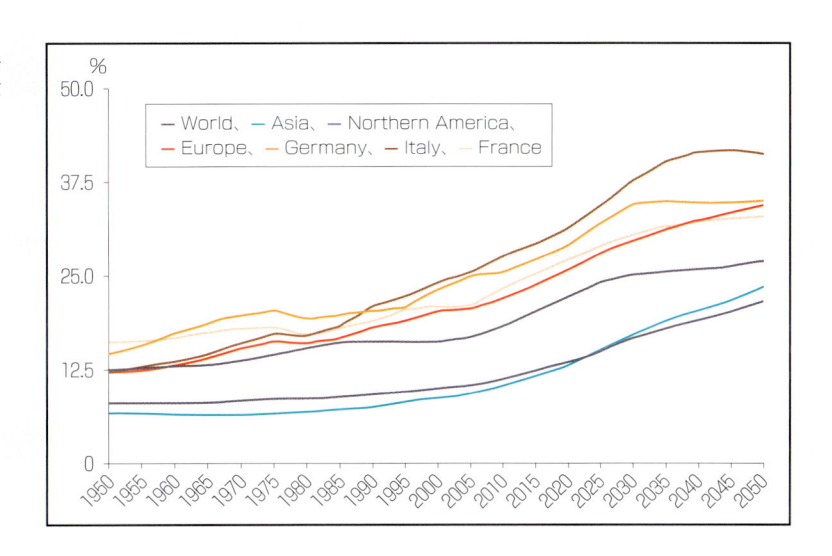

図1-3 日本人65歳以上の人口が28,219千人。予防啓蒙運動による無歯顎者数は減少しても、高齢者数が増加するため義歯の需要数に大きな変化はないと考えられる。

日本における高齢者%総人口	高齢者人口（高齢化率）	64〜74歳人口	75歳以上人口
127,692（千人）	22.1%	11.7%	10.4%

平成20年10月総務省「推計人口」資料より（65歳以上　28,219千人）

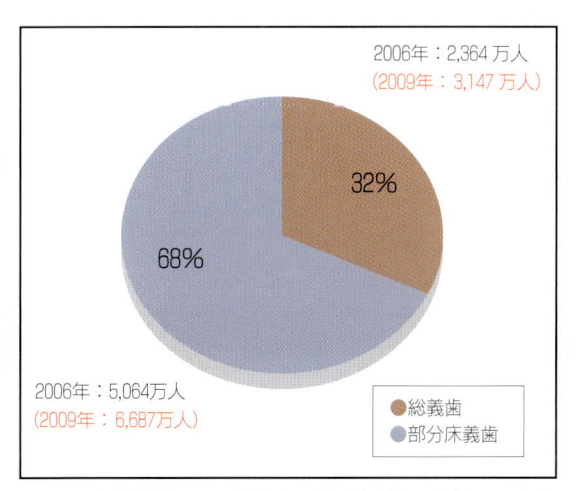

図1-4 米国における総義歯と部分床義歯の割合。2006年からわずか3年の2009年には無歯顎者数が約800万人増加した。第二次世界大戦後のベビーブーム世代が65歳を超えたこと、さらにリーマンショックを代表とする経済破綻がその原因といわれている。

2006年：2,364万人
（2009年：3,147万人）
32%
68%
2006年：5,064万人
（2009年：6,687万人）
総義歯
部分床義歯

PART 1

第1章　BPSとは

19

したがって、今後の高齢化社会を支えることを目的に、総義歯の製作技術が経験の少ない歯科医師や歯科技工士に浸透していくには、卒後研修、あるいは臨床現場において、臨床成功率の向上を視野に入れた、少ない経験でより良い義歯を機械的に作り上げる簡単レシピ型の義歯製作法が必要である。

BPSは、「臨床が早く上手になりたい、そして、早く名医と呼ばれたい」この願いを叶えてくれる、唯一の義歯製作システムといえる[1,2]。

3 世界で認められている義歯製作法 BPS：生体機能補綴機構 (Biofunctional Prosthetic System)

BPSは、現在、ヨーロッパ諸国のみならず、米国歯科大学・歯学部49校中23校が教育カリキュラムに取り入れている義歯製作システムである。日本でも1985〜1994年シュライヒ氏 Hans Schleich、1995〜2009年フリック氏 Herbert Frick らが啓蒙活動にあたり、故 Dr. 近藤 弘や Dr. 阿部晴彦なども優れた義歯製作方法として紹介している[3-6]。

諸外国で、インプラント治療の要求が高まる中、技術の習得に時間のかかる従来型義歯製作法よりも、卒後に早く容易に学べ、さらにシステマティックな方法を望むようになった。さらに義歯を指導する教育者の減少から、学びやすく成功率の高い義歯製作システムを導入しようとした経緯があり、その結果、BPSが取り入れられるようになったと聞き及んでいる。現在の米国においてもインプラントの需要が高まったとはいえ、地域差はあるものの2009年現在の無歯顎者：推定3,147万人の約85％は、総義歯治療対象者であるのが現実であり、その需要は絶えない（図1-2〜4）。その総義歯需要が国民保険制度によってカバーされている日本では諸外国と比べてはるか高いことは言うまでもない。

そして今、世界中の歯科教育機関が、時間がかかる職人技の修得という思考から、卒後研修者などを含む臨床のビギナーでも着手できる義歯製作システムへの採用と、大きな変換期を迎えている。日本もその例外ではない。日本でも、BPS（Biofunctional Prosthetic System）の繁栄が求められる時期なのである。

4 BPSの機能と高まる審美の要求

自分の個性を表に出し生き生きと生活するスタイルが流行しはじめた2000年以後"アクティブシニア"と呼ばれる元気な高齢無歯顎者の増加とともに、機能の回復のみならず審美性の高い義歯の要求が増加している。

BPSの基本技術に"デンチャーカラーリング"が加わると義歯の手作り感が増す。オーダーメイド的な義歯は、患者の個性をさらに輝かせると同時に体の一部となってすばらしい機能を発揮する（図1-5）。

BPSの機能と高まる審美要求

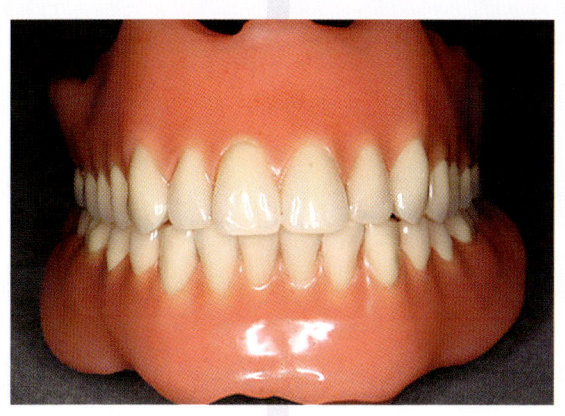

図1-5a　機能回復を目的としたBPS義歯(ビボデント DCL：Vivodent DCL人工歯を使用)。

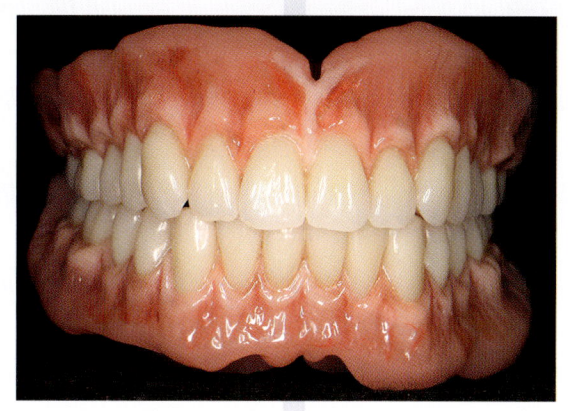

図1-5b　機能と審美を重ね備えた個性的表現のBPS義歯(SRフォナレス：SR-Phonares人工歯を使用)。

"誰もが美しくありたいと願っている"

■術前　　　　　　■術後

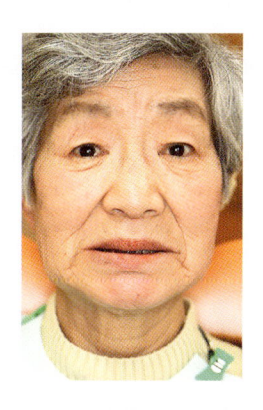

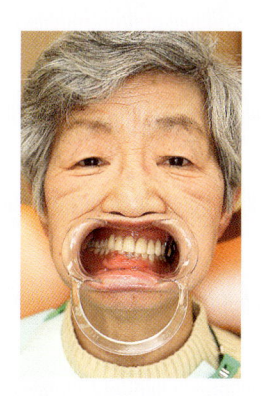

第1章　BPSとは

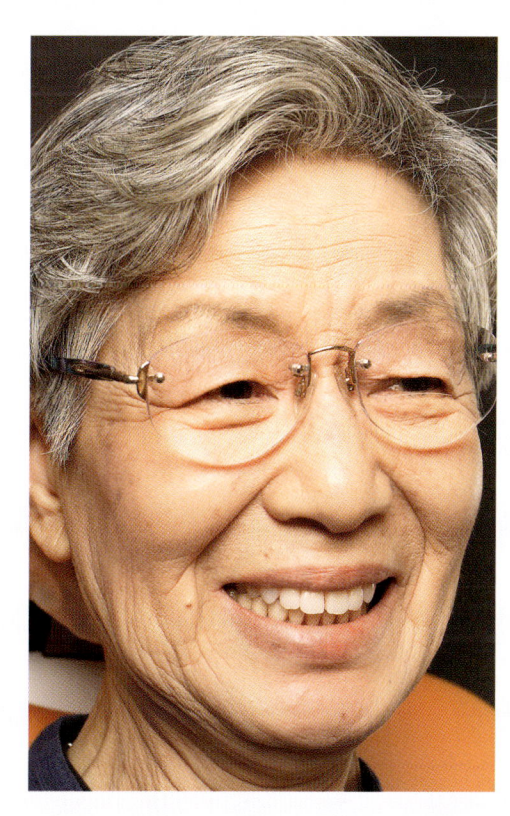

PART 1

5 BPSの出現

BPSは1955年にドイツのチュービンゲン大学のレイナー・ストラック(Rainer Strack)の電送写真：Telephotographic Methodや記録映像を使った三次元的咬合面計測：Photographic-kymographic Method、顎関節形態の研究そして、歯科技工士であるオイゲンシュライヒ Eugene Schlaich の歯型彫刻から生まれたオーソタイプ人工歯の開発からスタートしている[7-9]（図1-6）。

学術的裏付けも確かで、来院回数の短縮や印象と咬合の一体化を狙った製作技術も優れており、すべてに確実性を重んじている。ラボワークにおいても各ステップにおける機器や材料の品質の高さが伺える。

現在もより良い義歯製作をめざしながら材料や技術改革を行い続けており、その研究の深さと過去の方法を惜しみなく新しい方法へ転換させる Ivoclar Vivadent 社の柔軟性には、敬意を表さざるを得ない。

6 BPSとは何か

BPSの定義とは、「患者の生体機能に合わせた印象採得、咬合採得、人工歯排列、重合仕上げ、装着までの一連の作業を、BPSの定めた臨床技術に則して実践し、Ivoclar Vivadent 社の材料や機器を使って義歯を完成させ、患者を幸せに導くこと」である。材料機器との兼ね合いは以下のようになっている（図1-7）。

①概形印象としてアキュデントシステム：Accu Dent System を用いること
②一次咬合採得としてセントリックトレー：Centric Tray を用いること
③精密印象にシリコン印象材バーチャル：Virtual を用いること
④最終咬合採得にナソメータM：Gnathometer M やフェイスボウUTSを用いること
⑤Ivoclar Vivadent 社製の人工歯（オーソシットPE：Orthosit PE、SRフォナレス：SR - Phonares、etc）を用いてストラトス：Stratos100、200、300の咬合器を使うこと
⑥イボカップ：Ivo-Cap 重合システムを用いること（各材料と使用法に関しては後述する）

一見すると会社製品の販売が中心に思えるが、臨床がうまくいくためには、術式と材料が一体でなければならないことを基本としている。良い機器や材料によって私たちの臨床が救われると同時に、ハイレベルな義歯製作の助けになることに異論をはさむ余地はない。

著者は、特に経験の浅い歯科医師は、このシステムに則して機器や材料を準備し、臨床にあたることをお奨めする。BPSのように簡略化された総義歯製作システムは、他にはみあたらないからである。まずは70～80％の確率で成功する義歯を作れるようになり、そこから先は経験を重ねたアドバンスコースとして上達して行けばよい。

歯科医師と歯科技工士の
コラボレーションから生まれた
オーソシット歯列

1947年から13年の歳月をかけてオーソシット歯列を考案したDr. Strackは、彼の所属するチュービンゲン大学の歯科技工士Eugene Schlaichの協力を得て人工歯の形態を1963年に完成させた。

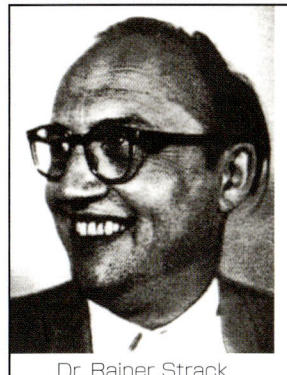

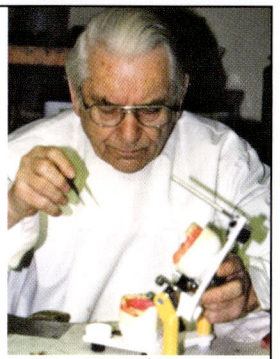

Dr. Rainer Strack
(1912 - 1969)

Dt. Eugene Schlaich
(1914 - 1999)

図1-6 オーソシットの歯列を考案したDr. レイナー ストラック(Dr. Rainer Strack)と彼の考えを元にオーソタイプ人工歯の形態の基礎を作ったDt. オイゲン シュライヒ(Eugene Schlaich)。

図1-7 BPSの概容。

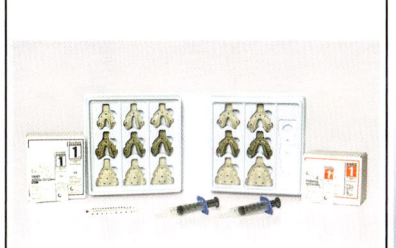

概形印象：アキュデントシステム
(Accu Dent System)

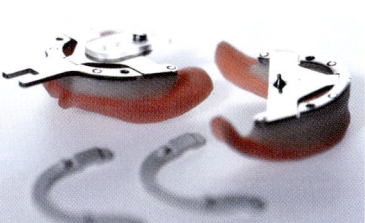

精密咬合採得：ナソメータM
(Gnathometer M)

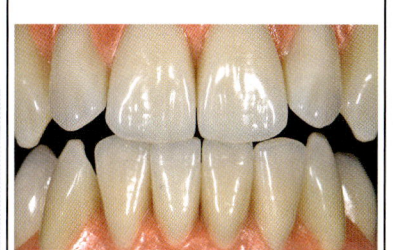

超硬質ナノハイブリッドコンポジット
レジン歯：SR フォナレス
(SR-Phonares)

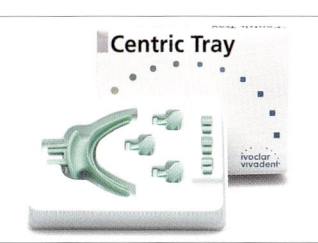

一次咬合採得：セントリックトレー
(Centric Tray)

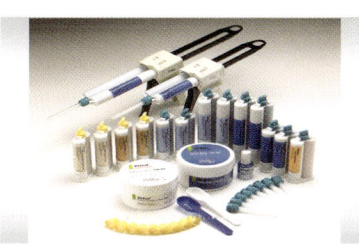

精密印象材：バーチャル
(Virtual)

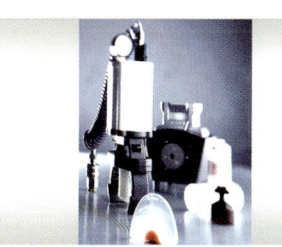

緊密レジン重合のイボカップ：
(Ivo-cap)

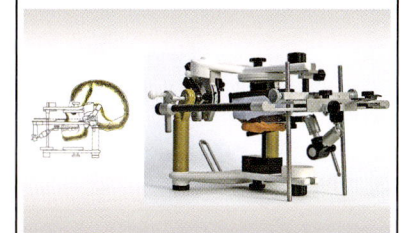

ストラトス咬合器(Stratos)、ユニバーサルトランスファーボウシステム：
(UTS)

第1章 BPSとは

7 下顎総義歯の吸着技術と BPS

　下顎総義歯の吸収を達成することが臨床で最も難しいことであろう。著者が考案した下顎総義歯が顎堤粘膜に吸着する新しい技術は、現在の補綴において欠かせないものになっている[10-13]。そして、下顎総義歯の吸着技術を BPS で発揮することが、おそらく最も理想的な臨床学習方法と思われる。BPS の義歯製作過程に吸着のメカニズムの概念を投入すれば、下顎総義歯の吸着は高い確率で達成できるに違いない。まずは BPS の基本を身につけたうえで、下顎総義歯の吸着メカニズムの理解と臨床テクニックをアドバンスとして加えることをお勧めする。詳細は、下顎総義歯の吸着と BPS の融合の項で述べることとする。

8 BPS のゴール

　BPS は、総義歯のみを対象にしているわけではない。上下総義歯(Complete Denture)、多数歯欠損のパーシャルデンチャー(Removable Partial Denture)オーバーデンチャー：(Over Denture)、上下片顎どちらかが総義歯のシングルデンチャー(One Jaw Denture)、ならびにインプラント・オーバーデンチャー(Implant-Supported Overdenture)まで、幅広い範囲で応用可能である(図1-8)。

　その中でも現在の BPS の最終ゴールは、2002年のカナダのモントリオールのマギルコンセンサス(McGill Consensus)[注1),14)]以来、現在世界中で議論が交わされている下顎 Two IOD：MandibularTwo Implant Over Denture と考えられている。2009年には Two IOD を下顎無歯顎治療の第一選択とする決定をイギリスのヨーク[15]でも採択された。そして、2010年 IOD の咬合力向上による人工歯の著しい咬耗に対応したナノハイブリッドコンポジットレジン歯の SR フォナレス(SR-Phonares)の開発が Ivoclar Vivadent 社によって行われた。世界中がより動きの少ない高機能の義歯をめざしはじめ、日本の歯科医療にもすでに浸透しつつある。

注1）マギルコンセンサス McGill Consensus について
カナダのマギル大学で行われた補綴会議において、従来型の可撤性義歯はもはや補綴治療における最適の選択肢とはなり得ない。下顎無歯顎補綴治療における第一選択肢は、2本のインプラント体で支持する可撤性オーバーデンチャーであると結論づけた声明が発表された。それを、McGill Consensus あるいは McGill Statement とよんでいる。

BPSの臨床応用ア・ラ・カルト

　BPSは、パーシャルデンチャー、シングルデンチャー、総義歯、そして、天然歯のオーバーデンチャーからインプラント・オーバーデンチャーまでの応用が可能である（図1-8）。過去におけるこれらに対する臨床の失敗は、印象採得と咬合採得が分離して行われていたこと、そして補綴の種類に則した理想的な咬合平面の設定が行われなかったことが最大の要因である。患者さんの経済状況の許す範囲で一口腔単位の歯科治療を行うべきであり、治療を成功に導くうえでBPSはきわめて合理的な方法といえる。

↓↓ BPSの臨床応用 ↓↓

■パーシャルデンチャー■

■シングルデンチャー■　　■オーバーデンチャー■　　■インプラント・オーバーデンチャー■

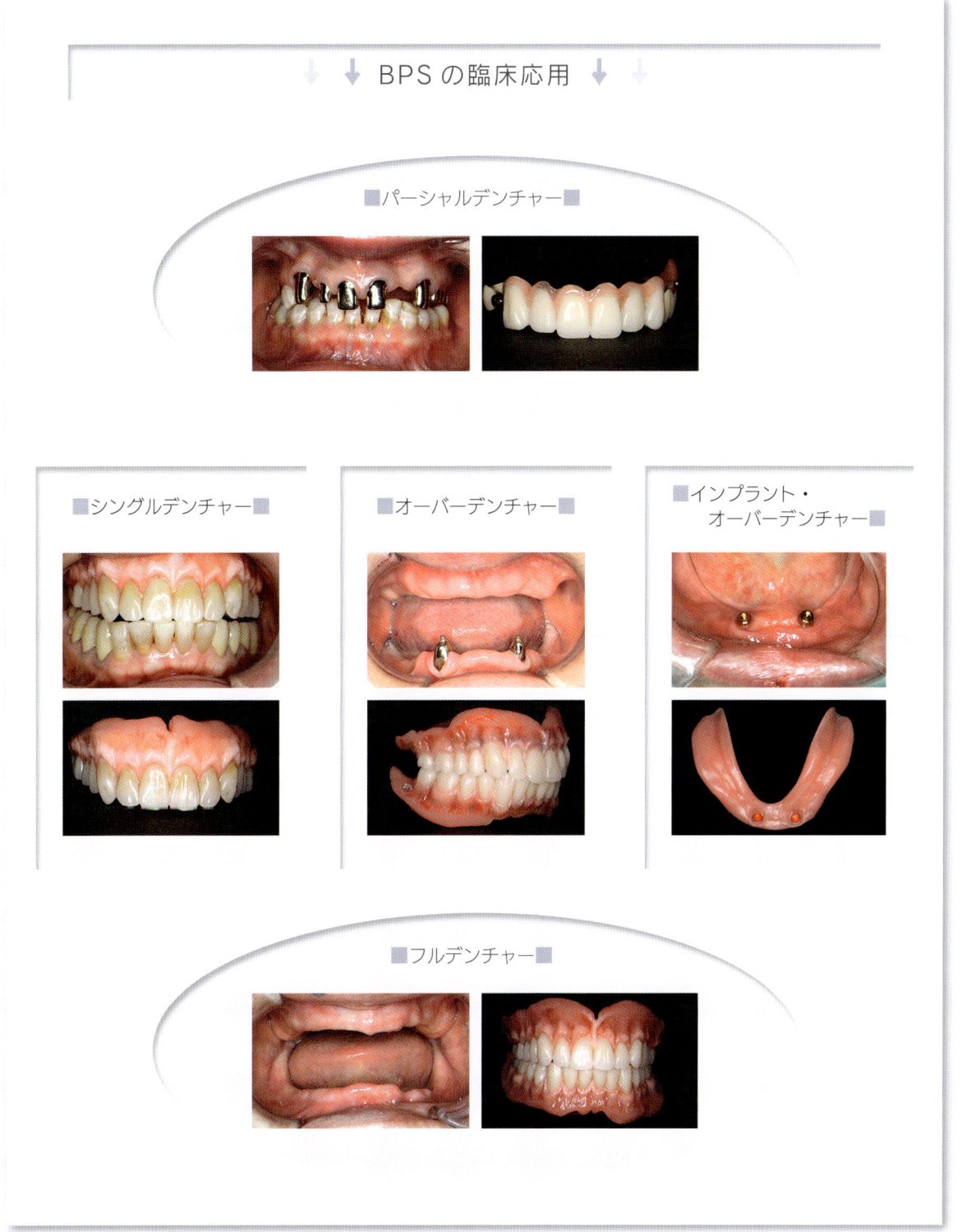

■フルデンチャー■

図1-8

PART 1

第2章
ベーシックBPS義歯の製作過程
(Step 1〜Step 4)

PART 1

ベーシック BPS 義歯の製作ステップ （Step 1 ～ 4 ）

step 1

Chair side　チェアサイド

手順 1　Chair	診査
手順 2　Chair	アキュデントシステム（Accu Dent System）を用いた上下顎の概形印象
手順 3　Chair	セントリックトレーによる一次咬合採得

Labo side　ラボサイド

手順 4　Labo	模型製作＆各個トレーの設計
手順 5　Labo	マウンティング（ホリゾンタルガイド：Horizontal Guide）
手順 6　Labo	各個トレーの製作（ナソメーターM：Gnathometer M の設置）

step 3

Chair side　チェアサイド

| 手順 14　Chair | ワックスデンチャーの試適 |

Labo side　ラボサイド

手順 15　Labo	レジン重合＆仕上げ（イボカップシステム：Ivo-Cap System 使用）
手順 16　Labo	リマウント調整
手順 17　Labo	研磨仕上げ

第2章　ベーシックBPS義歯の製作過程（Step1〜Step4）

step 1

PART 1

step 2

Chair side チェアサイド

手順 7	Chair	上下顎精密機能印象（シリコーン印象材バーチャル：Virtual 使用）
手順 8	Chair	咬合高径と水平下顎位の決定（ナソメータ M）
手順 9	Chair	フェイスボウトランスファー　UTS:Universal Transfer-Bow System
手順 10	Chair	人工歯の選択

Labo side ラボサイド

手順 11	Labo	精密印象模型製作とマウンティング
手順 12	Labo	模型解析（モデルアナリシス）
手順 13	Labo	人工歯排列（2D もしくは 3D テンプレートの利用）と義歯研磨面形態の付与

step 4

Chair side チェアサイド

| 手順 18 | Chair | 完成義歯の装着とデリバリー |

第2章　ベーシックBPS義歯の製作過程（Step1〜Step4）

29

PART 1

step 1

診査から概形印象、一次咬合採得まで
（詳細は Part 3 第 5 章参照）

Chair side　チェアサイド

手順 1　Chair　　診　査

初診時に解剖学的事項のチェック、咬合高径、旧義歯の診査を行い、患者の要求を十分に聞き取ることが重要である。

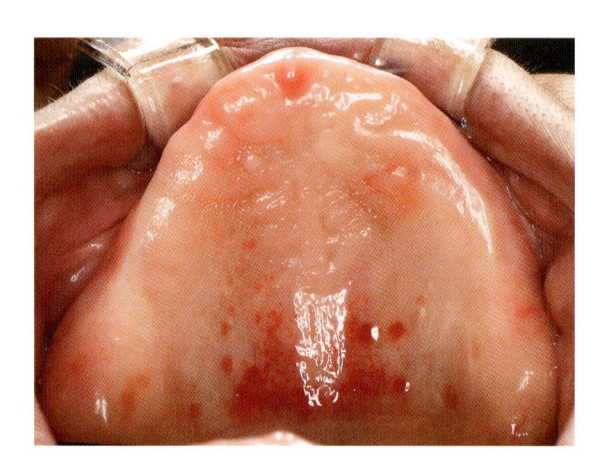

図 2-1a　顎堤形態、上顎結節、切歯乳頭、横口蓋皺襞，口蓋小窩、正中口蓋縫合、上唇小帯、頬小帯、ハミュラーノッチなどを触診する。

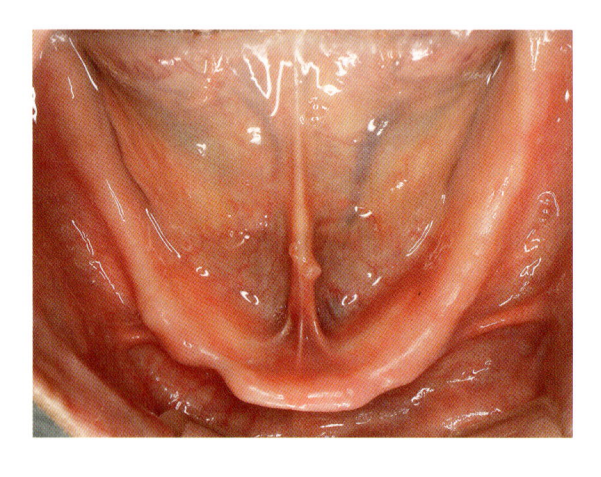

図 2-1b　下顎顎堤形態、レトロモラーパッドの形、舌小帯などを触診する。不動顎堤粘膜と可動粘膜を識別し、義歯製作の難易度を察知しておくとよい。

Start!!

第 2 章　ベーシックBPS義歯の製作過程（Step1〜Step4）

手順2 Chair　アキュデントシステム（Accu Dent System）を用いた上下顎の概形印象

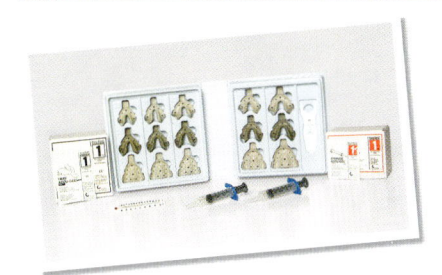

解剖学的ランドマークが採得できるアキュトレー使用。流動性の高いアキュシリンジ用、そしてコシのあるアキュトレー用のアルジネート印象材によるダブルインプレッションテクニック。

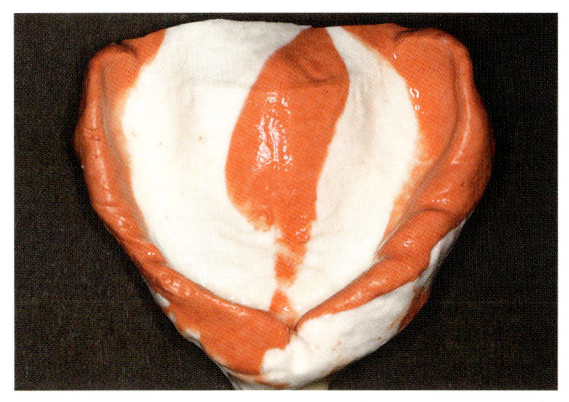

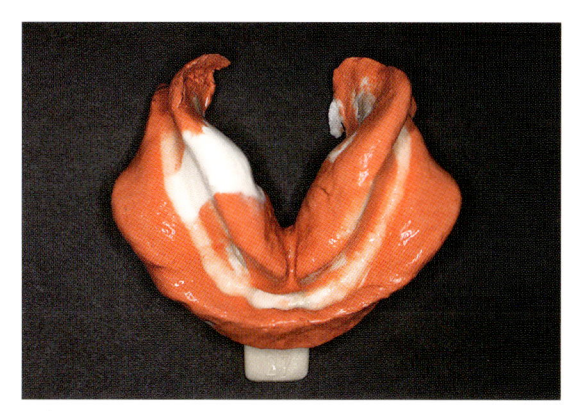

図2-2a、b　アキュトレー用のアルジネート印象材でのダブルインプレッションテクニック。

手順3 Chair　セントリックトレーによる一次咬合採得

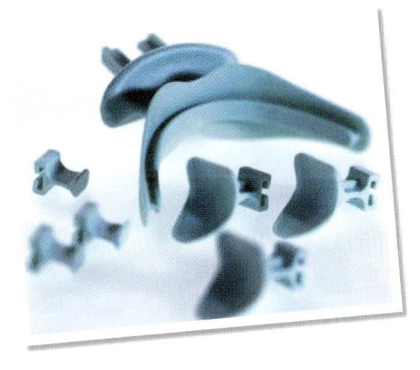

セントリックトレーによって概形印象と同時に簡単な咬合採得ができる。これまで、咬み合わないロウ堤の調整に費やした無駄な時間を大幅に削減できる。

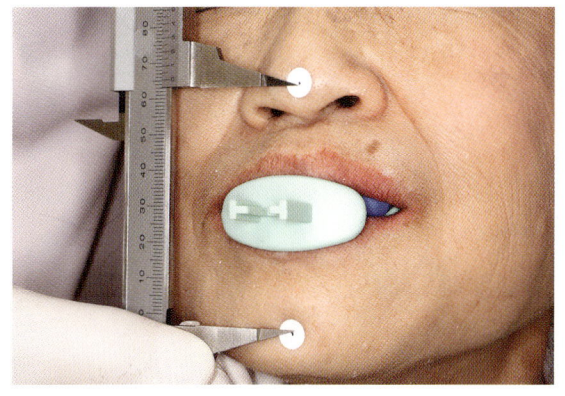

図2-3a　臨床的下顎安静位空隙や、Air Blow法を用いて決定した咬合高径まで咬んでもらう。

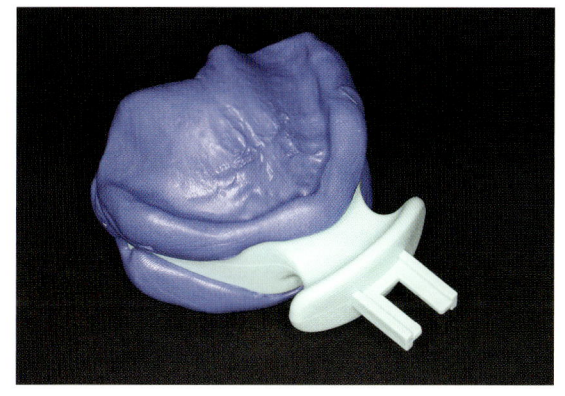

図2-3b　セントリックトレーによる一次咬合採得の完了。

step 1

Labo side　ラボサイド

手順 4　Labo　　模型製作＆各個トレーの設計

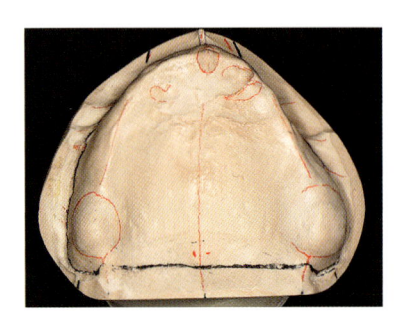

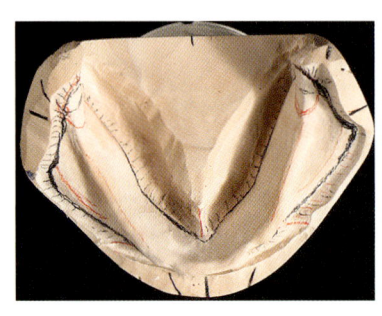

図2-4a,b　アキュデントシステム概形印象による模型と筋学的ランドマークに基づく各個トレーの設計線。

手順 5　Labo　　マウンティング（ホリゾンタルガイド：Horizontal Guide）

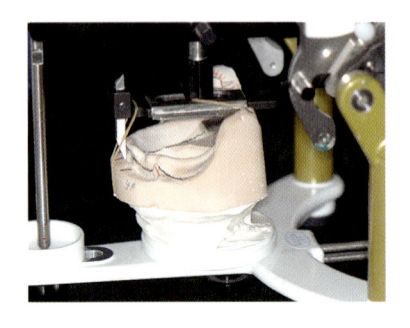

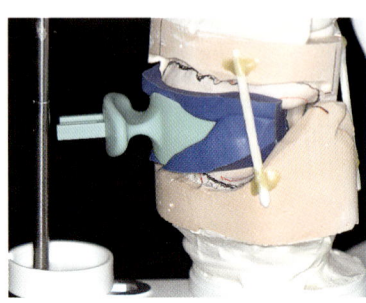

図2-5a　ホリゾンタルガイドはストラトス咬合器の構造の基礎であるBowillの三角に沿ってマウンティングするために開発された器具である。

図2-5b　下顎のマウンティング終了後、セントリックトレーにて上顎模型をマウンティングする。

手順 6　Labo　　各個トレーの製作（ナソメータM：Gnathometer Mの設置）

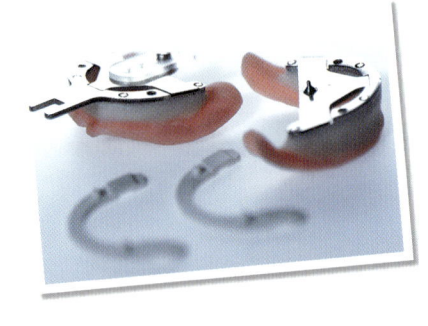

上下顎精密印象後に、咬合高径のチェックを行い、ナソメータMを使って最終咬合位を決定する。印象後に新規にゴシックアーチ用のバイト用トレーを作らずに済むことが最大の利点である。また、これまでゴシックアーチの必要性を感じているにもかかわらず、新規のトレーを作る煩わしさからゴシックアーチトレースを怠ってきた歯科医師にも推薦できる装置である。

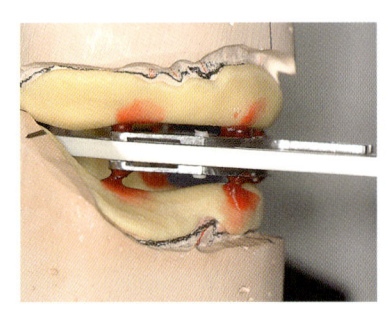

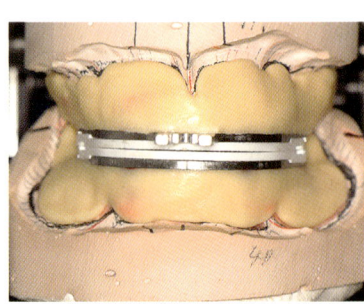

図2-6a　ナソメータMを仮固定する。

図2-6b　ナソメータMをレジンにて固定し、各個トレーが完成する。

step 2

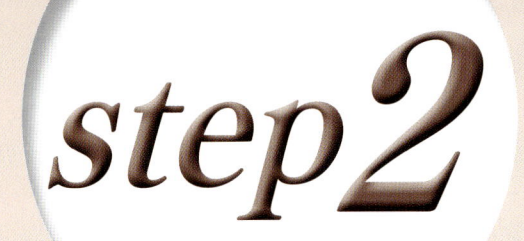

上下顎精密印象から人工歯排列まで
（詳細は Part 3 第 6 章参照）

PART 1

Chair side　チェアサイド

手順 7　Chair　　上下顎精密機能印象（シリコン印象材バーチャル：Virtual 使用）

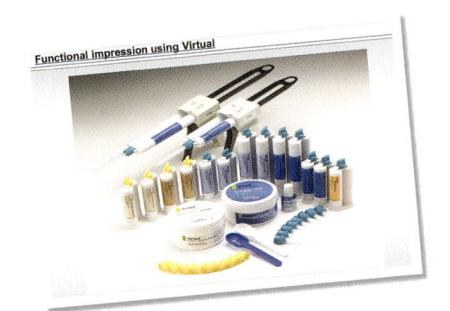

シリコン精密印象材を使った機能印象を上顎、下顎の順に行う。

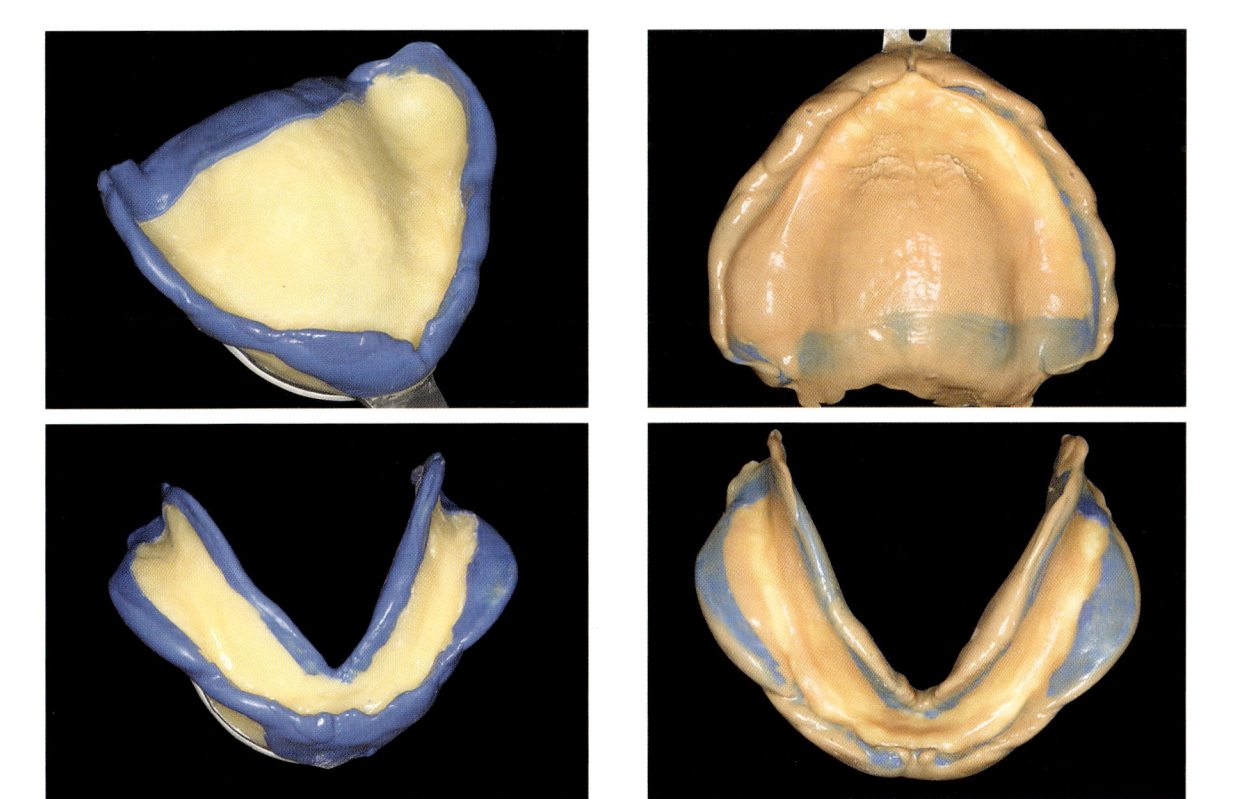

図 2-7 a～d　バーチャルヘビーボディによる上下顎の辺縁形成と上下顎バーチャルライトボディによる精密印象の完成。

第 2 章　ベーシック BPS 義歯の製作過程（Step1～Step4）

33

step 2

手順 8 Chair   咬合高径と水平下顎位の決定(ナソメータM)

発音を利用して最適咬合高径値を、続いてゴシックアーチ描記図によって水平下顎位を決定する。咬合高径は、ゴシックアーチ描記針を回転させることで調整できる。

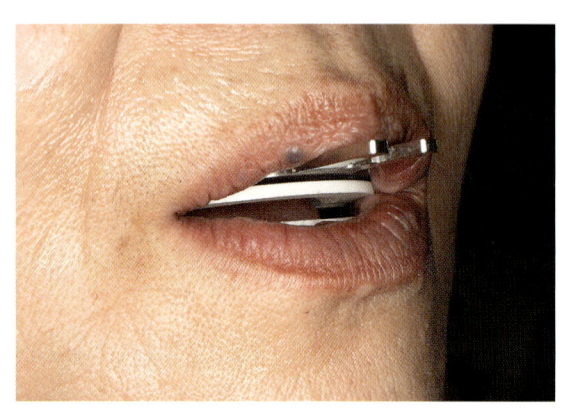

図2-8a　発音時には上下顎間に約2〜3mmの隙間があるとよい。

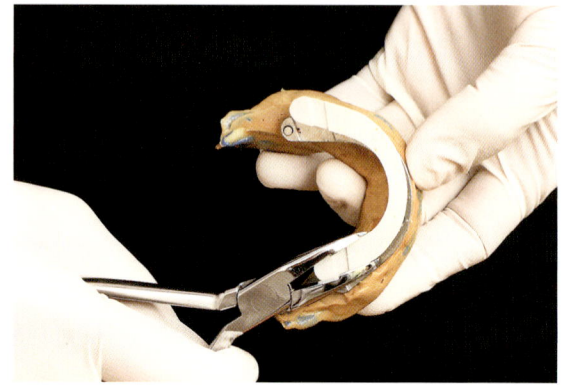

図2-8b　バイトリムマウントを取り外す。

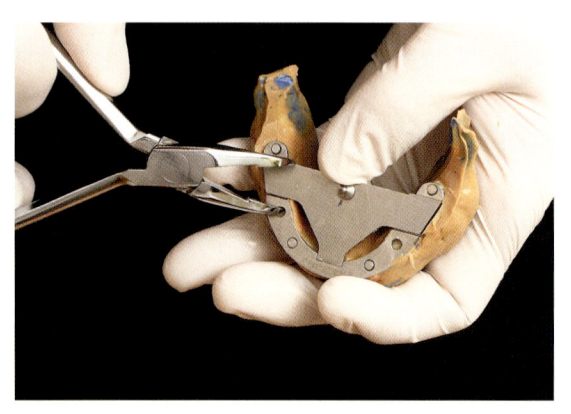

図2-8c　ゴシックアーチトレーサーを設置する。

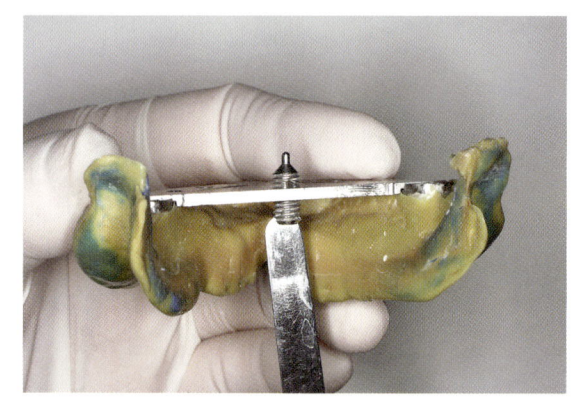

図2-8d　描記針を回転させて最適咬合高径に調整する。

手順 9 Chair   フェイスボウトランスファー(UTS:Universal Transfer-Bow System)

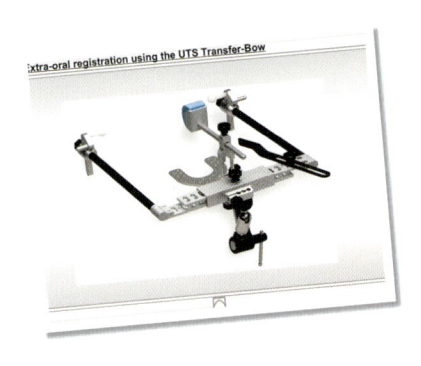

UTSにて上顎の頭蓋に対する位置をトランスファーする。カンペル平面、およびフランクフルト平面の両方に対応できる。

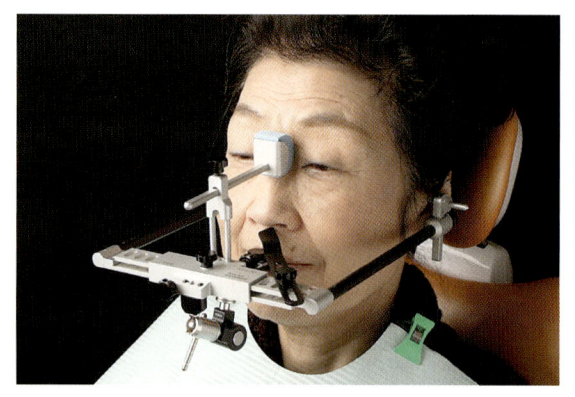

図2-9　カンペル平面によるトランスファー。

手順 10　Chair　　人工歯の選択

　前歯部人工歯の形、大きさはフォームセレクター：Form Selector を用いて決定する。患者の希望を取り入れることを忘れてはならない。
① Dr. Gerber の鼻翼間距離と人工歯の形態（図 2 - 10a）、② Dr. MacCandy の顔の形に合わせた人工歯の形態（図 2 - 10b）などを通じて簡単に人工歯選択（Mould Guide）ができる。
　人工歯の色（Shade Guide）に関してはビボデント DCL：Vivodent DCL の場合はクロマスコープ（図 2 - 10c、d）、SR フォナレスの場合はクラシック VITA シェードを用いる。

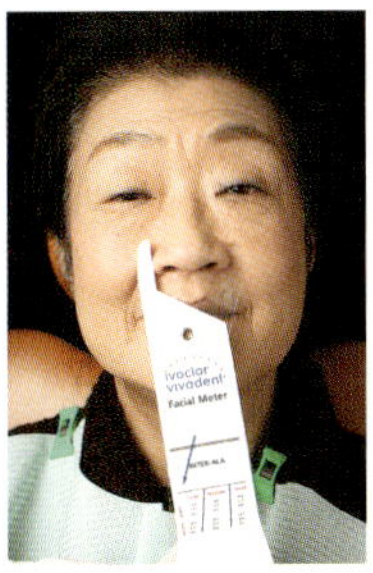

図 2 - 10a　フォームセレクターに含まれる Tooth インディケーター。

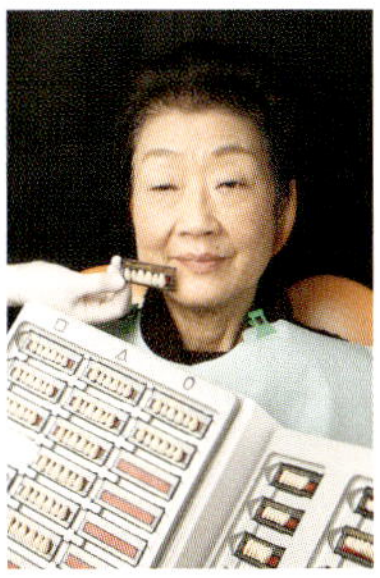

図 2 - 10b　人工歯アソートメントで顔の形にあわせて人工歯を選択。

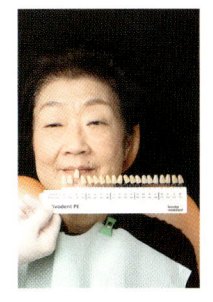

図 2 - 10c　クロマスコープ（Chromascope Univeral Shade Guide）。

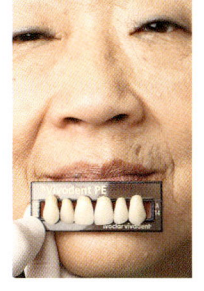

図 2 - 10d　最終的に選択した人工歯。ビボデント PE：Vivodent PE や SR フォナレスなどの、さまざまな人工歯が準備されている。

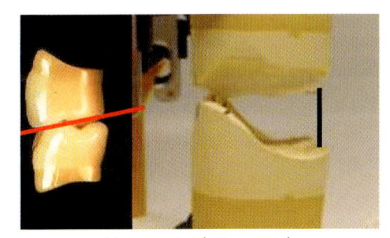

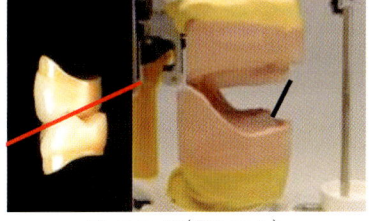

N-mould（Class I）　　T-mould（Class II）　　K-mould（Class III）

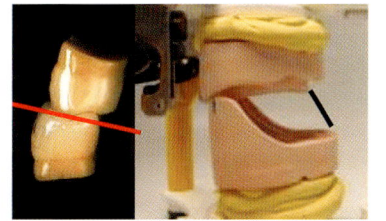

図 2 - 11　Class I から III の上下顎の対向関係にあわせた臼歯人工歯が揃っている。

Labo side　ラボサイド

手順 11　Labo　　精密印象模型製作とマウンティング

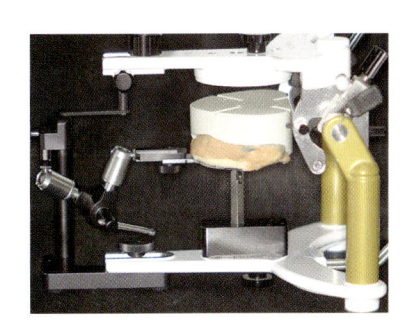

図 2 - 12　フェイスボウトランスファーにて上顎をストラトス咬合器にマウンティングする。

step 2

手順 12　Labo　　模型解析（モデルアナリシス）

　上顎や下顎には、人工歯排列のガイドラインとなる情報が多数存在する。それらを確認しながら模型に記入する。このように人工歯排列位置の指標を決定するために模型を解剖学的に解析することをモデルアナリシスと呼ぶ。

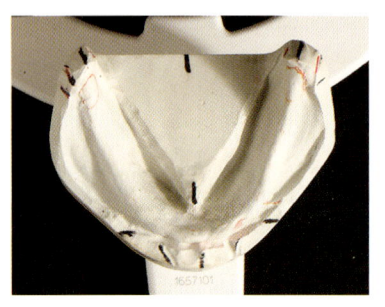

図2-13a　下顎のモデルアナリシス。

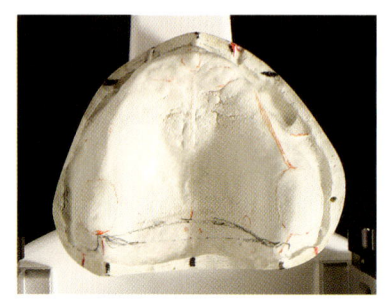

図2-13b　上顎のモデルアナリシス。

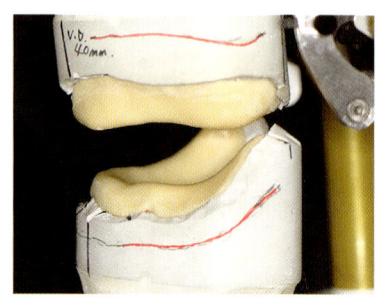

図2-13c　顎堤の傾斜も模型の側面に描いておくことも大切である。

手順 13　Labo　　人工歯排列（2D もしくは 3D テンプレートの利用）と義歯研磨面形態の付与

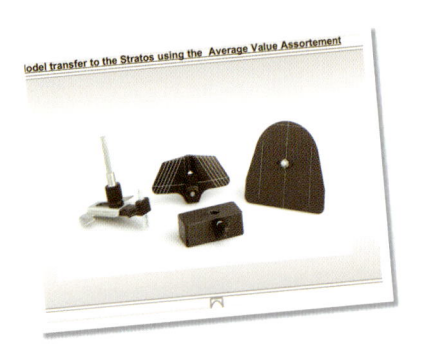

　モデルアナリシスを利用して人工歯の排列を行う。フェイスボウトランスファーを行った場合は3Dテンプレート：Three Dimensional Templateを、フェイスボーを使用しない場合は2Dテンプレートを用いると、無歯顎者の平均的な排列が可能となる。Spee湾曲、Wilson湾曲を応用したセミバランスドオクルージョンを付与する。

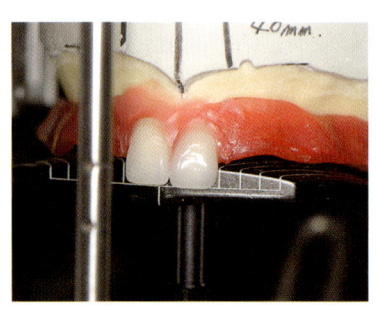

図2-14a　2Dテンプレートを使った上顎前歯の人工歯排列（ビボデント、DCLを使用）。

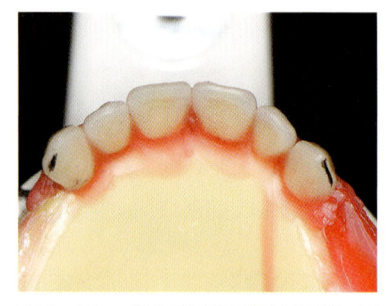

図2-14b　第1横口蓋皺襞を基準に33を排列する。11、33、22の順に排列。

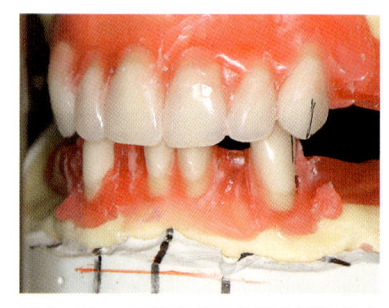

図2-14c　下顎犬歯の位置を重要視する（下顎前歯を排列する）。

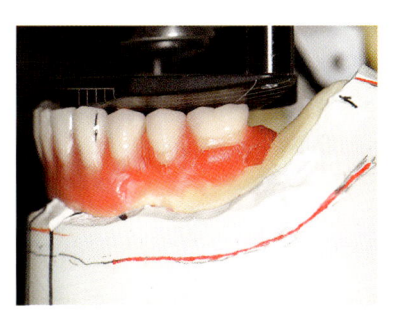

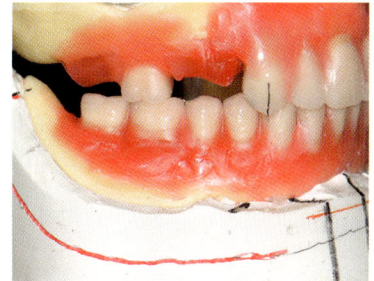

図2-14d、e　3Dテンプレートを使った下顎臼歯排列。上顎第一大臼歯を排列（オーソシット人工歯を使用）。

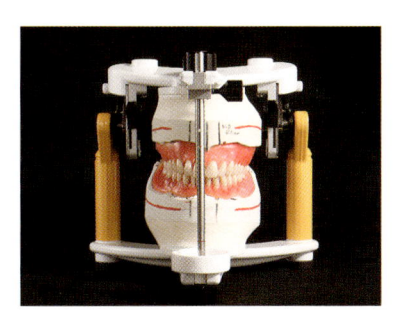

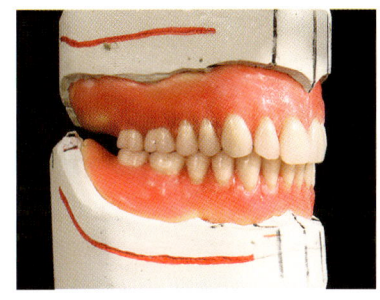

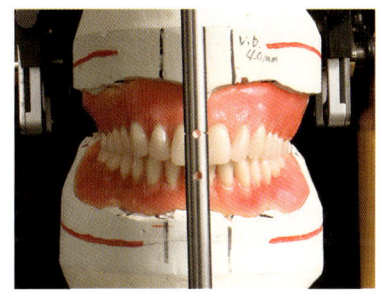

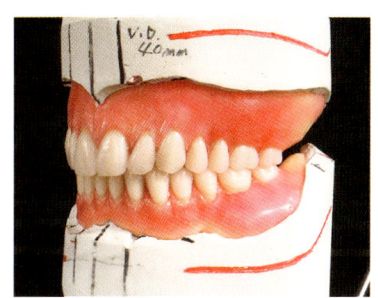

図2-14f～i　咬合器ストラスト200上で完成した上下顎人工歯排列。

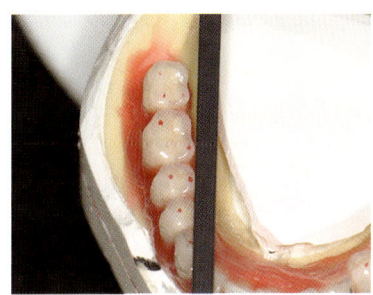

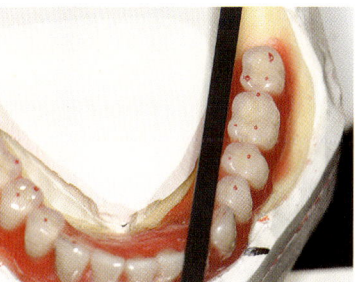

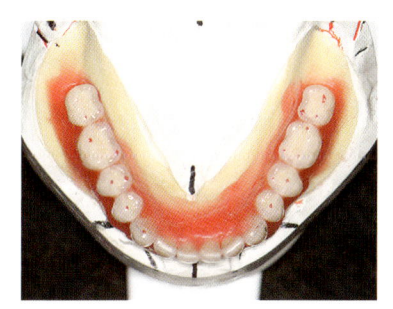

図2-14j、k　Poundラインを基準とした人工歯排列。

図2-14l　セミバランスドオクルージョンによる咬合接触状態。

PART 1

step3
ワックスデンチャー試適から仕上げるまで
（詳細は Part 3 第 7 章参照）

Chair side　チェアサイド

手順 14　Chair　ワックスデンチャーの試適

患者の意見を聞き入れ、審美的問題を解決する。

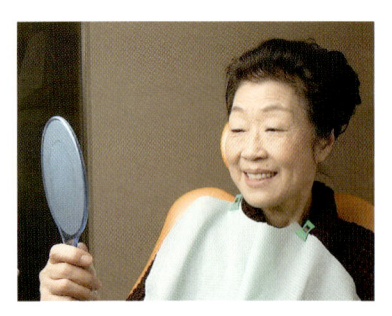

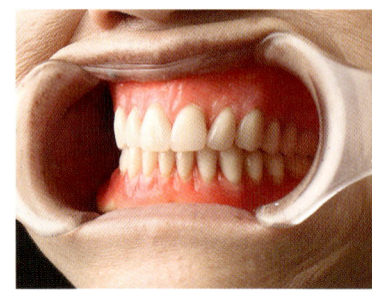

図2-15a、b　歯の色、形、それと歯並びと顔貌の調和を確認する。

Labo side　ラボサイド

手順 15　Labo　レジン重合＆仕上げ（イボカップシステム：Ivo-Cap System 使用）

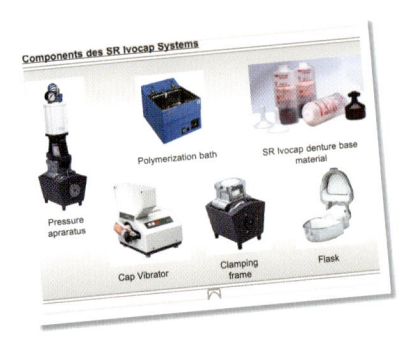

その特長を以下にあげる。
・重合時のレジン収縮を加圧補充することによって、高い適合性が得られる。
・衝撃に強く、臭いが付きにくい上に、変色しにくい。
・超微細ポリマーによる高品質レジン床。

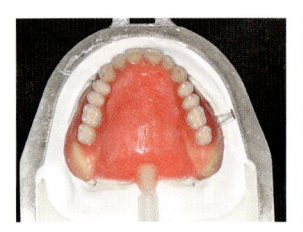

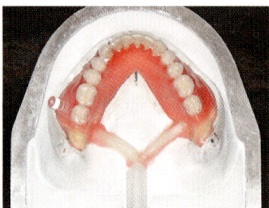

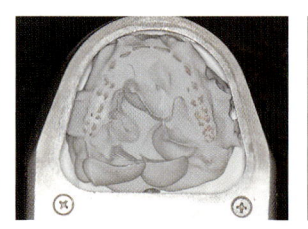

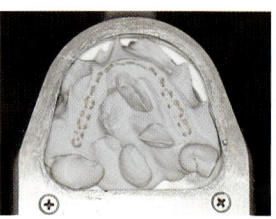

図2-16a　図2-16b　図2-16c　図2-16d

第2章　ベーシックBPS義歯の製作過程（Step1～Step4）

38

図2-16e 図2-16f

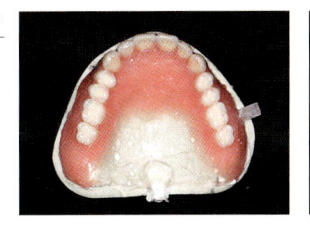

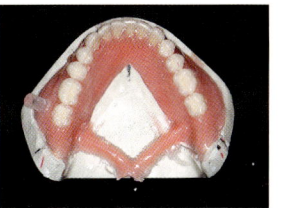

図2-16a〜f　イボカップによるレジン重合。

| 手順 16 | Labo | リマウント調整 |

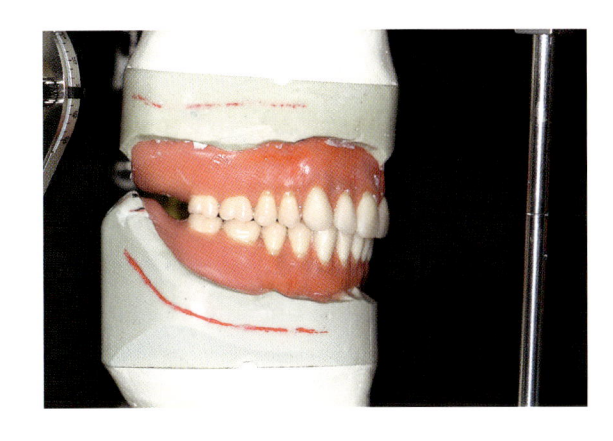

図2-17　レジン重合後のリマウント調整は、チェアタイムを大幅に削減してくれる。

| 手順 17 | Labo | 研磨仕上げ |

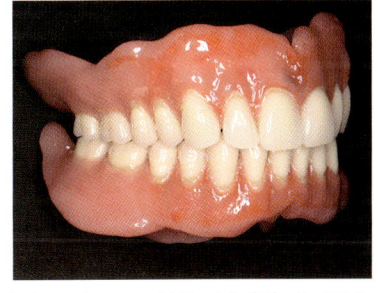

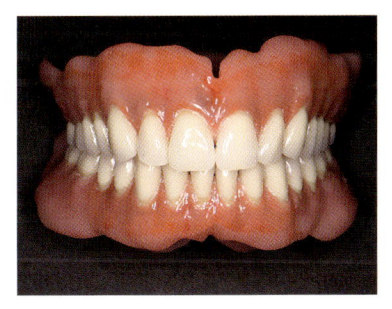

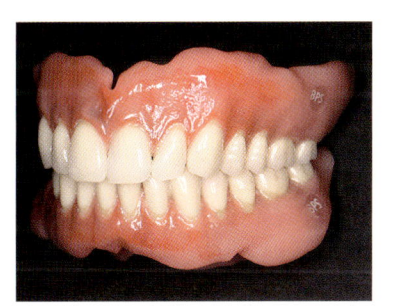

図2-18a〜c　前歯：ビボデント DCL：Vivodent DCL と臼歯：オーソシットを使用し、デンチャーカラーリングを加えて完成した高機能審美義歯。

PART 1

step4

完成義歯の装着とデリバリー
（詳細は Part 3 第 8 章参照）

Chair side　チェアサイド

手順 18　Chair　完成義歯の装着とデリバリー

咬合調整を行うと同時に義歯内面のあたりの調整も行う。

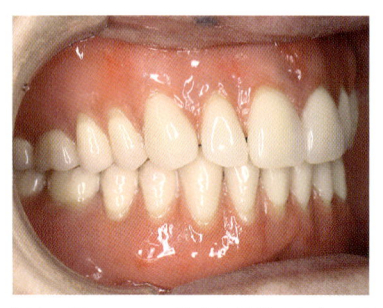

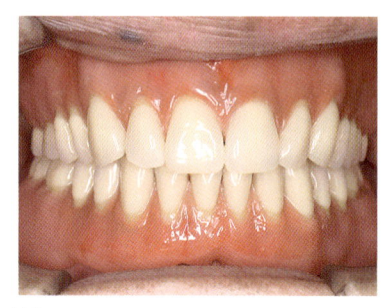

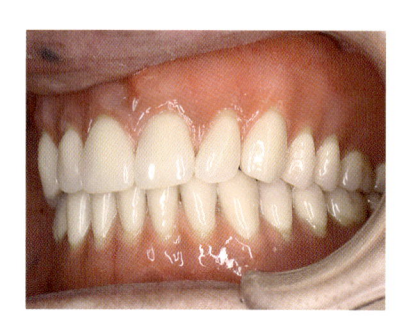

図 2 - 19a〜c　口腔内に装着された BPS 義歯。

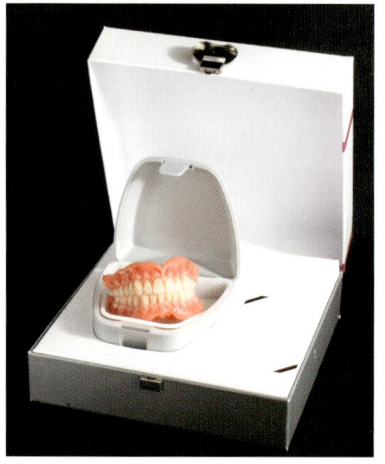

図 2 - 19e　特製のデリバリーボックスに、義歯の取扱い説明書を入れ、患者に手渡す。

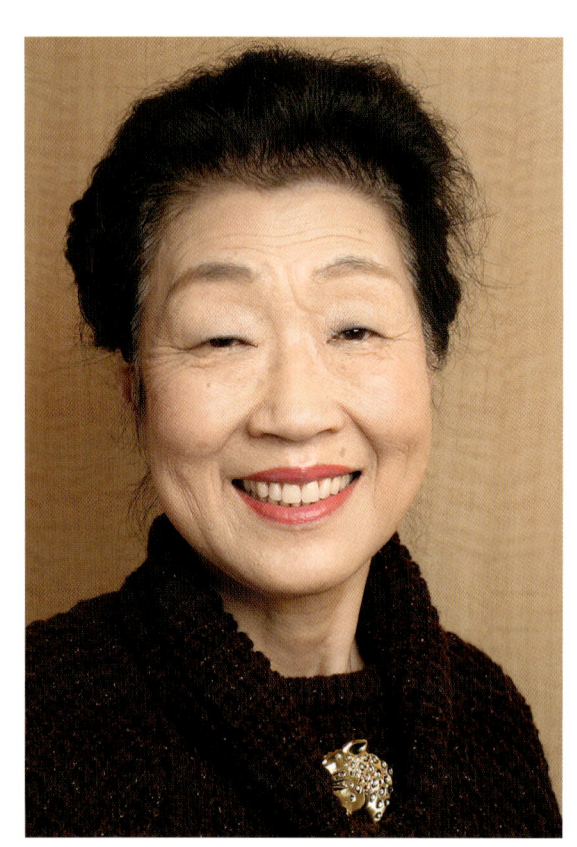

図 2 - 19d　BPS 義歯を装着時。

Finish!!

第2章　ベーシックBPS義歯の製作過程〈Step1〜Step4〉

40

PART 2

アドバンス①
臨床に生かす・つなぐ
下顎総義歯吸着メカニズム

第3章　下顎総義歯の吸着とBPSの融合　43

1. 証人は読者自身 　44
2. "吸着義歯"のススメ：吸着が得られれば下顎義歯は成功する 　44
3. 従来型義歯と吸着義歯のコンセプトの違い 　46
4. 誰にでもできる印象テクニック 　46
5. ベーシックBPSを学び、"吸着メカニズム"でレベルアップを 　48
6. なぜ、上顎義歯の吸着は容易で、下顎義歯の吸着が難しいのか 　48

第4章　吸着のメカニズムを理解しよう　51

1. 上顎総義歯の吸着メカニズムとは 　52
2. 下顎総義歯の吸着メカニズムとは 　56

PART 2

第3章
下顎総義歯の吸着と
BPSの融合

1 　証人は読者自身

"大学教育で学んだ従来型のコンパウンドによる辺縁形成印象法では下顎総義歯の吸着を得ることが難しい"

これを証明するのは読者自身であろう。

それでは、なぜ吸着が得られなかったのであろうか。製作過程で吸着を破壊する要素が何かあるのだろうか。その答えが得られてない限り、たとえ懸命に義歯を製作したとしても下顎総義歯は相変わらず浮き上がるに違いない。

この問題はBPSによる義歯製作法に下顎総義歯の吸着メカニズムを融合させ、臨床テクニックに反映させることで解決することができるであろう。

2 　"吸着義歯"のススメ：吸着が得られれば下顎義歯は成功する

無歯顎患者を相手に総義歯を作ろうとする際、常に問題となるのは下顎で、下顎総義歯がうまくできれば無歯顎治療は成功といっても過言ではない。歯科医師なら誰もが苦い経験をしていると思われるが、患者が口を開くたびに浮き上がってくる完成義歯を調整する時ほどストレスを感じることはない（図3-1）。

反対に下顎総義歯が顎堤に吸着すると大変楽に咬合調整が行えるだけに、義歯の具合がいっそう良くなり"患者も術者も満足"といったなんともいえない成功感に酔いしれることができる。

一般的に無歯顎治療の成功や失敗は、術者の技術と患者のもつ顎口腔系の条件に左右されるが、近年、無歯顎者の顎堤はどんどん悪化しているにもかかわらず、下顎総義歯が吸着し、患者に喜ばれたという話を耳にすることが多くなった[16, 17]。それは偶然なのだろうか、あるいは何か特殊なテクニックが隠されているのだろうか。

いずれにしても、これだけはいえる。歯科医師が一度、下顎吸着義歯の製作に成功すると、少なくとも従来型のコンパウンドを使った義歯製作を行おうとはしなくなる。患者のみならず術者においても、「前よりもずっと良い義歯が入った」という実感を強く得ることができるからであろう。

開口すると下顎総義歯が浮き上がってしまう

下顎総義歯の浮き上がりは、友人たちとの会食や会話に参加する意欲を失わせる。

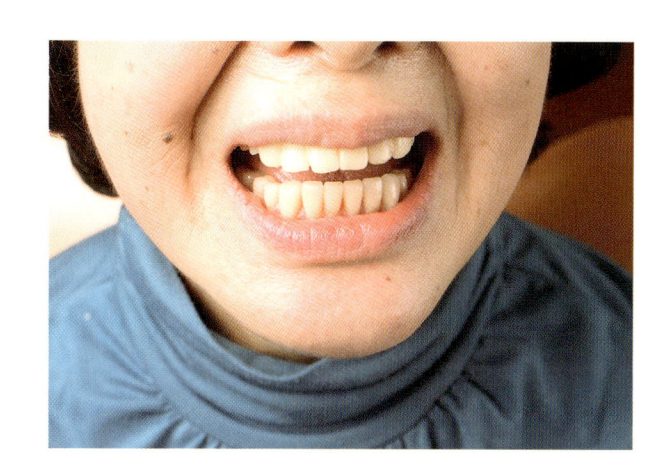

図3-1a　義歯が外れないように、恐る恐る口を開く。

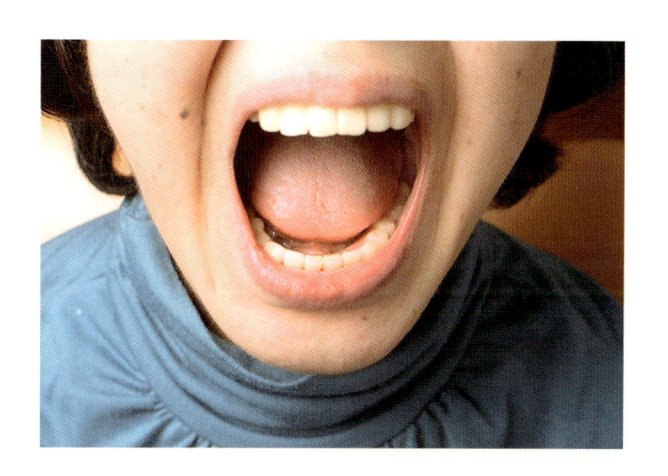

図3-1b　思い切って大きく開口してみる。

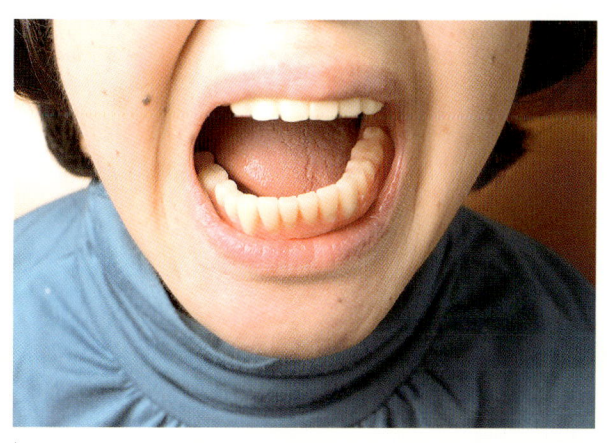

図3-1c　下顎総義歯が浮き上がってしまう。この浮き上がる義歯に常に悩んでいる。

PART 2

第3章　下顎総義歯の吸着とBPSの融合

3 従来型義歯と吸着義歯のコンセプトの違い

　ここで同一患者における2つの精密印象体を観察してみよう。左は1970年にバウチャー（Boucher[18]）が「Prosthodontic Treatment for Edentulous Patients」の中で紹介して以後、大学教育で教えている方法、いわゆる従来型のコンパウンドテクニックで印象したもの（図3-2左）。右は著者が立案した下顎総義歯の吸着メカニズムに則した概形印象（後述）を行い、機能印象テクニックで採得したものである。

　従来型の義歯の目的は、耐圧面積を拡大することによって義歯内面を広く顎堤に密着させ、義歯の維持と安定を獲得し、咀嚼機能を改善することである。ゆえに、維持安定型の義歯、リテンション＆スタビライゼーション型（Retention & Stabilization）という。

　一方の図3-2右、下顎吸着義歯（サクションデンチャー：Suction Denture）の目的は、義歯床縁部の全周囲を可動粘膜で封鎖することによって、嚥下あるいは咬合時に義歯床内面を一時的に陰圧にし、会話時の義歯の浮き上がりや咀嚼時の義歯の維持と安定を強化することである。従来型の義歯にはない、術者が義歯を外そうとすると陰圧による抵抗を感じる状態を吸着（サクション）と呼び、従来の維持安定型の義歯にさらに陰圧維持が加わった状態と言える（図3-4）。

　この2つの義歯に求める概念の違いが、義歯の製作過程の大きな違いとなって現れる（図3-3）。下顎総義歯の吸着を実現するには、まずは吸着メカニズムを理解することが必要であり、次に良い材料とシステムを使って義歯製作にあたることである。現在のところ、BPSが最も高品質で学びやすく、成功しやすいシステムであろうと考えている。わずかと思われる義歯製作概念の違いが、大きな結果の違いとして現れる。吸着するか、しないかは臨床家にとって大きな問題だからである（図3-4）[19]。

4 誰にでもできる印象テクニック

　下顎総義歯吸着の製作技術を簡単化して世に伝えるためには、"誰にでもできる"というスローガンを揚げ、それが読者に実践可能な内容でなければならない。

　それでは、下顎印象を誰が印象しても、ほぼ同じ形態の印象が採れ、容易に吸着に達するためにはどのようにすれば良いのであろうか。

　下顎印象時にコンパウンドで術者が意図的に辺縁形成する方法は、術者の経験によって印象の出来、不出来が決まる。つまり、臨床では同一口腔で誰でも同じ形態に印象が採れるべきであるのに反して、臨床の経験や技術に影響をうけるコンパウンド印象では、誰にでもできるといえるほど簡単な印象法ではないことを示している。

　したがって、"誰にでもできる"をスローガンに揚げた場合の印象方法は、患者自身で印象を形採る機能印象法である。BPSの機能印象は、まさにこのスローガンと一致している。

従来型の義歯	吸着義歯
筋の付着部位を各個トレー製作の基本とした耐圧面積の拡大	義歯床全周囲が口腔粘膜で包み込まれる

図3-2（同一患者の印象） 左は大学教育で教えている方法、いわゆる従来型のテクニックで印象したもの：従来型の義歯の目的は、義歯内面を広く顎堤に密着させ、耐圧面積を拡大することにある。下顎総義歯の吸着を目的とはしていない。

義歯製作概念の違いが、完成義歯の形の違いとなって現れる

耐圧面積重視の従来型の義歯	全周囲封鎖の吸着義歯

図3-3（同一患者の義歯） わずかな義歯製作概念の違いが大きな結果の違いとして現れる。臨床において、下顎総義歯が顎堤に吸着するか、しないかは大きな問題である。

開口しても人工歯しか見えない！
どのようにしたら義歯は口腔粘膜に包み込まれるのだろう？

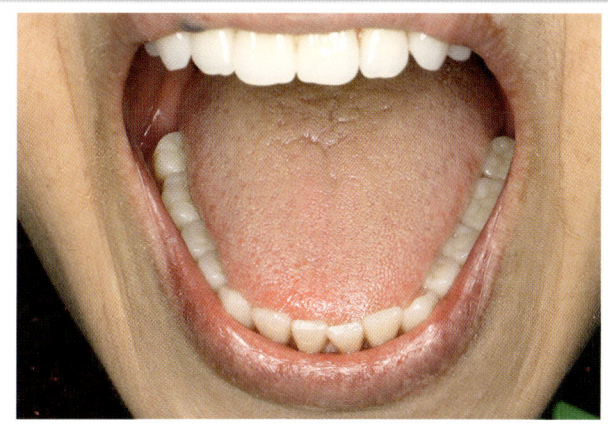

耐圧面積の拡大から全周囲封鎖の概念への移行

図3-4 下顎総義歯の吸着は、義歯床縁全周囲が可動粘膜組織で封鎖されて達成される。開口時に人工歯のみが見えるのはそのせいである。

PART 2

第3章 下顎総義歯の吸着とBPSの融合

47

5 ベーシックBPSを学び、"吸着メカニズム"でレベルアップを

　義歯を成功に導く要素は、患者の顎堤吸収状態や咬合に関与する顎神経系の条件と、術者側のチェアサイドで行う印象、咬合採得、人工歯の配列、レジン重合などの臨床義歯製作技術の2つで構成されている。

　そして、上下顎無歯顎治療において適度な維持力と安定を得るためには、咬合と印象が最も重要である。どんなに印象が上手くても、与えた下顎位が患者の咬合位とズレている場合には、義歯の安定は損なわれてしまう。一方、適切な咬合を付与しても印象技術が未熟であれば、開口時に下顎義歯は浮き上がってしまう。

　BPSは、この2つの柱を同時進行しながら実践できる特長をもっている。基本的なBPSを理解、実践している歯科医師であれば、BPSの中に下顎総義歯の吸着メカニズムを取り込み、臨床でさらなるレベルアップが図れるに違いない。

6 なぜ、上顎義歯の吸着は容易で、下顎義歯の吸着が難しいのか

　下顎総義歯の維持と安定、そして吸着が難しい理由は、下顎には
①舌が存在すること。
②上顎と比較し義歯床下部の顎堤面積が狭いこと。
③上顎と比較し不動な顎堤粘膜(咀嚼粘膜)が少ないこと。
④下顎の歯肉頬移行部の運動量が上顎の2～3倍であること[20-22]。
が挙げられる。

　特に④の「下顎の歯肉頬移行部の動きが上顎の2～3倍であること」に関しては、ほとんど知られていない。だが、臨床を振り返ってみればすぐに理解できるはずである。ここでコンパウンドによる臼歯部頬側の辺縁形成を考えてみよう。

　上顎では、術者がコンパウンドを軟化し、頬や口唇を手指で引いてもある一定以上になると形態変化は少なくなる。一方、下顎は何度も辺縁形成を繰り返すうちに頬側の辺縁はどんどん内側へ移動し小さくなってゆく。実は、この上下顎の歯肉頬移行部の可動量の違いが、印象の難しさへとつながっているのである(図3-5)。どこで下顎の辺縁形成を止めるのか、どの程度の強さでその方向に頬を引けば良い辺縁形態が得られるのか？　完璧な辺縁形成を求めていくと、まさに熟練を必要とする職人技の世界へと入っていってしまう。

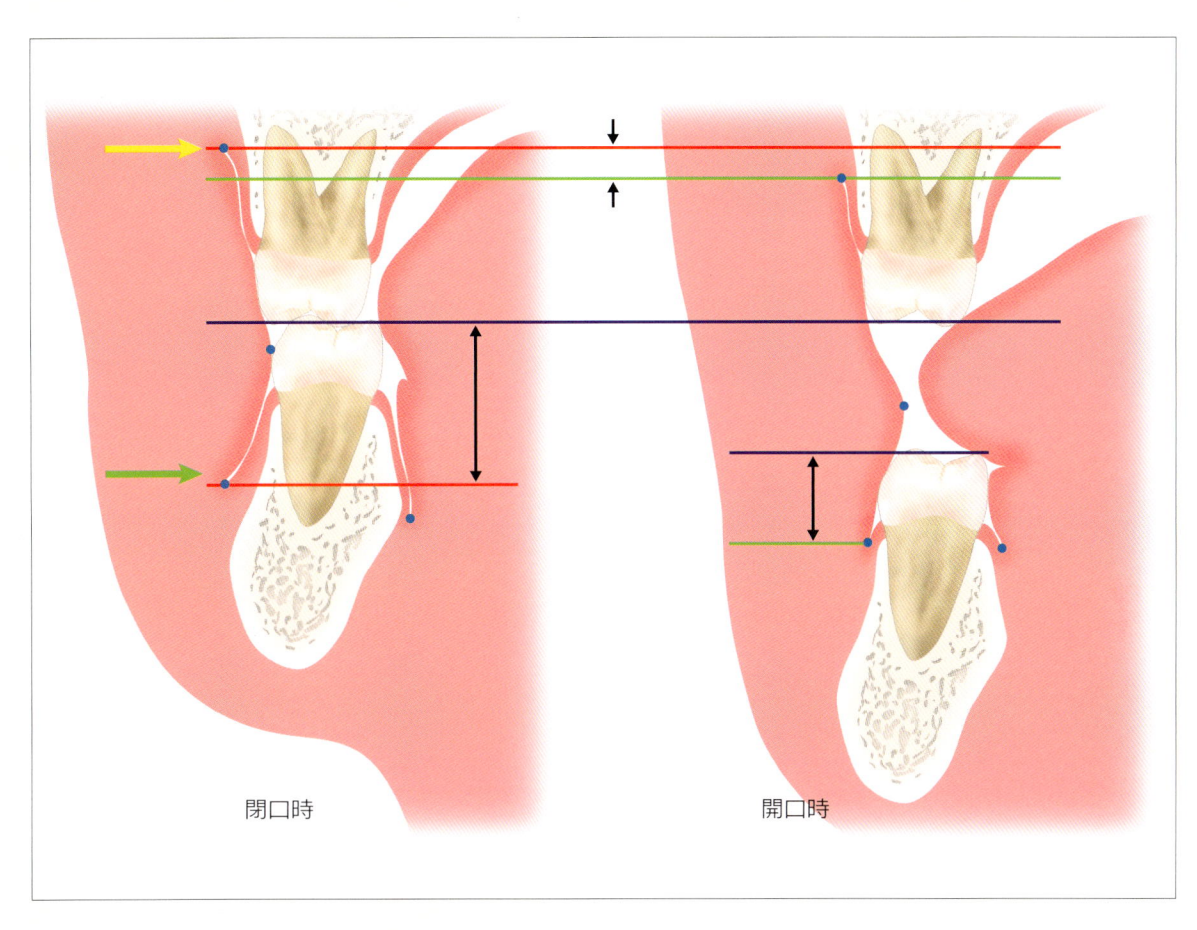

図3-5 上・下顎の歯肉頬移行部の運動量の違い。
→（黄色）：上顎歯肉頬移行部。→（緑色）：下顎歯肉頬移行部。
右図の→の違いが、歯肉頬移行部の移動量の違いを表している。下顎の歯肉頬移行部の動きが上顎の2〜3倍であることは、下顎の印象を難しくしている理由の1つであるといえる（東京歯科大学解剖学講座、およびジーシー社のご協力による）。

PART 2

第4章
吸着のメカニズムを
理解しよう

1 上顎総義歯の吸着メカニズムとは

　臨床テクニックを必死になって実践しても下顎総義歯の吸着を必ずしも達成できない場合がある。どのようにしたら吸着するのか、そのメカニズムを理解していなければ、たとえ慎重に臨床を行っても患者の条件によっては、相変わらず開口すると浮き上がる下顎義歯しかでき上がらない。

　また、世界中が日本と同じような高精度の歯科材料を使える環境にあるはずもなく、たとえ質の悪い歯科材料でも現地で入手可能なもので、下顎総義歯吸着を目的とした臨床を行っていかなければならない。日本の各歯科医院でもさまざまな材料が使われている点から考えても、下顎総義歯の吸着を達成するには、まず吸着メカニズムを理解することが最も大切である。

1-1　上顎の封鎖メカニズム

　総義歯装着者の1番のクレームは上顎義歯が落下すること、そして2番目の問題は下顎総義歯が浮き上がることである。したがって、まずは上顎義歯の吸着を確保しなければならない。

　上顎の封鎖メカニズムは下顎よりも単純で、2つの封鎖機構で成り立っている。

1）内外側二重封鎖（唇、頬側部）（図4-1）

　前歯部、そして臼歯部の義歯床縁の外面は口唇粘膜、あるいは頬粘膜に、内面では顎堤粘膜に接し、内外で義歯床縁が挟まれるように封鎖されており、最も強い封鎖力を発揮している。この封鎖機構を内外側二重封鎖と呼ぶ。前述のように特に歯肉頬移行部の動きが少ないことから、上顎大臼歯部でのコンパウンド、あるいはボーダータイプのシリコーンによる辺縁形成が容易であり、安定した封鎖が得られやすい。

2）接触型封鎖（口蓋後縁部）（図4-2）

　上顎義歯口蓋後縁部の封鎖は、唾液が一層介在した状態での義歯床内面と口蓋部粘膜の接触型の封鎖になっている。この封鎖機構を接触型封鎖と呼ぶ。離脱力が加わり唾液の表面張力を越えた隙間、内面に空気が侵入し、封鎖が容易に破壊される場所である。したがって、義歯製作過程において精密印象の最後に口蓋後縁部のみにシリコン、あるいは比較的流動性の良いワックスやコンパウンドを用いて加圧印象を行い封鎖を補強する必要がある（図4-3）。また、模型上でポストダムを形成して、後縁の封鎖を確実にする作業も封鎖にとって有効である。

上顎唇側および頬側部の封鎖

内外側二重封鎖（図4-1）
《The interior/exterior doubled closure》

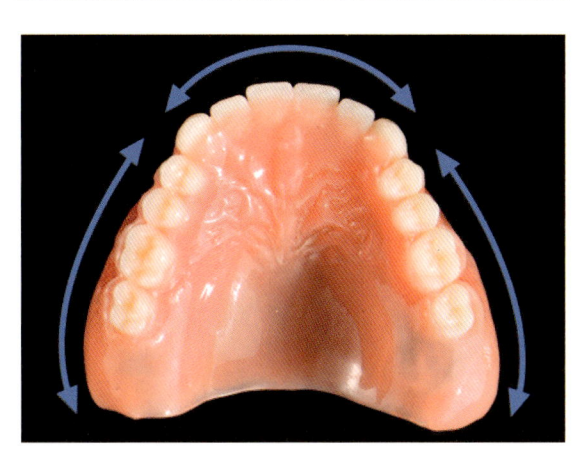

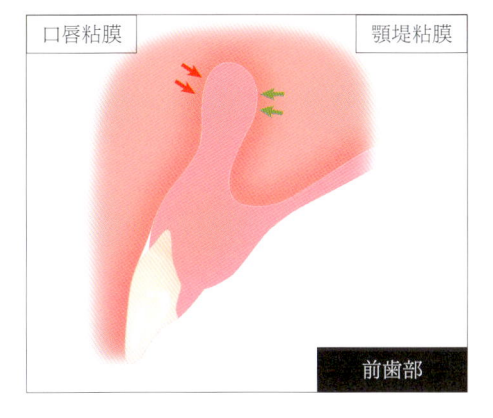

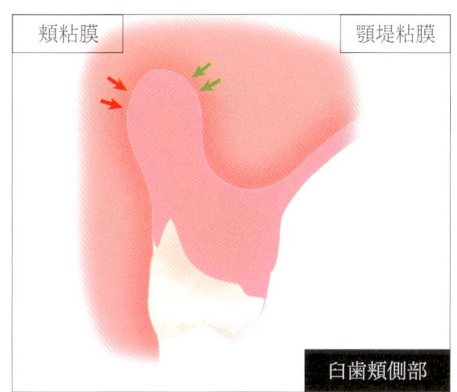

| 口唇粘膜 | 顎堤粘膜 | 頬粘膜 | 顎堤粘膜 |

前歯部

臼歯頬側部

上顎口蓋後縁部の封鎖

接触型封鎖（図4-2）
《The close contact closure》

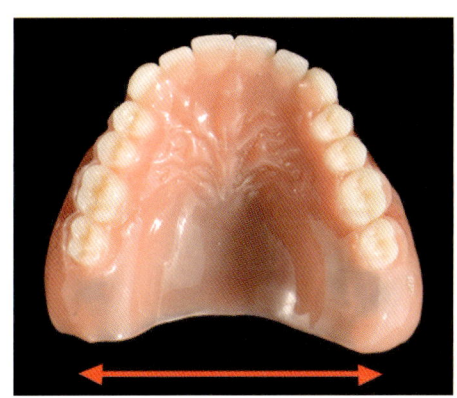

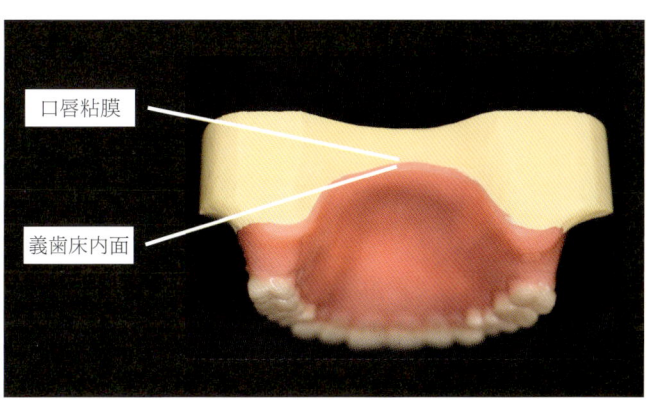

口唇粘膜
義歯床内面

第4章 吸着のメカニズムを理解しよう

PART 2

上顎口蓋後縁部封鎖の破壊に対する臨床的対応策

精密模型上でのポストダムの形成

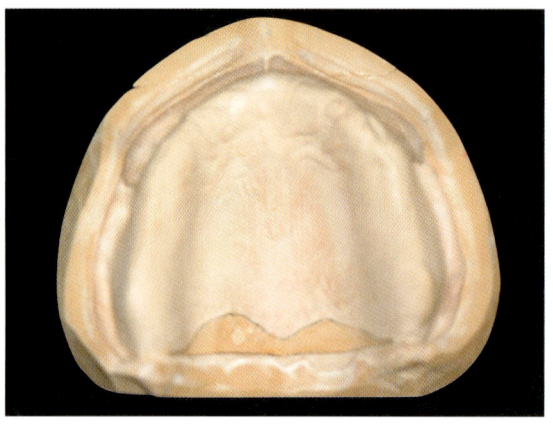

図4-3a 上顎後縁封鎖を確実にする目的で、印象誤差や重合レジンの収縮による接触型封鎖の破壊に備え、口蓋後縁部の一部を石膏エバンスで削除する。

機能的ポストダムの印象

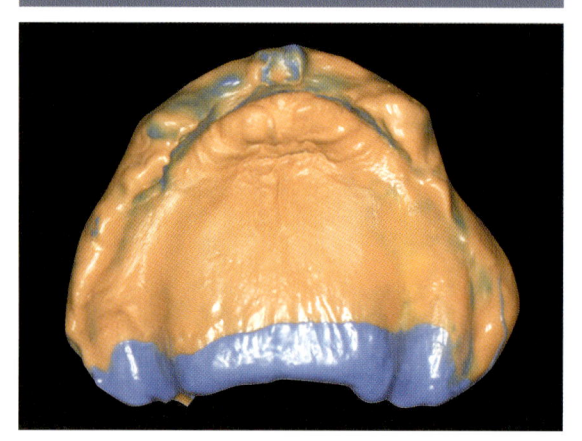

図4-3b 精密印象終了後に、上顎口蓋後縁部に印象材を盛り、機能圧をかけて後縁部封鎖の強化を行う。

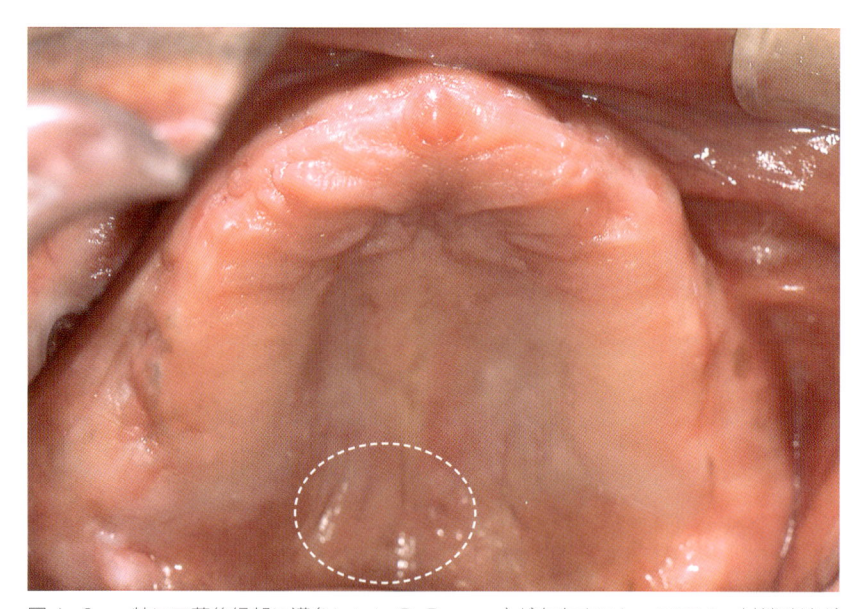

図4-3c 特に口蓋後縁部に溝(Notch & Groove)が存在するケースでは、封鎖破壊が起こりやすいので十分な注意を要する。

小　括

上顎義歯は、唇頬側部の内外側二重封鎖と口蓋後縁部の接触型封鎖の2つで成り立っている(図4-4)。そして、内外側二重封鎖の封鎖力は強く、接触型封鎖の封鎖力は、弱い。したがって、接触型封鎖の臨床的対応が上顎の吸着を得る重要な鍵となっている。

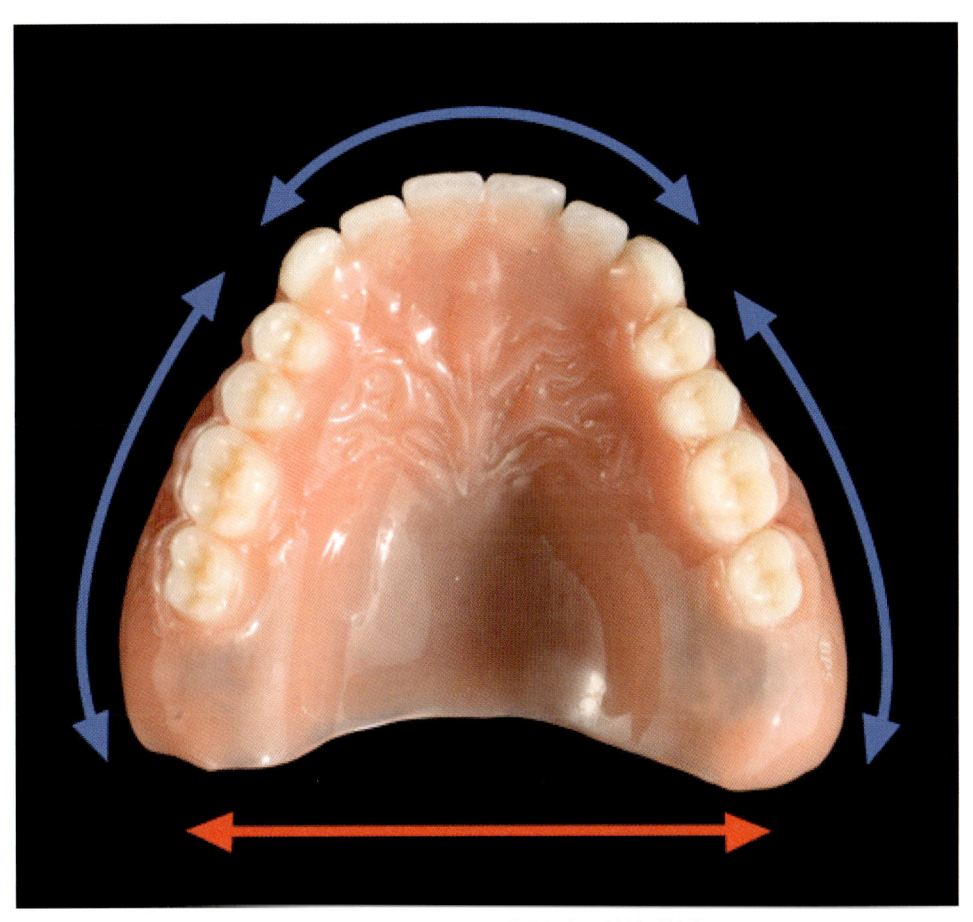

図4-4　青→：唇頬側部の内外側二重封鎖、赤→：口蓋後縁部の接触型封鎖。

第4章　吸着のメカニズムを理解しよう

2 下顎総義歯の吸着メカニズムとは

下顎総義歯の吸着を達成するために必要なことは、
①吸着メカニズムを理解すること
②良い材料や器材を使用すること

2-1 下顎総義歯吸着の絶対条件

　下顎総義歯の吸着を達成するにはどのようにすればよいのであろうか。上顎義歯の口蓋部にラウンドバーで穴をあけると義歯は簡単に落下してしまう。上顎義歯の辺縁全周囲が封鎖されているから義歯が落ちないのである。つまり、上顎義歯の吸着現象は、義歯床縁のどこか一か所でも空気の漏れる場所があると成立しない。下顎総義歯も同様である。下顎総義歯の吸着を達成するための絶対条件は、上顎義歯とまったく同じで、義歯床全周囲を封鎖することであり、それはきわめて単純な原理で組み立てられている。（図4-5、6）

下顎義歯の吸着を得るために最も必要なことは何か？

↓

義歯床全周囲を封鎖すること

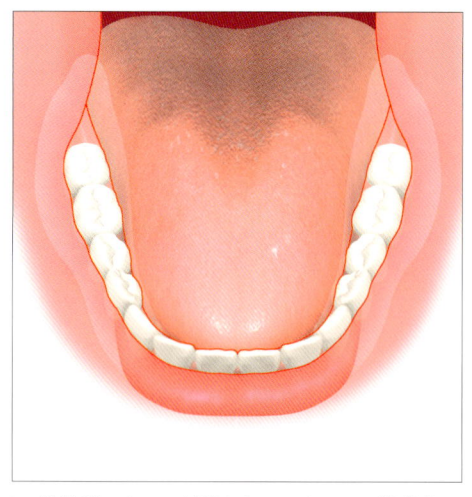

図4-5　義歯床縁の全周囲が可動性の口腔粘膜によって封鎖されることで、下顎義歯の吸着が完成する。

吸着のしくみ

図4-6

義歯の必要事項	口腔内の状態
全周囲の辺縁封鎖 下顎総義歯が確実に吸着するためには、可動粘膜による義歯床全周囲の封鎖が不可欠である。	**下顎安静時** 下顎安静時には、上下の人工歯は咬み合っていない。 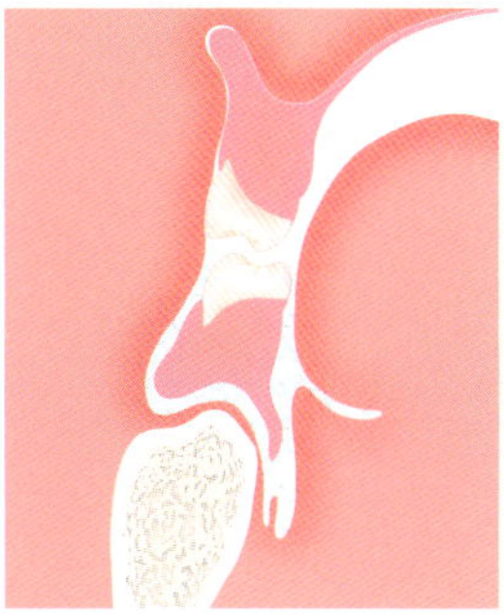
吸着の完成 義歯に咬合力が加わると唾液が排出され、義歯内面は一時的に陰圧になり、吸着が完成する。この時、義歯に対する口腔粘膜や舌によるサポート力も働く。	**嚥下時（咬合時）** 咬合しないと嚥下ができない。1日の嚥下は1日約2,000回と言われている。咬合圧により唾液が外部に押し出される。 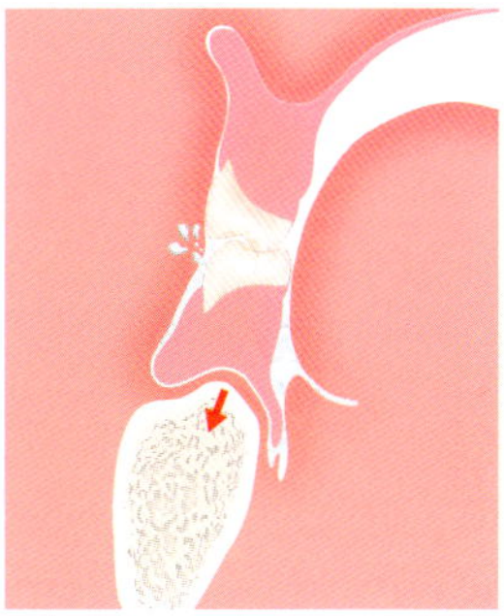
吸着の維持 一度吸い付くと開口しても義歯は外れない。	**開口時** 可動粘膜の義歯を浮かせようとする力が働く。咬合圧がなくても吸着が維持。 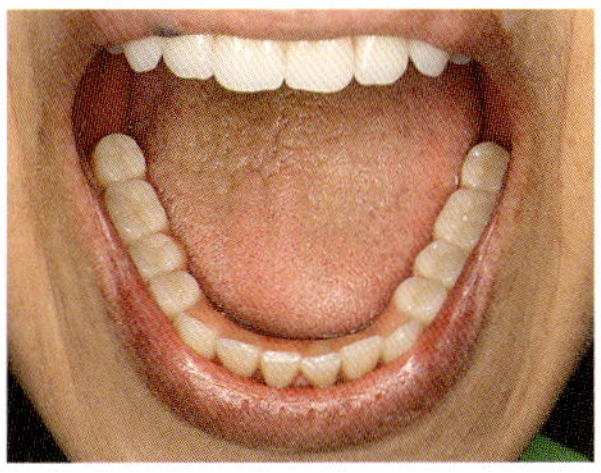 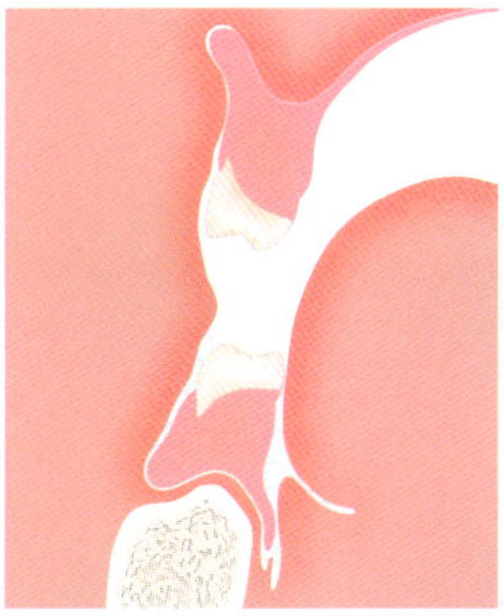

第4章 吸着のメカニズムを理解しよう

2-2　下顎総義歯の封鎖メカニズム

　下顎の封鎖メカニズムは、上顎に比べ複雑で、主に4つのタイプの封鎖で成り立っている（図4-7）。
　①青→内外側二重封鎖、②黄色→舌下ヒダ部にスポンジ状組織がある場合の内外側二重封鎖、③緑→後顎舌骨筋窩部の代償性封鎖、④赤→レトロモラーパッド部の内側の接触型封鎖（内側弁）と外側の舌の脇腹と頬粘膜の接触封鎖（外側弁）の4つである。
　図4-8は、開閉口時の舌の動きを示している。開口すると舌が後退し空間が現れ、この部位が封鎖の破壊されやすい場所であることがわかる。そして、その場所は舌下ヒダ部とレトロモラーパッド周囲部の2か所である。特に、舌側の舌下ヒダ部や後顎舌骨筋窩部は、舌の動きに伴って義歯床辺縁部に空間が生じやすくなるため、注意が必要である。一か所でも空気が漏れる場所が存在すれば封鎖は失敗し、吸着が得られず義歯が浮き上がることは誰にでもわかる簡単な現象である。
　また、レトロモラーパッド部に関しては従来とはまったく違う考え方をしなければ封鎖が困難である。そのメカニズムを十分に理解したうえで、臨床を行う必要がある。本項ではできるだけレトロモラーパッドを変形させずに下顎閉口安静状態の自然な形を印象する Frame Cut Back トレーを使った概形印象法や、レトロモラーパッド上部での舌の脇腹と頬粘膜による封鎖を達成するためには、どのような点に注意をして、どのような各個トレーの設計線を描くべきなのかなども詳細に解説する。

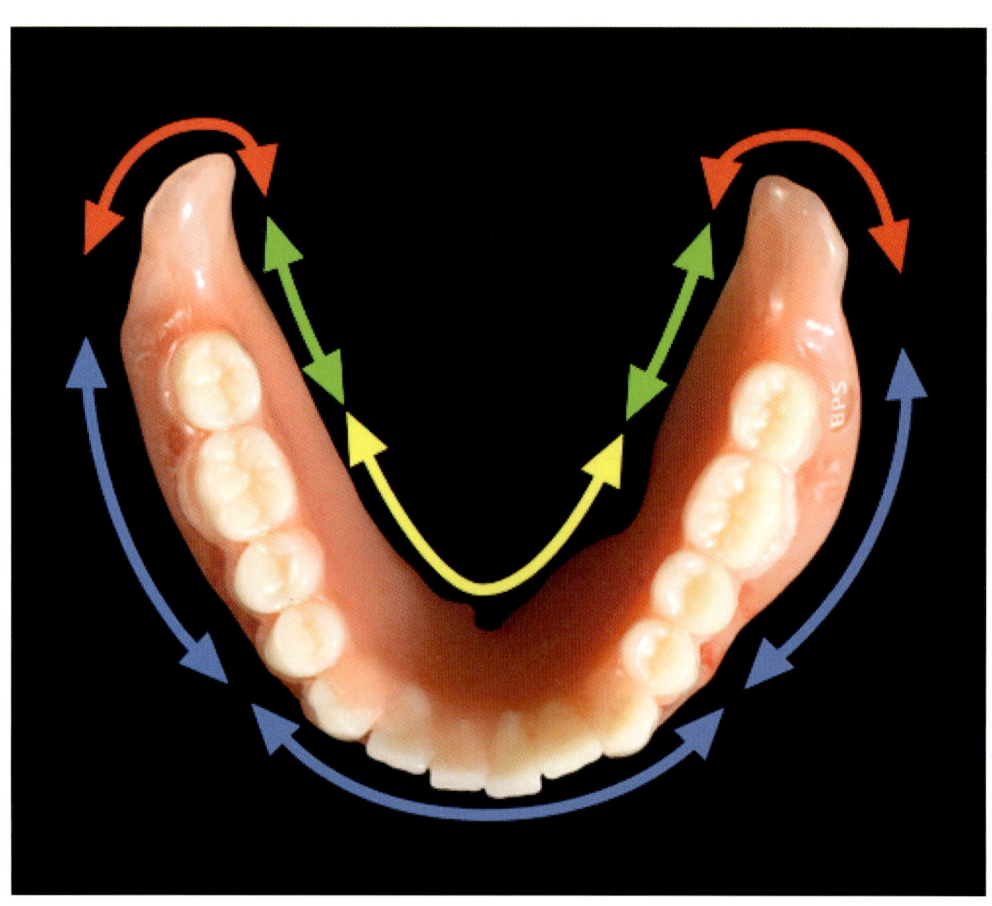

図4-7　上顎よりも複雑な下顎総義歯の吸着メカニズム。

開閉時の舌の動き

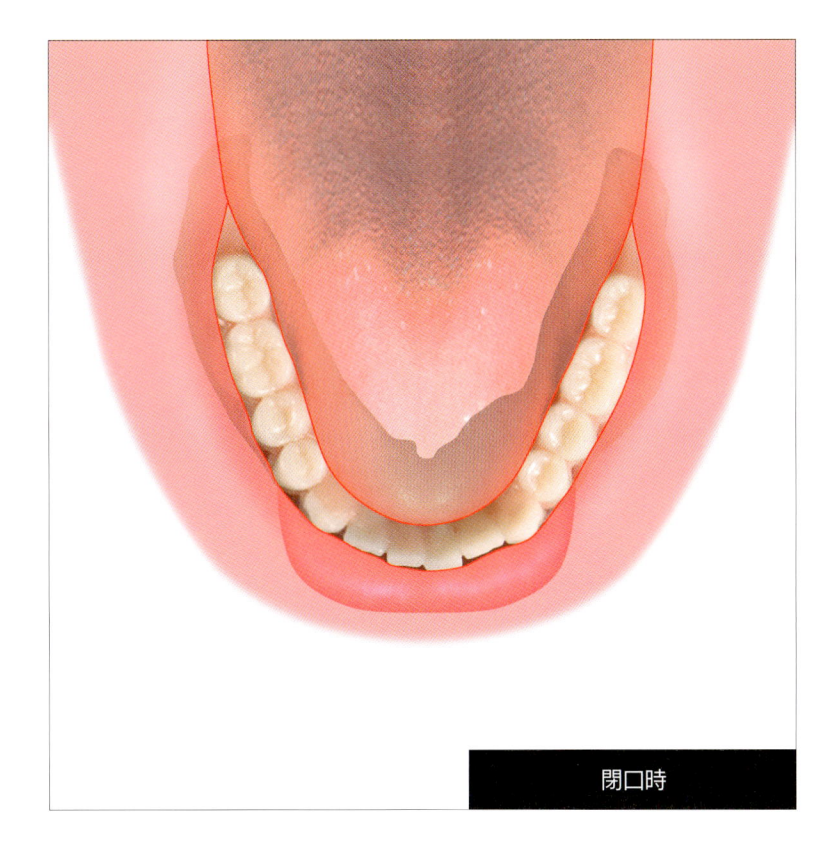

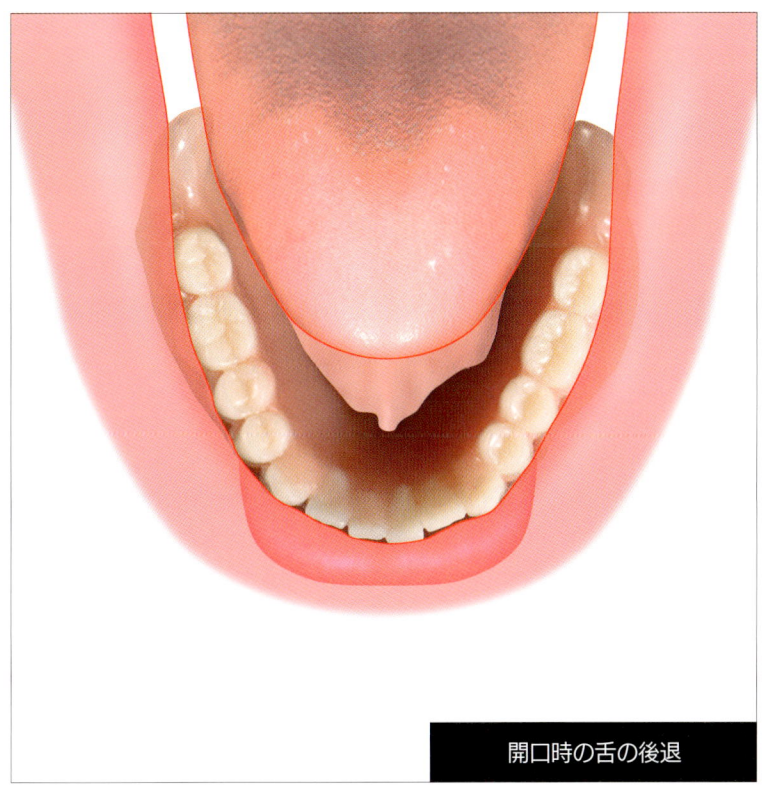

閉口時

開口時の舌の後退

図4-8　隙間が生じるところが封鎖の難しい場所。レトロモラーパッドの周囲、舌下ヒダ部の2か所が封鎖の難しい場所。

1）内外側二重封鎖（唇、頬側部）

　下顎義歯の口唇部、頬側部の封鎖は、外側の唇頬側部では口唇や頬粘膜が、内側では顎堤粘膜が義歯床に接触し、2つの可動粘膜で義歯床が挟み込まれた状態になっている。このような封鎖タイプを"内外側二重封鎖"と呼び、最も安定した強い封鎖力が得られる状態である（図4-9）。

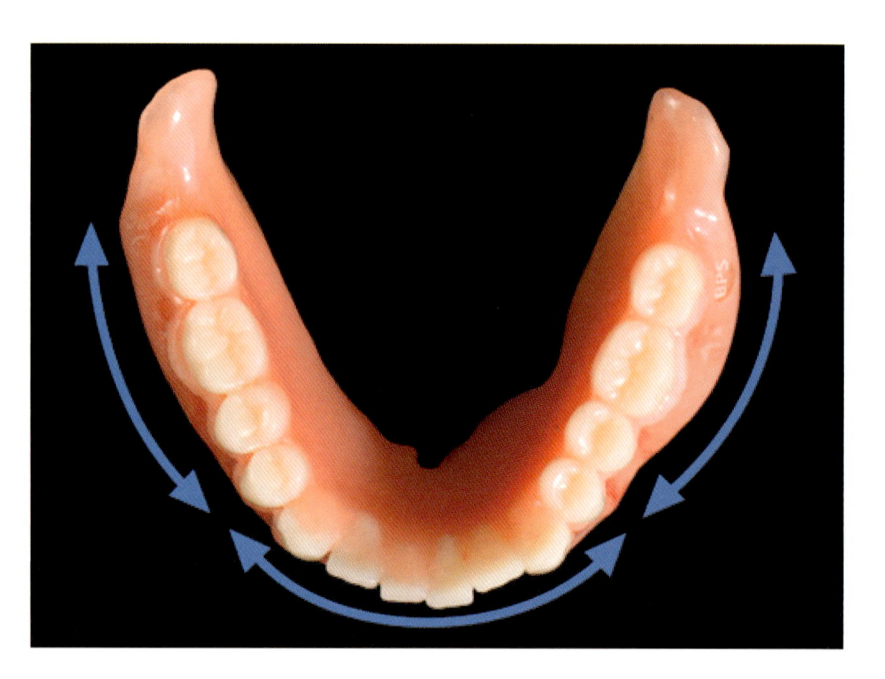

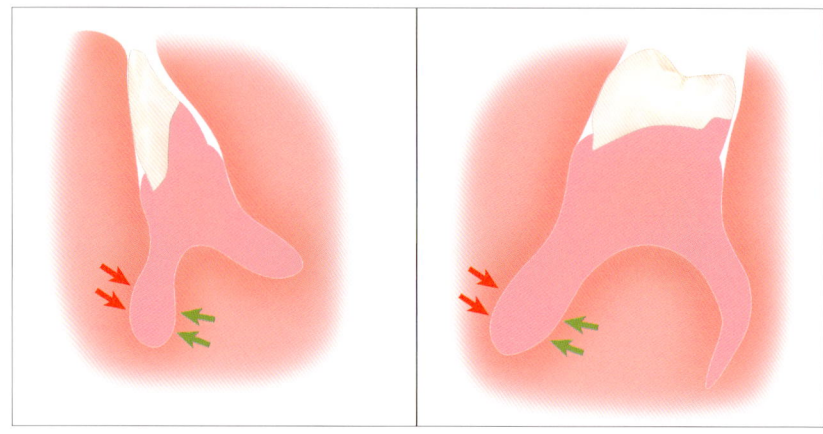

図4-9a〜c　口唇部、頬粘膜部の内外側二重封鎖。

2）舌側部の封鎖

　舌側部の封鎖は、前方の舌下ヒダ部の封鎖と後方の後顎舌骨筋窩部の封鎖に分けられ、その封鎖メカニズムは異なっている。

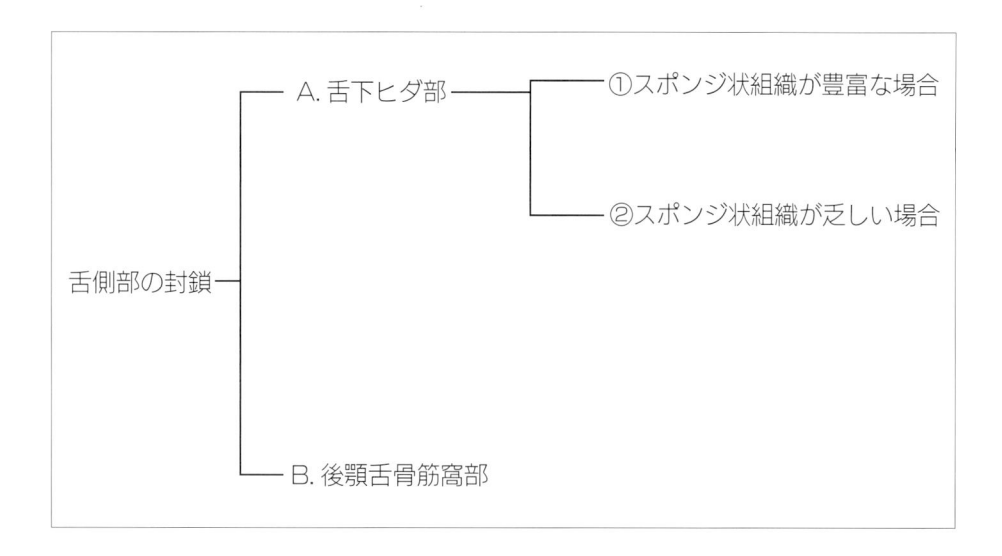

```
                        ┌── A. 舌下ヒダ部 ──┬── ①スポンジ状組織が豊富な場合
                        │                   │
                        │                   └── ②スポンジ状組織が乏しい場合
     舌側部の封鎖 ──────┤
                        │
                        └── B. 後顎舌骨筋窩部
```

A．舌下ヒダ部の封鎖

①スポンジ状組織が豊富な場合

　舌下ヒダ部の封鎖について説明する（図4-10a、b）。図4-11aは、残存顎堤の後ろにスポンジ状の組織が豊富な症例である。軟らかい組織部は精密機能印象時に粘膜が深く広く拡大され、義歯床縁に厚みのある印象体が得られる。したがって、義歯床と粘膜が接触する面積が大きくなり、強く安定した封鎖が得られる（図4-11b）。

　そればかりではない。図4-12aは下顎閉口安静位の状態である。舌下ヒダ部の粘膜が義歯床と接する青ラインに注目していただきたい。図4-12bは、開口状態である。開口時に舌は後退したり、咀嚼時は舌は上下左右に自由自在に動く。しかし、舌下ヒダ粘膜と接する義歯床部の接触状態は、ほとんど変化することなく安定した封鎖を保っている。したがって、舌下ヒダ部にスポンジ状の軟らかな組織が豊富な場合は、最も強い効果的な内外側二重封鎖が期待できる。

PART 2

■舌下ヒダ部の封鎖■

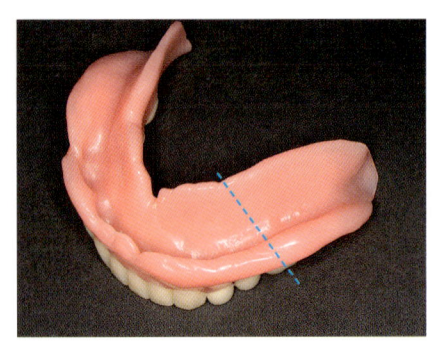

図4-10a 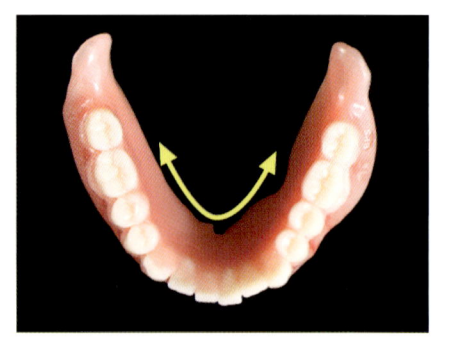   図4-10b

■スポンジ状組織が豊富な場合■

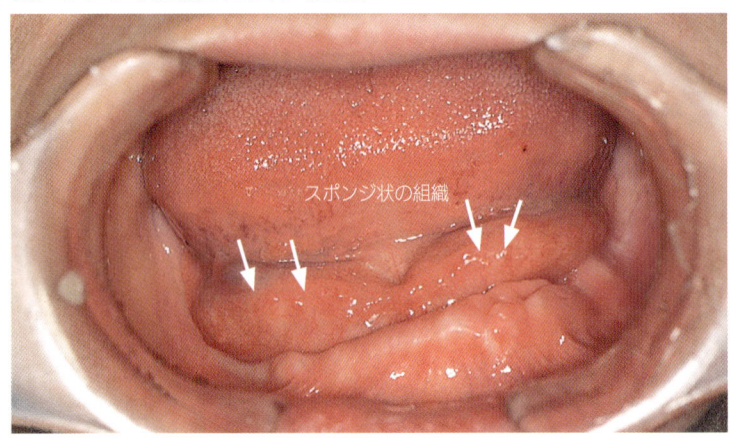

図4-11a　顎堤の後ろに見られる舌下ヒダ部のスポンジ状組織。この組織が豊富な場合は強い吸着が期待できる。

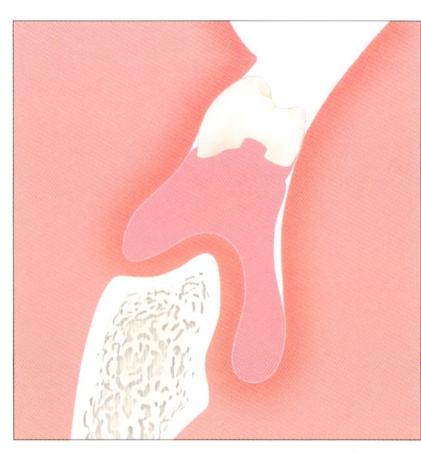

図4-11b　深さと厚みのある義歯床縁形態。

■強い封鎖が保たれる■

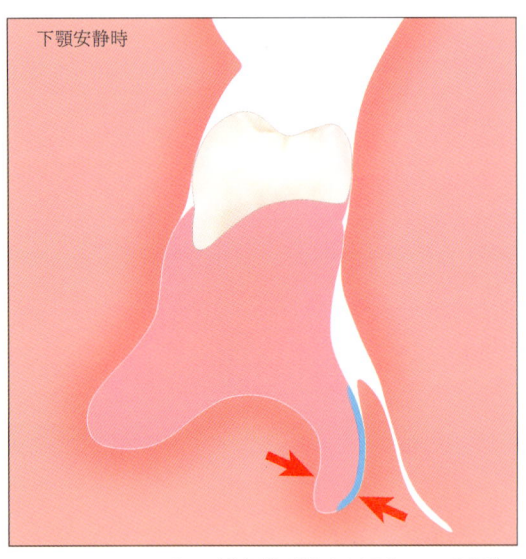

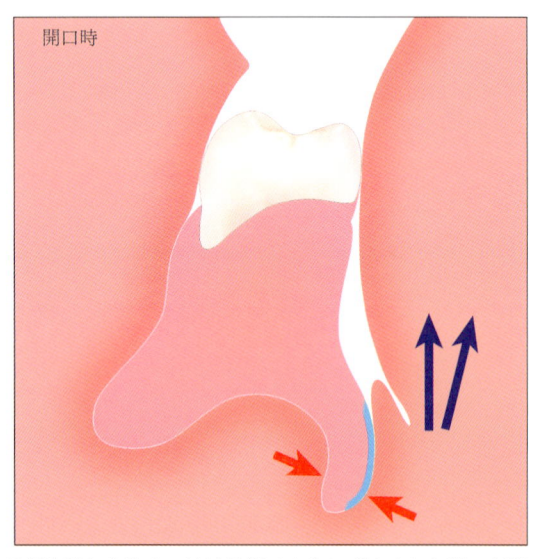

下顎安静時　　　開口時

図4-12a、b　スポンジ状組織が豊富な場合は、舌が動いても舌下ヒダ部粘膜と義歯床の接触状態は変化せず安定した強い封鎖が得られる。

第4章　吸着のメカニズムを理解しよう

②スポンジ状組織が乏しい場合

　舌下ヒダ部にスポンジ状の組織が乏しいと、開口による舌の後退時に、封鎖は容易に破壊されてしまう(図4-13、14)。そのため、舌下スポンジ状の組織が乏しい場合は下顎総義歯の吸着を得ることが難しい。このような難症例に対する治療に関しては第9章で解説する。

■スポンジ状の組織に乏しい場合■

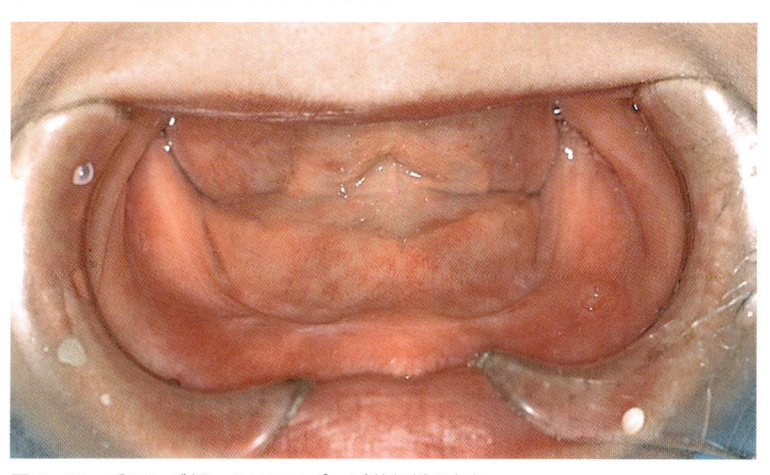

図4-13　舌下ヒダ部におけるスポンジ状組織の欠如。

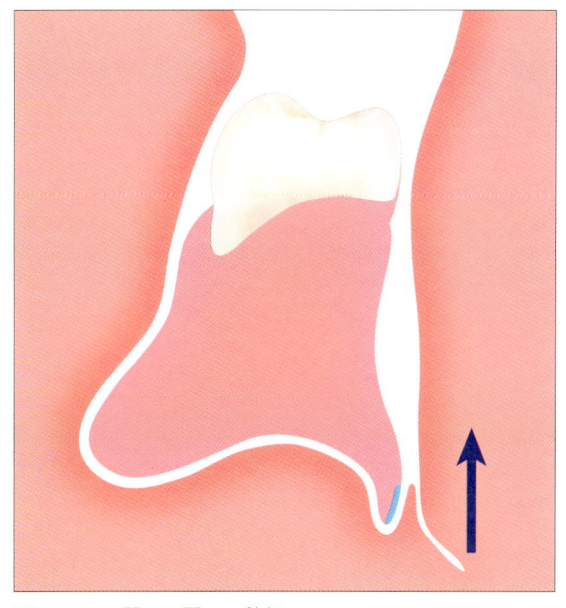

図4-14a　閉口→開口の移行。

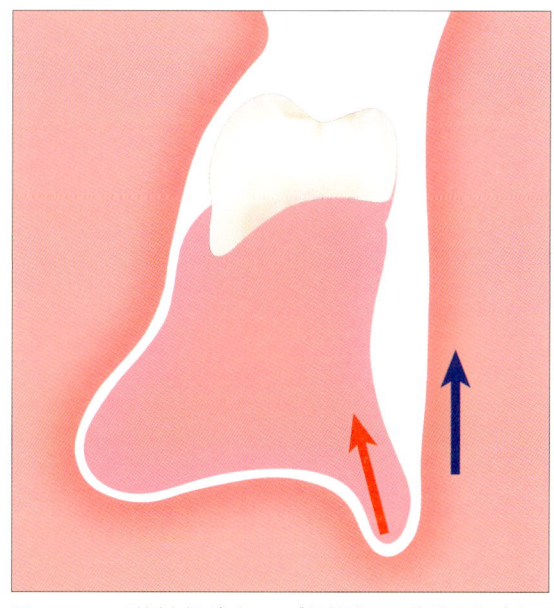

図4-14b　舌側床縁が舌下ヒダ部粘膜との接触面積が少ないため、舌がわずかに動いただけで義歯ははずれてしまう。

③舌下ヒダ部の口腔環境と印象模型

　口腔の環境が印象に現れるので、口腔内状況と印象模型を常に関連づけなければならない(図4-15)。特にスポンジ状組織が豊富な症例と乏しい症例の模型上比較も歯科技工士が作業を行ううえで重要な情報である。模型では、舌下ヒダ部が深く、厚いことが下顎総義歯の吸着を得るために有利となり、封鎖力は高い。逆に厚く採れていない場合は、この舌下ヒダ部にスポンジ状組織が乏しく吸着にとっての条件が悪くなると解釈してよい。

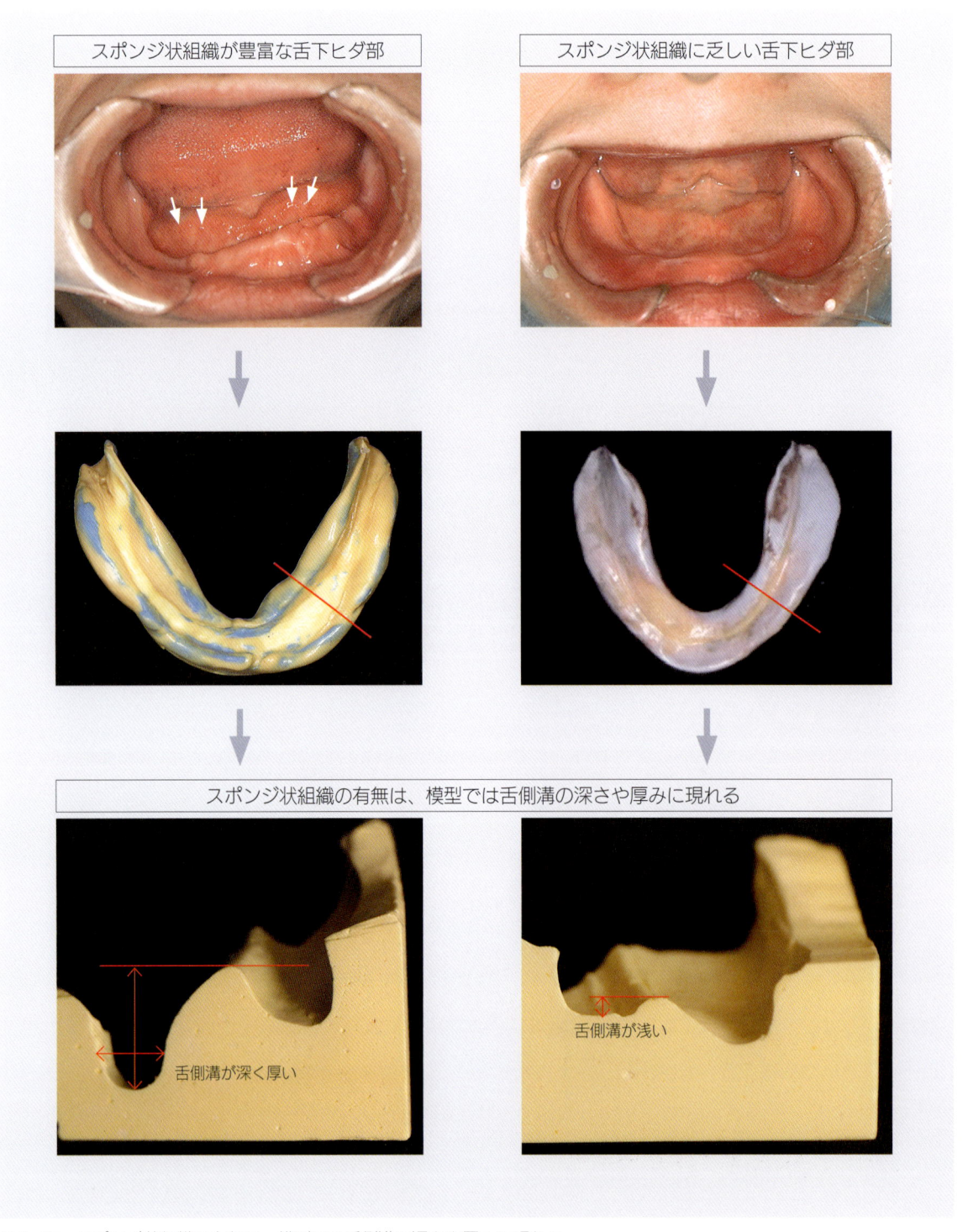

図4-15　スポンジ状組織の有無は、模型では舌側溝の深さや厚みに現れる。

B．後顎舌骨筋窩部の代償性封鎖（図4-16、17）

　図4-18のように後顎舌骨筋窩部の義歯床縁下部には空間が存在している。厳密には後顎舌骨筋窩部の舌側義歯床縁部では、義歯床縁が舌下部粘膜と接していない部分があることから、真の封鎖とはいえない。この場所は、義歯床縁が粘膜と密に接する封鎖機序とは異なり、舌の脇腹で義歯舌側研磨面を押さえ込むことによって封鎖機構が保たれているため、この部の封鎖を代償性封鎖と呼ぶ。この空間の存在は、術者が望めば後顎舌骨筋窩部の義歯床縁を下方に向かって意図的に深く延長できる理由でもある。

　この代償性封鎖を成立させるには、舌根部で舌側研磨面を押さえようとするときに、その力を受ける側の壁、いわゆる拮抗壁を作らねばならない（図4-19）。そして、この拮抗壁を得るためには、顎堤の良し悪しにかかわらず、顎舌骨筋線を越えて各個トレー辺縁を最低でも2～3mm延長して精密印象を行う必要がある。図4-20のように、義歯床が後顎舌骨筋線窩部に延長されず、顎舌骨筋線より上部で終わる場合は、舌圧によって義歯は横にスライドしてしまう。特に顎堤吸収症例では内部に空気が侵入しやすく吸着は容易に破壊される。

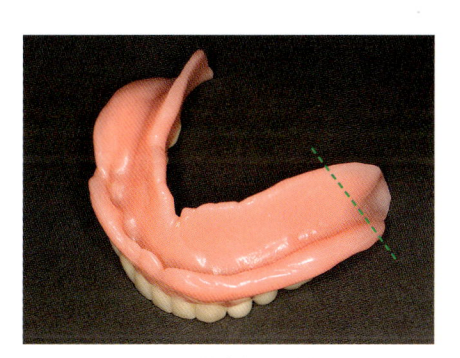

図4-16　後顎舌骨筋窩部の義歯断面図。

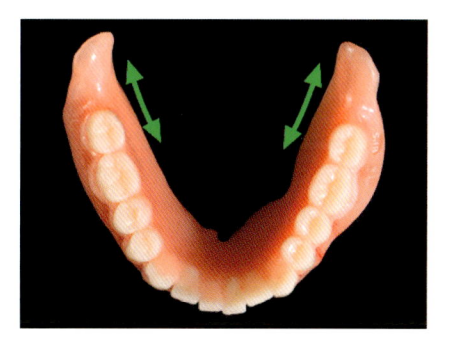

図4-17　後顎舌骨筋窩部の代償性封鎖。

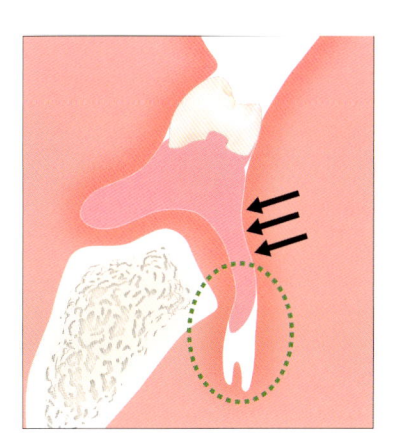

図4-18　舌側義歯床縁下部には隙間が存在する。

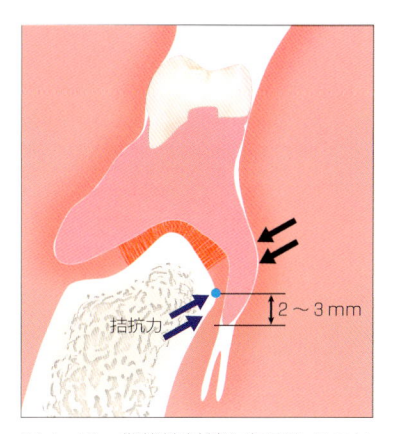

図4-19　代償性封鎖を得るためには拮抗壁が必要である。

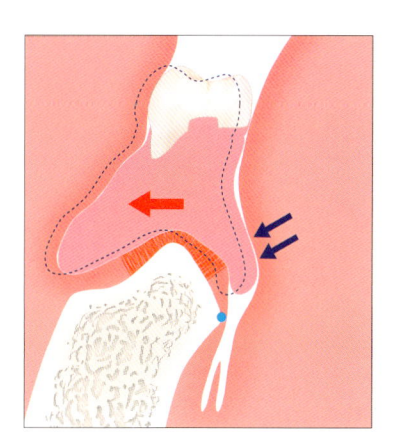

図4-20　拮抗壁がないと不完全な封鎖となり、義歯は吸着しない。

しかし、過去の報告でこの顎舌骨筋線下部に義歯床を延長すべきではないという意見もある。

1958年のNagelの報告[23]（図4-21）のように、義歯床の顎舌骨筋線窩部への延長は筋の運動の妨げになるという筋学的反対意見と、"この顎舌骨筋線窩部は、歯が失われる前から存在する空間である"、よって人間にとって生理的に必要な空間であり、それを故意の義歯延長によって犯すべきではないとする生理学的見地からの反対意見である。前者に対する現代の解剖学者の報告では、「たとえ顎舌骨筋が緊張状態にあっても筋の走行は下方を向いているため、ある程度の義歯床の顎舌骨筋線窩部への延長は問題ない（図4-22）」としていることから、後顎舌骨筋窩部への床の延長は筋学的には障害がないと考えられる。

それでは、もう1つの生理学的な問題はどうであろうか。下顎総義歯の吸着を達成するためには、義歯床全周囲を封鎖しなければならないという原則論にしたがい、後顎舌骨筋窩部の代償性封鎖を獲得するには、顎舌骨筋線を越えた義歯床の下方延長は不可欠である。だが、それには妥協が存在する。上顎義歯において欠損には無関係な口蓋粘膜部を義歯床で覆い、上顎義歯の接着面積を広げて封鎖することと同様に、後顎舌骨窩部への義歯床延長は、義歯の吸着を得るための便宜的手段であるといえる（図4-23）。

■過去の補綴学者の考え方■

図4-21a　A. 顎舌骨筋の機能時。
B. 顎舌骨筋の安静時。

図4-21b　顎舌筋線を越える各個トレーの延長は、筋の動きの妨げになる。

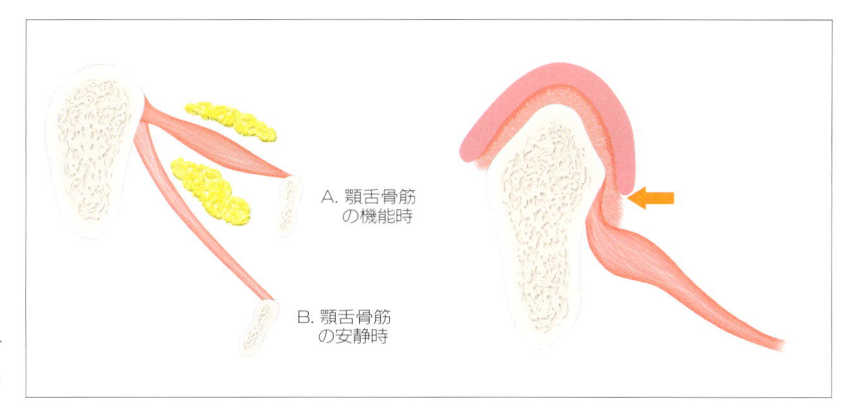

■現代の解剖学者の意見■

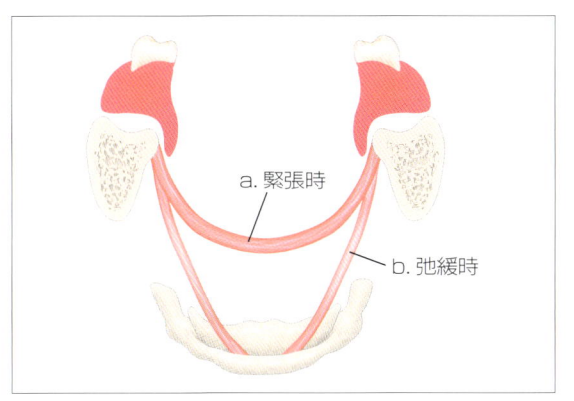

図4-22a　顎舌骨筋の緊張時でも、筋の走行は下方を向いている。

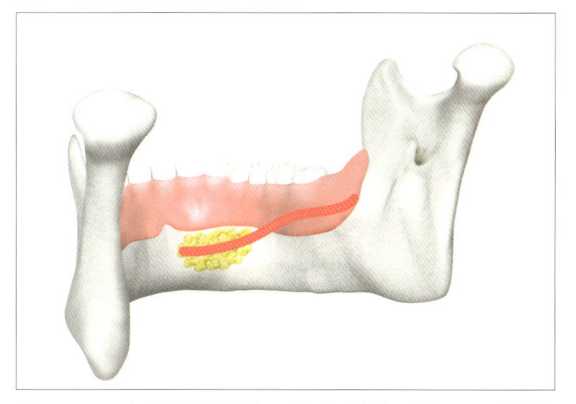

図4-22b　解剖学的見地から顎舌骨筋線を越えての義歯床の延長は可能。

■吸着メカニズムから考えられる各個トレーの設計線■

レトロモラーパッド
顎舌骨筋線
各個トレーのライン

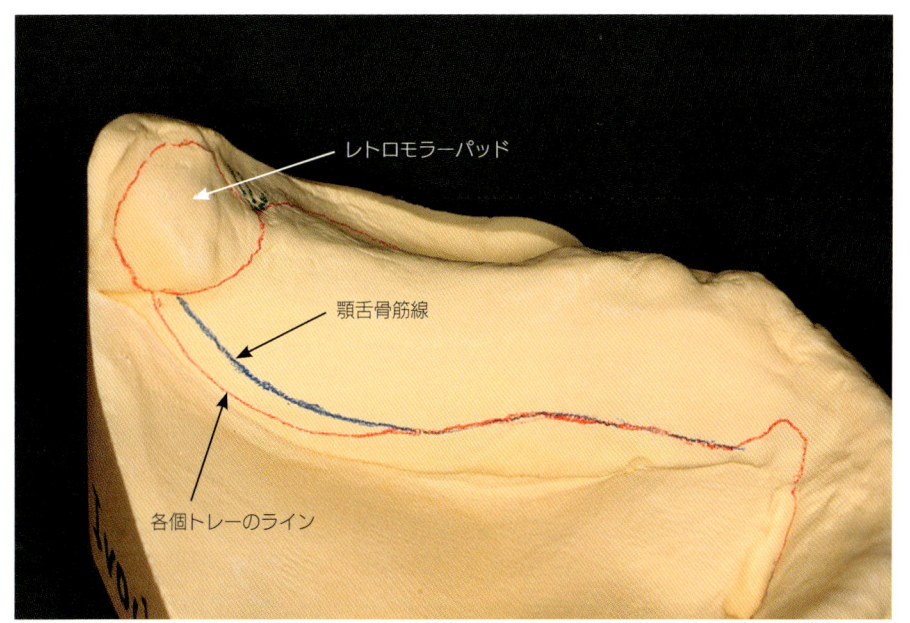

図4-23　封鎖を得るための便宜的手段として舌圧に対する拮抗壁を作る

第4章　吸着のメカニズムを理解しよう

PART 2

67

3）レトロモラーパッド部の封鎖メカニズム

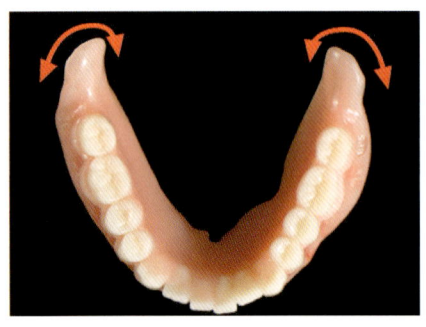

　レトロモラーパッド部の封鎖メカニズムを知ることは、下顎総義歯の吸着を達成しようとする読者にとって最も重要である（図4-24a）。この部位の封鎖メカニズムは、レトロモラーパッド部粘膜面と義歯床内面の接触型封鎖：内側弁の形成（図4-24b白点線部）とレトロモラーパッド部義歯床の上での舌の脇腹と頬粘膜の接触封鎖：外側弁の形成（図4-24cの青→部）の2つで成り立っている。開口する舌と頬の接触が失われるため、主たる封鎖は前者である（図4-24e）。また、後者は上下の歯が咬合接触して嚥下を行う際にレトロモラーパッド上で義歯を外部から密封し陰圧形成を容易にする役割を担うため、副的封鎖と考えられている（図4-24f）。臨床で確実な封鎖を求める場合には両方の封鎖が必要となる。レトロモラーパッド周囲は、封鎖メカニズムを十分に理解しなければ吸着を達成することが最も難しい部位であることを忘れてはならない。

図4-24a　レトロモラーパッド部の封鎖。

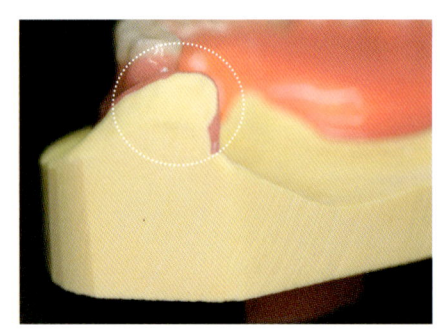

図4-24b　義歯床内面の接触型封鎖。

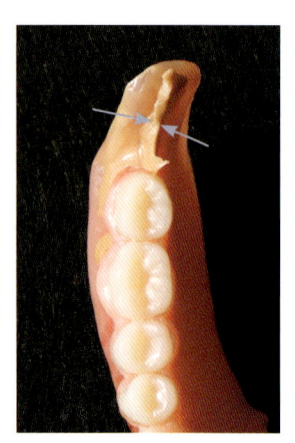

図4-24c　レトロモラーパッド部義歯床の上での封鎖。

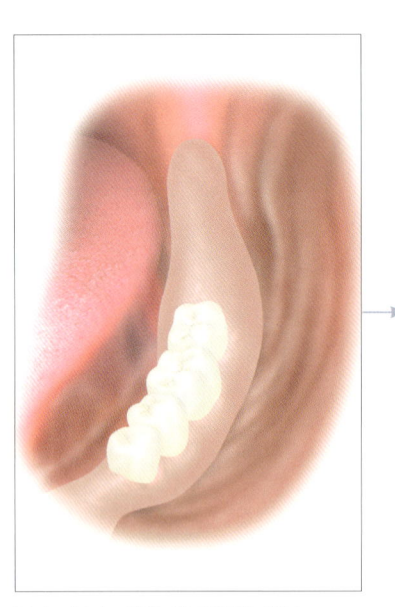

図4-24d　義歯を口腔内に挿入。

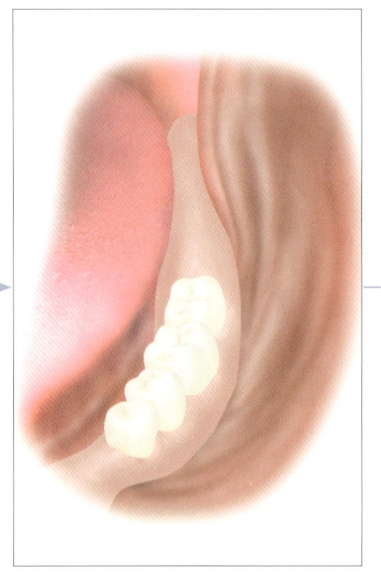

図4-24e　中開口：内側弁の重要性（主役）。

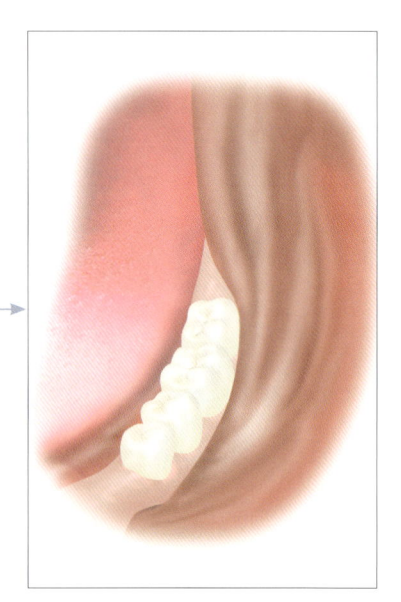

図4-24f　閉口：外側弁の副的役割。

①レトロモラーパッド部粘膜面と義歯床内面の接触型封鎖

　この部位の封鎖メカニズムは、基本的には上顎口蓋後方部と同じ"接触型封鎖（図4-25）"である。上顎口蓋に比べ下顎のその接触面積は、かなり少ないため、この部位の封鎖に関しては、きわめて慎重に取り扱わなければならない。

　レトロモラーパッドの周囲には多くの筋が付着しているが、レトロモラーパッドに直接付着する筋は存在しない。したがって、印象圧による変形のみならず、開口時には、翼突下顎ヒダの伸展によってレトロモラーパッド後縁が後上方に吊り上げられてその形が変わる。

　このようにレトロモラーパッドの形態は常に変形しやすい環境にさらされている。それでは、一体どの状態のレトロモラーパッドの形をどのように印象することが求められるのであろうか？ 開口時の印象か、あるいは閉口時か？ 無圧印象か加圧印象か？ 答えは次のようなものである。義歯床内面に陰圧状態を作る状況は、咬合して義歯が顎堤に沈下する瞬間である。したがって、概形印象の時点から狙うレトロモラーパッドの形は、下顎閉口安静時のレトロモラーパッドの自然な形である。よって、下顎総義歯の吸着を達成するためには、レトロモラーパッドも含めた下顎安静時の静的な口腔内の形を印象することから始まる（図4-26a、b）。そして、その目的を達成するために考案したのが、Frame Cut Backトレーである（図4-27）。Frame Cut Backトレーとは、レトロモラーパッド周囲の印象変形を避ける目的でレトロモラーパッド上部と頬棚部のトレーを一部削除した下顎無歯顎概形印象用トレーである。このトレーによる概形印象から生まれた模型で、適合の良い各個トレーを作って印象することがレトロモラーパッド部の接触型封鎖を完成させる近道になる。Frame Cut Backトレーの特徴や使用法の詳細については、臨床実践の「下顎概形印象」の項P.108で説明する。

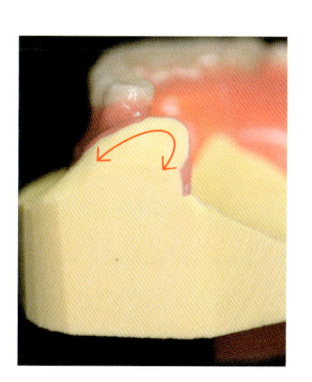

図4-25a、b
上下顎義歯の接触型封鎖。

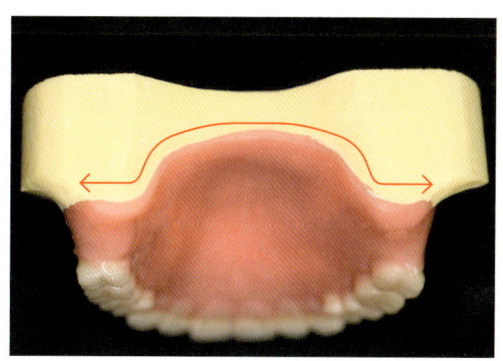

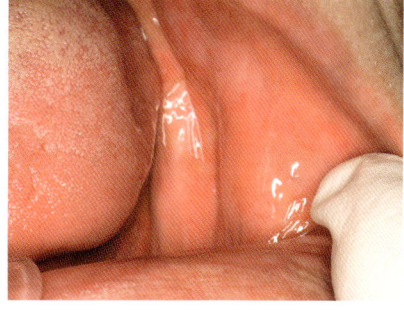

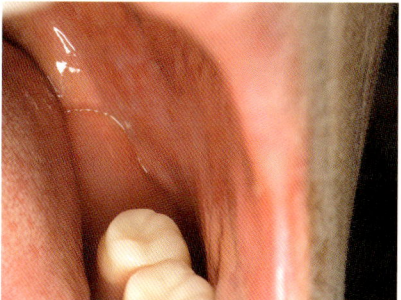

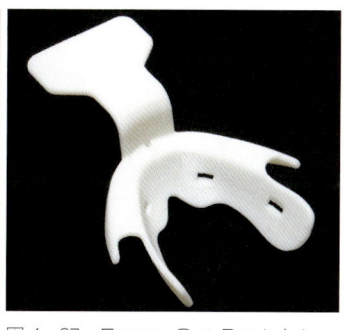

図4-26a、b　レトロモラーパッド部で見られる接触型封鎖。義歯床内面がレトロモラーパッドの粘膜と適合しているのがわかる。

図4-27　Frame Cut Backトレー
（製造元：YDM、発売元：モリタ）。

②レトロモラーパッド部義歯研磨面上での舌と頬粘膜による後縁封鎖

a. BTCポイント

　下顎総義歯の後縁部の封鎖は、義歯床内面の"接触型封鎖"に加え、レトロモラーパッド上部において頬粘膜と舌が接触することで、より確実なものになる。1988年に小野木[24]は内視鏡を用いて口を閉じるにつれ、レトロモラーパッド上の義歯床に頬粘膜が覆いかぶさることを報告した(図4-28)。その後、著者は図4-29のように、閉口時にレトロモラーパッド部の義歯上で、頬粘膜と舌の脇腹が接触することにより後縁封鎖が強化されることを主張し、この接触点をBTCポイント(頬粘膜：Buccal Mucosa、舌の脇腹：Tongue Side Wall、接触点：Contact Point)と名付けた。

b. BTCポイントの形成

　図4-30はBTCポイントの位置と後縁封鎖の関係を示したものである。図4-30左は、BTCポイントが一般的にレトロモラーパッド部後方1/3に位置しており、義歯床がそれより後方部まで存在しなければ、レトロモラーパッド上部での頬粘膜と舌の接触による封鎖は完成しないことを示している。

　一方、図4-30右はBTCポイントよりも手前で義歯床が終わっており、義歯床内に空気が侵入し封鎖が破壊される様子を示している。したがって、レトロモラーパッド部の全体を義歯床で薄く覆わなければ、後縁封鎖は完成しないことは明白である。厚すぎる義歯床はBTCポイント形成を妨害し、封鎖を不完全にするので注意しなければならない。

　過去にレトロモラーパッドを義歯床でどの程度被覆するかについての議論が行われてきたが(表4-1)、レトロモラーパッド部を耐圧組織として利用することを主目的として考えた研究者らは、線維性組織が豊富なレトロモラーパッド前方約1/2を覆うことでその目的を達成すると報告した。しかし、著者が主張するように下顎総義歯の吸着を求め義歯床全周囲の封鎖を主目的と考えた場合は、BTCポイントが含まれるようにレトロモラーパッド全体を覆うことが必須となる。「一か所でも空気が漏れる場所があれば、封鎖は不完全なものとなり、吸着は達成できない」という原理が存在するからである。また、義歯床後縁がレトロモラーパッド後方の軟らかい腺組織に接して封鎖が完成することも、封鎖の強化におけるもうひとつの利点である。「上顎総義歯吸着メカニズム」の小括の項(P.55)で述べたように、強い封鎖力を発揮するためには義歯床縁の全周囲は軟組織に接して終わる必要があるからである。

　たとえば、上顎義歯で口蓋を覆うと後縁部は軟口蓋に接して終わることになり、強い封鎖力が期待できる。一方、口蓋部の義歯床を取り除いた無口蓋義歯の辺縁の一部は硬口蓋に接して終わるので、封鎖力は著しく低下する。義歯は顎堤粘膜上で動きながら機能を発揮するため、義歯床全周囲が軟組織に接した方が義歯の動きに対して封鎖を維持しやすいといえる。

BTCポイント

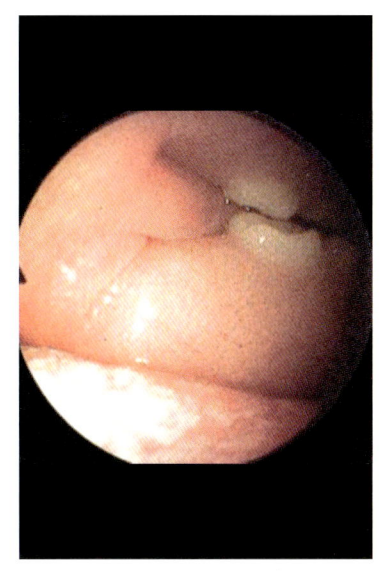

図4-28 1988年、小野木[24]氏は閉口時にレトロモラーパッド上に頬粘膜が覆いかぶさることを報告した。

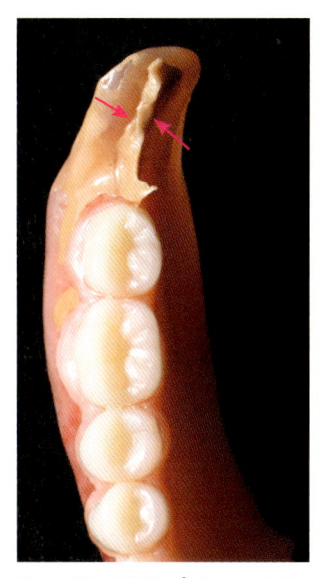

図4-29 BTCポイント：閉口時におけるレトロモラーパッド部の義歯床上で頬粘膜と舌の脇腹がレトロモラーパッド後方部で接触することによる後縁封鎖。

BTCポイント　　　空気の侵入

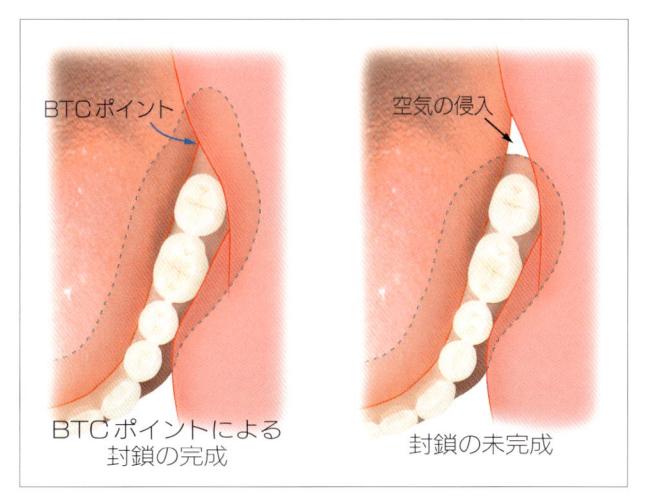

BTCポイントによる封鎖の完成　　　封鎖の未完成

図4-30 完全封鎖(Suction-effective)と不完全封鎖(Suction-ineffective)。

表4-1 過去に報告された義歯床でレトロモラーパッドを覆う量。

レトロモラーパッドを十分に覆う	レトロモラーパッドの一部を覆う
Schreinemakers J.[25]	矢崎正方：(前縁)[29]
Barnard Levin[26]	嶺 敬二：(2/3)[30]
村岡 博[27]	早川 巖：(2/3)[31]
染谷成一郎[28]	豊田静夫：(1/2〜1/3)[32]
	西浦 恂：(1/2以上)[33]
	Zarb ら：(約1/2〜1/3)[18]

第4章 吸着のメカニズムを理解しよう

c．BTCポイントが下顎に現れやすい理由

それでは一体なぜ下顎後方部でBTCポイントが得られるのであろうか？　その理由は以下の3つである。

①下顎歯肉頬移行部の運動量が、上顎と比べて大変大きい。

②下顎歯槽部は、歯槽頂にむかって内傾斜しているため、頬粘膜が内側に向かって入り込みやすい。一方、上顎歯槽部は垂直的で、頬粘膜が歯槽堤にブロックされている（図4 - 31）。

③「染谷のスジ」と呼ばれる小帯様のものがレトロモラーパッド頬側付け根に存在し、頬粘膜を強く内方に引き込む働きをしている。

「染谷のスジ」とは？

第二大臼歯後方部のレトロモラーパッドの頬側付け根にスジ様の粘膜の張りが見られる。これに染谷成一郎氏が注目し報告したことから、「染谷のスジ」と呼ぶ（図4 - 32）[28]。補綴学、あるいは解剖学の学問的立場からの、スジの存在やその役割についての科学的な立証はない。したがって、スジは正式な歯科学術用語としてはまだ認められていない。

このスジの働きは、嚥下時に頬粘膜を内方に強く引き込み第二大臼歯よりも後方部の空間を閉鎖することと考えられていてBTCポイントの形成に役立っている。しかし、無歯顎になると咬合力が健康有歯顎者の約1/6以下に低下する。筋力の低下とともにスジは不明瞭になる傾向がみられる。染谷の報告[34]によると、肉眼で観察できる確率はわずか10〜20％にすぎない。しかし、デンタルミラーや指をレトロモラーパッドの頬側に押し当て、頬粘膜を頬側に押し広げるとスジが見えてきて、その際の発見率は約40％と上昇する。無歯顎者の電顕所見では、コラーゲンに富む組織であって、腱や小帯に近い組織は観察されていない（図4 - 33）。

d．BTCポイントを獲得するための空間

BTCポイントの形成は有歯・無歯を問わず、人間の持つ自然な生理機能である。食事をしても、この後方空間に食渣が溜まることがないという事実がBTCポイントの存在を証明するものであろう[35]。また、BTCポイントを形成するためには、レトロモラーパッド上に頬粘膜と舌が入り込む空間が存在しなければならない。したがって、レトロモラーパッドと上顎結節間に3.0mm以上の隙間が必要である。健康有歯顎者におけるこの空間量は、およそ5.0〜7.0mmであるといわれている。そのことから、無歯顎患者に適正な咬合高径を与えることができれば、BTCポイントを形成するためには十分な3.0mm以上の空間が確保できると考えられる（図4 - 34）。一方、何らかの事情で、咬合高径を挙上できずこの空間が得られない患者の場合は、BTCポイントを作る空間が失われるばかりでなく、レトロモラーパッドを義歯床で十分に被覆することが困難になるので、下顎総義歯の吸着は不可能になると考えてよい。

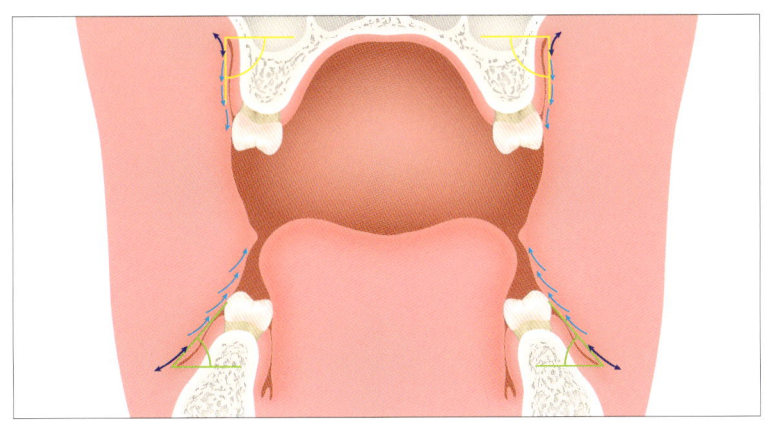

図4-31　下顎歯肉頬移行部の大きな運動量と歯槽部の内傾斜がBTCポイントを得られやすくしている。

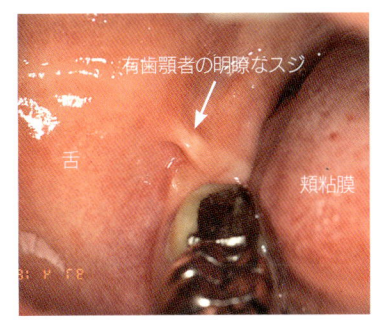

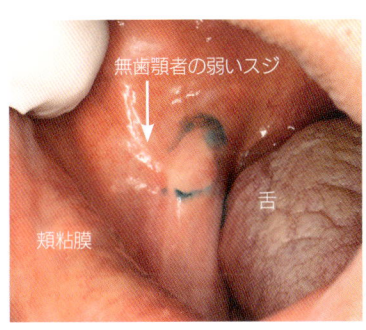

図4-32　「染谷のスジ」は頬粘膜を内側に引き込む働きをする。

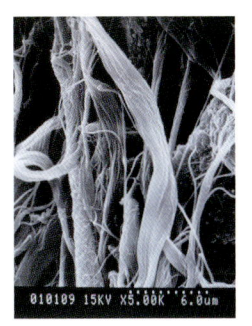

図4-33　「染谷のスジ」の電顕写真。コラーゲンが豊富な組織（東京歯科大学解剖学教室のご厚意による）。

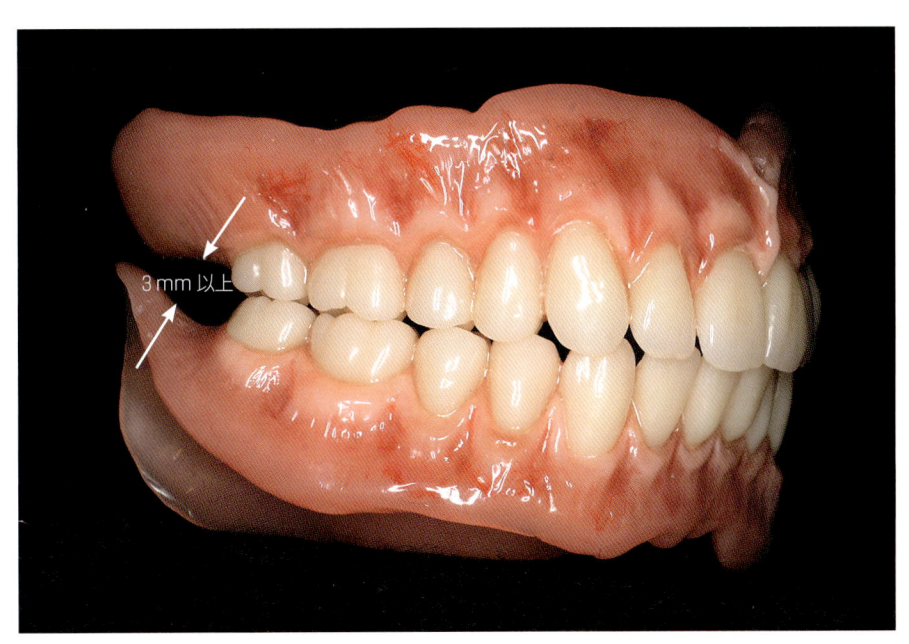

図4-34　レトロモラーパッド部義歯床上でBTCポイントを得るために、3mm以上の空間が必要。

e．BTC ポイントは、どのように形成されるのか？
（内視鏡ビデオ撮影および MRI による観察）

　口腔内で BTC ポイントがどのように形成されるのかを内視鏡ビデオを使って観察した。図4-35のように、複製義歯を製作し、前歯部から臼歯部にむかって穴をあけ、開閉口時のレトロモラーパッド部の封鎖状況を確認することが目的である。

①開口→閉口：頬粘膜はレトロモラーパッド部の義歯床へ折り重なるように覆いかぶさり、舌もレトロモラーパッドにむかって移動し頬粘膜と舌の脇腹による接触点：BTC ポイントが現れる。MRI でも同様に観察された。

②閉口→開口：開口するにつれ BTC ポイントは失われ、頬粘膜はレトロモラーパッドの外側へむかって、そして、舌は内下方へ移動する。このとき、レトロモラーパッド上での封鎖は失われ、義歯床内面とレトロモラーパッド粘膜面の接触封鎖によって、義歯の維持安定が保たれる。

　したがって、開口時に BTC ポイントが失われた状態でも義歯の浮き上がりを防止することを考えるとレトロモラーパッド部の封鎖の主役は義歯床内面の接触型封鎖であり、閉口時に義歯床内面に陰圧の状態を確実に作り上げるために必要なのが、レトロモラーパッド上部での BTC ポイントの形成であることがわかる。

f．BTC ポイントの形成阻害因子に関する研究

　義歯床の頬側、あるいは舌側への過延長が BTC ポイントの形成（後縁封鎖）に与える影響を調べるため、ユーティリティワックスを頬側レトロモラーパッドと頬棚外側面、さらには後顎舌骨筋窩下部へ意図的に盛り上げ、内視鏡での開閉口時の観察を試みた（図4-36、37）。

①ユーティリティワックスにて、義歯床を頬側に過延長した状態：
　ワックスによって頬粘膜がレトロモラーパッドを覆う動きが妨げられ、BTC ポイントが形成されなかった。MRI でも BTC ポイントが観察されなかった。

②ユーティリティワックスにて、頬側のみならず、後顎舌骨筋窩部にも、義歯床を過延長した状態：
　閉口時でも舌がワックスにて押さえ込まれ、レトロモラーパッド部まで上がらない状況が観察された。

　この研究によって後縁の BTC ポイント形成による封鎖を確実に完成させるためには、閉口時にレトロモラーパッドに覆いかぶさろうとする頬粘膜の働きの邪魔をしないことが重要であることが明らかになった。

BTC ポイントを観察してみると

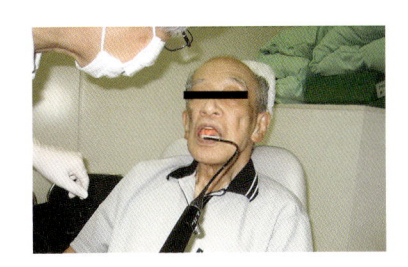

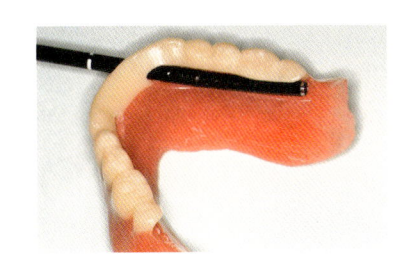

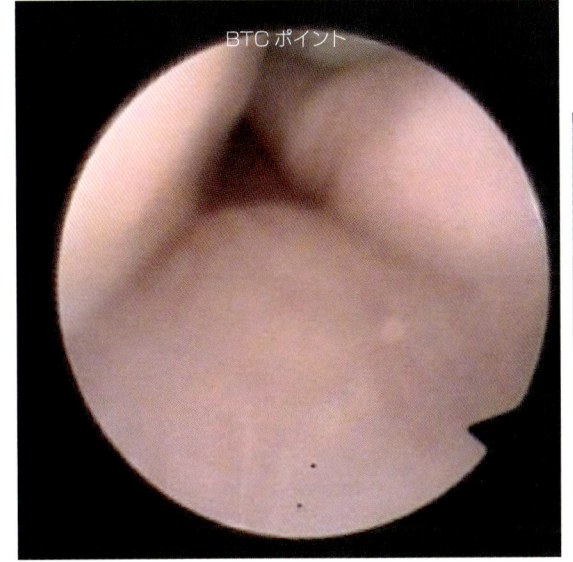

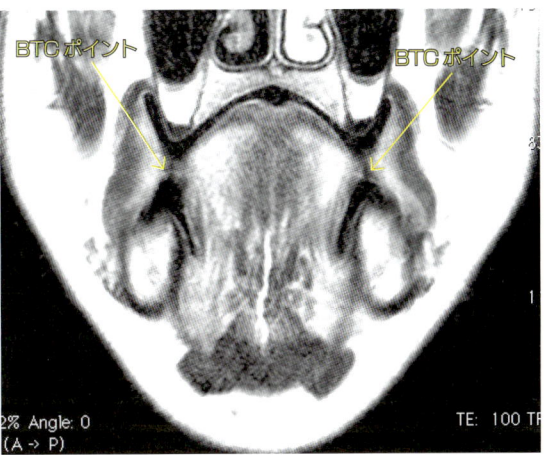

閉口時に観察された BTC ポイント　（MRI は東北大学大学院歯学研究科の協力による）

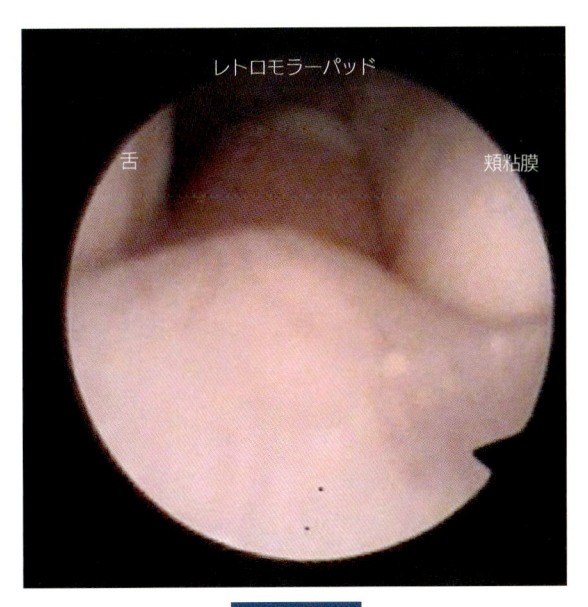

開口時

図 4 - 35　内視鏡と MRI による BTC ポイントの観察。

第 4 章　吸着のメカニズムを理解しよう

BTCポイントの形成阻害因子

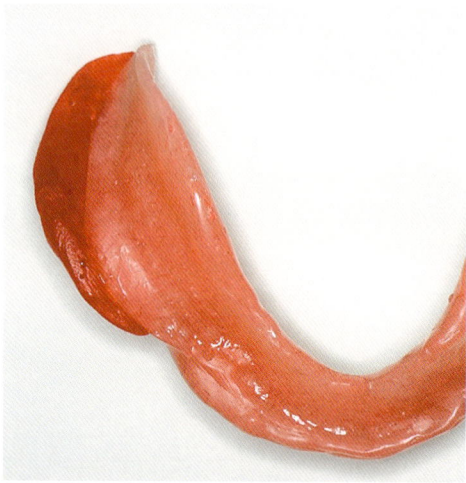

図4-36a 左側のレトロモラーパッド頬側部と頬棚外側部へのユーティリティワックスによる義歯床過延長状態。

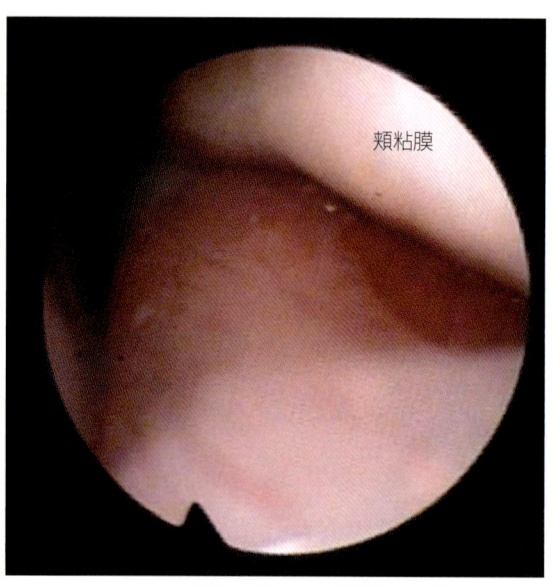

図4-36b レトロモラーパッドに覆いかぶさろうとする頬粘膜の動きをユーティリティワックスが邪魔をし、BTCポイント形成が阻害された。

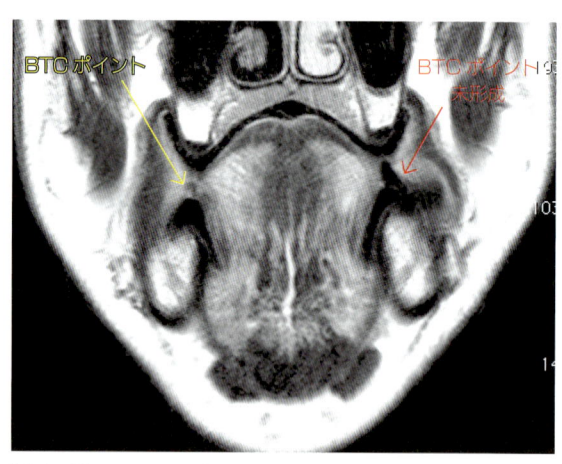

図4-36c MRIにおいてもワックスによる過延長側のBTCポイントの形成が妨げられていることがわかる。

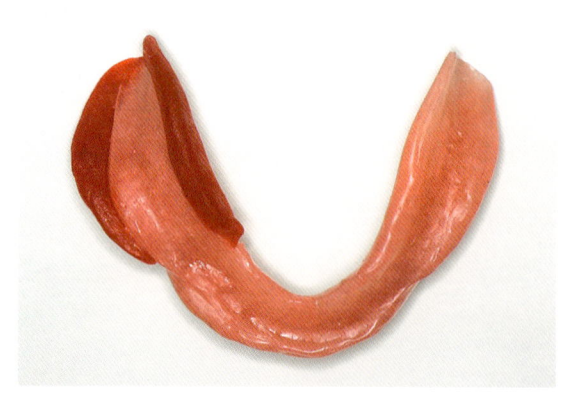

図4-37a 今度は舌側義歯床もユーティリティワックスにて過延長を行った。

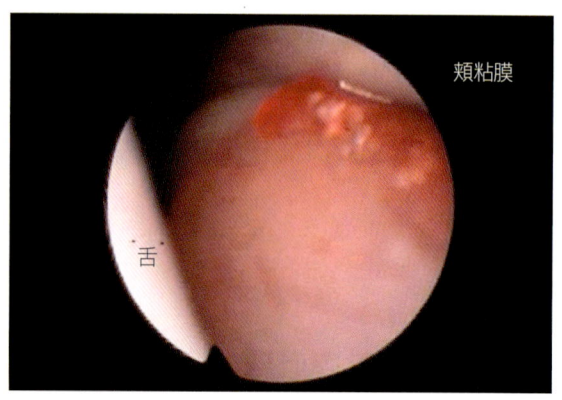

図4-37b 閉口時に舌の運動が阻害されBTCポイントは形成されなかった。

耐圧面積の拡大を目的とする従来型の精密印象時に術者がコンパウンドを使って意図的に義歯床を頬棚部へ延長しようとする時、筋線維が水平に走行する頬筋の付着部を越えての拡大が可能である。また後顎舌骨筋窩部の下方へむかって義歯床を1cm延長することも可能な場合がある。しかし、義歯床耐圧面積を拡大しようとする試みが、誤ってBTCポイント形成を妨げてしまうのであれば、それは人間の持つ「後方部の封鎖」という基本的な生理的機能を損なうことになる。患者はそのような義歯を「口に入れると邪魔な義歯」というに違いない。
　頬粘膜がレトロモラーパッドを覆う働きを妨げないよう、レトロモラーパッド頬側部の粘膜折り返し部の位置に各個トレーの設計線を描くことが重要である（図4-38a、b）。この粘膜折り返し部を越えて頬側に各個トレーの設計線を描けば、頬粘膜の被覆活動を妨げることになりBTCポイントの形成に不利に働くと考えられる（図4-38c）。臨床実践では、レトロモラーパッド部をできるだけ変形させないFrame Cut Backトレーによる印象法を選択することによって、口腔内と模型上の粘膜の折り返し部の位置を一致させることができる。

■各個トレーの設計線の描き方が重要■

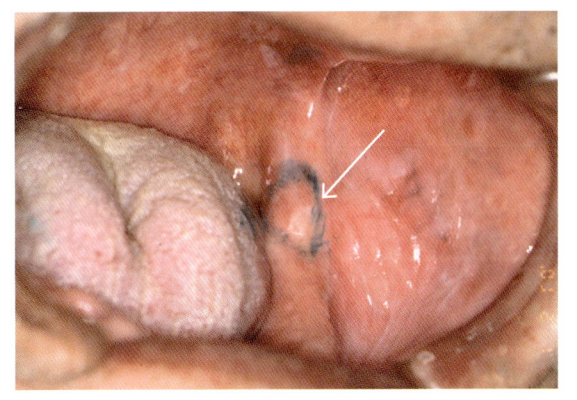

図4-38a　レトロモラーパッドと頬粘膜の境目を正確に印象しなければ、レトロモラーパッド部の各個トレーの適合精度は高まらない。

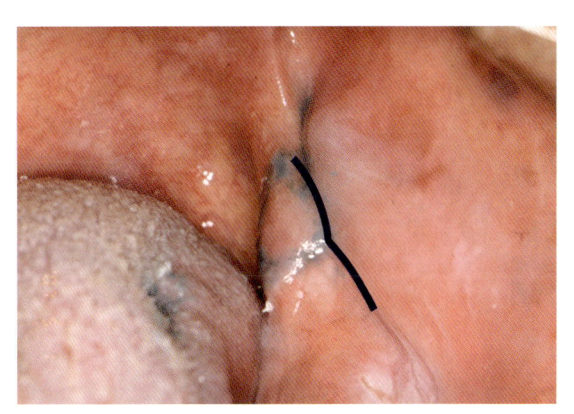

図4-38b　閉口時に現れる粘膜の折り返し部。

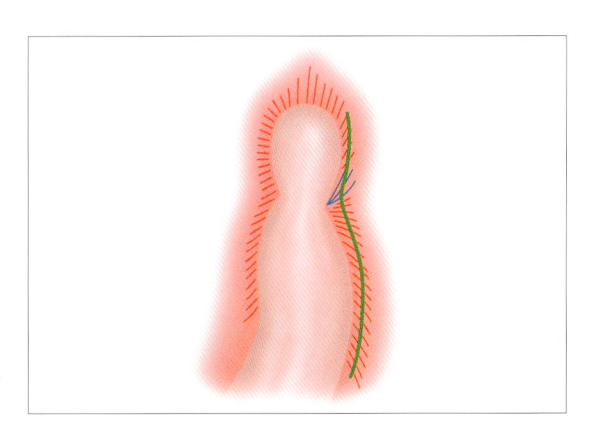

図4-38c　緑色の線で示すように実際の折り返し部を越えた位置に各個トレーの設計線を描いてはならない。

小 括

　下顎総義歯の吸着メカニズムは各部位によってその封鎖機構が異なるため、上顎に比べ大変複雑であり、青→内外側二重封鎖、黄色→舌下ヒダ部にスポンジ状組織がある場合の内外側二重封鎖、後顎舌骨筋窩部の代償性封鎖、レトロモラーパッド部の内側の接触型封鎖(内側弁)と外側の舌の脇腹と頬粘膜の接触封鎖(外側弁)の4つで成立している(図4-39)。
　「一か所でも空気が漏れる場所があれば義歯の封鎖は完成しない」という絶対条件を基礎に、歯科医師と歯科技工士が吸着のメカニズムを十分に理解して義歯製作にあたることが大切である。

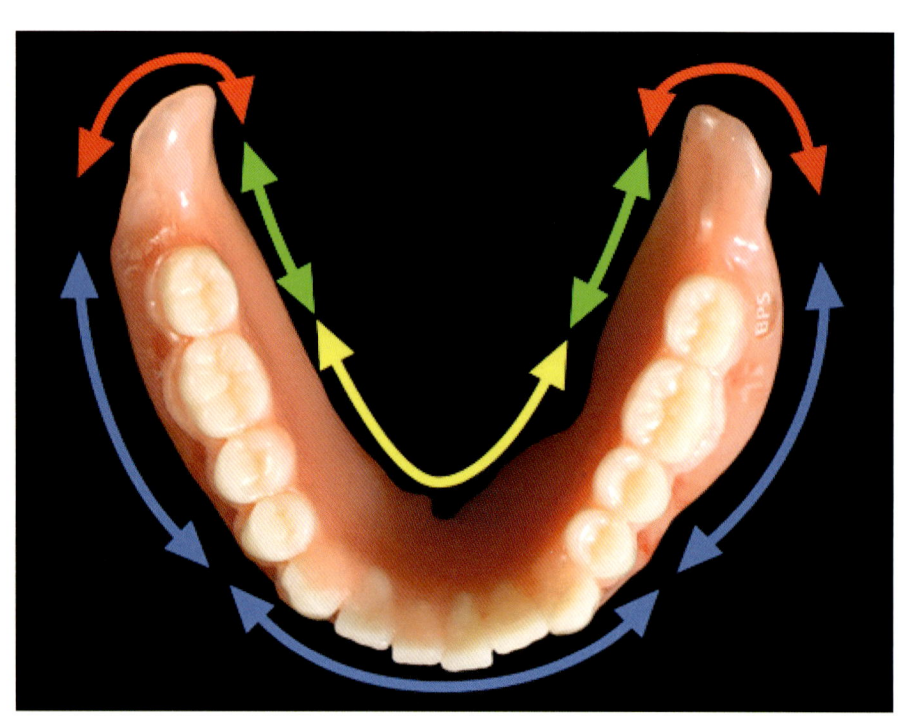

図4-39　下顎総義歯の封鎖メカニズムのまとめ。

PART 3

アドバンス②
BPSを用いた吸着総義歯製作パーフェクトマニュアル

PART 3

第5章　Step1：診査から概形印象、一次咬合採得まで　……… 81

1. 術前アンケートの重要性（OHIP-14による術前アンケート調査） ……… 83
2. 下顎総義歯・吸着の診断 ……… 86
3. 歯科医師と歯科技工士のコラボレーション ……… 97
4. 歯科技工士に必要な生体情報 ……… 98
5. 歯科技工士による立ち合い、人工歯排列 ……… 101
6. アキュデントシステムを用いた上顎概形印象（Accu Dent System） ……… 103
7. 「Frame Cut Backトレー」による下顎概形印象：下顎総義歯の吸着の第1ステップ ……… 108
8. 模型上での上顎各個トレーの設計線 ……… 115
9. 下顎総義歯吸着のための各個トレー設計線 ……… 119
10. セントリックトレー（Centric Tray） ……… 125
11. 概形印象模型のマウンティング ……… 130
12. 下顎総義歯の吸着メカニズムに則した印象用各個トレーの作り方 ……… 134
13. ナソメータM付各個トレーの口腔内試適 ……… 145

第6章　Step2：上下顎精密印象から人工歯排列まで　……… 147

1. 上顎精密機能印象 ……… 148
2. 下顎吸着精密印象―閉口機能印象を中心に― ……… 153
3. 精密印象後の咬合高径の修正とゴシックアーチ ……… 161
4. 人工歯の選択 ……… 166
5. ボクシング ……… 168
6. 精密模型のマウンティング ……… 169
7. モデルアナリシス（模型解析） ……… 170
8. BPSの咬合様式 ……… 173
9. 人工歯排列（リンガライズドオクルージョン） ……… 174
補足．総義歯の咬合・アドバンス編 ……… 181

第7章　Step3：ワックスデンチャー試適から仕上げまで　……… 191

1. 機能から得られる基本的な義歯研磨面形態 ……… 192
2. ワックスデンチャー試適 ……… 204
3. レジン重合＆仕上げ（イボカップシステム：Ivo-Cap System 使用） ……… 205
4. リマウント調整 ……… 207

第8章　Step4：完成義歯の装着とデリバリー　……… 209

1. 義歯装着 ……… 210

PART 3

第5章
Step1：
診査から概形印象
一次咬合採得まで

下顎総義歯・吸着メカニズムを根源とする義歯製作のポイント

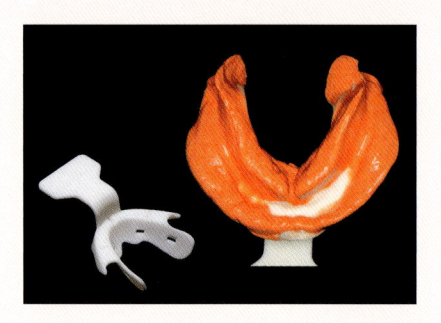

Step 1
① Frame Cut Back トレーにより、レトロモラーパッドの周囲変形をできるだけ少なく印象し、適合の良い各個トレーを製作する。それによって、特に難しい後縁部封鎖を獲得する。

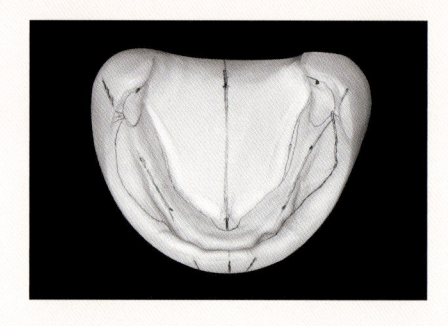

Step 2
② Frame Cut Back トレー概形印象の模型に下顎辺縁全周囲を封鎖するための各個トレー設計線を描く。従来型の各個トレー設計線と異なることに注意！！

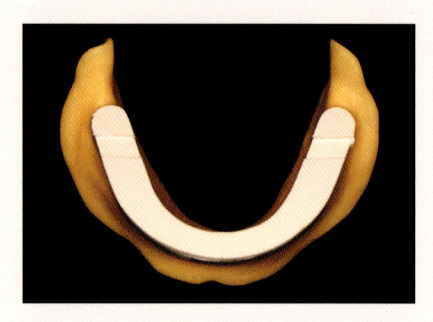

Step 3
③下顎総義歯の吸着に有利な6つの工夫を各個トレーに付与し、次の精密印象に備える。

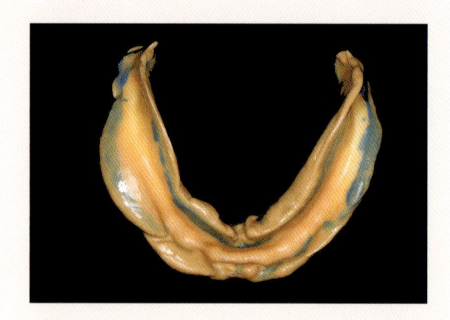

Step 4
④義歯床全周囲の封鎖を狙った閉口機能印象により、下顎総義歯の吸着印象を可能にする。

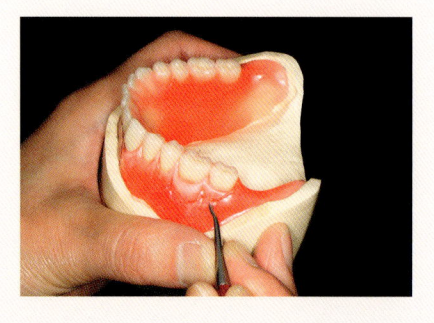

Step 5
⑤吸着に有利な人工歯排列と義歯研磨面形態を付与する。

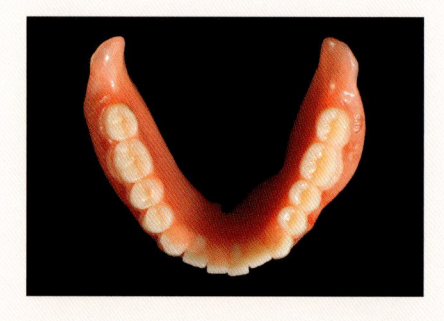

Step 6
⑥精度の良いレジン重合システムにて義歯を完成する。

1 術前アンケートの重要性
（OHIP-14による術前のアンケート調査）

　術前のアンケート調査で思わぬ結果に出会うことがある。新しい義歯が患者に喜ばれるのは、ほとんどの場合、旧義歯に不満があるからである。この不満が強ければ強いほど新義歯の満足度は上がり、歯科医師は患者から感謝される[36, 37]。一方、歯科医師が「この義歯は明らかに不適合だ」と診断しても、使用している義歯にまったく不都合を感じない患者もいる。そのような場合は、術者の補綴的診断にのみ頼って新義歯を製作しても、現在使用している義歯よりも高い満足を与えることはできない。われわれが扱っているのは人間である。人は生きるために想像もつかないほどの適応能力を発揮することもあり、同じ義歯を長く問題なく使用している患者は、その例に該当する（図5-1）。

　逆に、使用している義歯が補綴学的に見て良い義歯であるにもかかわらず、アンケート調査結果が悪い場合もある。精神的な問題、下顎位が不安定なケース、無歯顎のブラキシズム、顎関節機能障害、口腔乾燥症、異常舌癖など、通常1回の製作で済む義歯では済まされず、不満足の原因を治療義歯を使って解決してゆかなければ最終義歯にたどりつけないケースもある。ゆえに、患者の義歯満足度のアンケート調査は、患者の状況を知るうえで、口腔内の診断と合わせて重要な情報源となる。

　さまざまなアンケート方法が存在する中で、世界的に信頼されているのが、OHIP（Oral Health Impact Profile）である（図5-2）[38〜41]。わずか14項目の質問に答えるだけで、信頼できる患者の状況結果が得られ、国際的なプレゼンテーションの場でも、多くの国々で使用されているため情報のやり取りに都合が良い。

　質問内容を見ると、「本当にこんな簡単なもので大丈夫なのか？」「もっと詳しいほうがいいのではないか？」と思われがちであるが、このアンケートは精神医学や統計学など、さまざまな学者の英知を集合させ、幾度も臨床検証されたアンケートであって、けして簡単に作られたものではない。以前の質問は49項目であったが、質問項目数が減ってもアンケートの信頼性を保てることを前提に、現在は最低限度必要な14項目に集約されている。70〜14点で判定し、その数値が低いほど、患者満足度が高いことを示す。

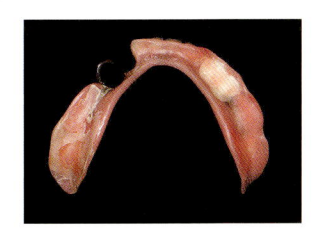

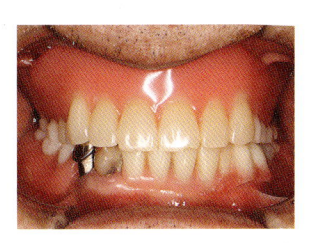

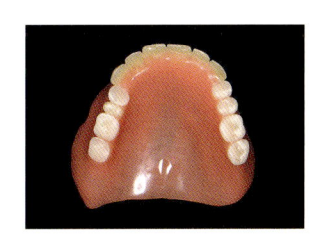

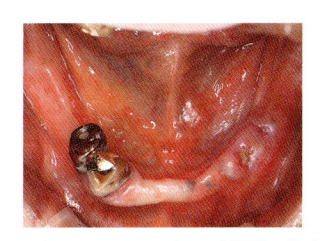

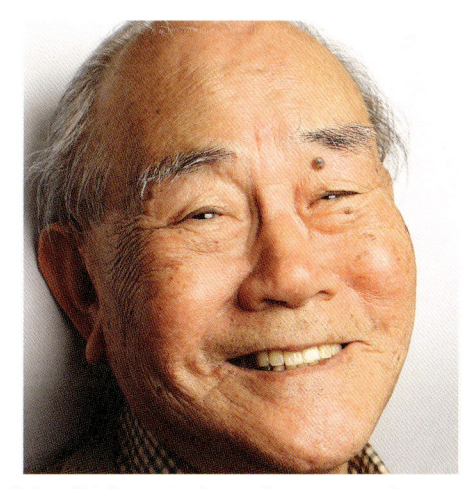

図5-1　93歳、男性。この義歯を20年間使用している。今回、│3 4を抜歯し、義歯を増歯修理したが、その後のOHIP調査でも、回答値は14/70で最高の満足度が得られている。このようなケースに対しては、たとえ義歯を新製しても現義歯以上の満足度を与えることはできないので、この義歯を大事に使っていただくことをお奨めした。

図5-2　OHIP-14（Oral Health Impact Profile）。

過去1年間に歯や口または義歯の不調のために、以下のことを経験しましたか？

1．歯や口または義歯の不調のために、会話をする（発音する）のに困ったことがありますか？
　① 全くない
　② ほとんどない
　③ ときどきある
　④ よくある
　⑤ 非常によくある

2．味覚が低下したと感じたことがありますか？
　① 全くない
　② ほとんどない
　③ ときどきある
　④ よくある
　⑤ 非常によくある

3．口の中に痛みを感じたことがありますか？
　① 全くない
　② ほとんどない
　③ ときどきある
　④ よくある
　⑤ 非常によくある

4．歯や口または義歯の不調のために、食べることに不自由を感じたことがありますか？
　① 全くない
　② ほとんどない
　③ ときどきある
　④ よくある
　⑤ 非常によくある

5．歯や口または義歯の不調のために、他人の目を気にしたことがありますか？
　① 全くない
　② ほとんどない
　③ ときどきある
　④ よくある
　⑤ 非常によくある

6．歯や口または義歯の不調のために、ストレスを感じたことがありますか？
　① 全くない
　② ほとんどない
　③ ときどきある
　④ よくある
　⑤ 非常によくある

7．歯や口または義歯の不調のために、食事が満足にできなかったことがありますか？
　① 全くない
　② ほとんどない
　③ ときどきある
　④ よくある
　⑤ 非常によくある

8. 歯や口または義歯の不調のために、食事を中断しなければならなかったことがありますか？
   ① 全くない
   ② ほとんどない
   ③ ときどきある
   ④ よくある
   ⑤ 非常によくある

9. 歯や口または義歯の不調のために、リラックスしにくかったことがありますか？
   ① 全くない
   ② ほとんどない
   ③ ときどきある
   ④ よくある
   ⑤ 非常によくある

10. 歯や口または義歯の不調のために、恥ずかしい思いをしたことがありますか？
    ① 全くない
    ② ほとんどない
    ③ ときどきある
    ④ よくある
    ⑤ 非常によくある

11. 歯や口または義歯の不調のために、他人に対して短気になったことがありますか？
    ① 全くない
    ② ほとんどない
    ③ ときどきある
    ④ よくある
    ⑤ 非常によくある

12. 歯や口または義歯の不調のために、いつもこなしている仕事に支障をきたしたことがありますか？
    ① 全くない
    ② ほとんどない
    ③ ときどきある
    ④ よくある
    ⑤ 非常によくある

13. 歯や口または義歯の不調のために、日常生活が思うようにいかないと感じたことがありますか？
    ① 全くない
    ② ほとんどない
    ③ ときどきある
    ④ よくある
    ⑤ 非常によくある

14. 歯や口または義歯の不調のために、何もかも手につかなかったことがありますか？
    ① 全くない
    ② ほとんどない
    ③ ときどきある
    ④ よくある
    ⑤ 非常によくある

2 下顎総義歯・吸着の診断

2-1 術前の下顎位に関する診査・診断

下顎総義歯の吸着を得るためには、下顎位が安定していなければならない。
1. どこで咬めばよいのか分からない、
2. タッピングポイントが広範囲にバラつく、
3. 下顎を前方に突き出すなどの咬合不安定患者では吸着を達成することは困難である。
したがって、まず最初に咬合に関する診査を行うべきである。特殊な方法ではあるが、著者は術前のセファログラムを分析することによって下顎位が安定するか否かの舌骨位の診断を行っているので紹介する[42]。

1）舌骨位による予知的咬合診断（図5-3）

初診時の下顎安静位のセファログラム分析による舌骨位の診断で、治療義歯を必要とする群と必要としない群に分けることができる。

撮影方法：
①現在使用中の義歯が低位の場合は、にロールワッテもしくはパラフィンワックスにて適正と思われる咬合高径に修正する。
②患者に嚥下を命じ静止してもらう。
③嚥下7秒後にエックス線のスイッチを押して撮影する。嚥下後に舌骨が静止するまで約5秒かかるためである。

セファロ分析：
①リケッツ（Ricketts）のバイオプログレッシブ理論（Bioprogressive philosophy）に則して、正円孔出口からフランクフルト平面に直行する線（PTV）を引く。
②舌骨体部（H）をマークする。
③舌骨体部（H）がPTVよりも後ろに位置する場合は、A. 下顎位安定者群（左図）前方に位置する場合は、B. 下顎位不安定者群（右図）に属する。

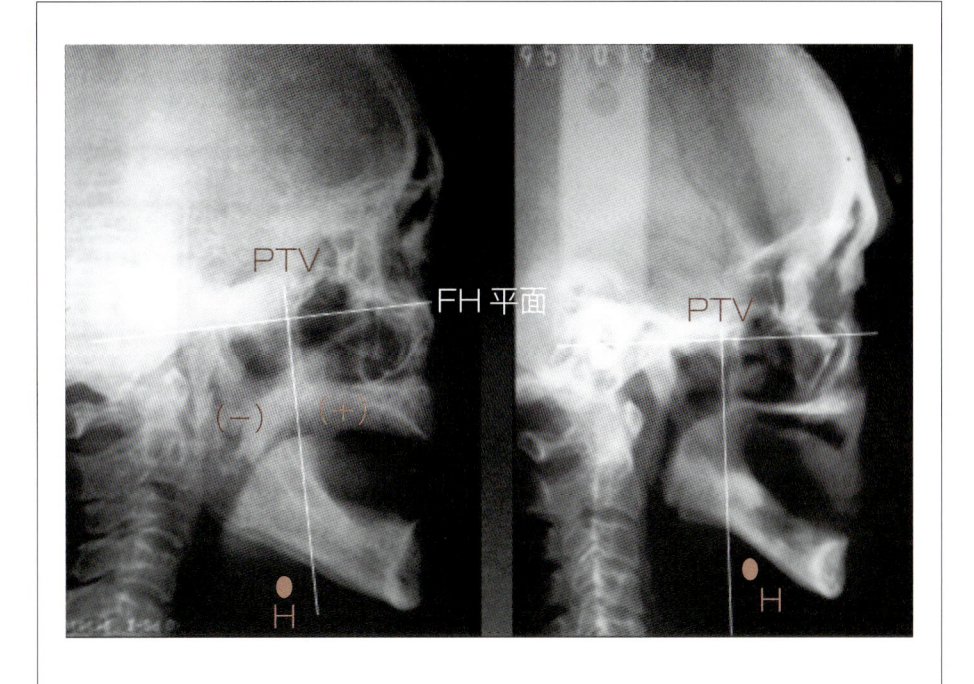

日本人女性無歯顎者21名、平均71.1歳
左図：A. 下顎位安定者群 N＝15（AP〜TP 2 mm 以内）、
右図：B. 下顎位不安定者群 N＝6（AP〜TP 2 mm 以上）

正診率＝0.83

図5-3 舌骨位による下顎位の予知的診断[42]。

Aは、治療義歯を必要としない群、
Bは、治療義歯を必要とする群
に分類して治療を開始する。

2-2 下顎総義歯・吸着の簡便な口腔内診査

　経験の少ない歯科医師は無歯の下顎顎堤を見ると、診査・診断もないまま、とかく下顎総義歯は難しいと思ってしまうようである。しかも、「総義歯を作りたい」と来院した患者の意思を無視してインプラントを奨める歯科医師が増加しているとも聞く。このような事態が起きる理由は、下顎総義歯が安定するか、吸着するかに関する口腔内診断が不足しているからである。したがって、この項では経験の少ない歯科医師がいつでも使えるように考案した、下顎総義歯を顎堤に吸着させるための簡便な臨床診断について解説する。

　下顎総義歯製作のための診査項目は、パノラマエックス線写真による残存顎堤の計測、スナップ模型での解剖学的ランドマーク、および咬合器上での対顎関係のチェックなど多々ある。これら多項目を診査し、それらを組み合わせることで安定した総義歯が作れるかを診断するためのトレーニングは教育現場では欠かせない。しかし、これらの診査項目をすべて日常臨床で調べることは時間対費用効果に乏しい。したがって的確で簡単に行える臨床診査法が必要となる。そして、診断によって難易度が高いと判定されたものほど治療義歯の必要性やインプラノオーバーデンチャーへの移行率も高まっていく。

1）口腔内診査

　顎堤によく吸着する下顎総義歯の形態の共通点は図5-4に示すように
①幅と高さのある義歯床内面
②舌下ヒダ部の厚みのある義歯床縁
③後顎舌骨筋窩部に義歯床が顎舌骨筋線を越えて2mm以上延長できること
④レトロモラーパッドが義歯で洋梨状に、薄く覆われていること
である。主に舌側に特徴が現れている。

　これを、口腔内所見に置き換えてみると（表5-1）
①顎堤粘膜（咀嚼粘膜）が豊富な良型な顎堤
②スポンジ状組織が豊富な舌下ヒダ
③義歯床が延長できる後顎舌骨筋窩部の余裕
④洋梨状で形の良いレトロモラーパッド

　すなわち、これらの4項目が下顎総義歯の吸着における診査項目である。すべての項目が定量的ではなく、感覚的な診査項目になっていることは否定できないが、舌や口腔粘膜の軟組織を診査対象としているところが、特長である。先に述べた"下顎総義歯の吸着を達成するには、義歯床辺縁全体が軟かな可動粘膜組織によって封鎖される"という条件と合致する。

顎堤によく吸収する下顎総義歯の形態の共通点（図5-4）

①〈顎堤〉
幅と高さのある
義歯床内面

②〈舌下ヒダ部〉
厚みのある
義歯床縁

③〈後顎舌骨筋窩部〉
顎舌骨筋線を2mm
以上越えた義歯床

④〈レトロモラーパッド部〉
洋梨状の形態

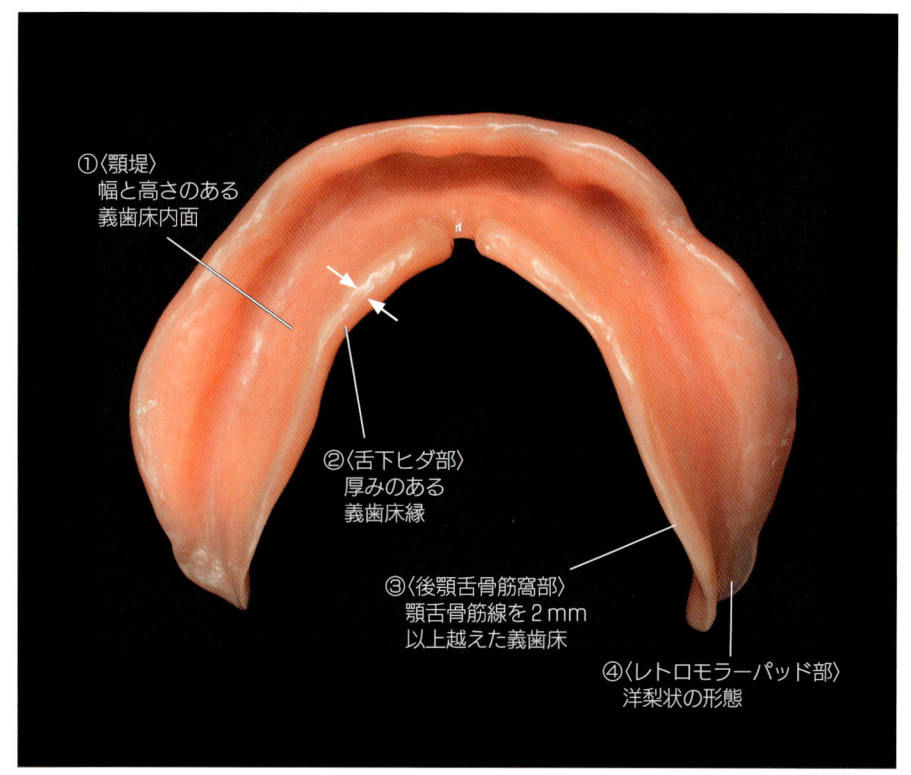

図5-4

下顎総義歯吸着のための口腔内診査用紙（表5-1）

表5-1

	右			左		
1. 顎堤粘膜（咀嚼粘膜）が豊富な良型な顎堤	良	中	悪	良	中	悪
2. スポンジ状組織が豊富な軟かい舌下ヒダ	良	中	悪	良	中	悪
3. 義歯床が延長できる後顎舌骨筋窩部の余裕	良	中	悪	良	中	悪
4. 洋梨状で形の良いレトロモラーパッド	良	中	悪	良	中	悪

2）下顎総義歯吸着に必要な口腔内診査所見

①顎堤粘膜（咀嚼粘膜）が豊富な良型な顎堤の診査法

「うまくいくかどうかわからない」という気持ちで治療にあたらねばならない時の不安は皆同じで、誰でも顎堤が悪型の難しいケースには出会いたくはないものである。一方、高さと幅のある顎堤で粘膜があれば義歯も動きにくく、安定した吸着が得られやすいため、術者は安心して義歯を作り上げることができる。

著者は漠然と口腔内を見つめ、良型な顎堤かどうかを診断することは難しいことから、顎堤粘膜の口腔内所見とパノラマエックス線写真を併用しての診断が不可欠であると考えている。パノラマエックス線上のオトガイ孔部の残存骨量を利用し、口腔内と照らし合わせることが得策である。オトガイ孔から下顎下縁までの距離を1とすると、天然歯列におけるオトガイ孔上部の平均歯槽骨量はその約2倍である。

抜歯すると歯の周囲の歯槽骨が失われ顎骨のみになるので、オトガイ孔上部の残存顎骨量が等倍を良型、等倍以下を中等度、オトガイ孔近くまで骨が喪失しているものを悪型と分類するとわかりやすい（図5-5）。

それでは、顎堤が悪型になるとどのような問題が生じるのであろうか（図5-6）。顎堤形態が悪くなるにつれて、骨と付着した顎堤粘膜が減少し、その直下に存在する歯槽骨の高さが減少する。そればかりではない。咬合力も低下していく。無歯顎者における咬合力の平均は健康有歯顎者の1/6程度であるが、顎堤吸収に伴いそれよりさらに弱くなっていく。顎堤が良型であれば義歯が動きにくく、その分、力を入れて咀嚼することが可能であるが、顎堤が悪型になるにつれ、わずかな力で義歯が動いてしまう。その結果、咀嚼力が低下する[43]。この咀嚼力の低下は筋力の低下にもつながると同時に、口全体の動きを悪くする。

実際の口腔の形は口腔粘膜上皮で形造られているので口の中の動きも低下することになる。著者は、このような状態のことを口腔粘膜活動性の低下と呼んでいる（図5-7）。

難症例になって筋力の低下に伴い口の中の動きが悪くなり、食後に頬側部に食渣が溜まるのはこの口腔粘膜活動性の低下が原因といえる。

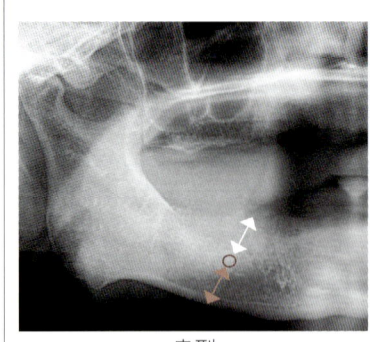

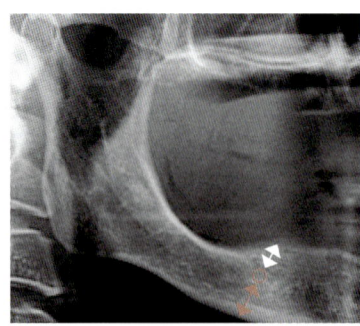

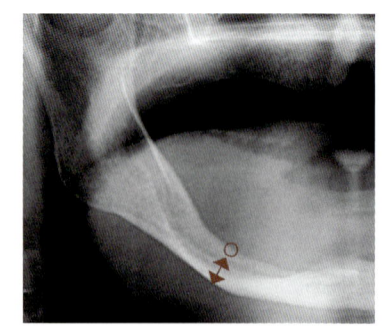

良型　　　中等度　　　悪型

図5-5　パノラマエックス線による顎堤の分類。オトガイ孔から下顎下縁までの距離を1として、オトガイ孔上部残存骨量が等倍の場合を良型、それ以下を中等度、残存骨量がほとんど喪失の場合を悪型とする。

顎堤の悪化により生じる問題

吸着簡単症例　→　吸着中等度症例　→　吸着難症例

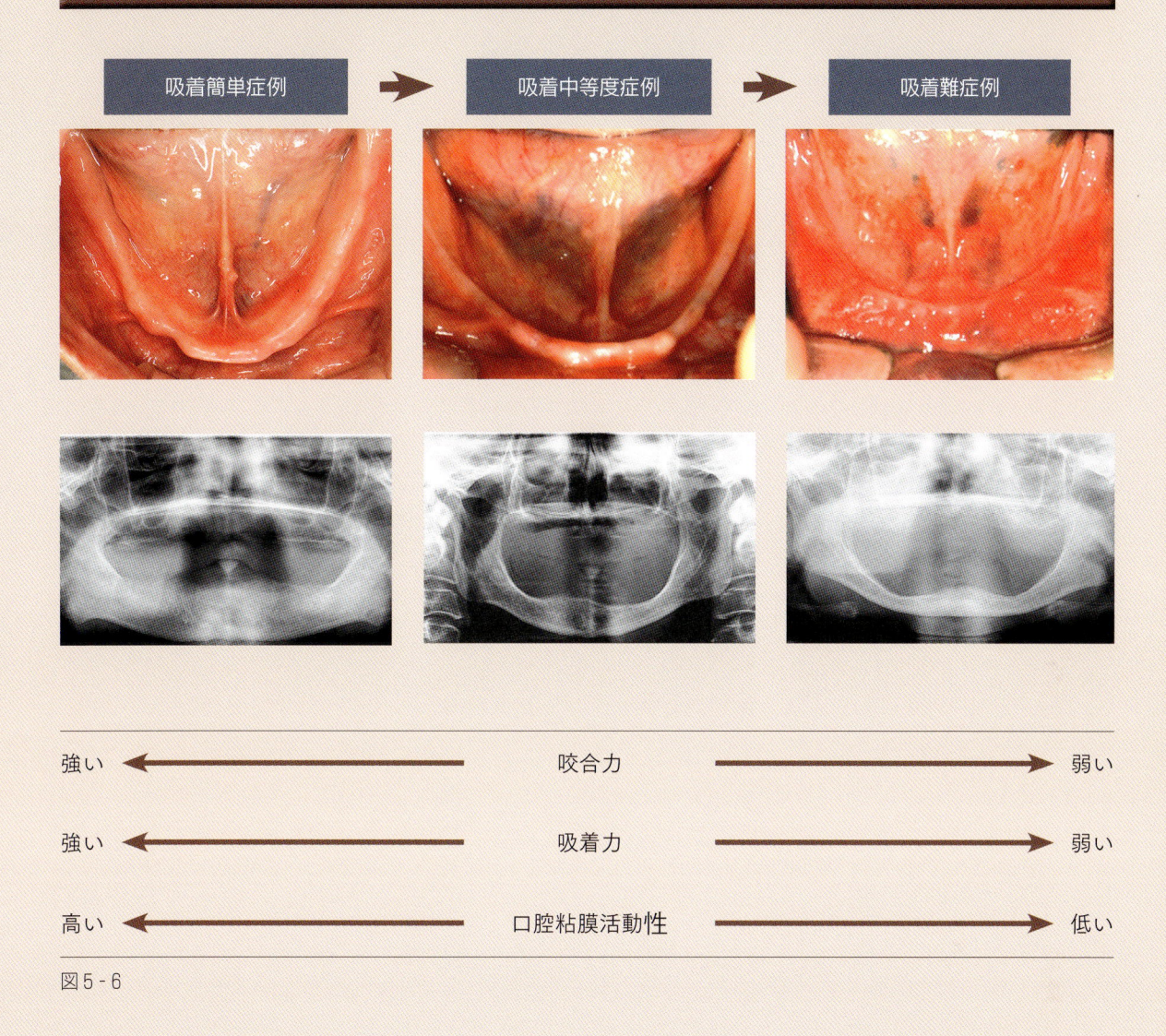

強い ←――――――――――― 咬合力 ――――――――――――→ 弱い

強い ←――――――――――― 吸着力 ――――――――――――→ 弱い

高い ←―――――――――― 口腔粘膜活動性 ――――――――――→ 低い

図5-6

無歯顎者の口腔粘膜活動性の低下（口の動きの低下）（口をとがらす）

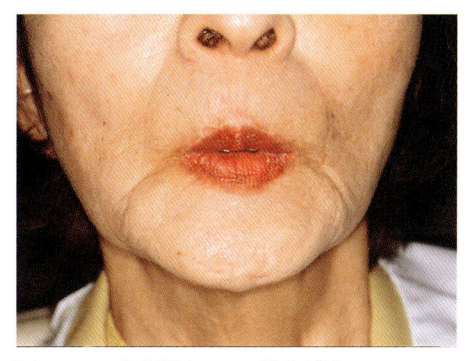

図5-7a　無歯顎者、口の動きが悪い。 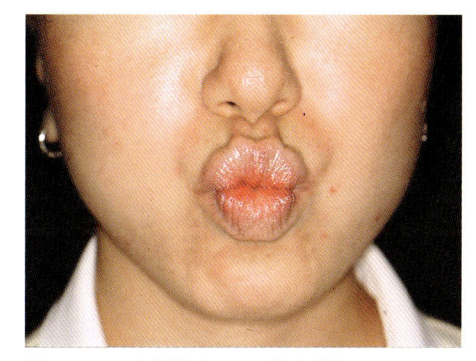　　図5-7b　有歯顎者、口の動きが良い。

②スポンジ状組織が豊富な舌下ヒダ部の診査法

　舌下ヒダ部の診査方法を2種類提示する。一つは、口角鉤あるいは術者の指で口角部を横に引き、患者に力を抜いてもらってゆっくり閉じるように命じる。その時、前歯部顎堤の後ろにスポンジ状の組織が盛り上がってくるか否かを確認する方法（図5-8）、もう一つは、指やストッパーで舌下ヒダ部を押し、スポンジのような軟らかさがあるか否かを確認する方法（図5-9）である。

　下顎総義歯吸着のメカニズムの項で述べたように、舌下ヒダ部のスポンジ状組織の存在は義歯の強い吸着力を生み出す源である。しかし、顎堤吸収の著しい症例によっては、舌が後退し舌下ヒダ部がテント状に張って硬くなっている場合もある。そのような時には治療義歯を使って形態補正を行うべきである。舌下ヒダ部の弾力低下の理由は、加齢による甲状軟骨の下垂に伴い舌骨が下方移動したことによる舌下部組織の緊張、下部唾液腺の萎縮や、舌を強く後退させる悪習慣（舌後退症）による舌下部筋組織の緊張が原因と考えられるが、正確にはわかっていない。

口角を横に引き閉口させて、舌下ヒダを観察する方法

スポンジ状組織が豊富で強い吸着が期待できる症例

顎堤形態は良いがスポンジ状組織が不足している症例

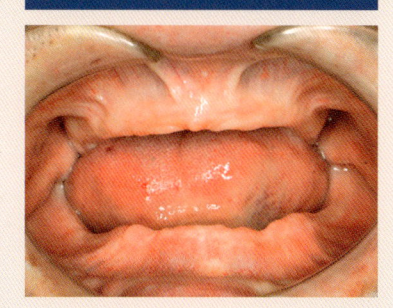

スポンジ状組織が全くなく舌が後方で硬く丸まる吸着難症例

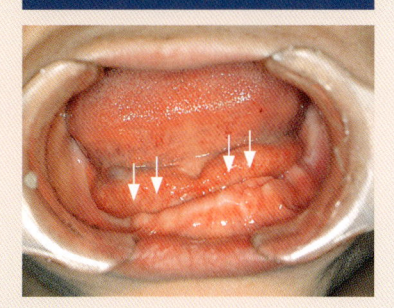

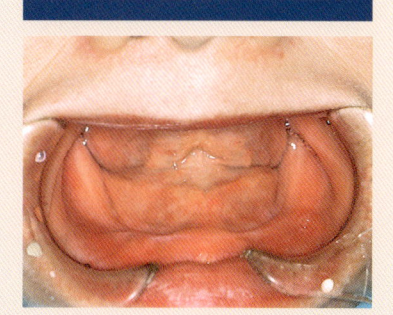

図5-8a～c

診査用具を用いた舌下ヒダの診査法

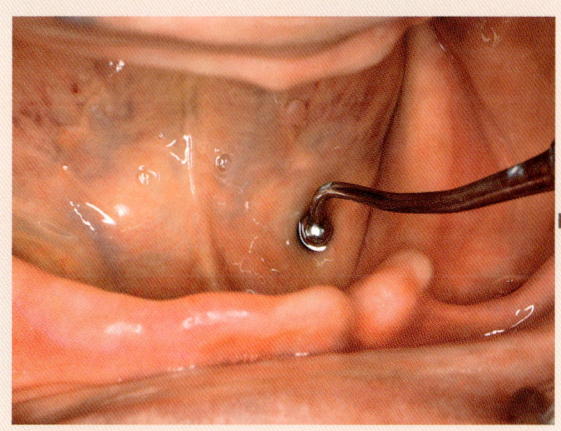

図5-9a　舌下ヒダ部をストッパーで軽く押す。

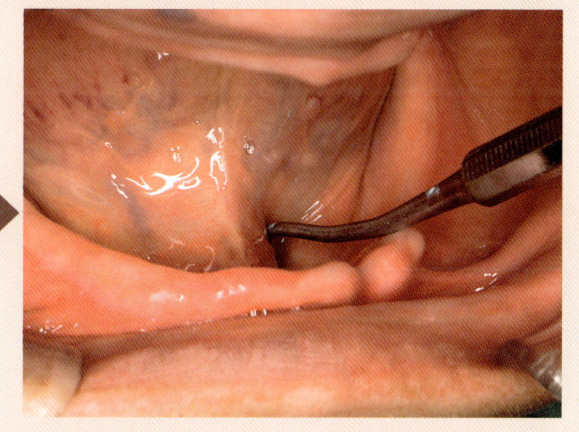

図5-9b　軟らかいスポンジ状の組織が確認できる。

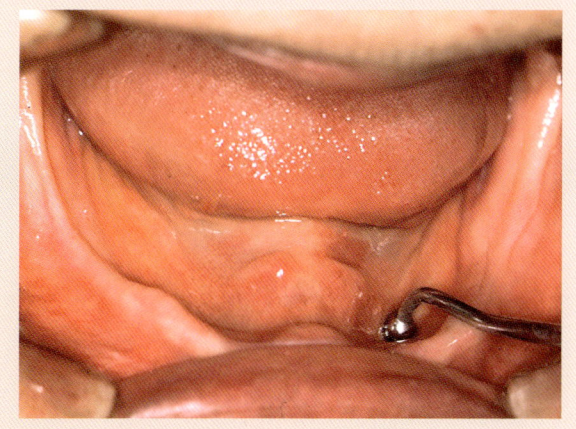

図5-9c　舌下ヒダ部をストッパーで押しても、軟らかいスポンジ状組織がわずかにしか感じられない症例。

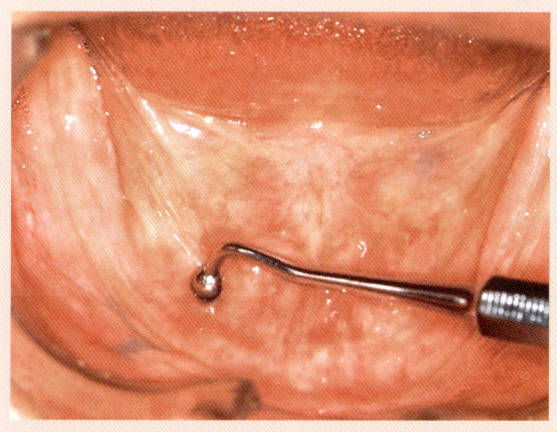

図5-9d　スポンジ状組織がまったくない難症例。

第5章　Step1：診査から概形印象、一次咬合採得まで

PART 3

③義歯床が顎舌骨筋線を越えて延長できる後顎舌骨筋窩部の余裕の診査

　後顎舌骨筋窩部の診査は図5-10aのように、デンタルミラーをレトロモラーパッドと舌の間に挿入し、楽に入る場合を「良い」とする。診査結果の良悪に関係なく後顎舌骨筋窩部の代償性封鎖を完成させるためには、義歯床は顎舌骨筋線を越えて後顎舌骨筋窩部に2～3mm延長しなければならない。しかし、レトロモラーパッド部と舌の隙間が閉鎖されている場合は、後顎舌骨筋窩部に床を延長することが難しくなる（図5-10b）。

　また、舌が大きく後退するケースでは、舌側の辺縁封鎖が難しくなり、その義歯形態も正常な舌位のものとはかなり違った形になってしまう（図5-10c～f）。

ミラーを後顎舌骨筋窩部へ挿入して診査する方法（図5-10）

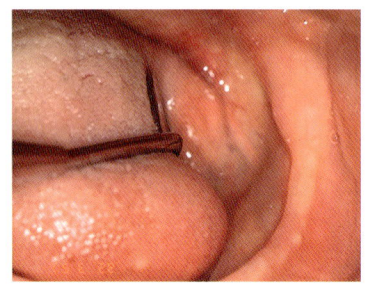

図5-10a　後顎舌骨筋窩に顎舌骨筋線を越えて義歯床を延長できる余裕が十分にあるケース。

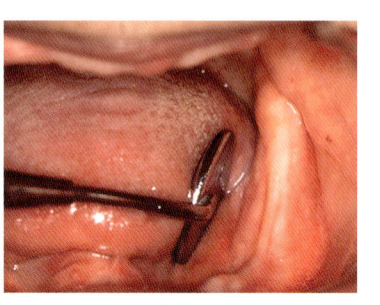

図5-10b　舌が後方で硬く丸まり、義歯床を後顎舌骨筋窩部に延長することが難しいケース。

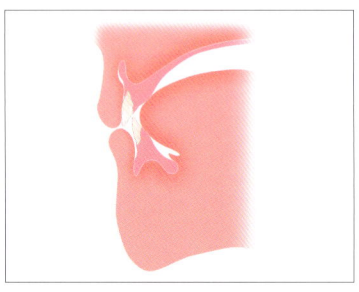

図5-10c　正常舌位と辺縁封鎖。下顎安静時に舌先は上下顎前歯に軽く触れる位置にある。

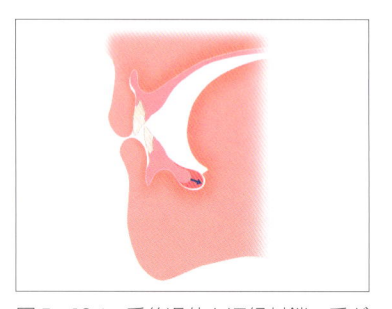

図5-10d　舌後退位と辺縁封鎖。舌が後方に位置する場合は舌側義歯床縁の形態が正常な場合とは異なった形になる。

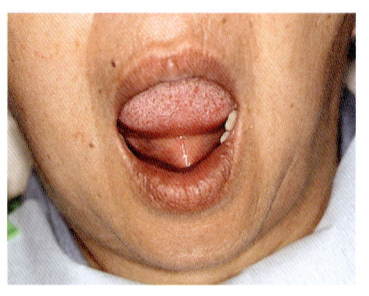

図5-10e　開口時に舌が大きく後退する症例。

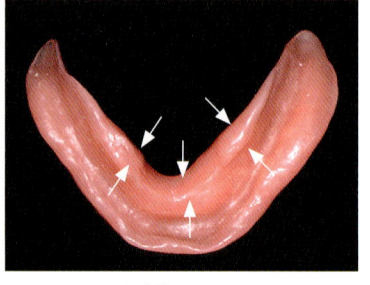

図5-10f　舌が後退することによって生じる前方部の隙間を埋めるために義歯床がかなり厚くなる。

④レトロモラーパッドの診査

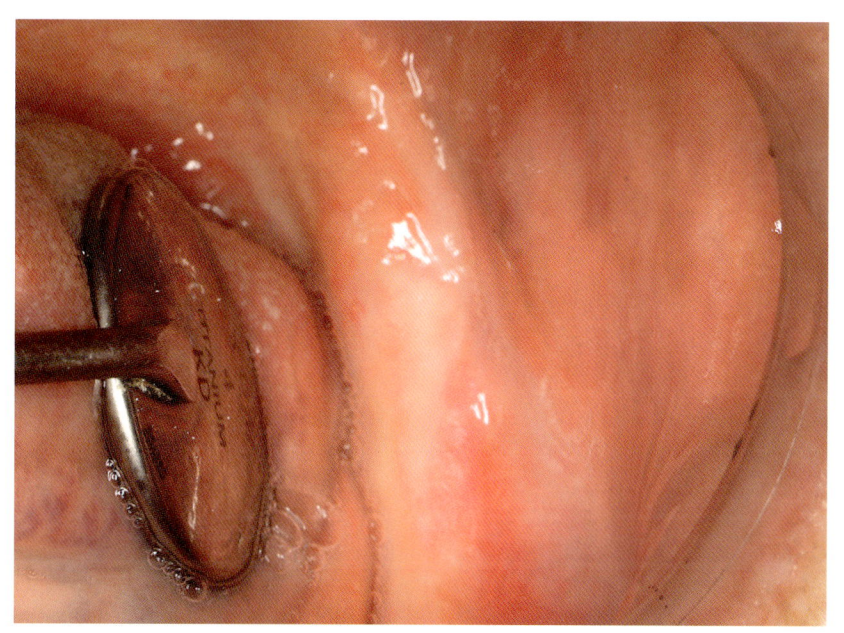

　形の良い洋梨状のレトロモラーパッド(図5-11)は義歯後縁の封鎖面積を広め、安定した吸着を生み出す。一方、レトロモラーパッドの角度が急で紐(ひも)状に細くなっている場合(図5-12)は、前方1/3の固い線維性組織が失われた、軟かい組織だけの斜面になっている。

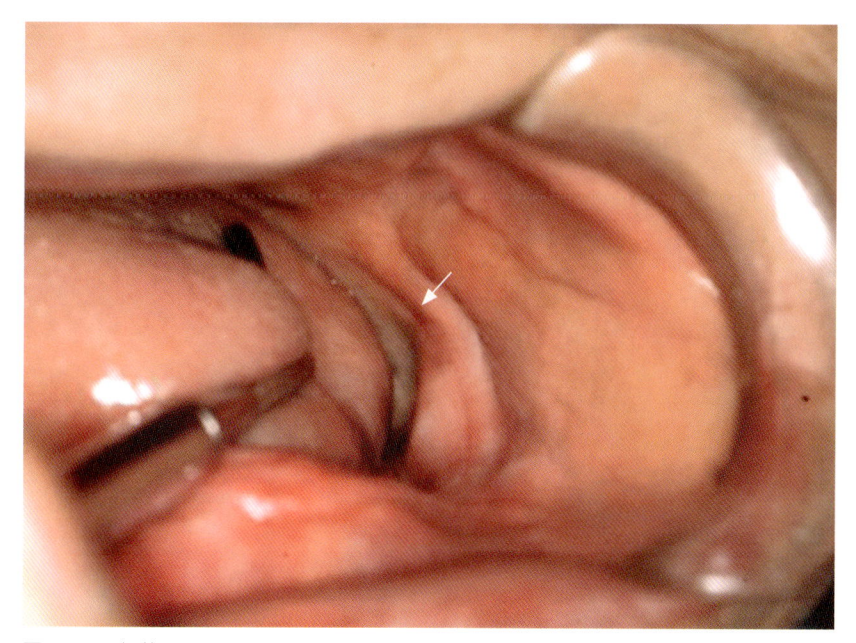

　このような紐状のレトロモラーパッドのケースでの後縁封鎖は大変難しく、開閉口時のレトロモラーパッドの形態変化が大きいので大変難しい。また、義歯の支持域としても働かず、咬合すると義歯が前方に滑り出すのでレトロモラーパッド周囲から空気が入り後方部の封鎖が壊れやすくなる。

図5-11　形の良い洋梨状のレトロモラーパッド。

図5-12　紐状のレトロモラーパッド。

2-3 口腔内診査から吸着の診断へ

簡単症例から難症例に向かい下顎総義歯の吸着は徐々に弱くなっていく。主たる原因は、顎堤吸収に伴い患者の口腔内の条件が悪化することである。それは図5-13のように4つの口腔内所見中「良い」：○ Yes が減り、「悪い」：× No が増えていくことでも理解できる。

したがって、これら4項目すべてがそろっている口腔を下顎総義歯が吸着しやすい簡単症例と定義し、この4項目のうちの一つでも悪い状態のものがある場合を難症例と定義することができる。そして、4項目内で一つ、さらにまた一つと悪い項目が増加するにつれ下顎総義歯の吸着は困難になっていく。

難症例にはもう一つ問題がある。開口時には歯槽翻転粘膜による義歯の跳ね上げの力が勝ってゆくため、義歯が浮き上がりやすくなるという問題である。

このような症例のほとんどは、顎堤吸収を伴う下顎位が不安定なケースであることから、まずは後述する下顎総義歯吸着難症例の印象法を用いた治療義歯を使って、咬み合わせを安定させることが大切である。一度義歯を治療義歯として製作し、その後ティッシュコンディショナーを義歯内面に敷いて下顎位と粘膜面の安静を図り、最終的には、この治療義歯を使ったダイナミック印象を行って完成義歯に移行するのが得策である。万が一良い結果が得られない場合はインプラントオーバーデンチャーに移行することも考慮すべきであろう。

口腔内診査と吸着の難易度（図5-13）

	簡 → 難				
顎堤	○	×	×	×	×
舌下ヒダ	○	○	×	×	×
後顎舌骨筋窩	○	○	○	×	×
レトロモラーパッド	○	○	○	○	×

3 歯科医師と歯科技工士のコラボレーション

　歯科技工士への術前情報の伝達は欠かすべきではない。院内ラボの場合には、患者と接して旧義歯の問題点や新義歯に対する願望を見聞きすることができる。しかし、院外ラボの場合は診療側からラボへさまざまな資料を送らなければ、旧義歯の問題点や術前の患者の状況を知ることができない。クリニック側が模型だけをラボに送り、後は歯科技工士の腕に頼って良い義歯を作ってもらうという時代はすでに終っている。現代は、エックス線写真など、より多くの情報を歯科技工士側に送ることが簡単にできる時代である。現場にいないという不利な条件を、デジタル情報などを使って細かな打ち合わせを行うことで解消し、義歯のクオリティを上げることが重要である。

　たとえば、下顎が著しく偏位した症例を例に挙げて説明しよう。診療室側から顎関節に異常のあるエックス線写真とその説明が送られる（図5-14、15）。最初に作る義歯は、下顎位を修正するために用いる治療義歯である。もし、クリニック側からラボ側にエックス線を用いた下顎位の異常に関する説明がなければ、歯科技工士は何のために治療用義歯を製作するのか理解できないであろう。こうした繰り返しによってやがて、歯科技工士はその治療経過にも興味を持つようになり、顎関節機能障害者に対する一つの治療の流れを臨床側とともに身につけるであろう。そうしたたくさんの経験をした者が腕の良い歯科技工士になるのである。
歯科技工士も歯科医師と同様、「科学的な根拠のある歯科治療をしたい」と願っている。
　私たちが忘れてならないことはただ一つ、「歯科医師と歯科技工士コミュニケーションが患者を幸せに導く」ということである。

図5-14　術前：左側下顎頭が明らかに前方に偏位し下顎頭が変形している。

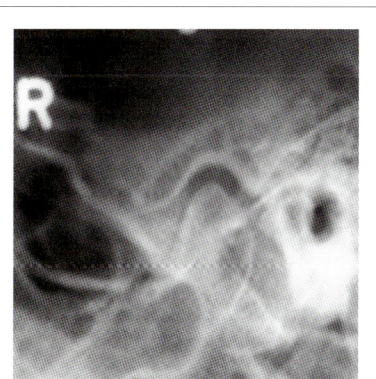

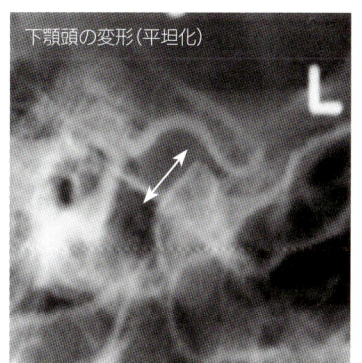

図5-15a、b　治療用義歯装着中に起きた下顎位の後退。

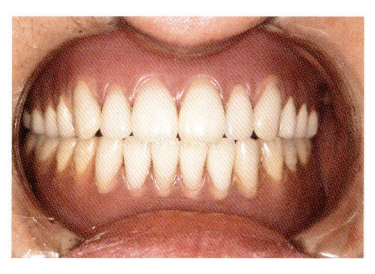

図5-15a 製作時の咬頭嵌合位。　　　図5-15b 下顎位の後退。

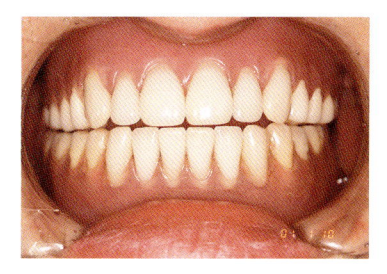

4 歯科技工士に必要な生体情報

　歯科技工士にとって必要な生体情報を以下に挙げる。
　歯科技工士側に必要な情報は、以下のとおりである。
1．患者の不満や精神状況（OHIPアンケート）
2．エックス線写真（パノラマおよびTMJ）
3．口腔内写真と旧義歯の写真
4．過去の顔貌写真

　生体情報は、新義歯装着時までの変化や術後の経過を知るための基礎データとなり、ラボワークを科学的に分析することに役立つ。そしてその繰り返しが"歯科技工を考える力"となって蓄積され、臨床応用のきく歯科技工士へと変化していく。

4-1　患者の不満や精神状況（OHIP-14アンケート）

　技工室側に患者の不満や要求を口頭で伝えることは極めて難しい。患者の求める義歯がどのようなものなのか、あるいは患者の要求にどの程度応えられそうなのかを想定するためにOHIP：the Oral Health Impact Profileと呼ばれるアンケート質問表に記入し、患者満足度を把握する（OHIPについてはP.83で解説）（図5-16）。また、可能であれば来院時の義歯を装着した顔貌写真があると咬合高径などの分析がしやすい（図5-17）。

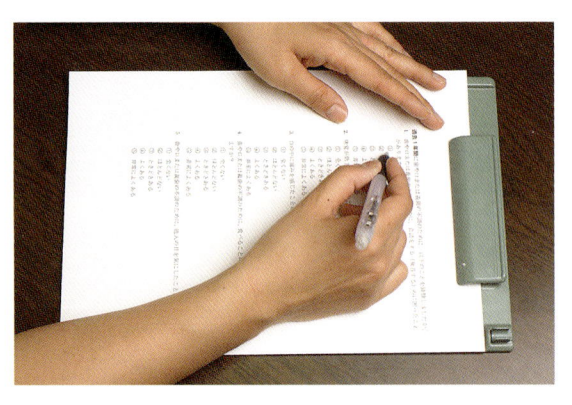

図5-16　術前にOHIPアンケートを記入する。

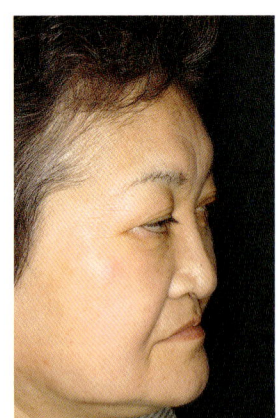

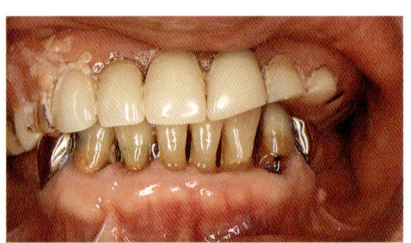

図5-17a、b　咬合低位であり、患者の義歯に対する不満が口腔と顔の表情に現れている術前写真。臨床とラボサイドがこの情報を共有することにより、義歯製作の士気は高まる。

4-2　エックス線写真（パノラマおよび TMJ）

　模型情報に加え、パノラマエックス線写真で顎堤吸収状況を知り（図5-18）、TMJエックス線写真では、関節窩における下顎頭の位置異常や下顎頭の変形を知ることができる（図5-19）。これらの情報により顎関節部に大きな問題がある時には、一度治療義歯を作り下顎位の安定を図った後に、最終義歯に移行すべきであろう。義歯を1回で完成に導くことは術者にとって誇れることかもしれない。しかし、高齢無歯顎者が増加している現在、確実に一人ひとりの患者の治療を成功させるには、正しい診断を基に治療義歯を利用し、完成義歯に到達することも重要な一手である。

　閉口時のTMJエックス線写真（図5-19）から顎関節形態の左右差と下顎頭の関節窩内での位置関係を見ることで、下顎頭や関節窩の変形と下顎位の位置異常を知ることができる。開口時のエックス線写真から、左右の下顎頭が前方に移動した状況がわかり、運動量の左右差がわかる。左右の下顎頭が同時に同じ量だけ移動することで、下顎はまっすぐ開口することになり、これを顆頭運動の同時性という。

　呈示症例TMJエックス線写真では、下顎頭の関節窩内における著しい位置異常、下顎頭形態の左右差や下顎頭の変形、そして開口時には、右側下顎頭の運動が左側よりも少ないことから右顎関節がスムーズに動かず、開口すると左の下顎頭が先に前に出てくる。つまり図5-20の正面観のように右側に曲がって開口することがわかる。したがって、これらを是正するための治療義歯が必要であるという術前の診断がエックス線検査によって導き出される。

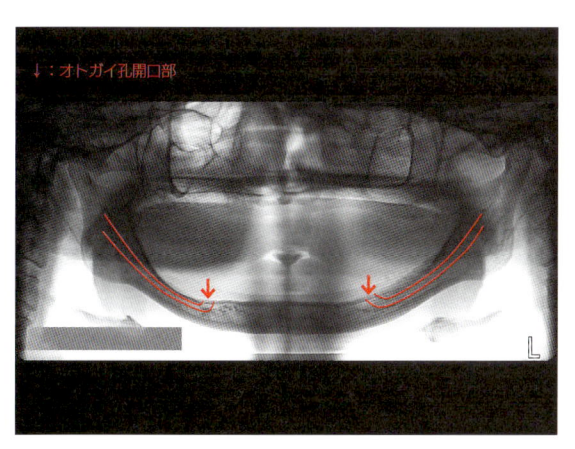

図5-18　オトガイ孔の位置から顎堤骨の吸収量を知る。

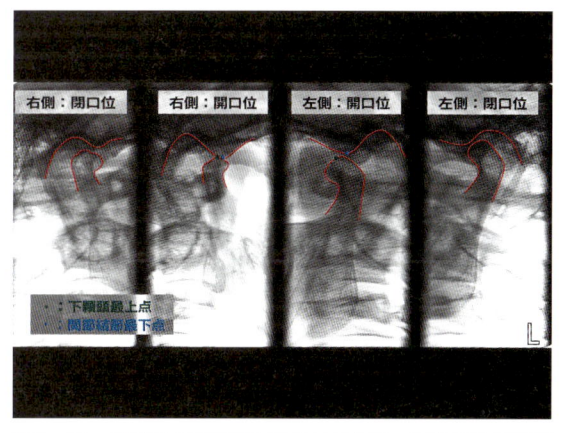

図5-19　下顎頭の関節窩内における位置、下顎頭や関節窩の変形、そして開口時の顆頭運動の同時性を知る。

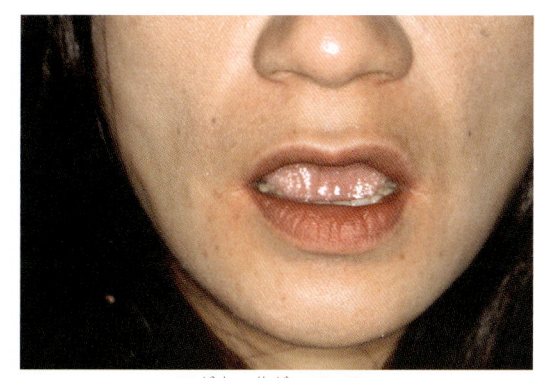

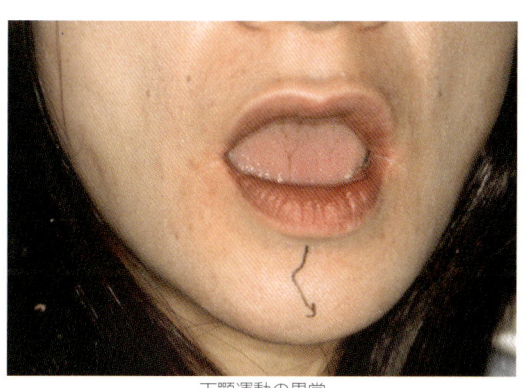

図5-20　開口時に下顎が右側へ大きく移動する。

4-3 口腔内写真（顎堤）

患者の口腔内写真によって硬い模型ではわからない軟組織の軟かさをイメージする（図5-21、22）。また、この鍛錬は後述する下顎総義歯の吸着のポイントの診断時にも役立つ。

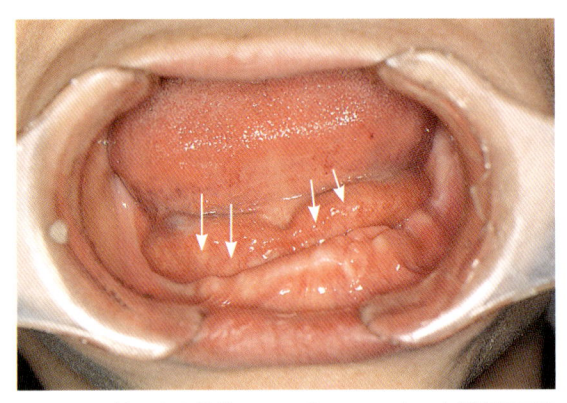

図5-21 軟らかな組織でいっぱいの口の中。右側顎堤吸収が見うけられるが、その後方に軟らかいスポンジ様組織が存在する（白矢印部）。下顎総義歯の吸着にとってスポンジ様組織の有無は大変重要であることを写真で確認し、歯科技工に反映させる。

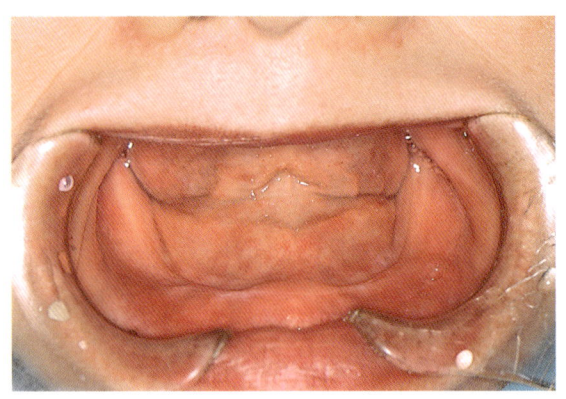

図5-22 軟らかな組織が不足した閑散とした口の中。顎堤吸収が著しく、舌下ヒダ部にはスポンジ様の組織もない。また、開口時に舌が後方に硬く縮まって後退している。口の中の組織全体が硬く感じる。

4-4 過去の顔写真

昔の顔写真や現在の顔貌を基に、人工歯排列の想像力をアップする（図5-23a）。

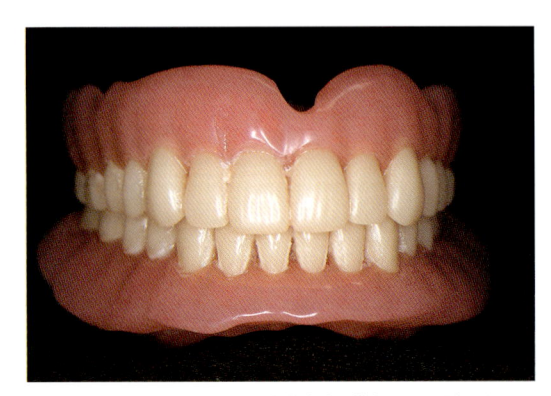

図5-23a 旧義歯の写真。咬合高径が低いことがわかる。

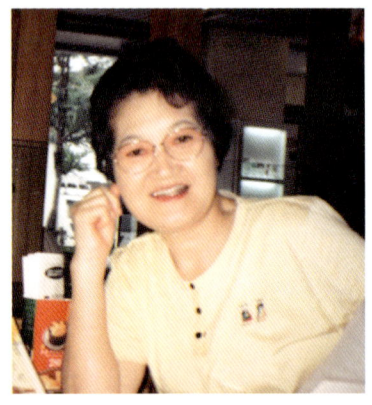

図5-23b 過去の写真の提示を求めると多くの患者は、来院時の年齢とかけ離れた若い時代の写真を持参する。写真通りの美しさを取り戻すことは不可能であるが、審美の雰囲気を汲み取り義歯製作に反映させる。また、このような写真を利用して会話に弾みをつけ、患者との信頼関係を強めることは臨床を行う上できわめて重要である。

5 歯科技工士による立ち合い、人工歯排列

From 歯科医師

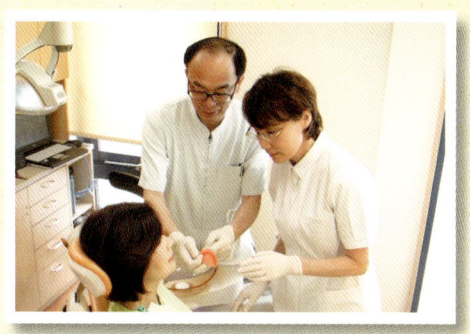

患者さんの"ありがとう"が私たちの歯科治療を育ててくれる

　院外ラボで働く歯科技工士は、特に患者とまったく触れあうことなく技工作業に没頭していることが多い。ラボには、模型とその資料があるだけで、患者と歯科技工士の交流がまったくない閉塞状態で仕事をし続けることは、臨床現場の緊張感を忘れさせてしまう。最悪の状況は、臨床サイドの悩みがラボサイドの人間にとって他人事になってしまうことである。

　かなり昔の話ではあるが、ここで当歯科医院で起きた本書の執筆者の1人である小久保技工士のエピソードを紹介しよう。

　小久保技工士が阿部歯科医院を訪れていた時、以前に新義歯を装着した患者が、「あなたが私の義歯を作ってくれた人なのね。素敵な義歯を入れることができて、本当に幸せだわ。技工士さん、本当にありがとう！」と小久保技工士に感謝の言葉を述べた。

　その後、小久保技工士は、「こんなことはじめてで感激です。阿部先生たちはいつもこんな患者さんのありがとうを聞いて元気になっているのですね。私ももっともっと良い義歯を作ってこの気持ちをたくさん味わいたい」と言った。それ以来、特に前歯部の人工歯の排列試適の際は、必ずといってよいほど来院し、自分の目で本当にこの人工歯でよいのか。色は？　形は？　この患者の魅力をもう少し義歯で表現できないかなど、患者個々の雰囲気にあわせたアートをめざすようになった。ここ数年間は患者との話術、そしてこれまでの技工に模型の取り扱い方や義歯の研磨面形態などの独自の発想を加え、歯科技工士としてすばらしい人生を歩んでいる。

　患者さんの"ありがとう"が私たちの歯科医療を育ててくれる。

（歯科医師：阿部二郎）

From 歯科技工士

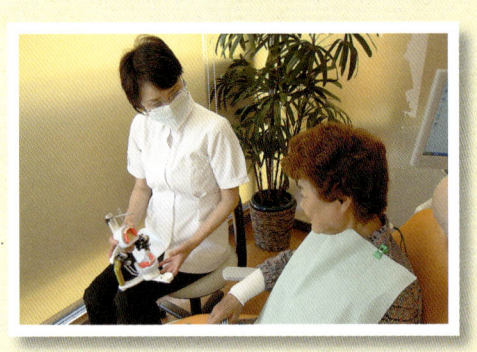

立会い排列を行うようになって

　私の歯科技工の原点は何かと尋ねられたら、迷う事なく患者さんとの立ち会い技工ですと答える。それほど、立ち会いは私の歯科技工士としての意識を変えたのである。患者の苦しみや悩みを直に聞いたり感じたりして、何とかしてあげたいと思わない歯科技工士がいるだろうか。そして患者から喜びの声や感謝の気持ちを示された時にこそ、自分の職業に幸せを感じプライドを持つ事ができる。この緊張感や幸せを感じる事は必ず自分の歯科技工に反映されるはずである。時には辛い事やうまくいかずに悩む事もあるが、逃げずに真摯に向き合うことで解決できると信じている。また、私は患者さんの個性を表現するために、人工歯排列だけではなくジンジバルキャラクタライゼーションも利用している。一般的なジンジバルキャラクタライゼーションは天然歯と似せる場合が主であるが、私の場合は"目にみえないところを素敵に仕上げよう"と考え、思い切った色調を付与する場合もある。"美しさに平均という垣根はない"と自由に発想し、義歯を製作するのは私自身の美学からである。

　それにも増して、歯科技工士に納得がいくまで立ち会いを許して指導して下さる阿部先生や、いつも立ち会い技工がスムーズにいくようにサポートして下さる歯科衛生士やスタッフの皆さんのお陰である事は言うまでもない。

（歯科技工士：小久保京子）

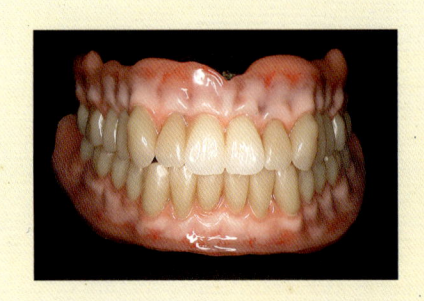

第5章　Step1：診査から概形印象、一次咬合採得まで

PART 3

6 アキュデントシステムを用いた上顎概形印象（Accu Dent System）

6-1 上顎の概形印象はアキュデントシステムで採る

1）二重印象によって、簡単な術式できれいな概形印象が採得できるのが特長

　このアキュデントシステムは、アキュシリンジジェル（赤茶色）とアキュトレージェル（アイボリー色）の2種類をアキュトレーを使って印象する方法である。2種類の印象材を使うことにより、義歯製作に必要なランドマークを採得することが容易になる。流動性の高いアキュシリンジジェルは、歯肉頬移行部の隅々まで印象材が行き渡る役目をする。そして、コシのある流動性の低いアキュトレージェルによって加圧されると、可動性の歯槽粘膜は外側に圧され、小帯を含むきれいな印象体が得られる。加圧されることによって、気泡が入りにくくなることも利点といえる。

　また、アキュデントシステムの印象体は印象後は湿箱に保存すれば、24時間変形しない材料の工夫が組み込まれている。その場で石膏を注ぐ必要がないので、チェアタイムのむだを減らすことができる。したがって、このアキュデントシステムの手順に則って上顎の概形印象を行えば、経験の少ない歯科医師でもきれいな概形印象が採得できて、次のステップにスムーズに移行することが可能となる。

　特に上顎顎堤に関しては、歯肉頬移行部の動きが下顎に比べて1/2～1/3と小さいうえに、歯槽堤は歯肉頬移行部付近まで不動性の顎堤粘膜でできている。各個トレーの設計線は、たとえ歯肉頬移行部が押し広げられて印象が採られたとしても歯肉頬移行部から約2mm上に描くため印象体のサイズには影響されにくい（図5-24）。

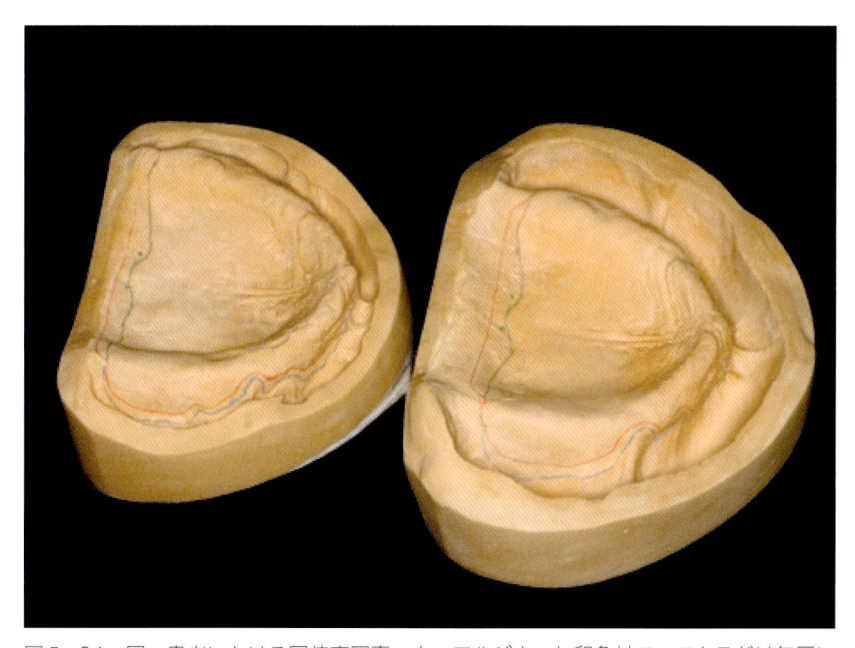

図5-24　同一患者における同倍率写真。左：アルジネート印象材で、できるだけ無圧に印象した模型。右：硬い印象材で粘膜を強く圧迫して採得した模型。歯肉頬移行部が印象材で強く押し広げられることによって、細かな小帯はすべて伸展されている。各個トレーの設計線を描くにあたっては、いずれの印象法でも大きな差は生じない。

2）印象の手順（図5-25〜32）

①トレーサイズの選択

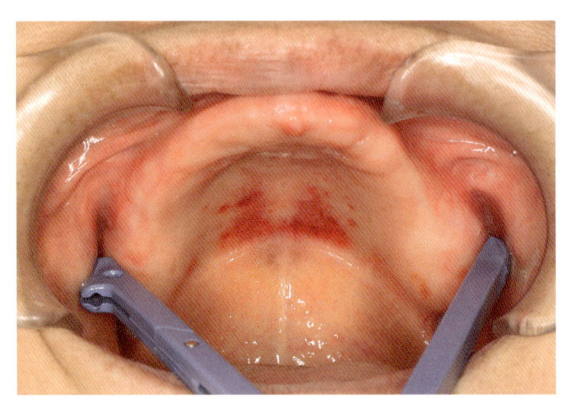

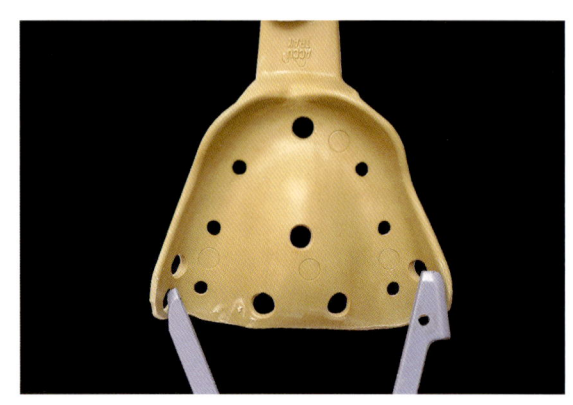

図5-25a、b　左右の上顎結節間距離を計測し、トレーサイズを決定する。

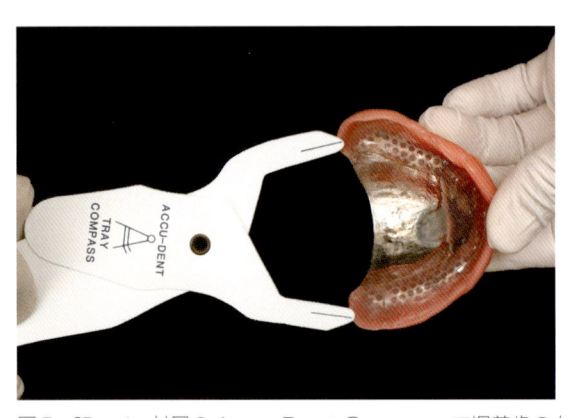

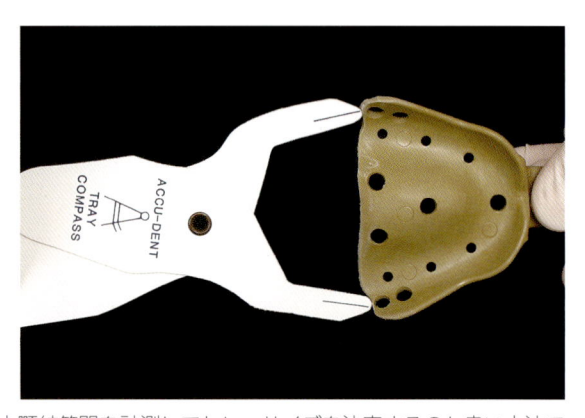

図5-25c、d　付属のAccu Dent Compassで旧義歯の左右上顎結節間を計測してトレーサイズを決定するのも良い方法である。

②印象材の練和とトレーへの盛り上げ

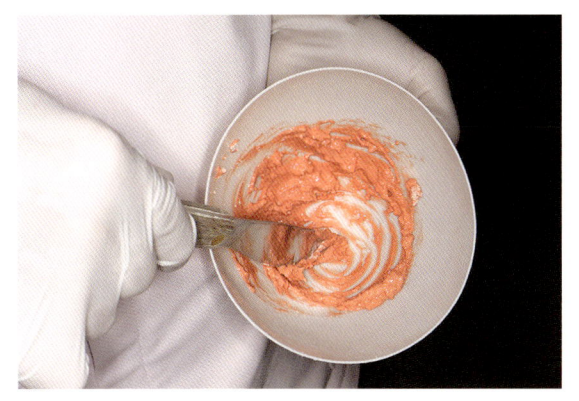

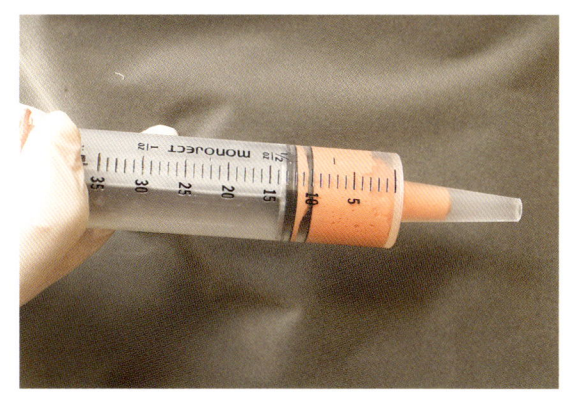

図5-26a、b　まず先に、流動性の高いアルジネート印象材アキュシリンジジェルを練和する。次に使用するアキュトレージェルよりも30秒遅く硬化する特性を持っている。

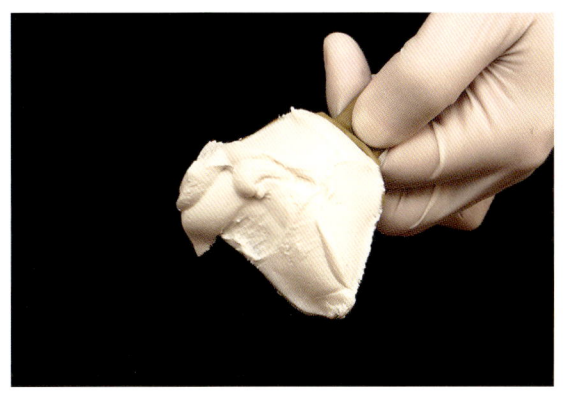

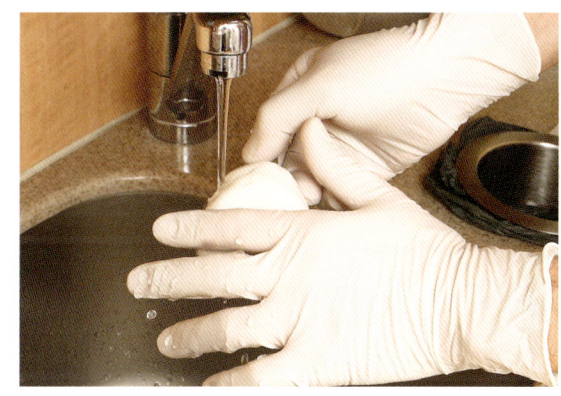

図5-27a、b　コシのあるアルジネート印象材、アキュトレージェルを練る。トレーに盛り、流水にて形を形成する。

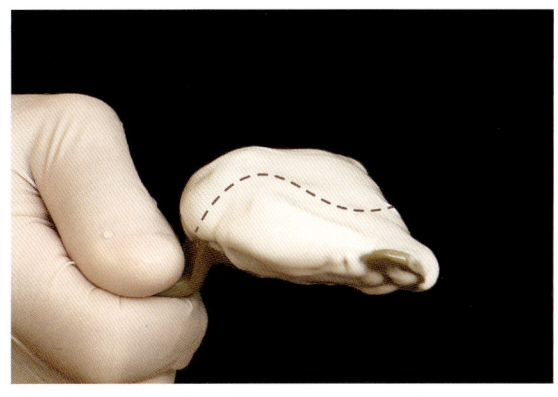

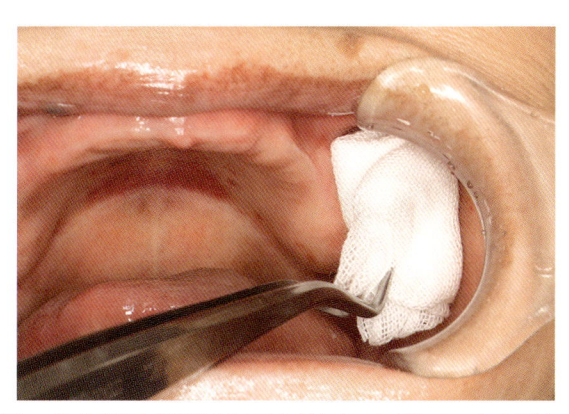

図5-27c、d　口蓋から咽頭に流れ込む危険性を少なくすると同時に、前歯部歯肉頬移行部の印象がきれいに採れることを目的として、前歯部が凸になるように盛り上げる。次に、口腔内の唾液をガーゼ等で拭き取る。

PART 3

第5章　Step1：診査から概形印象、一次咬合採得まで

105

③印象採得の手順

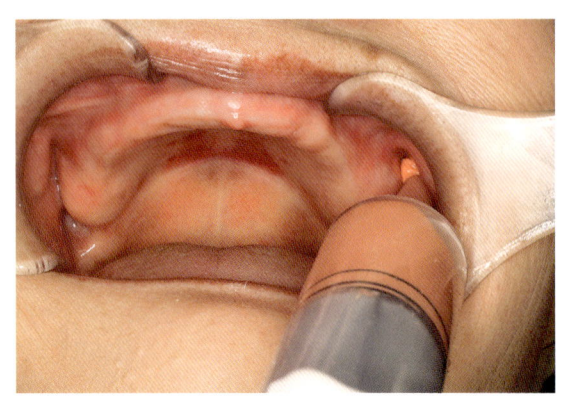

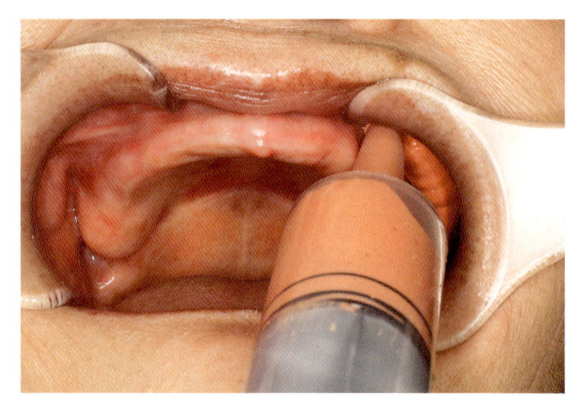

図5-28a、b　ハミュラーノッチ、上顎結節、歯肉頬移行部、そして前方の上唇小帯に向かってシリンジを使ってアキュシリンジジェルを注入する。

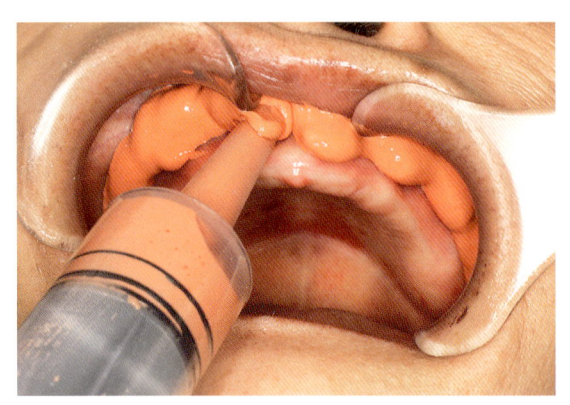

図5-29　正中部まで達したら、今度は反対側の上顎結節から前方にむかってアキュシリンジジェルを注入する。

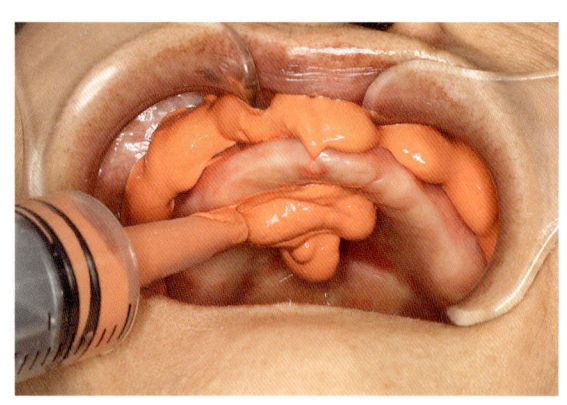

図5-30　最後に口蓋中央部に印象材を注入する。この注入順序は、歯肉頬移行部の印象体にもっとも気泡が入りにくい方法であるといえる。

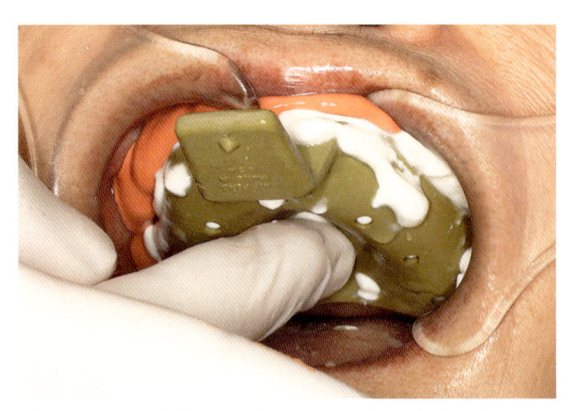

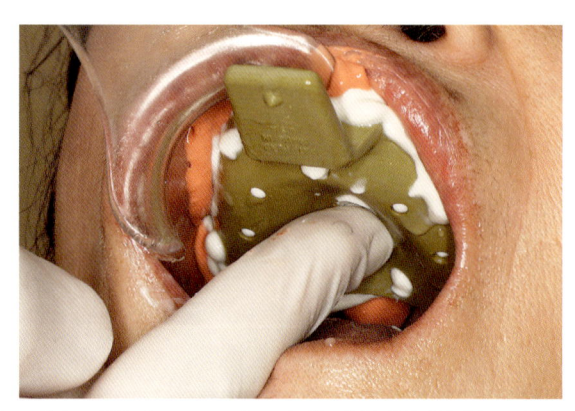

図5-31a、b　今度は、アキュトレージェルを盛り上げたトレーを口腔内に挿入する。その際、まずは上顎前歯部を圧し、前歯部歯肉頬移行部に印象材を行き渡らせる。その後、トレー後方部を口蓋に圧し、口蓋後方部からアキュシリンジジェルが流れ出てきたところで、印象圧をかけるのを止める。

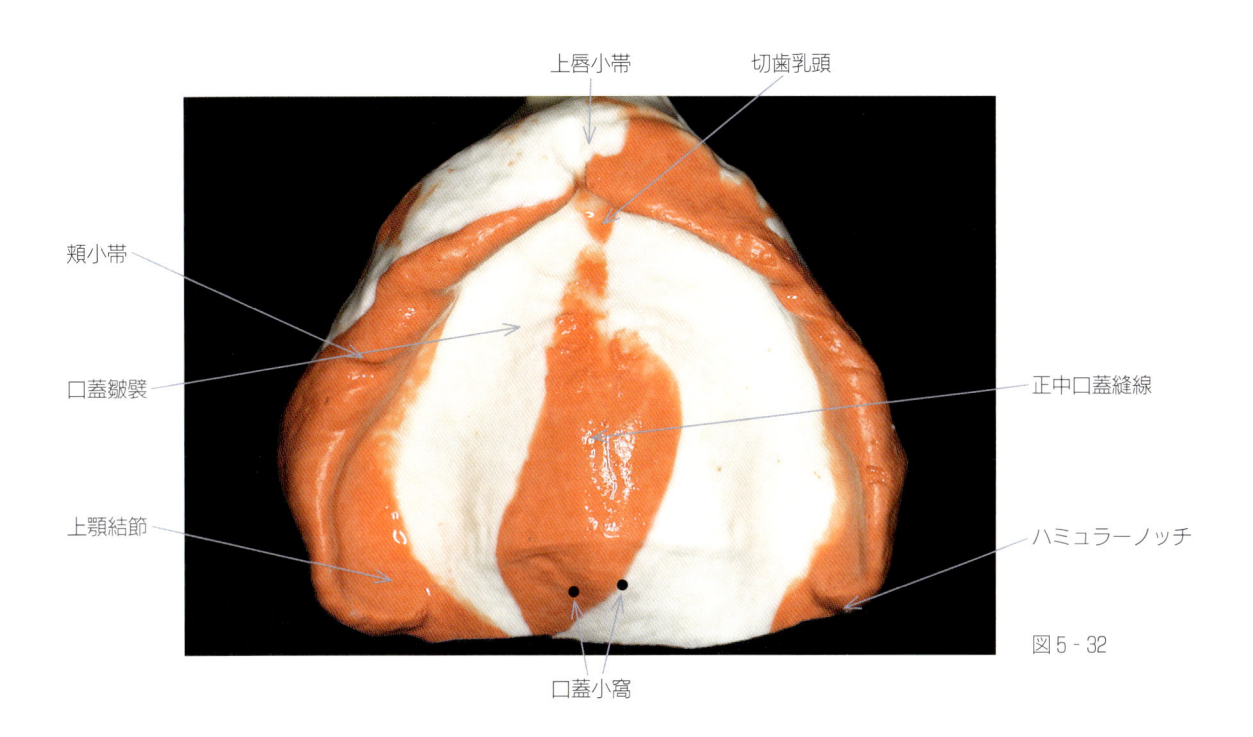

④上顎概形印象の完成

図5-32

上唇小帯
切歯乳頭
頬小帯
口蓋皺襞
正中口蓋縫線
上顎結節
ハミュラーノッチ
口蓋小窩

第5章 Step1：診査から概形印象、一次咬合採得まで

7 「Frame Cut Back トレー」による下顎概形印象：下顎総義歯の吸着の第1ステップ

　下顎総義歯の吸着を高確率で達成するためには、吸着のメカニズムを十分に知り、その結果を臨床に生かすことがもっとも大切である。後方部の封鎖で最も難しいのはレトロモラーパッド部の封鎖である。したがってそれを達成するには、下顎安静時のレトロモラーパッドをできるだけ変形させずに概形印象し、各個トレーの適合精度を高めることにつきる。

　この概形印象を可能にしたのが著者が開発した概形印象用トレー「Frame Cut Back トレー」(図5-33)[44]である。これは、BPSに従った2種類の印象材を用いた印象法である(図5-34)。そして、FCBトレーの最大の特長はレトロモラーパッド部と頬棚部のトレーのフレームを除去し、レトロモラーパッド周囲組織の変形を可能なかぎり防いだ点にある。

　図5-34aの左は、下顎安静時の自然なレトロモラーパッドの形態である。図5-34bは、Frame Cut Back トレーを使った概形印象の想定図である。Frame Cut Back トレーはレトロモラーパッド上のフレームと頬棚部のフレームが大きく削除されているため、レトロモラーパッドに加わる印象圧は極めて少ない。よって、レトロモラーパッドの変形はわずかで済む。下顎総義歯・吸着メカニズムで説明したレトロモラーパッド部の接触型封鎖を獲得しやすいという条件が整えられる。一方、図5-34cはレトロモラーパッド部もフレームで覆われたトレーでの概形印象の想定図である。レトロモラーパッドは、フレームによって下方や後方、そして外方にも圧せられ大きく形が変わる。特に印象材の硬さよりもトレーのフレームの存在が頬粘膜を外方に強く押し広げることは、よく知られている[45]。したがって次のステップの精密印象で各個トレーのレトロモラーパッド部の適合を良くするためには、FCBトレーを用いた概形印象法が最適であると考えられる。

Frame Cut Back トレー

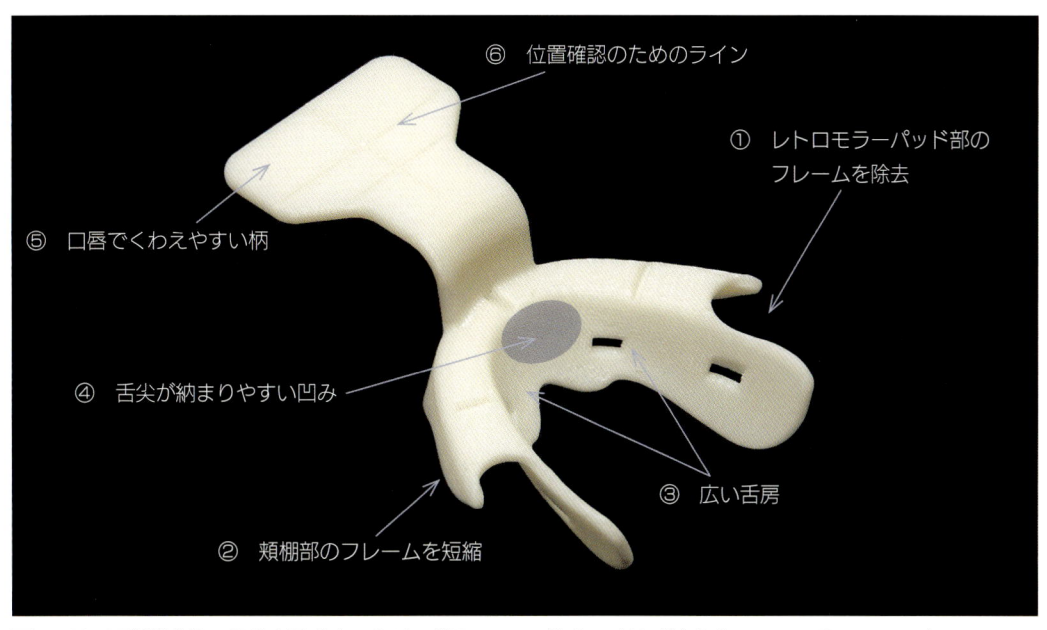

⑥ 位置確認のためのライン
① レトロモラーパッド部のフレームを除去
⑤ 口唇でくわえやすい柄
④ 舌尖が納まりやすい凹み
③ 広い舌房
② 頬棚部のフレームを短縮

図5-33　下顎総義歯の吸着を達成するための第1ステップとして考えだされた Frame Cut Back トレー。
特長：
①②レトロモラーパッド部周囲組織の変形をできるだけ避けるために、レトロモラーパッド部と頬棚部のフレームが除去されている。
③④閉口安静時の舌位を印象するための広い舌房を付与。
⑤⑥閉口印象のために考えられたくわえやすい柄。

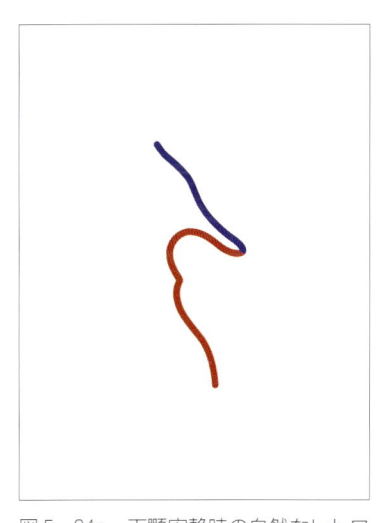

図5-34a　下顎安静時の自然なレトロモラーパッドの形態。

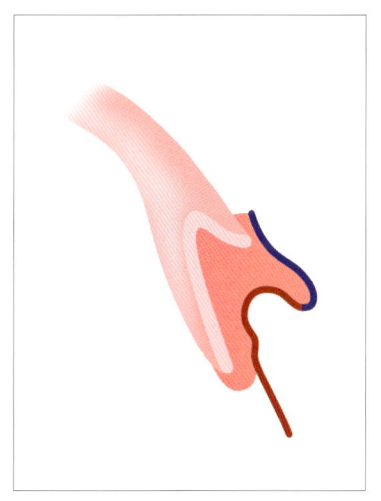

図5-34b　Frame Cut Back トレーを使った概形印象の状態。

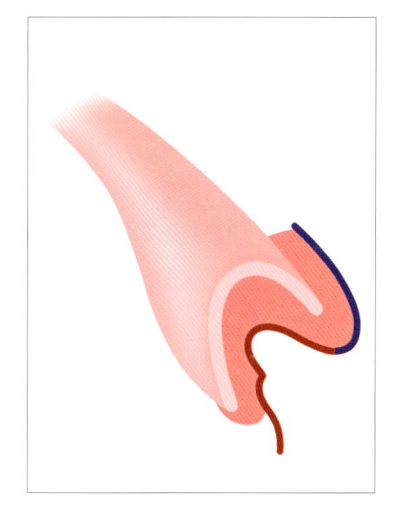

図5-34c　レトロモラーパッドを覆う有フレームトレーを使った概形印象。

第5章 Step1：診査から概形印象、一次咬合採得まで

PART 3

7-1　FCBトレーによる下顎安静位閉口印象法

　下顎安静時に近いレトロモラーパッド部の形態を概形印象に写し採るには、下顎が閉口した静的状態で印象を行わねばならない（下顎安静位閉口印象）。本法の最大の利点は、自然な形態に採れた概形印象体を基に作る各個トレーを用い、義歯床全周囲の封鎖を目的とした精密機能印象を行えることである。

1）FCBトレーの材料（ディスポーザブルタイプ）

　FCBトレーは、使い捨てタイプ（ディスポーザブルタイプ）のプラスチック製トレーである。患者間の細菌感染の拡大防止のうえで、医療機器の使い回しは認められない。また、無歯顎者の下顎顎堤形態は千差万別であり、それぞれの顎堤に合った状態に削合する必要性を考えると、プラスチックは最適な材料といえる。
　また、強化型のプラスチックであるため、容易に破損することもない。

2）FCBトレーに用いる印象材

　これまで伝えられてきた概形印象法は、アルジネート単独印象法である。しかし、気泡が入ったり、十分な範囲まで印象が採れない、といった技術的ミスが絶えないのも事実である。特に下顎は舌が存在するため、単一材料ではきれいに印象することができない。そのような問題を克服すると同時に、経験差なしに、誰でもほぼ同じに印象が採れることを目的に考案されたのが、"FCBトレー印象法"である。
　今回のFCBトレーを使った印象法は、BPSに従い流動性の高いアルジネート印象材をシリンジで口腔内に注入し、それよりもコシのある印象材をトレーに盛って印象する二重印象法（ダブルインプレッションテクニック）である（表5-2）。この二種類の印象材を用いることで、以前に比べ比較にならないほど美しく、精度の良い概形印象体を得ることが可能となる。また、石膏の重みに対する印象変形も避けられる。

表5-2　Frame Cut Buckトレーで用いることが可能な印象材の組み合わせ。

	流動性の高い印象材	流動性の低い印象材
Ivoclar Vivadent社	アキュシリンジジェル	アキュトレージェル
ニッシン社	アルフレックスダストフリー （水量を5割増しで使用）	アルフレックスデンチャー
ジーシー社	アロマファイン （水量を2割増しで使用）	ハイテクニコール

Frame Cut Backトレー（製造元：ヤマウラ、販売元：モリタ　M、Lサイズの2種類）。

3）FCBトレーを用いた印象の手順

①トレーの選択

図5-35a　レトロモラーパッドの後縁付近まで舌側のトレー翼があることが望ましい。顎堤の大きさに合わせてMサイズ、あるいはLサイズのFCBトレーを選択する。トレーは必要に応じて削合し、患者に無理のないサイズに修正する。主な削合部位は下顎唇側部と後顎舌骨筋窩部である。

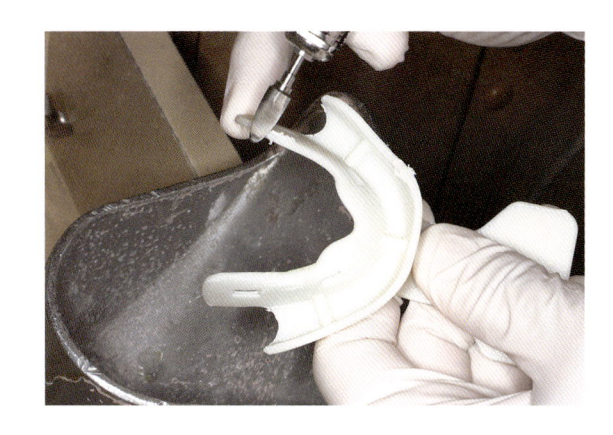

②トレーの試適

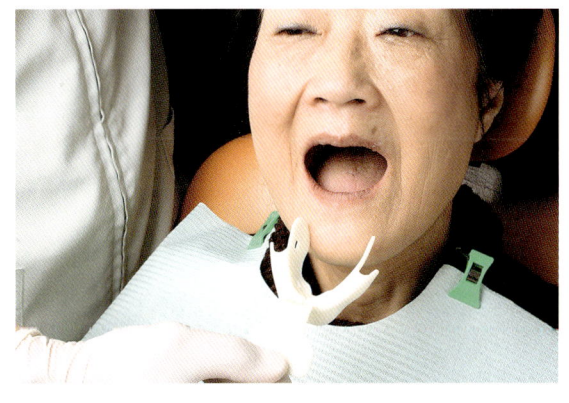

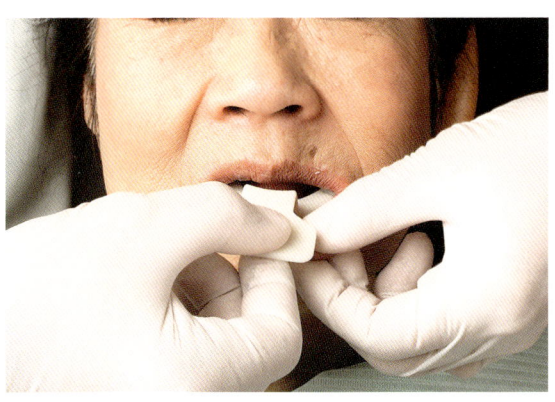

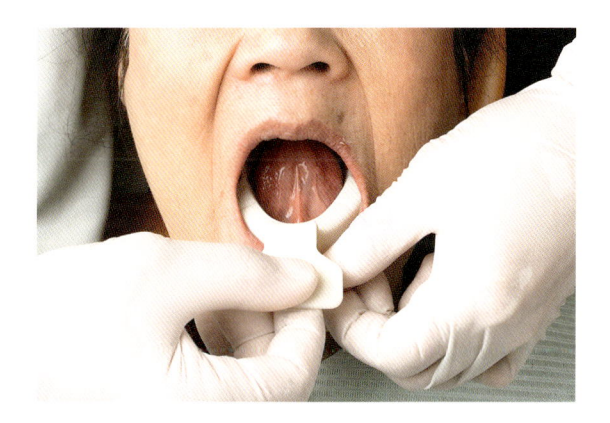

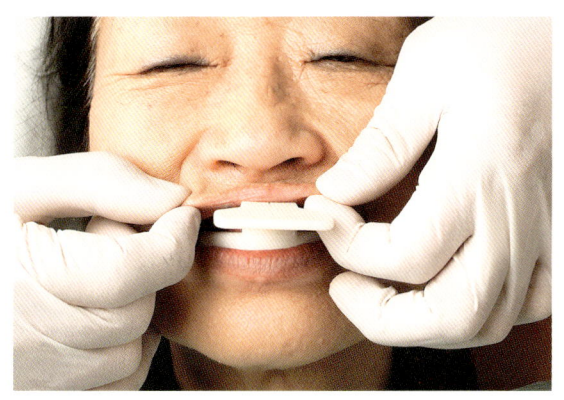

図5-36a〜e　トレーを口腔内に挿入する。その際、舌をトレーの上に置いてもらうよう患者さんに指示を出す。ゆっくり閉口させ、柄をくわえさせ、緊張のない状態で静止させる。

③トレーの位置づけ

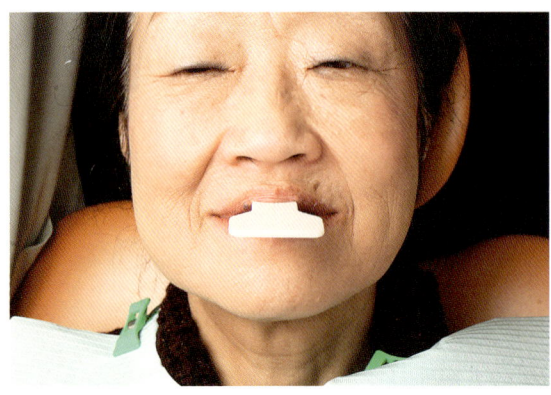

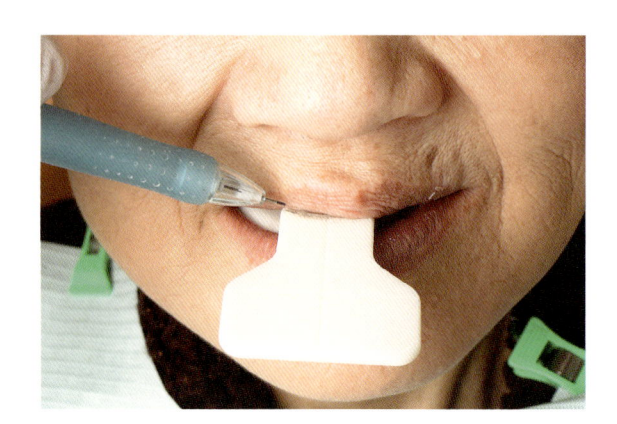

図5-37a、b　トレーポジションをトレーの柄にマークする。

④印象材の練和とトレーへの盛り上げ

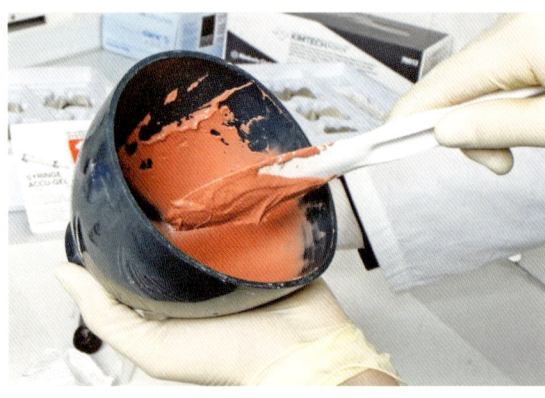

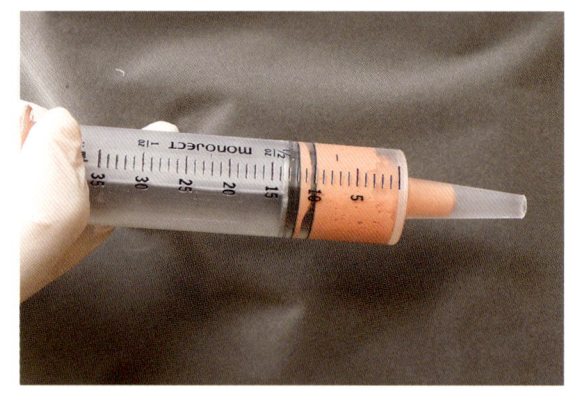

図5-38a、b　まず先に、流動性の高いアルジネート印象材アキュシリンジジェル(赤茶色)を2袋練和する。次に使用するアキュトレージェル(白色)よりも30秒遅く硬化する特性を持っている。印象材を入れるシリンジは、印象材に付属しているもの、もしくはテルモのシリンジ(50ml用:ss50cz or 30ml用:SS30CZ20K)を使用する。

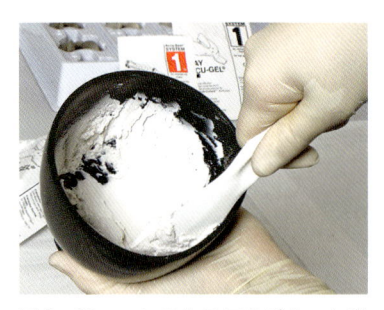

図5-39　コシのあるアルジネート印象材、アキュトレージェルを1袋練る。

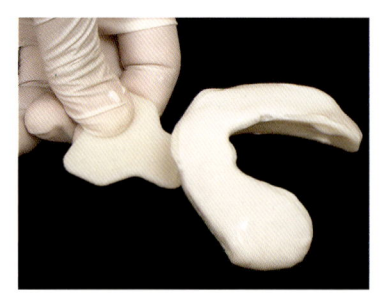

図5-40　アキュトレージェルをトレーに対し擦り切り1杯量を盛り、流水下にて形を平らに整える。フレームの存在しないレトロモラーパッド部にも軽く盛り上げる。

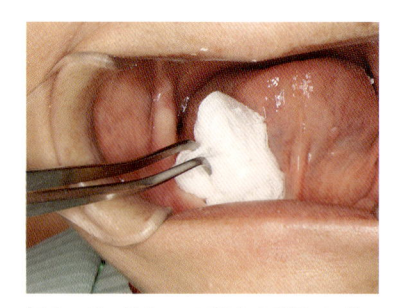

図5-41　次に、口腔内の唾液をガーゼ等で拭き取る。

図 5 - 42a、b　レトロモラーパッドを確認後、後顎舌骨筋窩部から前方に向かって舌下ヒダ部、そして反対側のレトロモラーパッドまで、アキュシリンジジェルを注入する。誤嚥する可能性のある患者には、舌側のアキュシリンジジェルの注入は行わない。

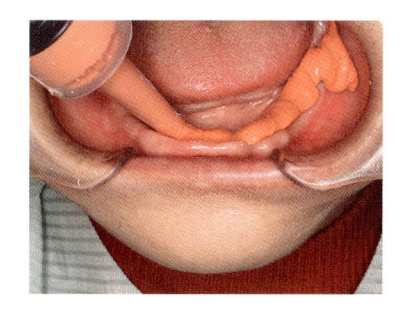

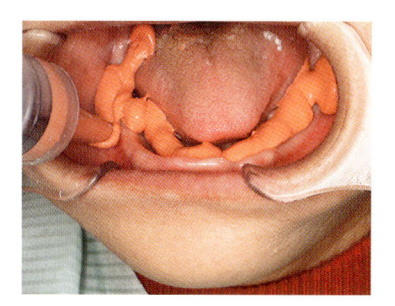

図 5 - 43a、b　続いて歯肉頬移行部の後方から前方の順にシリンジを使って、アキュシリンジジェルを注入する。

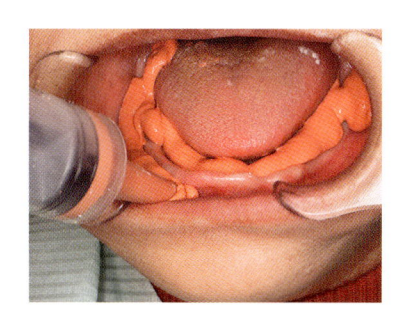

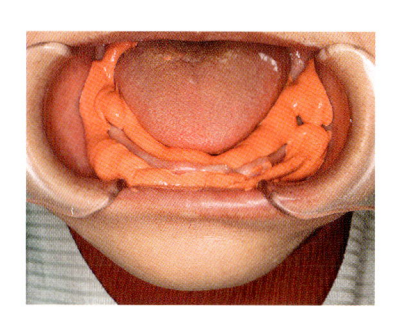

図 5 - 44a、b　試適時と同じように、まずトレーの前歯部を顎堤部に合わせる。次に、臼歯部の後顎舌骨筋窩部にトレー翼を入れ、トレーの上に舌を乗せるように指示し、軽く下顎に圧する。通常の印象と異なり、強く圧する必要はない。

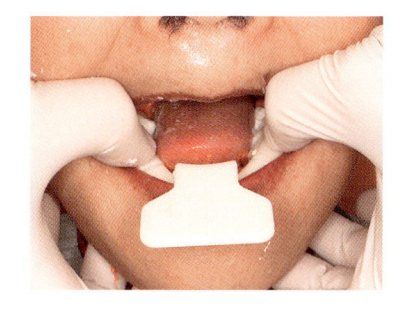

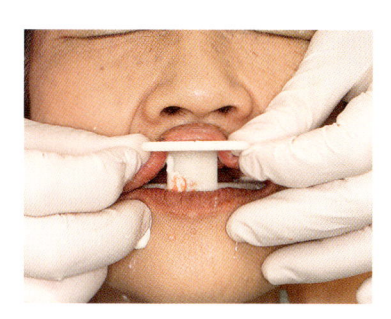

図 5 - 45a　患者の後ろに術者が立ち、頬棚部を手のひらで上方に圧する。この動作によって頬棚部に過量な印象材が溜まることを防ぐ。
図 5 - 45b　硬化後、印象体を口腔外に取り出す。下顎閉口安静位印象のため、レトロモラーパッドの後縁がはっきり見える。また、レトロモラーパッドの下顎安静位の自然な形態が印象体に現れている。

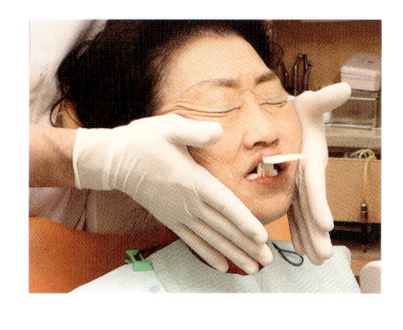

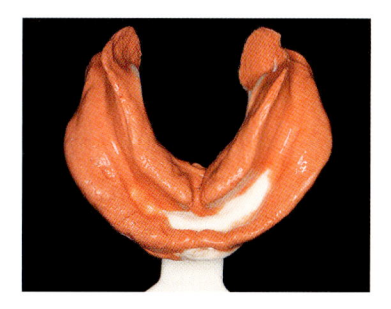

第5章　Step1：診査から概形印象、一次咬合採得まで

PART 3

4）下顎アキュトレーを Frame Cut Back トレーに改造する方法

手持ちのトレーのレトロモラーパッド部と頬棚部を図5-46のように削合し、Frame Cut Back トレーと近い状態に改造して概形印象を行うことも良い方法である。

アキュトレーを改造して行う概形印象

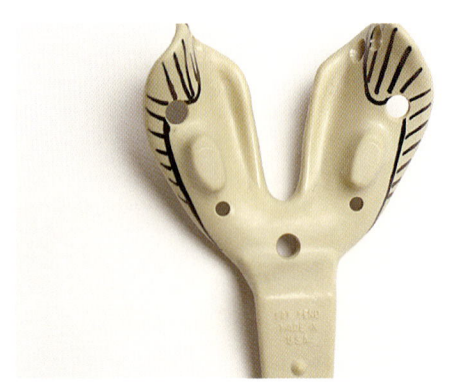

図5-46a　レトロモラーパッド部と頬棚部のフレームの斜線部を削合。

図5-46b　削合後の Frame Cut Back トレーの形状に近づけた状態。

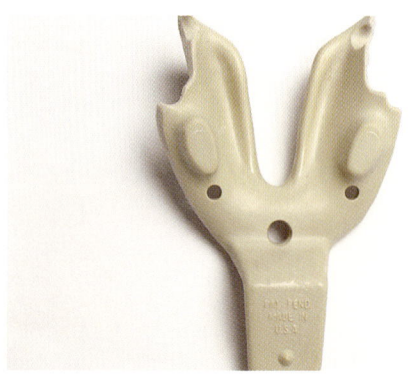

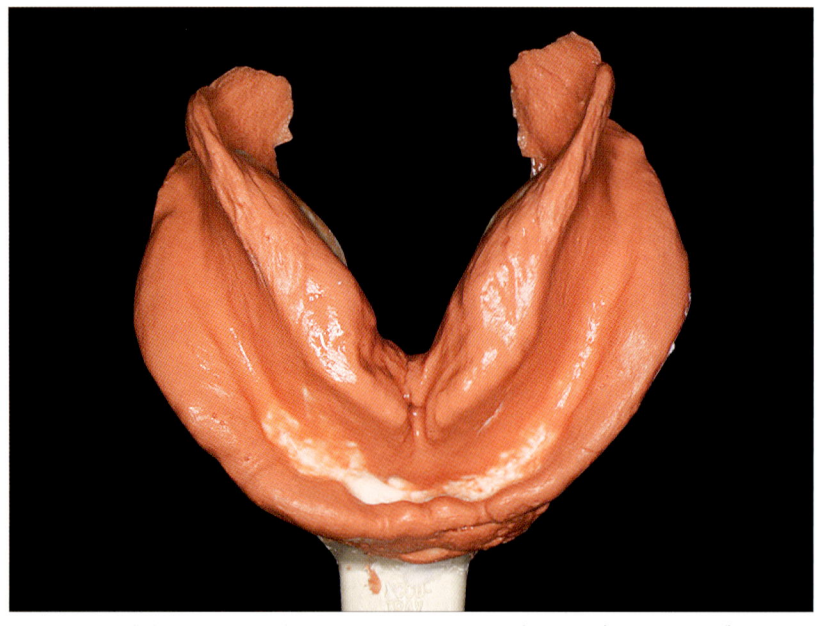

図5-46c　改造トレーによる概形印象。レトロモラーパッド部が過拡大されずに揺れた概形印象。

（トレーの改造については、Ivoclar Vivadent 社の許可を得て掲載）

8　模型上での上顎各個トレーの設計線

　上顎模型上での各個トレーの設計線は、下顎に比べて簡単に描ける。義歯床辺縁部を除くほとんどが顎堤粘膜（咀嚼粘膜）、つまり顎堤骨と連結した不動性の歯肉でできあがっているからである。したがって、各個トレーを作るうえでの基準は、顎堤粘膜のどこまでを義歯床で覆うべきか、そして、義歯床辺縁部のどこが口唇や頬粘膜の動きのじゃまになるかの2つが考慮されて成立している。

　BPSの義歯製作は、この各個トレーにナソメータM（Gnathometer M）と呼ばれる排列基準ロウ堤に代わるものが装備されるため、人工歯の排列の基準も含めた解剖学的なランドマークを知っておく必要がある（図5-47）。

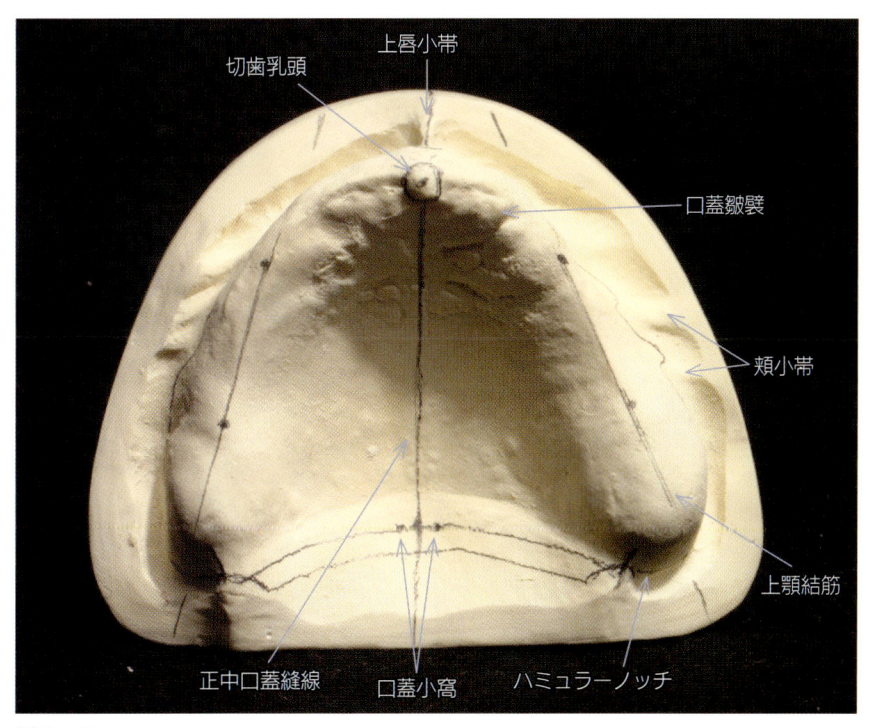

図5-47

8-1 口蓋後縁部のアウトライン

　口蓋後縁部の各個トレーのラインは、義歯の落下をくい止めるうえでもっとも重要である。義歯床後縁部の接触型封鎖を完成させなければならない。

　臨床におけるラインの決定方法としては、1）Nose blow effect を用いた方法（図5-49a、b）と2）「アー」と発音して決定する方法が（図5-50）ある。前者は、鼻をつまんだ状態で鼻から息を出すように命じるもので、軟口蓋が下垂し硬口蓋と軟口蓋の境目が明瞭になる。その境目が後縁のアウトライン、あるいは最終的な義歯床縁の位置となる。後者は「アー」と発音すると、軟口蓋部が上方に持ち上がる。そのラインを採用する。もちろん個体差は存在する。後方に義歯床を設定すると吐き気を催すケースでは、可能な限りの義歯床被覆面積を残してトレーを削合し、患者にとって無理のない各個トレーのアウトラインを決定しなければならない（図5-48）。

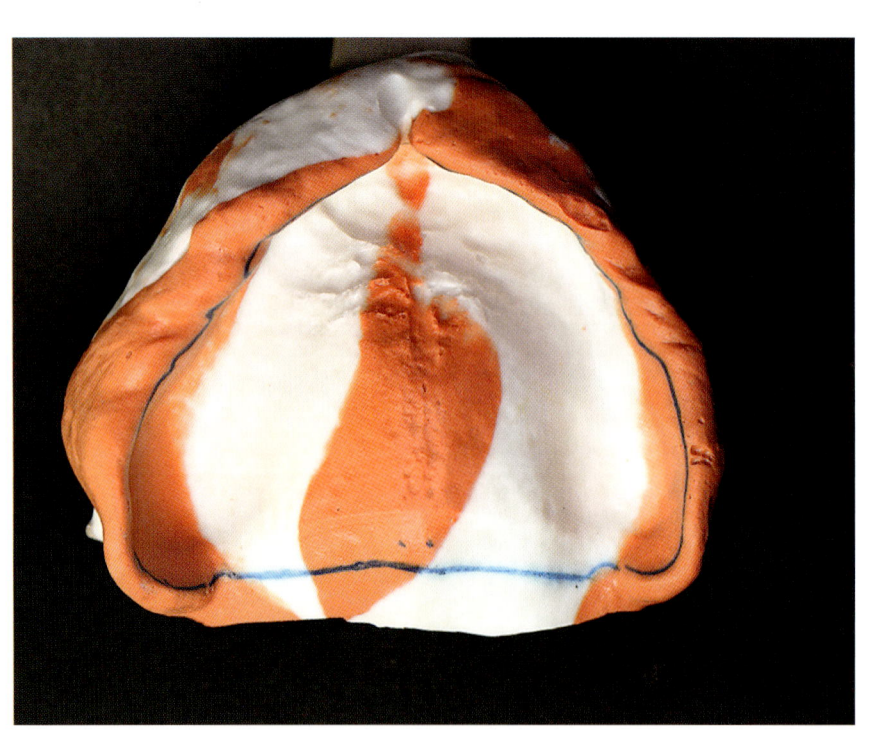

図5-48　歯科技工所への情報伝達として、各個トレーのラインは歯科医師が直接印象体に描く習慣を身につけるべきである（Copying Pencil：モリムラを使用）。印象体に描いた各個トレーのラインは、石膏模型に複写される。

1）Nose Blow Effect 法（図5-49a〜c）

　　鼻をつまんだ状態で鼻から息を出すように命じると、後方の軟口蓋部が下垂し硬口蓋と軟口蓋の境目が明瞭になる。

　その部分を義歯床後縁と定める。各個トレーを製作する場合は、このラインよりもやや後方部に設計線を描くことで、義歯床後縁部が含まれた精密印象を採得することができる。

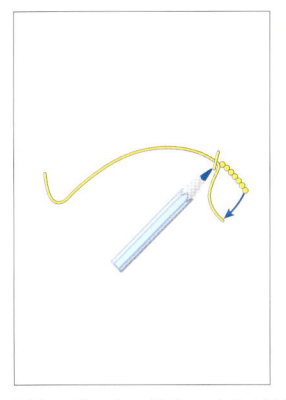

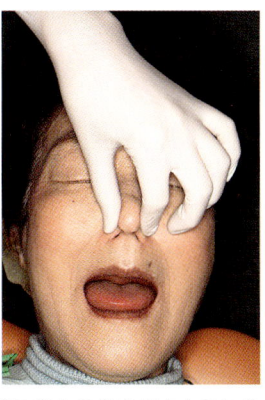

図5-49a、b　鼻をつまんだ状態で鼻から息を出すように命じる。

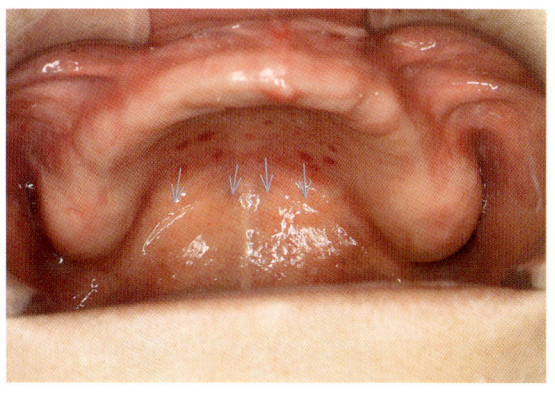

図5-49c　Nose Blow Effect 法。顕著な軟口蓋の下垂が見られる。

2）アーラインの決定による方法（図5-50a、b）

　「アー」と発音させると軟口蓋部が上方に持ち上がり震える。その硬口蓋と軟口蓋の境界部を義歯床後縁と定める。各個トレーを製作する場合は、このラインよりもやや後方部に設置することで、後縁部が含まれた精密印象を採得することができる。

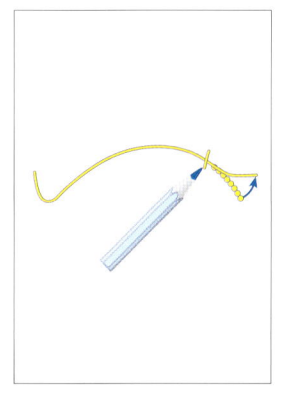

図5-50a

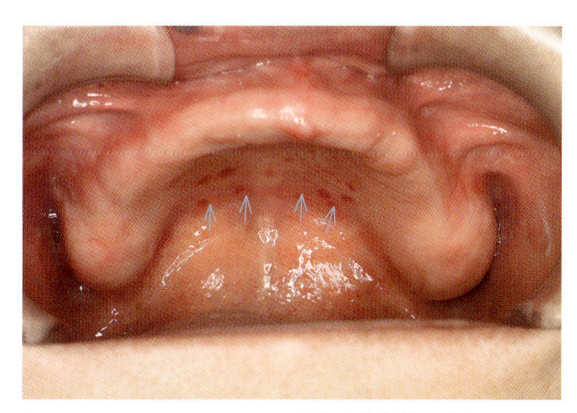

図5-50b　アーラインによる義歯床後縁部アウトラインの決定。「アー」と発音すると軟口蓋が上方に持ち上がり震える。

3）上顎各個トレーの設計線を引くための手順（図5-51）

図5-51a
①口蓋後縁部のアウトラインの決定。
②ハミュラーノッチ部を含むアウトラインの決定。

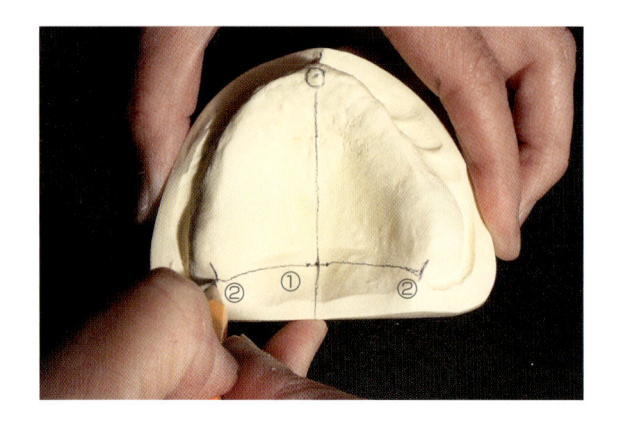

図5-51b
③上顎結節を覆うように各個トレーのラインを描く。アンダーカットがある場合はワックスにてリリーフする。
④頬小帯は後上方に向かって動く。頬小帯だけでなく、臼歯部に現れた小帯をやや大きく避けた各個トレーのラインの方が望ましい。基本的には歯肉頬移行部の最深部から約2mm上方を各個トレーの設計線とする。小帯の動きは患者個々によってその動きの大きさが異なるため、模型にラインを描くよりも口腔内を直接見て印象体にラインを書いた方がよい。

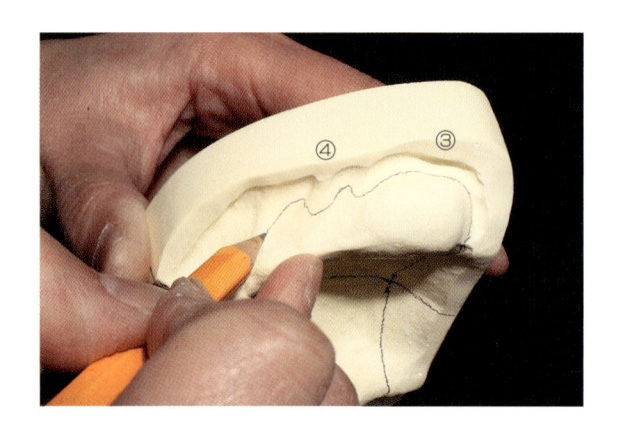

図5-51c
⑤上唇部は、唇や口輪筋の動きが臼歯部より大きいので、歯肉頬移行部の最深部から3mm上方に各個トレーのラインを設定する。
⑥上唇小帯は上下に動くので、縦長に余裕のある各個トレーのラインになる。

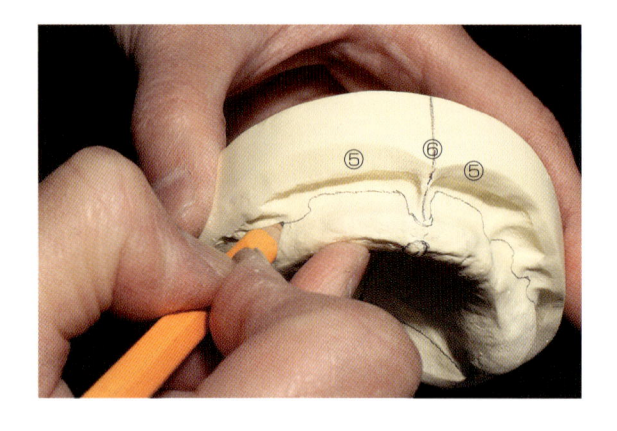

図5-51d
⑦最終的な口蓋後縁部の各個トレーのアウトラインはアーラインよりもやや延長しておく。

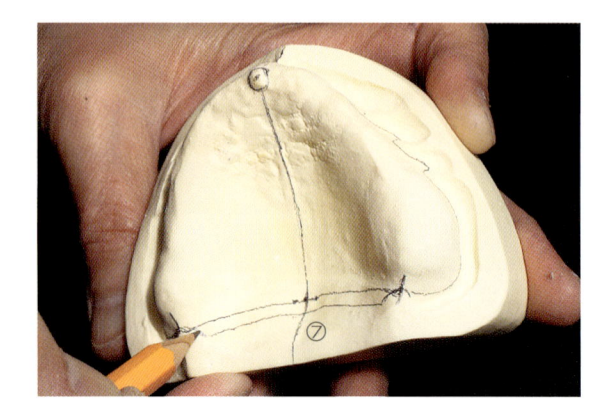

9 下顎総義歯吸着のための各個トレー設計線

　Frame Cut Back トレーを用いた概形印象は、自然な口腔内の形をできるだけ変形させずに採るために開発された印象法であり、それを基に製作する各個トレーの設計線が最終印象体の大きさや形に影響することを忘れてはならない。下顎総義歯の吸着を達成するには、下顎総義歯の吸着メカニズムに則して、各個トレーの設計線を描かなければならない。そして、その最終目標は、義歯床全周囲が可動性の口腔粘膜組織に封鎖されることである[46]。筋付着部を指標とする従来の各個トレーのラインとは大きく異なっている。

9-1　FCBトレー概形印象における各個トレー設計線

レトロモラーパッド部の各個トレー設計線（図5-52）

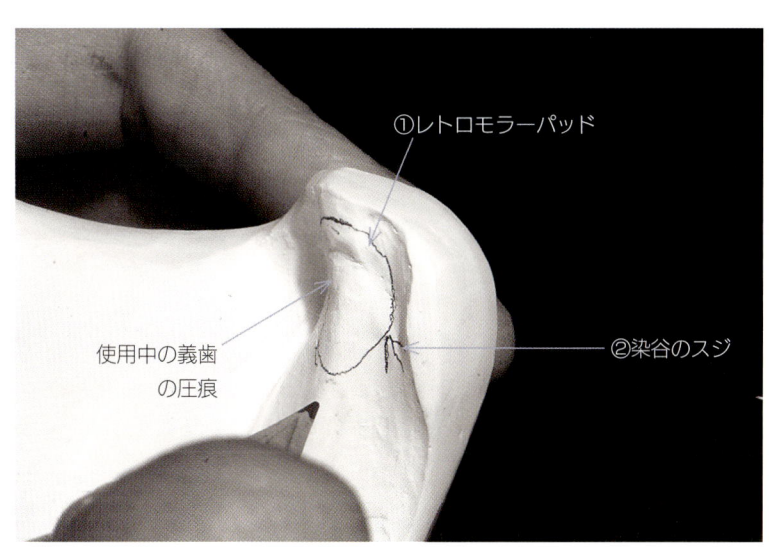

図5-52
　①レトロモラーパッドの形通りに描く。
　②レトロモラーパッドの根元の染谷のスジを避ける。後縁封鎖メカニズムの1つであるところのレトロモラーパッド部の義歯床上でのBTCポイントの形成を容易にすることが目的である。

頰棚部の各個トレー設計線（図5-53）

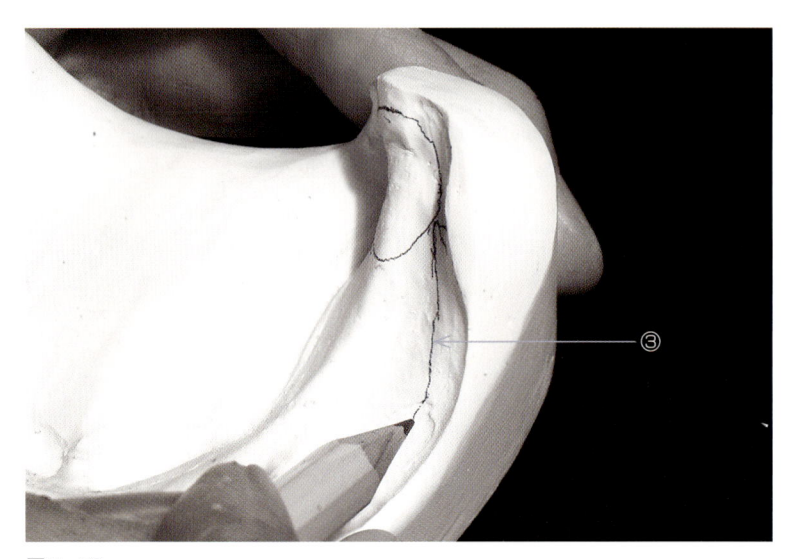

図5-53
③歯肉頰移行部最下点にラインを描く。頰棚部を頰側に過剰に拡大することはBTCポイントの形成障害因子になる可能性がある。よって頰棚部のラインは歯肉頰移行部に描く。

後顎舌骨筋窩部の各個トレー設計線（図5-54）

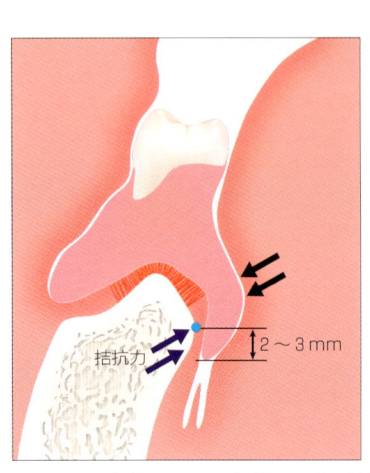

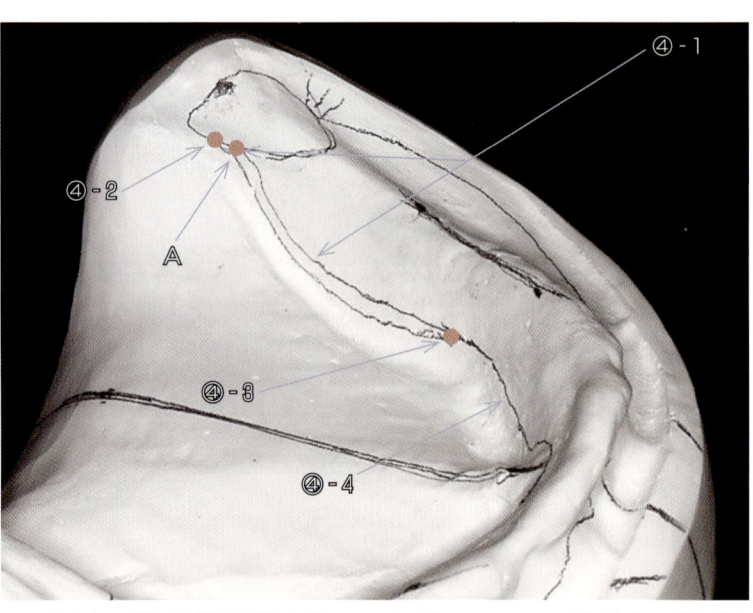

図5-54　各個トレーの段階では舌の脇腹による義歯床の封鎖（代償性封鎖）を得ることを目的としている。概形印象で後顎舌骨筋窩部が深く採れたとしても、それは顎舌骨筋窩部がまったく機能していない 静的な印象であり、必要以上にラインを深く描く必要はない。代償性封鎖を得るためには、最小2〜3mmの後顎舌骨筋窩部への延長で十分であり、最終的な義歯床の長さは、精密印象時の患者個々による機能運動によって決定する。

④-1．顎舌骨筋線は、レトロモラーパッド舌側中央部付近にむかう（A点）。
④-2．その交点Aよりも約2mm後方からラインを描き、顎舌骨筋線を2〜3mm越えた後顎舌骨筋窩部に入る。
④-3．そこから前方にむかい、S状カーブの変曲点に達する。
④-4．それより前方は最凸上を描き、舌小帯部へ達する。

下顎唇頬側部の各個トレー設計線（図5-55）

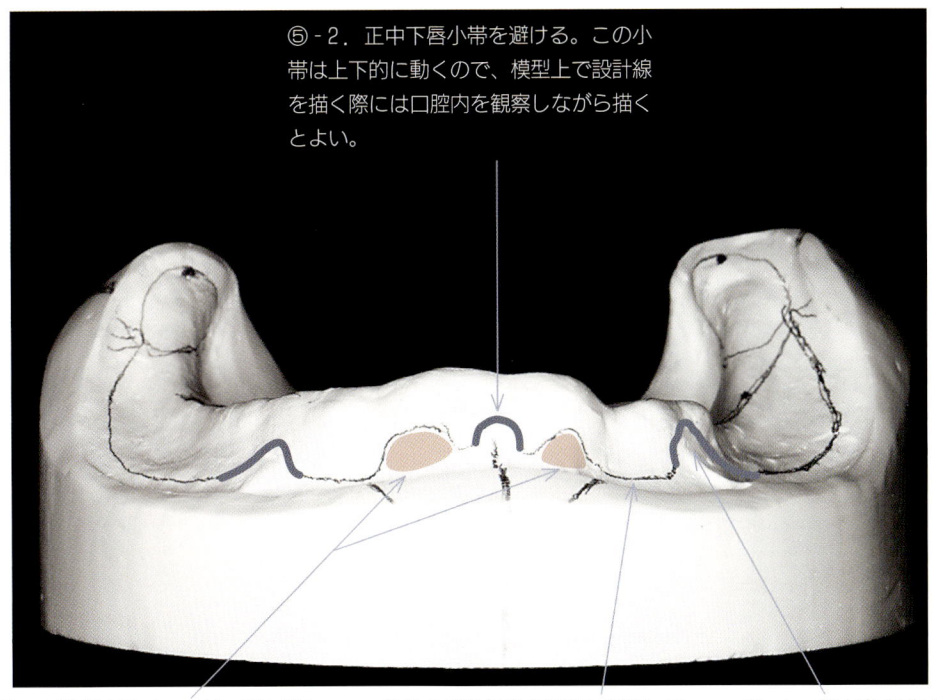

⑤-2．正中下唇小帯を避ける。この小帯は上下的に動くので、模型上で設計線を描く際には口腔内を観察しながら描くとよい。

⑥オトガイ筋の付着部を避ける。特に嚥下時に強く緊張する筋であることから、印象時の動作には嚥下を行わせるとよい。

⑦歯肉境移行部の運動を想定して歯肉境移行部から2mm上にラインを設定する。

⑤-1．頬小帯を避ける。頬小帯は運動時に後方に向かって活動する。活動量は人によってさまざまなので、模型上で設計線を描く際には口腔内を観察しながら描くとよい。

下顎総義歯の吸着に有利な Frame Cut Back トレー概形印象における各個トレー設計線（図5-56）

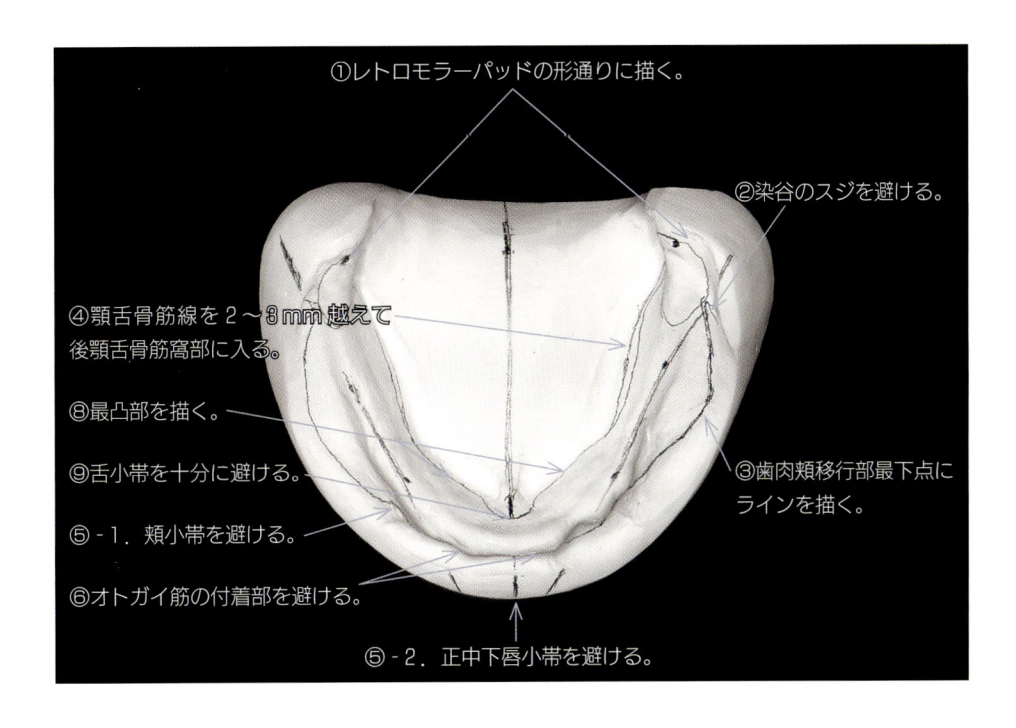

①レトロモラーパッドの形通りに描く。

②染谷のスジを避ける。

④顎舌骨筋線を2〜3mm越えて後顎舌骨筋窩部に入る。

⑧最凸部を描く。

⑨舌小帯を十分に避ける。

⑤-1．頬小帯を避ける。

⑥オトガイ筋の付着部を避ける。

③歯肉頬移行部最下点にラインを描く。

⑤-2．正中下唇小帯を避ける。

9-2　Frame Cut Backトレーを用いた概形印象と従来型の概形印象の違い

　ここで、一度Frame Cut Backトレーを用いた概形印象とBPSの一部であるアキュデントシステムによる概形印象のコンセプトの違いを確認しておきたい。

　繰り返すが、Frame Cut Backトレーを用いた概形印象は自然な口腔内の形をできるだけ変形させずに採るための印象法であり、そのゴールは吸着である。一方、アキュデントシステムによる概形印象は(図5-57)、義歯に必要な筋中心の解剖学的なランドマークを採る従来型の印象法であり、そのゴールは吸着ではない。

　この2つのコンセプトの違いは各個トレーの設計線に現れる。特に大きな違いが現れるのはレトロモラーパッドを含む義歯後方域である。アキュデントシステムが推薦しているのは、マイオスタティックアウトライン(Myostatic Outline)[47-51]と呼ばれる筋のじゃまにならない範囲まで義歯床耐圧組織を拡大する各個トレーの線の描き方である[注2]。

1）マイオスタティックアウトライン：(静的な筋肉付着部位を基本とした各個トレーの設計線)

> 義歯の耐圧面積をできるだけ広く獲得し、咀嚼時の義歯の安定を得るための教育学的な各個トレーの設計線

　各個トレーの設計線は義歯の大きさや形態、そして義歯の機能にも大きな影響を与える。ここで紹介するのは、アキュデント社が推薦するマイオスタティックアウトライン(Myostatic Outline)という、筋(Myo)の静的な状態(Static)、つまり概形印象時に、筋の機能運動が行われていない状態の印象から導く各個トレーの設計線のことをいう(図5-58、59)。

　この設計線の最大の目的は、義歯床下の顎堤を十分に印象し、耐圧面積をできるだけ広く獲得することによって咀嚼能力を向上させることである。この概念で製作する義歯設計の基盤となっているのが、筋付着部位である。筋のじゃまにならない範囲において拡大印象することを基本とするため、概形印象では筋の付着部位(解剖学的ランドマーク)が十分に明示できなければならない。

　また、広い面積を獲得した義歯は咬合圧が加わると安定し、頬粘膜や口唇によって維持されるため、諸外国でこのタイプの義歯を維持安定型(Retention & Stablization)の義歯とよぶ。筋の付着部位が明瞭な概形印象は、各個トレーの概形線を口腔内よりも模型上で視覚的に決められるばかりでなく、顎堤形態、小帯の付着状況やレトロモラーパッドなども容易に確認できる。そして、その各個トレーのアウトラインを決める方法は実にシステマティックであり、経験の少ない歯科医師でも容易にラインを引くことが可能であるため、一般的な学生教育に使われている。

注2）：Ivoclar Vivadent国際トレーニングセンター(ICDE)のヘルベルトフリック(Herbert Frick)氏に代表されるBPS指導者たちはここで紹介したMyostatic Outlineの設計線に必ずしも限定する必要はないとする考えを示している。各国での教育事情や臨床の考え方に沿って各個トレーのアウトラインを引くべきであるとして、術者にアレンジの自由を与えている。

アキュデントシステムによる概形印象とFCBトレー印象の比較

■アキュトレーを用いた拡大形印象■

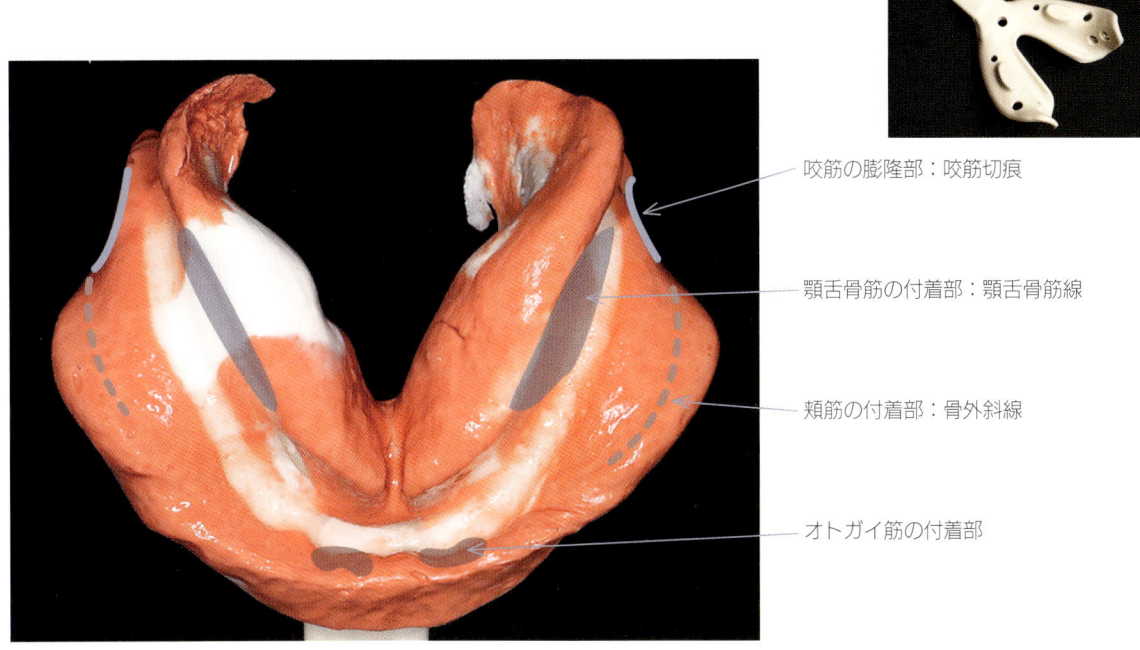

- 咬筋の膨隆部：咬筋切痕
- 顎舌骨筋の付着部：顎舌骨筋線
- 頰筋の付着部：骨外斜線
- オトガイ筋の付着部

図5-57a 筋の付着部が鮮明に現れるように、強く加圧して印象するアキュデントシステム。

■FCBトレーを用いた概形印象■

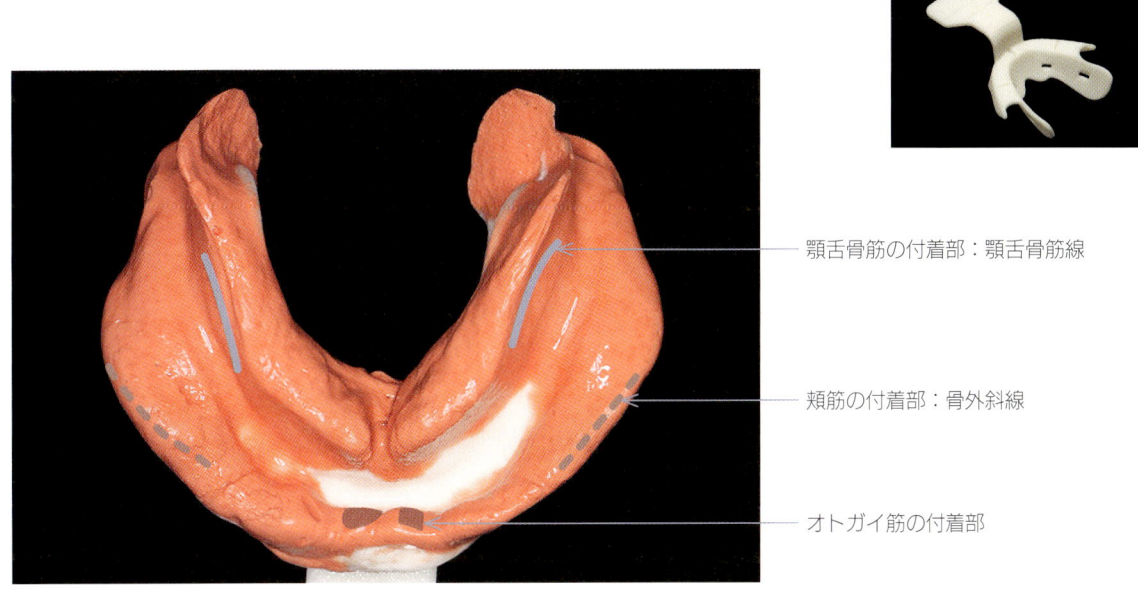

- 顎舌骨筋の付着部：顎舌骨筋線
- 頰筋の付着部：骨外斜線
- オトガイ筋の付着部

図5-57b 同一患者におけるFCBトレーを用いた概形印象：レトロモラーパッド部をできるだけ変形させることなく、無理のないデンチャースペースを印象することがこの印象法の目的である。印象体の大きさに関して、アキュデントシステムによる印象体はFCBトレーによる印象体よりもレトロモラーパッド周囲組織が大きく拡大されている。

筋の付着部位を基準としたマイオスタティックアウトライン

①マイオスタティックアウトラインの概念に基づく各個トレーの設計線（臼歯部）（図5-58）

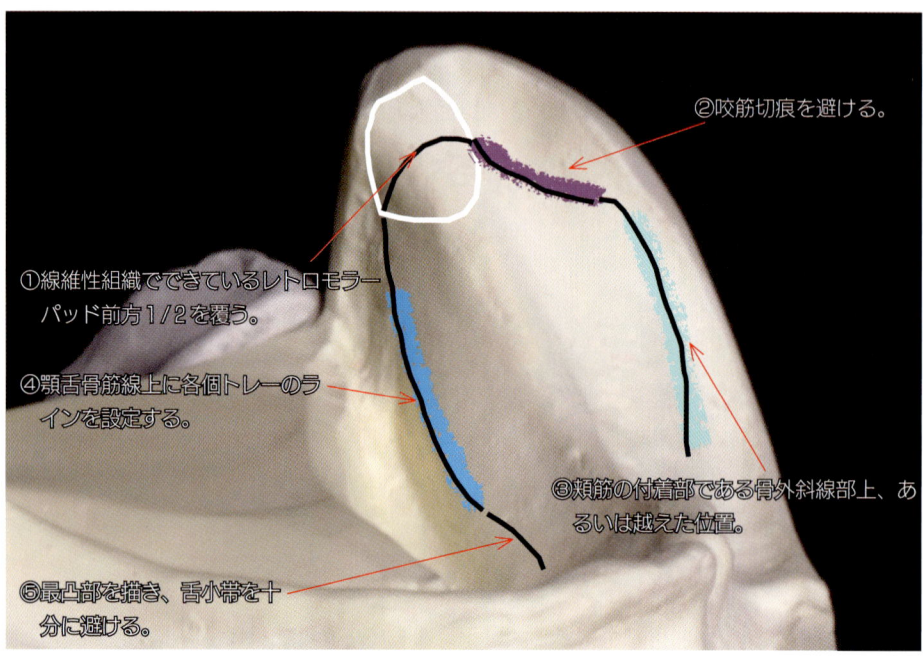

②咬筋切痕を避ける。

①線維性組織でできているレトロモラーパッド前方1/2を覆う。

④顎舌骨筋線上に各個トレーのラインを設定する。

③頬筋の付着部である骨外斜線部上、あるいは越えた位置。

⑤最凸部を描き、舌小帯を十分に避ける。

図5-58

②マイオスタティックアウトラインの概念に基づく各個トレーの設計線（前方面観）（図5-59）

④骨外斜線部上、あるいは越えた位置。

④骨外斜線部上、あるいは越えた位置。

⑤-1．頬小帯を避ける。

⑤-1．頬小帯を避ける。

⑦歯肉境移行部の運動を想定して、歯肉境移行部から2mm上にラインを設定する。

⑥オトガイ筋の付着部を避ける。

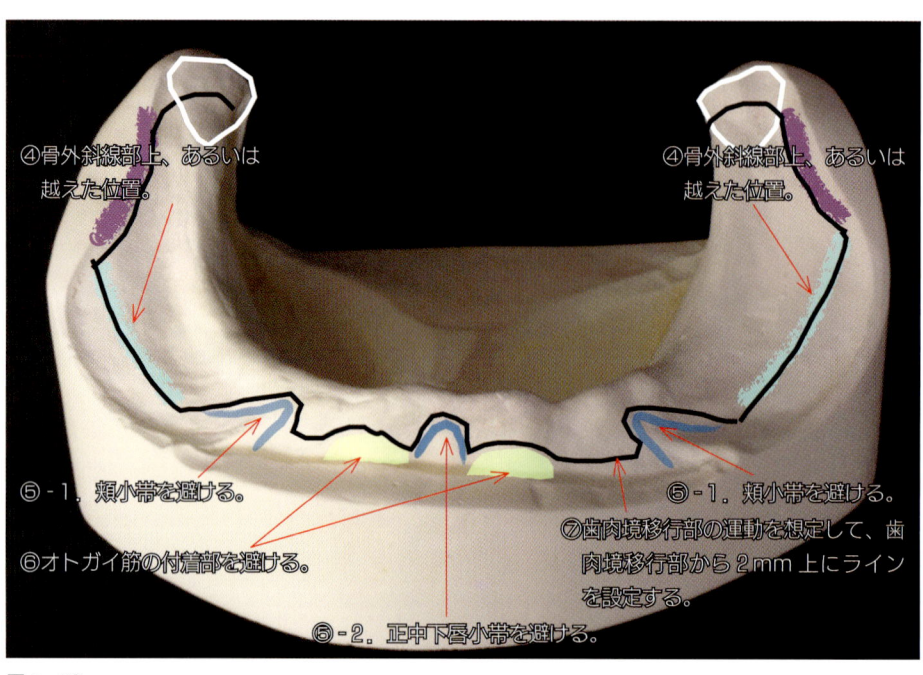

⑤-2．正中下唇小帯を避ける。

図5-59

10 セントリックトレー(Centric Tray)

10-1 セントリックトレーとは？

　セントリックトレー(図5-60)とは、上下顎の咬合採得を概形印象と同日に採得する優れモノの製品である。上下顎を一度にシリコン・パテ、あるいはコシのあるアルジネート印象材アキュトレージェルで印象し、この時点で簡単な咬合採得は終了する(図5-61)。これまで、咬合採得時に咬み合わないロウ堤の調整にストレスを感じてきた歯科医師には絶対に欠かせないお奨めの用具であり、チェアタイム節約の必需品といえる。また、ロウ堤の調整時間を大幅に削減できるため、次のステップであるナソメータMを用いた精密印象にその余力を集中させることができる。

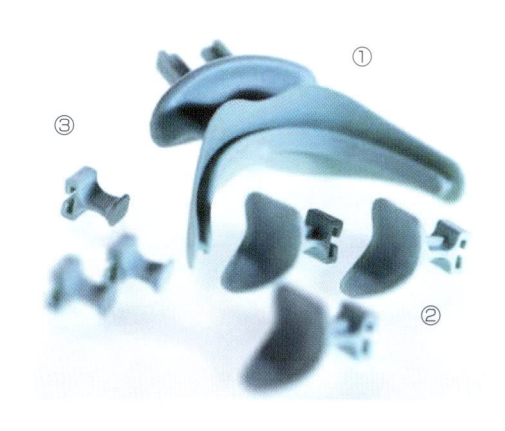

図5-60　①セントリックトレー本体、②無歯顎印象用サポートピン、③部分欠損用サポートピン。

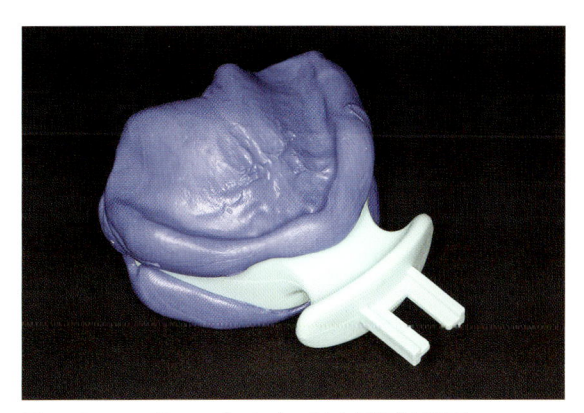

図5-61a　シリコンパテによる咬合採得(上顎面)。

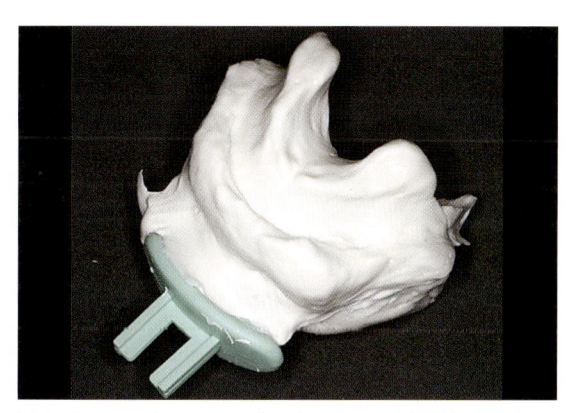

図5-61b　アキュトレージェルによる咬合採得(下顎面)。

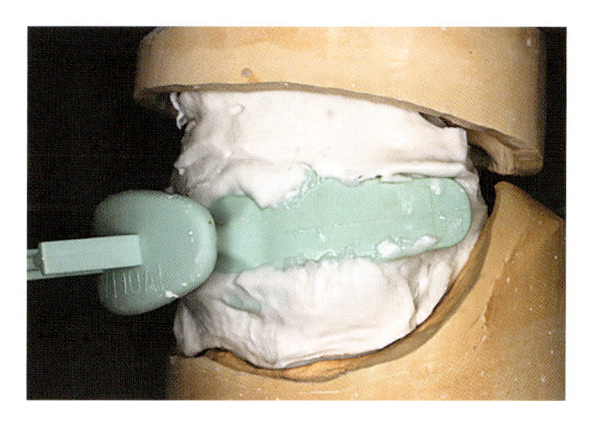

図5-61c　セントリックトレーを用いた概形印象模型のマウンティング。

第5章　Step1：診査から概形印象、一次咬合採得まで

10-2　セントリックトレー使用時の咬合高径決定法

　セントリックトレー使用時の咬合高径の計測には安静位空隙を利用する方法とエアブロー法 Air-Blow Method を用いるのが一般的である。どちらの計測値も実際の咬合高径よりも約2.0〜3.0mm ほど高い値となる。また、個々の患者の顔貌に合わせることを忘れてはならない。咬合高径の計測に夢中になると、患者の顔貌を読めなくなるので注意が必要である。さらに、患者の全身と顔面の筋肉をリラックスさせることができれば、術者の計測が大変楽になる。

　このセントリックトレーを使った咬合高径の採得が最終決定の高さではない。最終的な咬合高径は、精密印象後にさらに発音を使った咬合高径決定法にて厳密に決定される。

　以下、基本的な咬合高径採得の一連の流れを説明する。

準備
①術者の手で患者の肩に触れ「楽にしてくださいね」と語りかけ、患者さんをリラックスさせる（何気ない動作であるが、咬合採得時に患者さんをリラックスさせるテクニックはとても重要）。
②鼻頭とオトガイ部の2か所に油性ペンで計測点をマークする（図5-62a）。
③セントリックトレーを口腔内に試適した後、咬合採得に取りかかる。

咬合採得（図5-62b、c）
①下顎安静位空隙を利用する方法：
　　a．開口した後、上下唇が軽く触れるところまでゆっくりと閉口するよう命じる（この時、患者さんの口唇を術者が優しくなでてると口元がリラックスする）
　　b．上下口唇が軽く触れるところを下顎安静位として計測し、この値から2.0〜3.0mm 減じたものを咬合高径値とする。
②エアブロー法（図5-62c）：上下唇がわずかに触れた状態で軽く息を吹いてもらう。読者も実践してみよう！
軽く息を吹くと上下の歯に隙間ができる。この高径値から2.0〜3.0mm 減じたものを咬合高径値とする（計測時にノギスが皮膚に触れると患者が緊張し、正しい高径値が得られなくなる。ノギスはできるだけ皮膚に触れないように注意）。

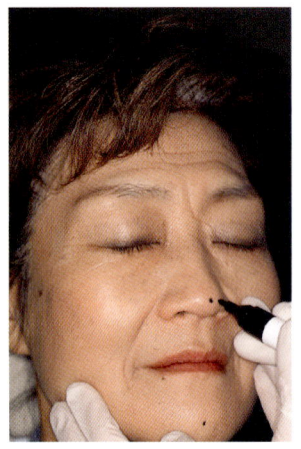

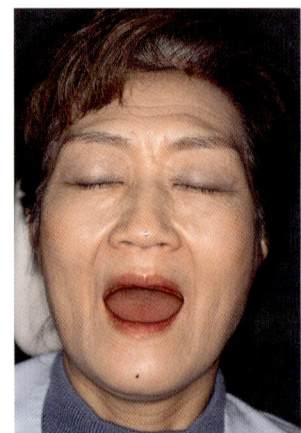

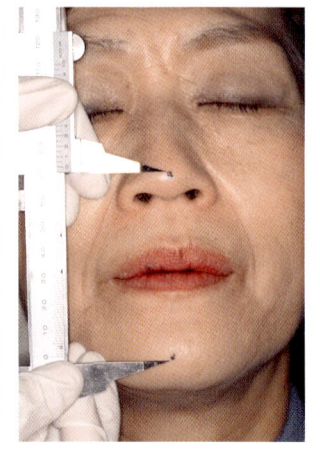

図5-62a〜c　下顎安静位空隙およびエアブロー法を用いた咬合高径の決定。

10-3 シリコンパテを用いたセントリックトレー使用法

チェアサイド（図5-63）

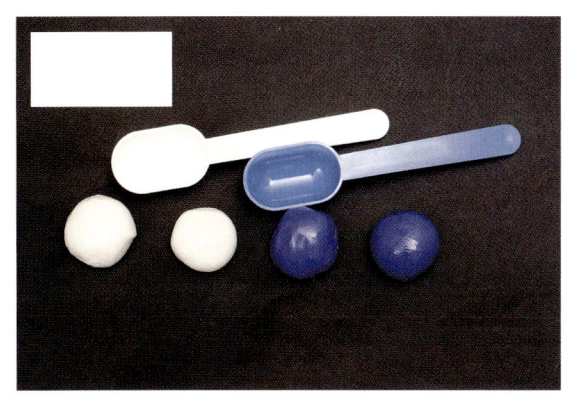

図5-63a　バーチャル・パテを付属用キャップにてそれぞれ2杯ずつ取り出す。

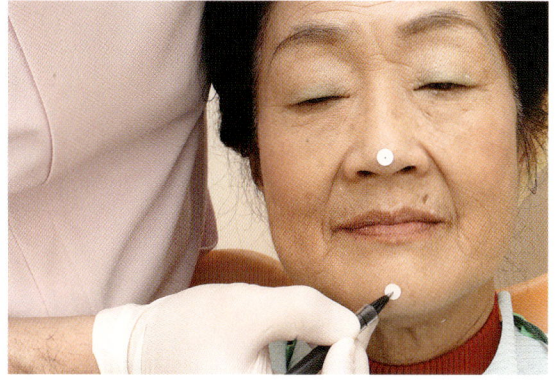

図5-63b　鼻部とオトガイ部の2点にシールを貼り、咬合高径採得の基準点をそれぞれにマークする。

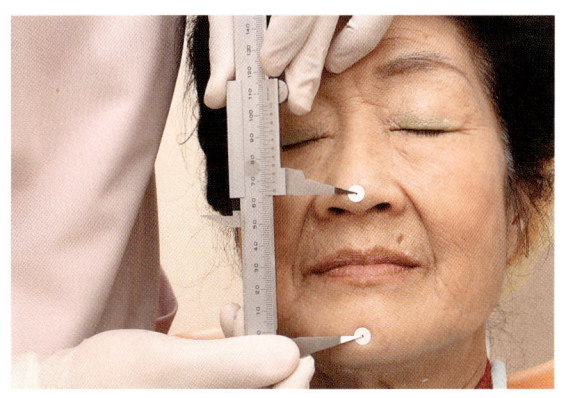

図5-63c　咬合高径を計測する。

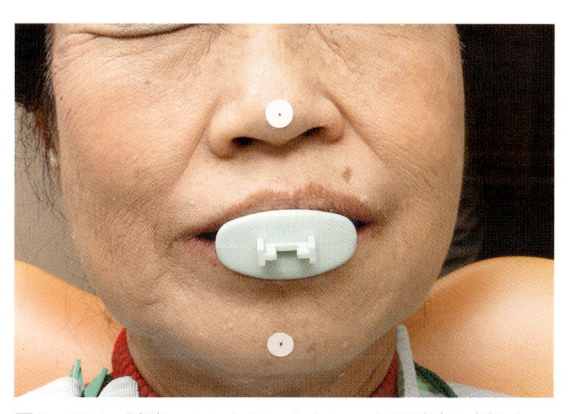

図5-63d　試適：セントリックトレーを口腔内に挿入し、柄をくわえてもらう。

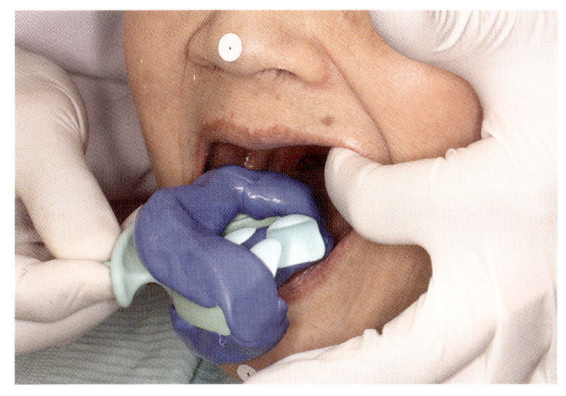

図5-63e　パテを練り、棒状にして上下それぞれをトレー上に置き、口腔内へ挿入する。舌をサポートピンの中に納めるよう指示する。

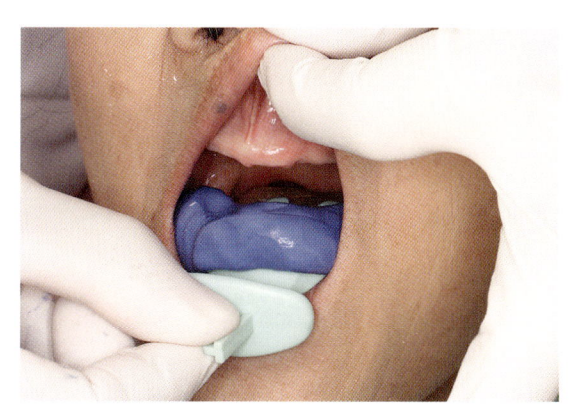

図5-63f　下顎顎堤にトレーを圧する。

第5章 Step1：診査から概形印象、一次咬合採得まで

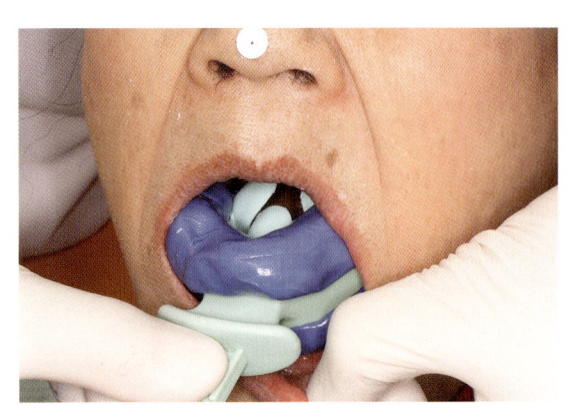

図5-63g　ゆっくりと口を閉じてもらう。

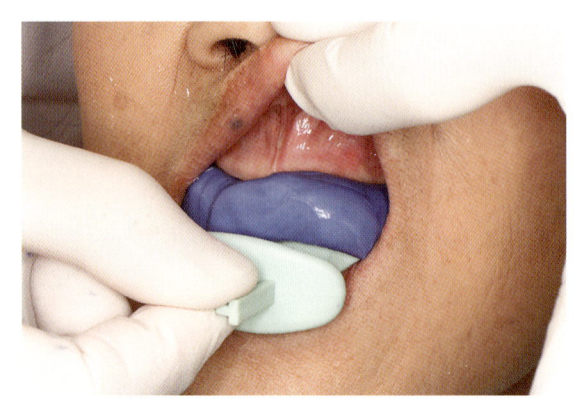

図5-63h　その際、上顎の顎堤とトレーのパテが置かれている部分とが一致するように、術者がトレーの位置をコントロールしながら閉口してもらう。

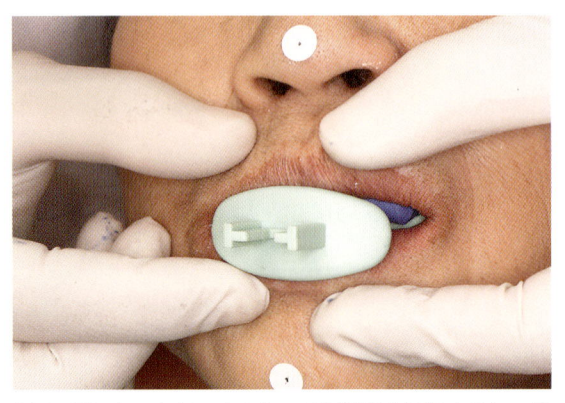

図5-63i　セントリックトレーの試適時と同じように、柄をくわえてもらう。咬合高径が低くならないように注意する。

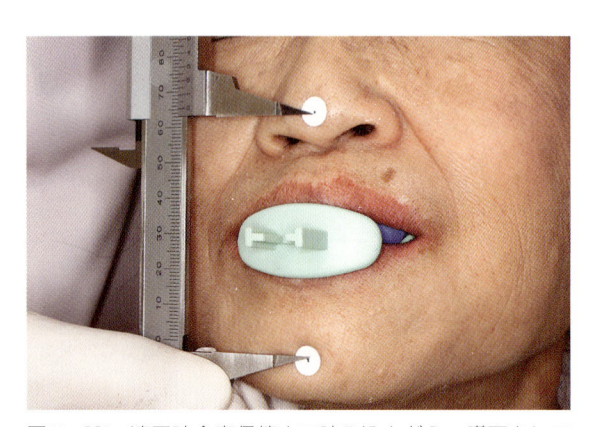

図5-63j　適正咬合高径値まで咬み込んだら、嚥下をしてもらう。

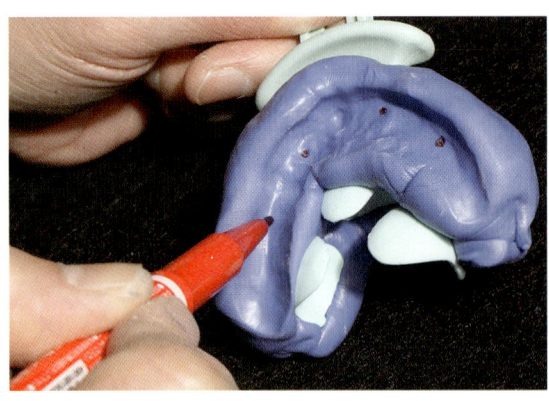

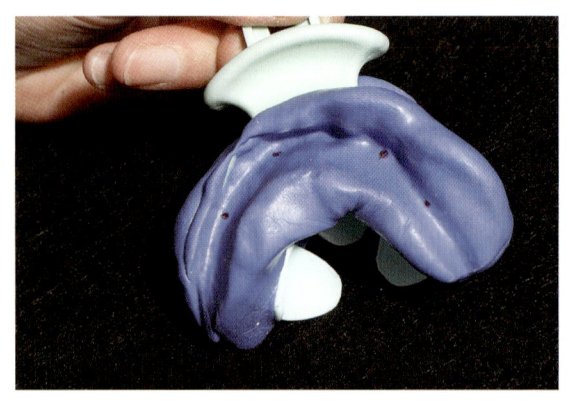

図5-63k, l　シリコン・パテ硬化後、きれいに印象されている上下歯槽頂部の4点に油性ペンでマークする。この部分が石膏模型の歯槽頂部に当たることが大切である。

第5章　Step1：診査から概形印象、一次咬合採得まで

ラボサイド(図5-64)

図5-64a　概形印象から得られた模型上にセントリックトレーのバイトが納まるかどうかを確認する。

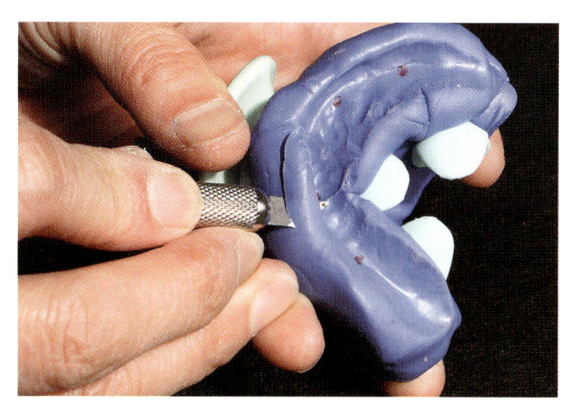

図5-64b　マウンティングに必要な部分だけを残して、模型に適合するようにシリコンの辺縁部をデザインナイフで除去する。

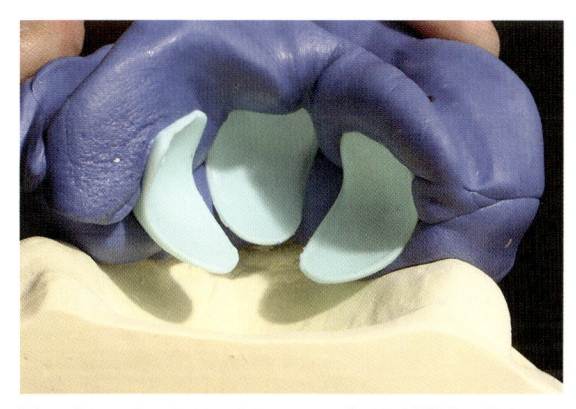

図5-64c　セントリックトレーのバイトが模型に納まることを確認する。

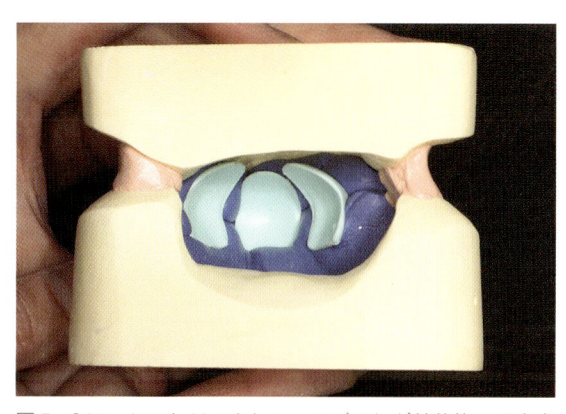

図5-64d　セントリックトレーのバイトが前後的に不安定になりやすいため、印象体を上下顎模型で挟み込んだ状態で模型後縁を固定する(このケースでは、モデルブロック製造元：TAK、発売元：株式会社タカラベルモントを使用)。

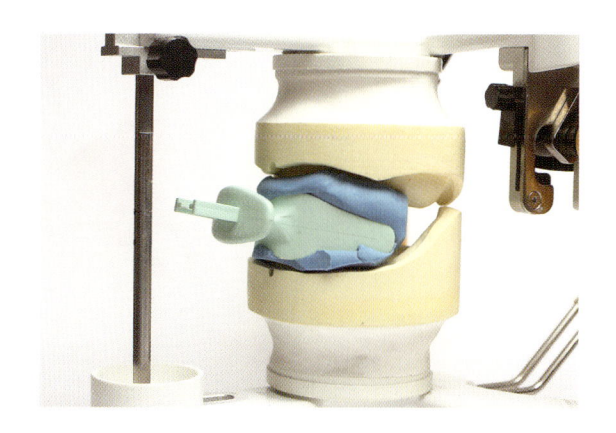

図5-64e　咬合器にマウンティングする。マウンティングの方法は、次の項で説明する。

第5章 Step1：診査から概形印象、一次咬合採得まで

11 概形印象模型のマウンティング

概形印象模型をマウンティングする方法として、BPSには3つの方法がある。
①ラバーバンド法(輪ゴムによる咬合平面の決定)(図5-65)
②ホリゾンタルガイド(Horizontal Guide)を使った方法(図5-66)
③セントリックトレーとフェイスボウによる方法(図5-67)
　一般的には、①あるいは②でマウンティングを行う。

①ラバーバンド法

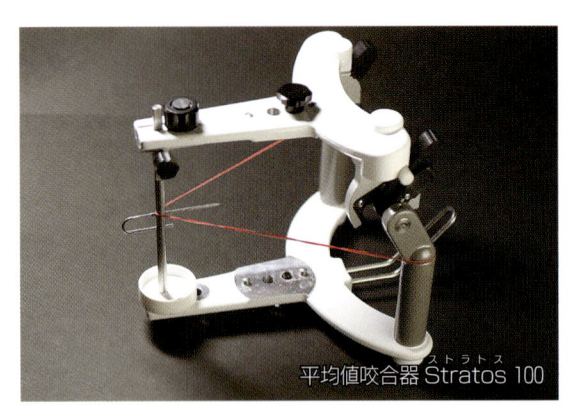

平均値咬合器 Stratos 100

図5-65　ホリゾンタルガイドを所持していない場合には、咬合器のサイドフレーム中央にあるゴムバンド用ノッチ(凹み)とインサイザルピンの穴(インサイザルロッド)に装着した状態のインサイザルインディケーター(Incisal indicator)にゴムバンドをかけ、それを咬合平面の指標にしてマウンティングする。

②ホリゾンタルガイドを使った方法

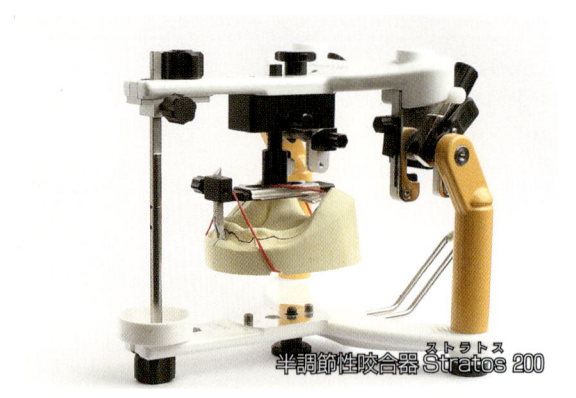

半調節性咬合器 Stratos 200

図5-66　ホリゾンタルガイド(Holizontal Guide)を用いて、下顎の仮想咬合平面を決定した後、付属器具を使ってマウンティングする方法(解説：P.131)。

③セントリックトレーとフェイスボウによる方法

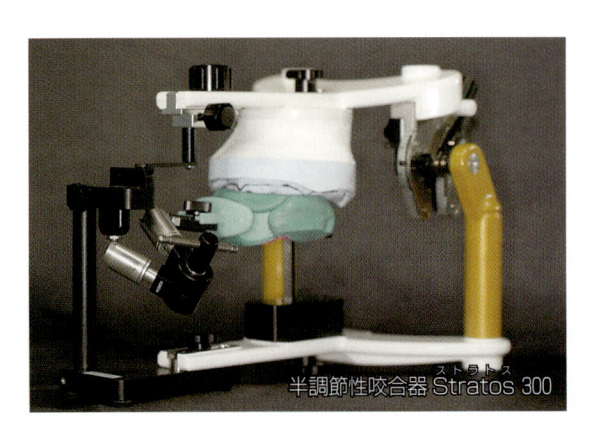

半調節性咬合器 Stratos 300

図5-67　セントリックトレーによって得られたバイトとUTS(Universal Transfer-Bow System)を用いて咬合器に模型をマウンティングする方法。

11-1 ホリゾンタルガイドの使用法(図5-68)

上下顎正中小帯付近部の歯肉頬移行部間の距離を計測するために、バーにて上下模型フレームに歯肉頬移行部に達する溝を掘る(図5-68a、b)。そして上下の概形印象模型にセントリックトレーバイトを咬ませ、顎間距離を計測する(図5-68c)。その計測値の中央値を咬合平面の位置として、ホリゾンタルガイドの装着準備が完了する。

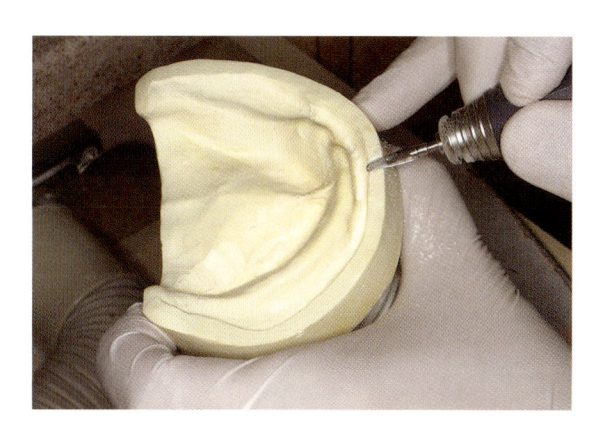

図5-68a 下顎概形印象模型の唇側部歯肉頬移行部に達する溝を掘る。

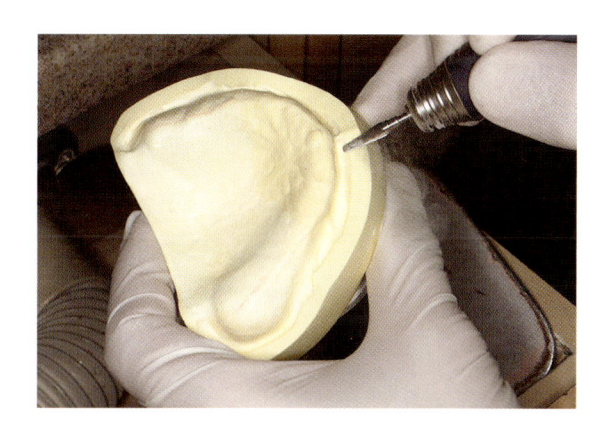

図5-68b 上顎概形印象模型の唇側部歯肉頬移行部に達する溝を掘る。

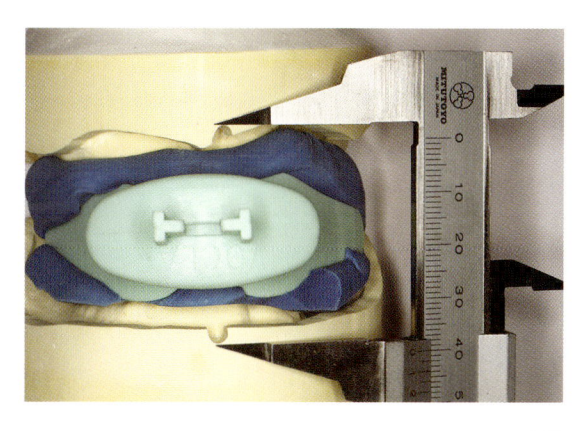

図5-68c ノギスにて上下顎唇側歯肉頬移行部間の距離を測定し、その中央値をホリゾンタルガイドの唇側咬合平面設定値とする。

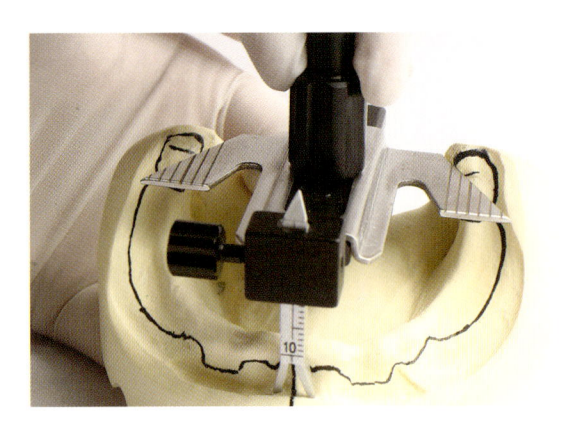

図5-68d　ホリゾンタルガイドはストラトス咬合器の構造の基礎となっているBowillの三角に沿ってマウンティングするために開発された器具である。下顎前歯部の歯肉頬移行部と左右のレトロモラーパッドの上縁から1/3の高さを解剖学的な指標にして咬合器に模型をマウンティングする。概形印象模型、あるいはフェイスボウを使わずに精密印象模型をマウンティングする場合の両方に利用できる。

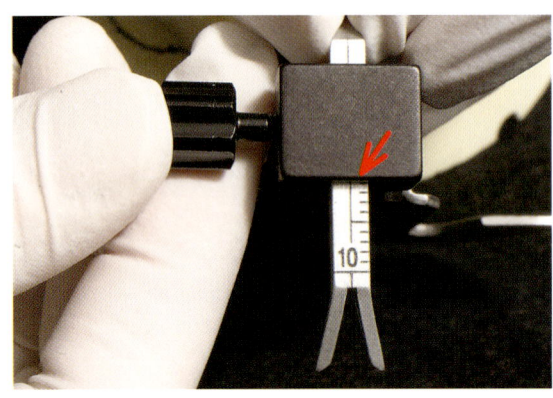

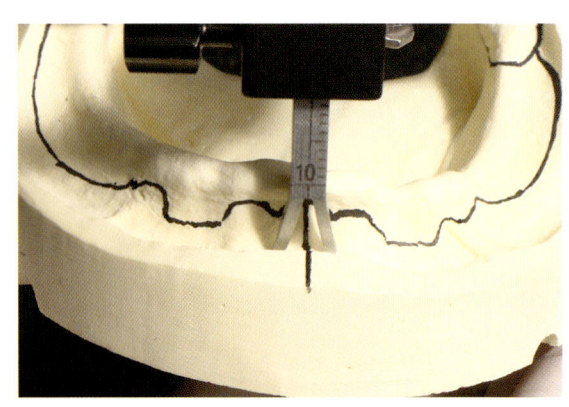

図5-68e、f　Symphysis Forkを上下顎の正中小帯付近の歯肉頬移行部間距離の1/2に合わせる。このケースでは歯肉頬移行部間距離が40mmなので、その中央値20mmに設定する。

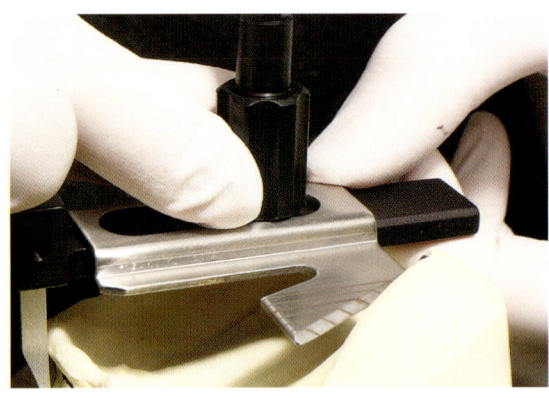

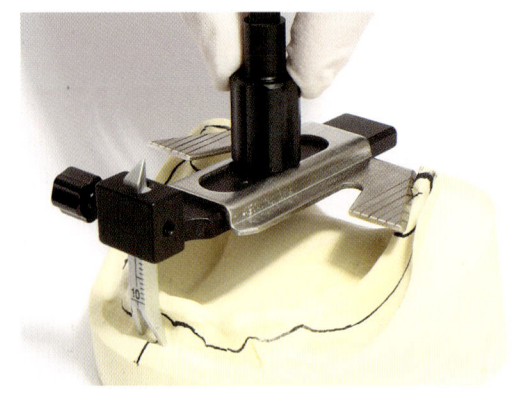

図5-68g、h　左右のレトロモラーパッドの上縁から1/3の高さに水平翼(Horizontal Wing)をスライドさせ設置する。

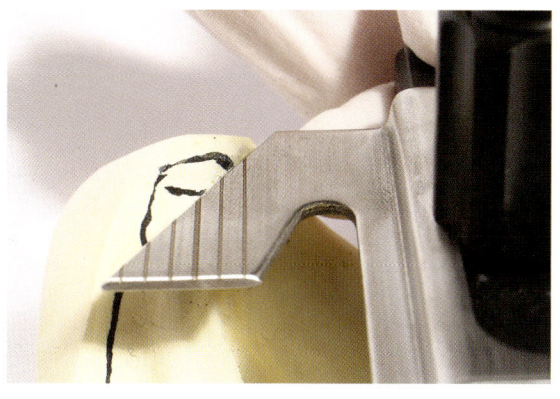

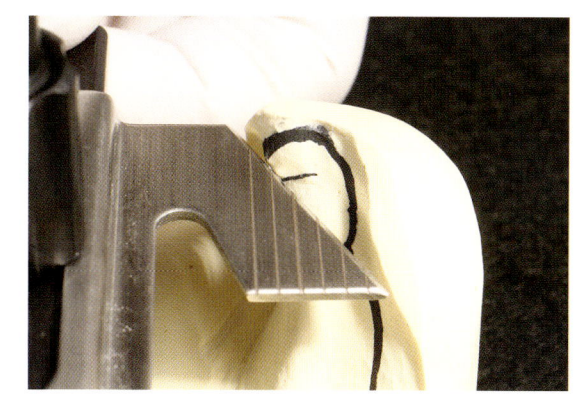

図 5 - 68i、j　左右のレトロモラーパッドの高さが異なる時は、高位のレトロモラーパッドの位置に合わせる。

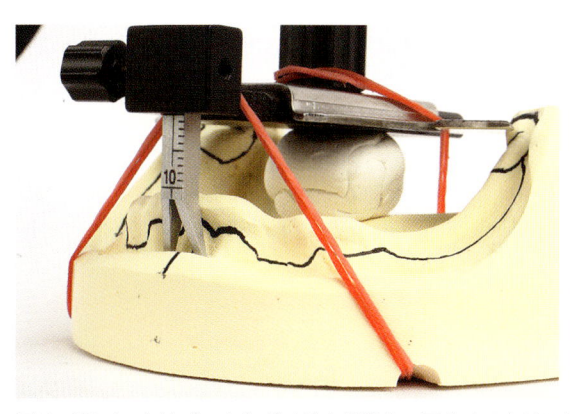

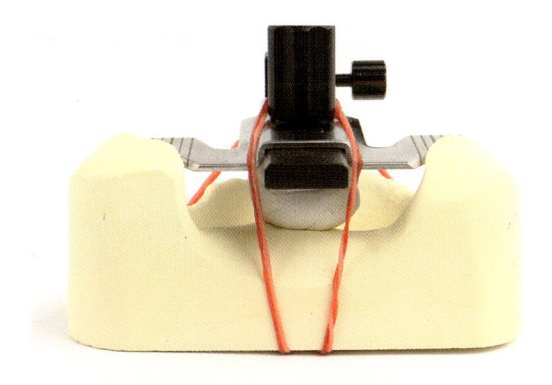

図 5 - 68k、l　ホリゾンタルガイドを模型上で固定するために粘土を使って、輪ゴムで止める。

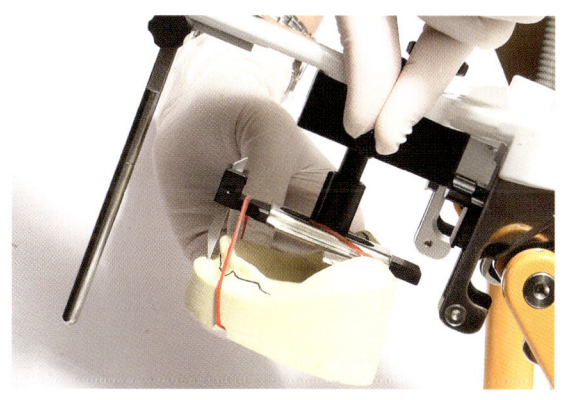

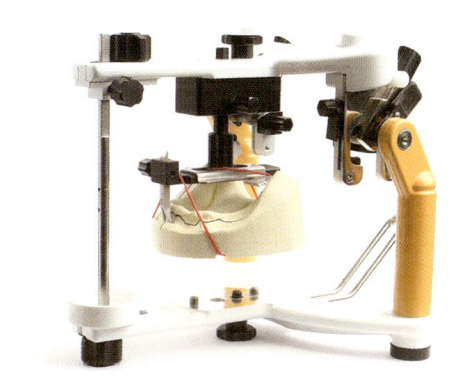

図 5 - 68m、n　インスツルメントキャリアーを使って下顎模型をストラトス咬合器に設置後、石膏でマウントする。

図 5 - 68o　続いてセントリックトレーバイトを使って上顎模型をマウントする。

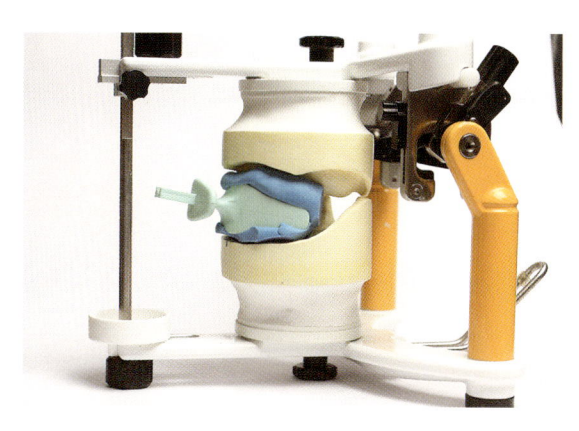

第5章　Step1：診査から概形印象、一次咬合採得まで

12 下顎総義歯の吸着メカニズムに則した印象用各個トレーの作り方

12-1 2種類の印象用各個トレーの製作法

　上・下顎概形印象模型を咬合器にマウンティング完了後、精密機能印象用に各個トレーの製作を行う。BPSではナソメータMを用いた各個トレーの製作が基本である。ナソメータMは精密印象直後に咬合高径の修正やゴシックアーチ描記が可能となる大変便利な装置である。最も適合の良い精密印象体を使って完成義歯の下顎位を決定できるナソメータMは、これまでの印象と咬合がバラバラに採得していた過去の問題を解決できる唯一の装置でもある。しかし、セントリックトレーやナソメーターMを持っていない、これからBPSを始めようと考えている読者も多くいる。その場合は、従来から行われてきたワックスによるロウ堤付各個トレーを製作して咬合採得を行ってから印象を採る。下顎だけが無歯顎のケースでは、上顎にナソメーターMを設置することができないため、このロウ堤付各個トレーが必要になる。この項ではナソメータMを用いた各個トレーの製作手順とワックスを用いたロウ堤付各個トレーの製作手順を説明する。

1．ナソメータMを装着する方法
2．ワックスでロウ堤を作る方法[52]（BPSのセントリックトレーやナソメータMがない場合）

　また、各個トレーに下顎の吸着メカニズムの理論を反映させるためには、舌下ヒダ部のトレーに厚みを与えることも重要となる。なぜならば、スポンジ状組織の豊富な舌下ヒダ部は強力な吸着力を発揮できる場だからである。さらに、頬粘膜のサポートを精密印象で作るために、各個トレーの頬棚部に厚みを与えることも忘れてはならない。

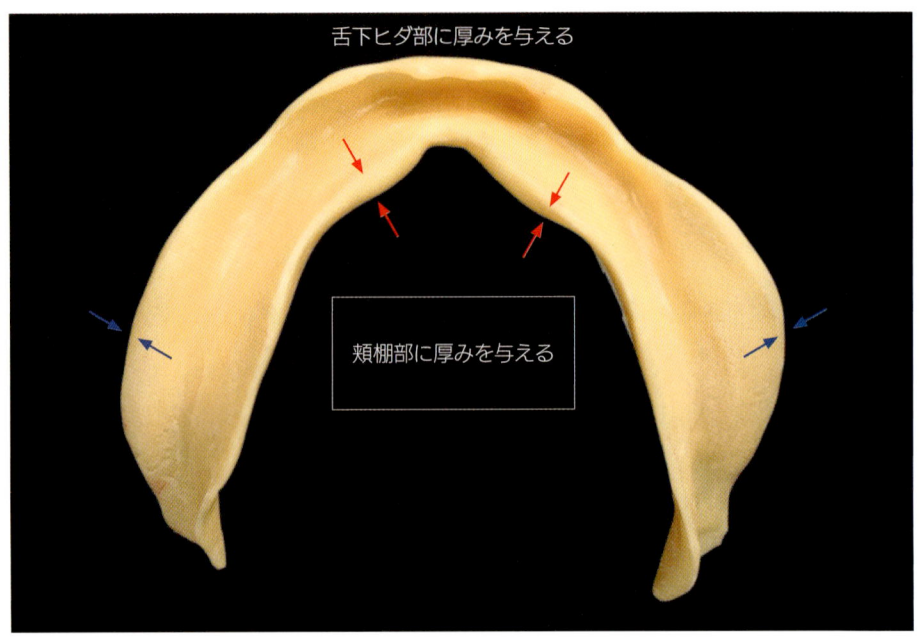

図5-69a　吸着に有効な各個トレーの厚み（粘膜面）。

12-2 吸着を得るために必要な各個トレーへの6つの工夫

いずれの方法においても下顎総義歯の吸着を得るための6つの工夫が各個トレーに付与されなければならない。

6つの工夫を与える理由を下顎総義歯・吸着メカニズムから考えてみよう(図5-69)。

①レトロモラーパッド上でBTCポイントを容易に形成するためには、各個トレーをどのようにすべきか
　→レジンで薄くレトロモラーパッド全体を覆う。

②レトロモラーパッド部でBTCポイントを作るためにはレトロモラーパッド頬側部にどのような形態を与えるべきか
　→染谷のスジを避け、閉口時のレトロモラーパッドの形通りに覆う。

③頬粘膜が頬側義歯研磨面に素直に覆いかぶさるには、各個トレーの研磨面をどのような形態にしておくべきか
　→頬側研磨面、特に第二大臼歯からレトロモラーパッド部にかけて凹形態を与える。

④舌側の研磨面はどのような形態であるべきか
　→十分な舌房が確保できる形態を与える。

⑤頬と舌が邪魔されない人工歯排列位置はどこか
　→ロウ堤、あるいはナソメータMのバイトリムマウントを顎堤の幅の中央、あるいはニュートラルゾーン、に位置させる。

⑥下口唇で義歯床が跳ね上げられないようにするにはどのようにすべきか
　→下顎前歯部研磨面の側切歯間に凹形態を与える。

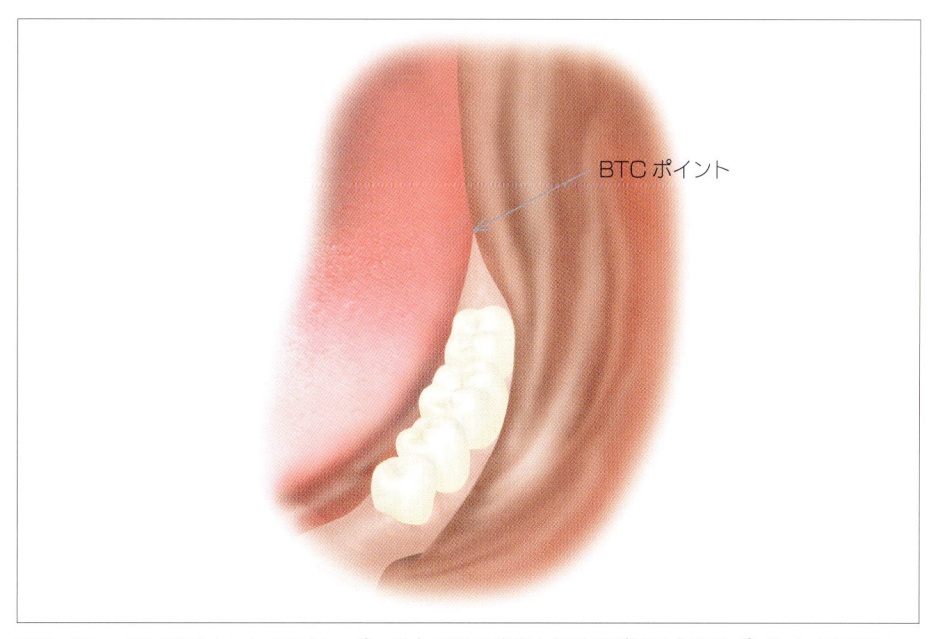

図5-69b 閉口するとレトロモラーパッド上で舌の脇腹と頬粘膜が接触(BTCポイントの出現)し、後縁封鎖が完成する。この一枚の図が後縁封鎖を完成するには各個トレーにどのような工夫を与えるべきかを教えてくれる。

1) 各個トレーへの吸着のための6つの工夫

ナソメータM付各個トレーに与える場合（P.137～139に製作手順を解説）

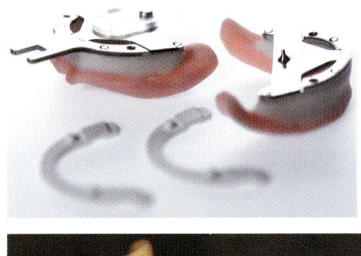

図5-70a　ナソメータM（Gnathometer M）。

① レトロモラーパッドを薄く覆う

② スジを避ける

⑥ 十分な広さの舌房を与える。

③ 第二大臼歯頬側研磨面からレトロモラーパッド部にかけて凹形態を付与する。

④ バイトリムマウントは、顎堤の幅の中央

図5-70b

⑤ 下顎前歯部の左右側切歯間に凹形態を付与

ロウ堤付各個トレーに与える場合（P.140～144に製作手順を解説）

レトロモラーパッドを薄く被う

舌房を十分に確保する

スジを避ける

7 後方部を凹形態にする

ロウ堤は顎堤の幅の中央に作る

下顎前歯部に凹形態を付与する

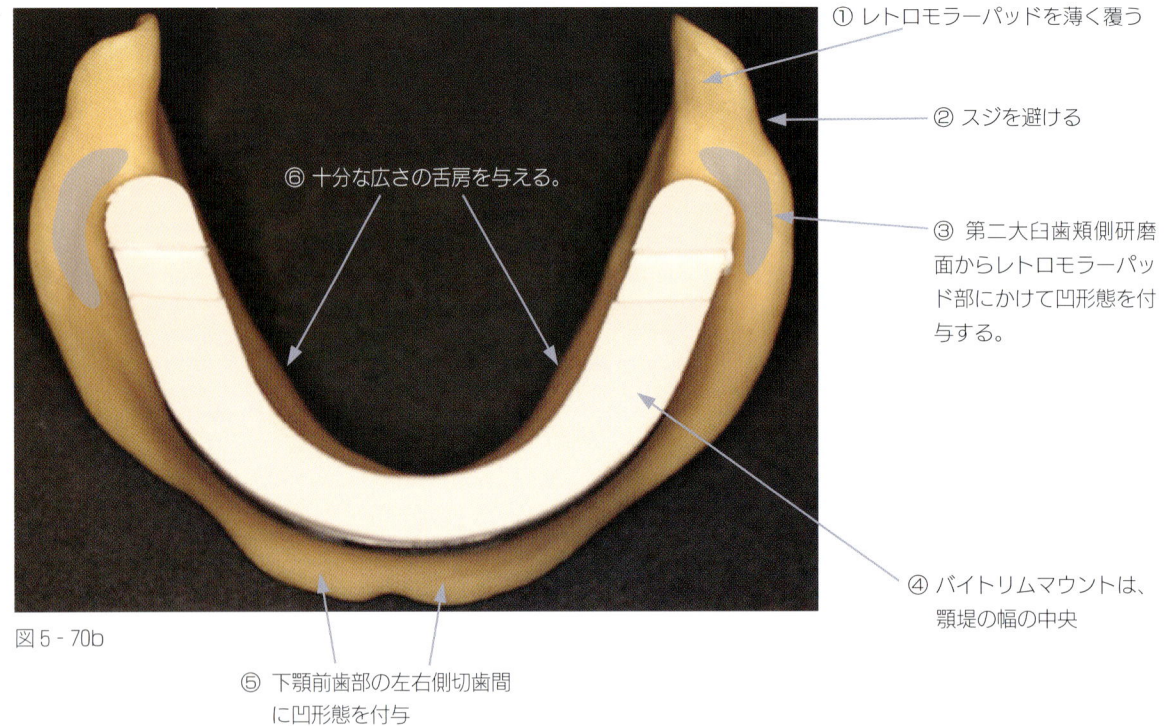

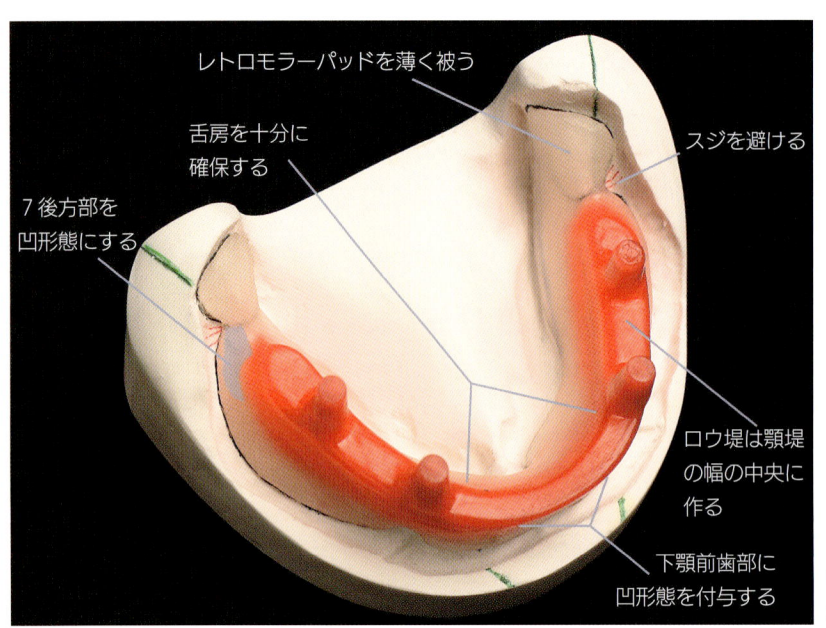

図5-71　下顎全部床義歯の吸着を有利にするロウ堤付各個トレー。

2）ナソメータMを装着した各個トレー製作手順

ナソメータMには上顎前方部にUTSアダプター（フェイスボウ・トランスファーするための装置）が付与されていないtype Iと付与されているtype IIの2種類があり、いずれも同じ方法で設置する。

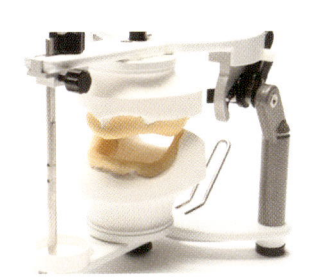

図5-72　FCBトレーを用いた概形印象模型をセントリックトレーによるバイトを使ってストラトス咬合器に装着。精密印象用レジン基礎床をSR-Ivorenにて製作する。

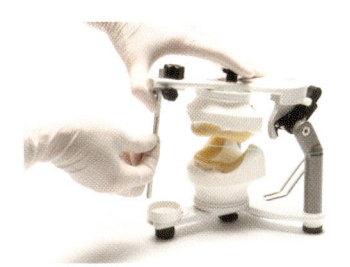

図5-73　ラバーバンドにて、咬合器上の仮想咬合平面を設定。サイドフレームのゴムバンド用ノッチとインサイザルロッドの中央のノッチにラバーバンドをかける。

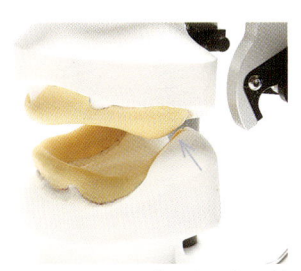

図5-74　トロモラーパッドと上顎結節上のトレーの間にスペースがあるかどうか確認しておく。スペースがない場合はトレーを薄くする、あるいは咬合高径を挙げる必要がある。

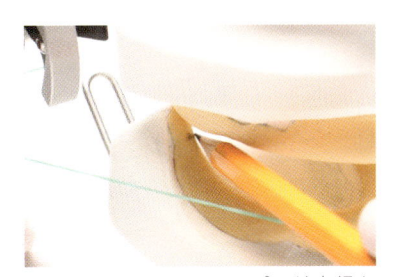

図5-75　レトロモラーパッド上縁から1/3の位置にマウンティングプレートの設定位置を印記。

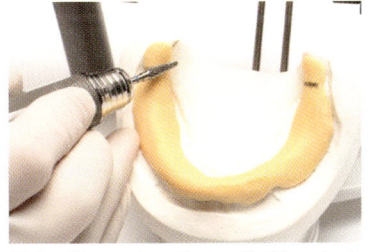

図5-76　マウンティングプレートの設定を容易にするために、印記した位置に太めのバーで切れ込みを入れる。

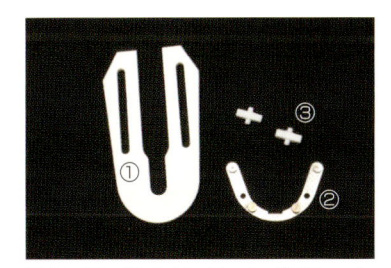

図5-77　①マウンティングプレートと②ベーシックアーチと③アダプター。

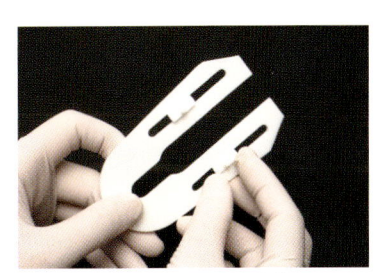

図5-78　マウンティングプレートにアダプターを取り付ける。

金属性ベーシックアーチ

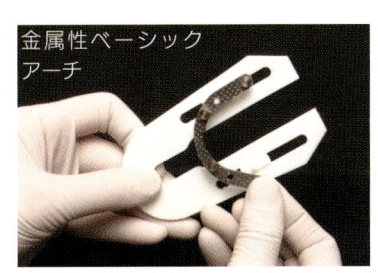

図5-79　アダプターの突起部を金属性ベーシックアーチの穴に設定。

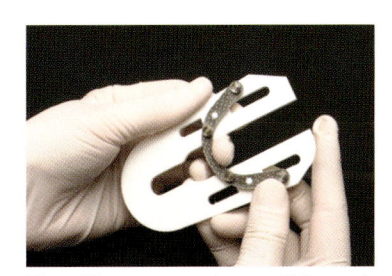

図5-80　ベーシックアーチは、マウンティングプレート上を前後に動かすことができる。

第5章　Step1：診査から概形印象、一次咬合採得まで

PART 3

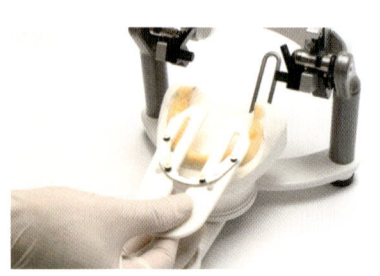

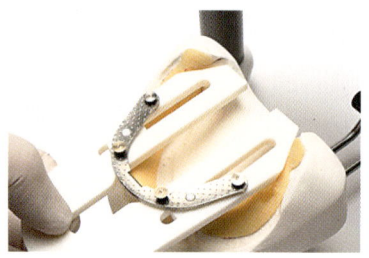

第5章 Step1：診査から概形印象、一次咬合採得まで

図5-81a、b マウンティングプレートを切れ込みを入れたレトロモラーパッド部分に合わせ、ラバーバンドによる仮想咬合平面に一致させる。

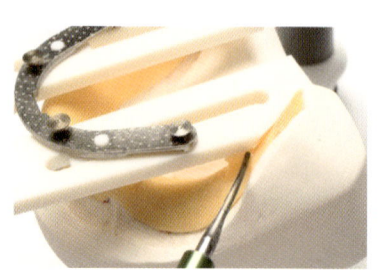

図5-82 スティッキーワックスで、マウンティングプレートを固定する。

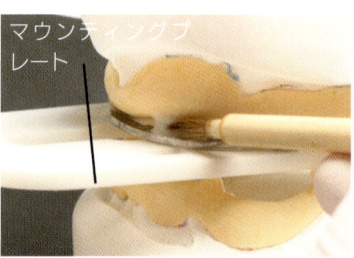

図5-83 ベーシックアーチを上顎切歯乳頭から前方7〜9mmの位置に合わせて即時重合レジンで精密印象用レジン基礎床と固定する。

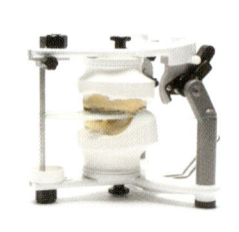

図5-84 マウンティングプレートに上下顎のベーシックアーチを同時に取り付けることも可能だが、上下顎の各々の顎堤の位置に合わせて設置するには上下顎別々の方がよい。

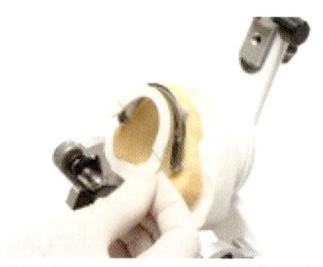

図5-85 マウンティングプレートを取り外し、上顎ベーシックアーチに白色のバイトリムマウントを取り付ける。

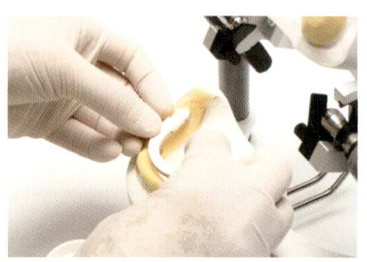

図5-86 バイトリムマウントと下顎ベーシックアーチをセットした状態で下顎レジン基礎床の上に置く。

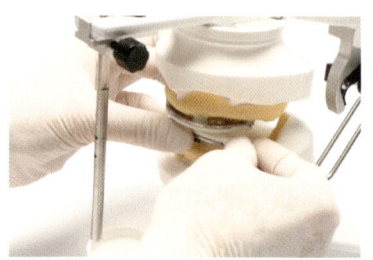

図5-87 上下顎のバイトリムマウントを合わせ、スティッキーワックスで固定する。

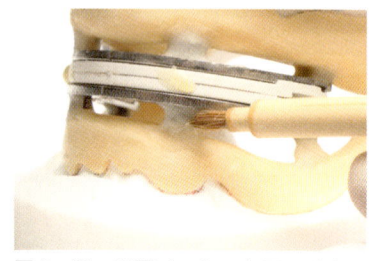

図5-88 下顎ベーシックアーチを、下顎レジン基礎床に即時重合レジンで固定する。

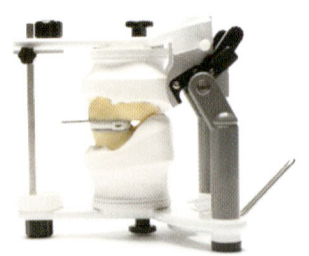

図5-89 ナソメータM設定と下顎総義歯の吸着印象に必要な6つの工夫を付与した各個トレーの完成。

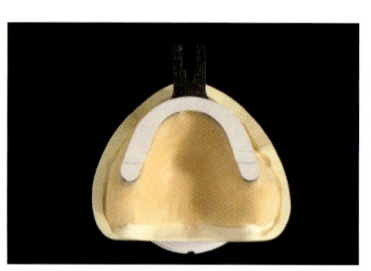

図5-90a、b 上下顎のそれぞれの顎堤の位置に合わせて装着されたナソメータMベーシックアーチとバイトリムマウント。

Class Ⅱ、Ⅲの場合

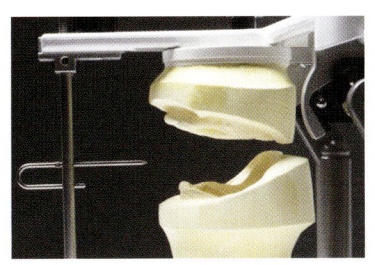

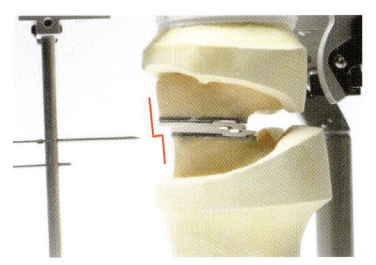

図5-91a、b　下顎義歯の吸着を目的とする場合は、下顎前歯部歯槽堤の位置を指標にし、上顎よりも下顎を優先してナソメータMを設置しなければならない。したがって、ClassⅡでは上下のベーシックアーチの位置に前後的な差が生じる。トレーが機能印象の邪魔にならないように、ClassⅠ、Ⅱ、Ⅲのそれぞれの上下顎顎堤の位置に合わせてナソメータMを設定する。ClassⅢの場合も同様に上下のナソメータMの位置が前後して設置される。

補足：チェアサイドに戻す前に確認しよう

ゴシックアーチ用レジストレーションプレートの設定の確認

クラッチの部分にトレーレジンが入り込むとゴシックアーチ用レジストレーションプレートが設置できないことがあるため、ラボサイドで一度ゴシックアーチ用レジストレーションプレートがきちんとはまるかどうかをチェックしておくとよい。

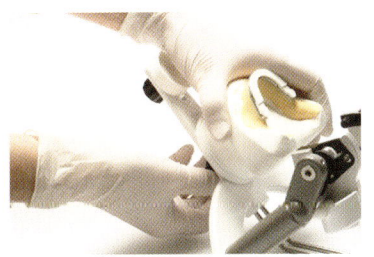

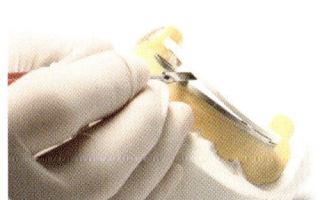

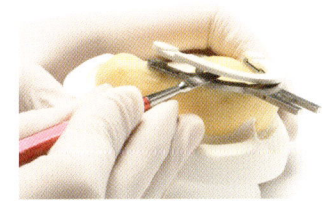

図5-92a〜c　レジストレーションプレートを設置する際は、バイトリムマウントを取り外し、ロングノーズのプライヤーを使い設置する（精密印象 P.163 - 図6）。

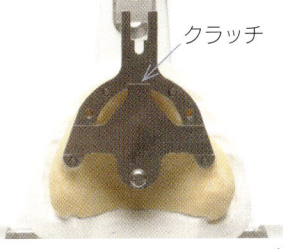

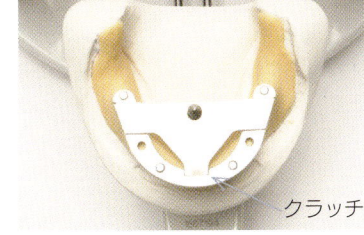

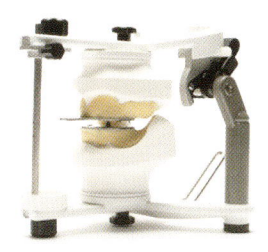

クラッチ

図5-93　上顎ベーシックアーチ上に上顎レジストレーションプレート設置。

クラッチ

図5-94a、b　下顎ベーシックアーチ上に、ゴシックアーチ描記針付下顎レジストレーションプレート設置。

3) 無歯顎平均値を用いたロウ堤付印象用各個トレーの製作手順（ナソメータMを使用しない場合）

これまでの臨床では、概形印象採得後、無歯顎者の平均値を基準にロウ堤付各個トレーを製作してきた。このトレーを用いて咬合採得を行った後、機能印象を行う方法である。一方、BPSではセントリックトレーを用いてStep 1の時点で一次咬合採得が完了し、ナソメーターMが各個トレーに設置される。ここでは、まだBPSに精通していない読者でも下顎吸着印象が可能となるように、ロウ堤付各個トレーの製作手順を解説する。

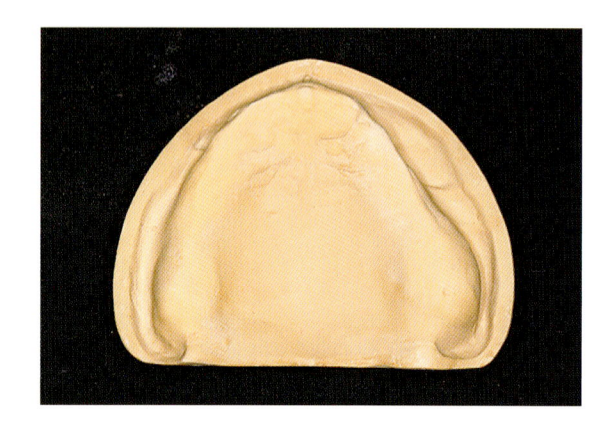

①上顎・下顎模型

図5-95　既製トレーの印象による上顎模型とFCBトレーの印象による下顎模型。

②正中線の記入

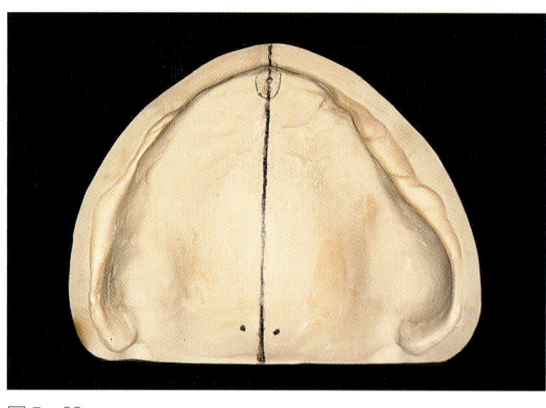

図5-96a

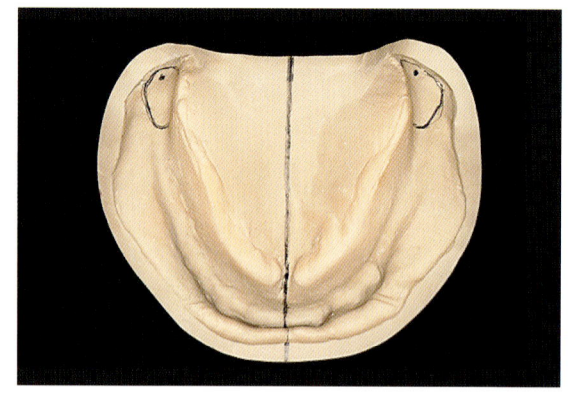

図5-96b

図5-96a、b　上顎模型に切歯乳頭の前後的中点と口蓋縫線・口蓋小窩の2点の中点を結んだ正中線を記入する。下顎模型は舌小帯と、両側レトロモラーパッドの上縁を結んだ線の中点を結ぶ正中線を記入する。

③模型後面のトリミング

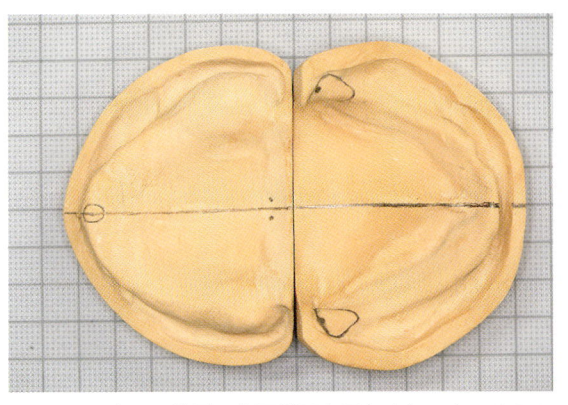

図5-97 上下の模型の後面が正中面と直角になるようにし、その面がぴたりとつくようにトリミングする。

④正中線を中心とした模型の位置関係

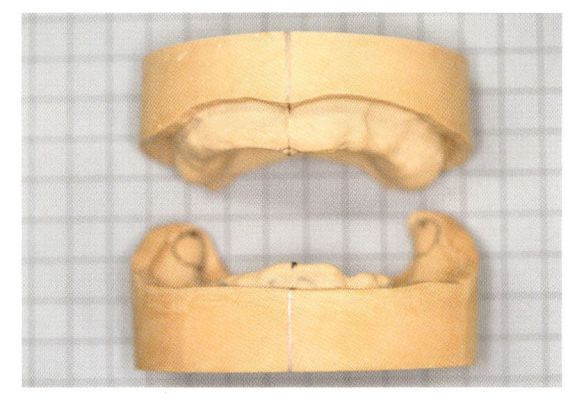

図5-98 模型解析から得られた正中線を中心とした上下模型の位置関係。

⑤上顎模型にトレーラインを記入

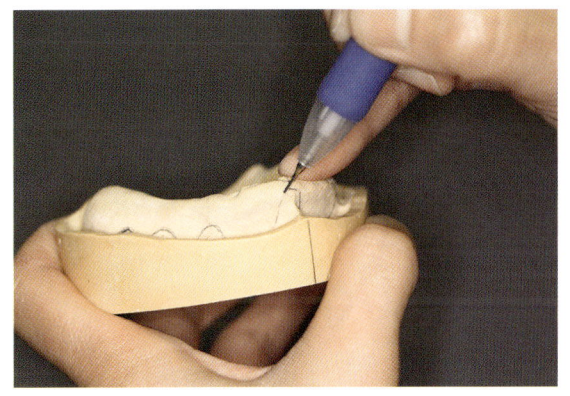

図5-99 上顎では、歯肉頬移行部最下点より臼歯部では2mm前歯部では3mm浅い位置をトレーラインとする。

⑥下顎模型にトレーラインを記入

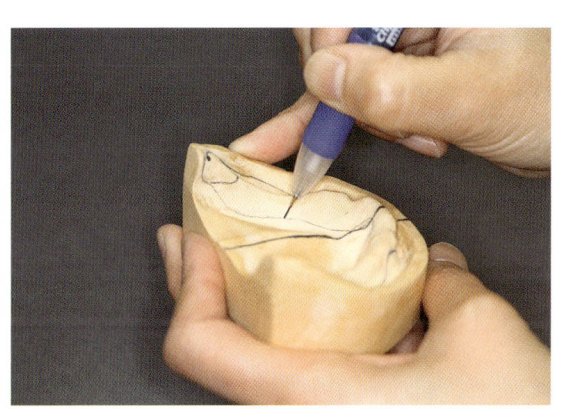

図5-100 下顎は下顎総義歯の吸着のための各個トレーのラインを描く(P.119の図)。

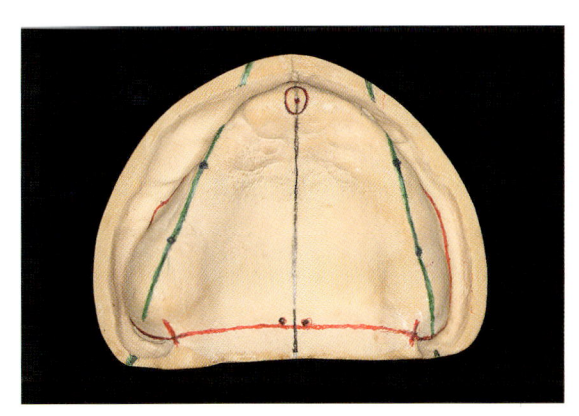

⑦上顎歯槽頂ラインの記入

図5-101 上顎は小臼歯部と大臼歯部の一番高いポイントを結んで、歯槽頂ラインを記入する。上下いずれも油性マジックでしっかりと記入。

⑧下顎ロウ堤指標ラインの記入

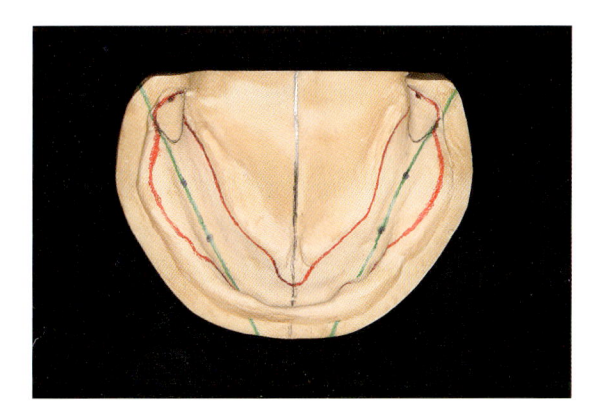

図5-102 下顎は小臼歯部・大臼歯部で顎堤の幅の中央のポイントを結んだロウ堤指標ラインを記入する。上下顎とも犬歯の位置はロウ堤が狭いアーチとなり、機能印象時の粘膜や舌の動きを阻害してしまう恐れがあるので指標としない。

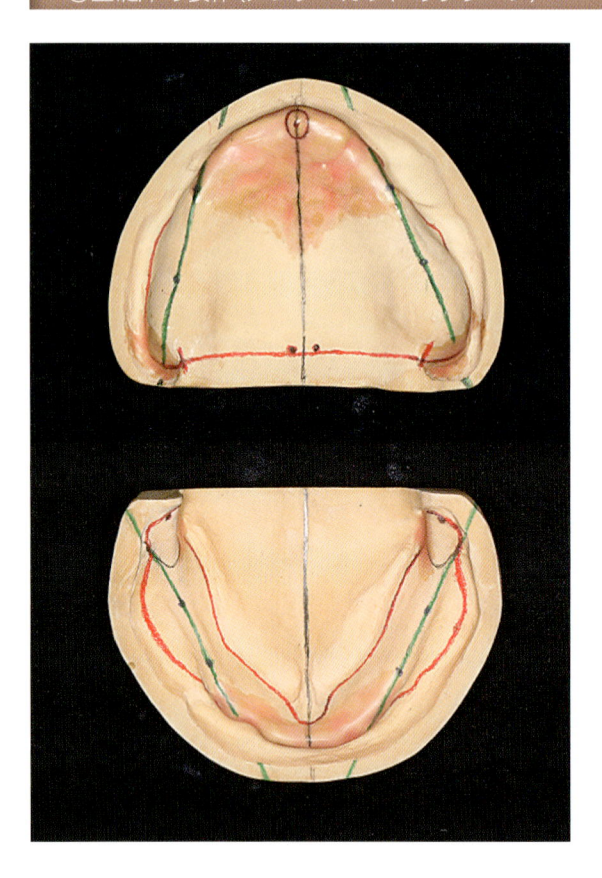

⑨基礎床の製作（アンダーカットのリリーフ）

図5-103 アンダーカットが生じないように必要最低限のリリーフをワックスで行う。大きめの筆でレジン分離剤を薄く塗布する。

⑩上顎基礎床の製作

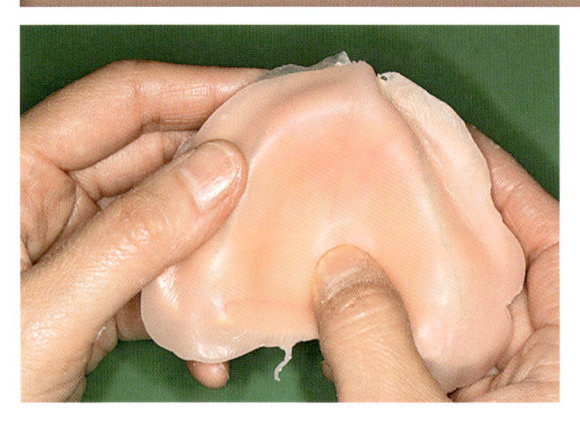

図5-104 オストロンⅡ®（ジーシー）あるいはSRイボレン：SR-Ivoren®（Ivocla Vivadent）を1～1.5mmの厚さに薄く、均一に圧接して基礎床を製作する。

⑪下顎基礎床の製作

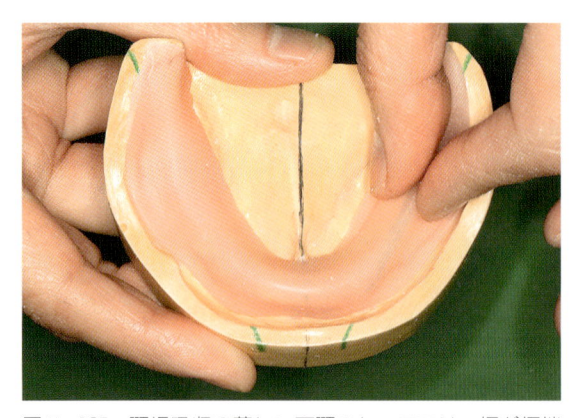

図5-105 顎堤吸収の著しい下顎のケースでは、幅が極端に狭くなることがあるため、手指で厚さを調整しながら、圧接してトレーの基礎床を製作する。

⑫ロウ堤付き各個トレーの標準数値

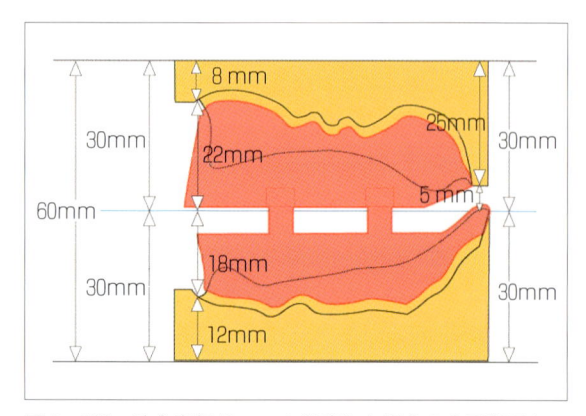

図5-106 咬合高径40mmと設定した場合の上下顎堤とロウ堤付各個トレーの位置関係を数値に示す。

⑬ワックスパーツ

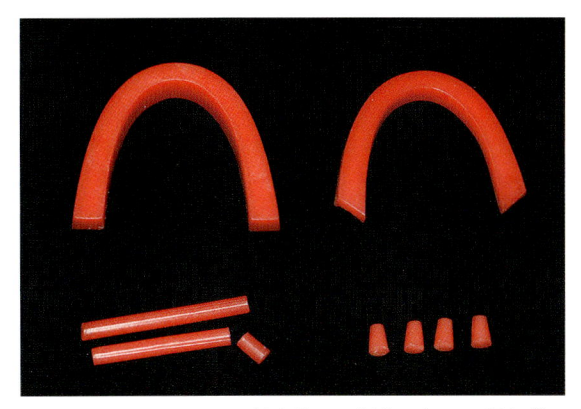

図5-107 ワックスリム枠を使って製作したロー堤とポール用ワックスパーツ。

⑭ロウ堤の前縁を合わせる

図5-108 切歯乳頭の前後的中点から男性は7mm、女性は9mmの位置にロウ堤の前縁を合わせ、臼歯部では歯槽頂ラインがロウ堤のほぼ中央にくるようにする。基礎床の切歯乳頭部に穴を開けておくと位置の確認がしやすい。ロウ堤完成時には穴はワックスで埋める。

⑮上顎ロウ堤の高さの決定

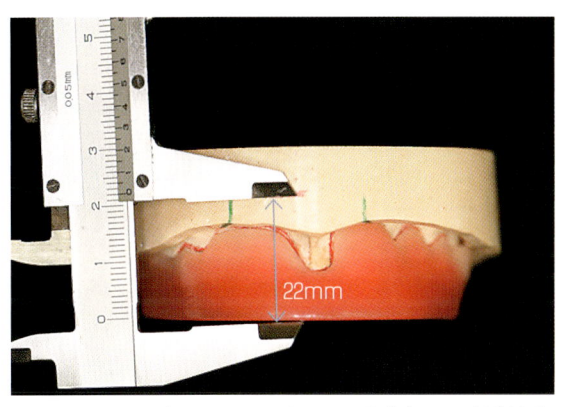

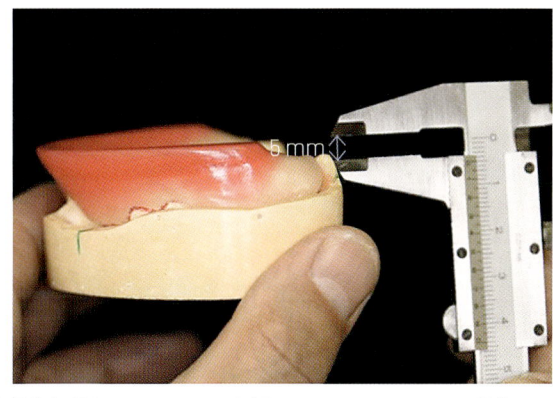

図5-109a、b 上顎ロウ堤の高さは、前歯部では小帯付近の歯肉頬移行部から22mm、臼歯部ではハミュラーノッチ部分から5mmとする。

⑯上顎ロウ堤の幅の決定

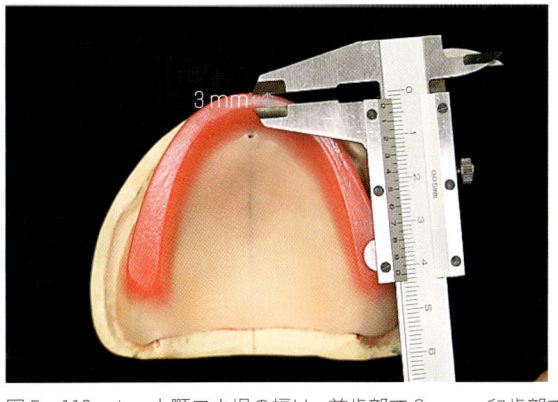

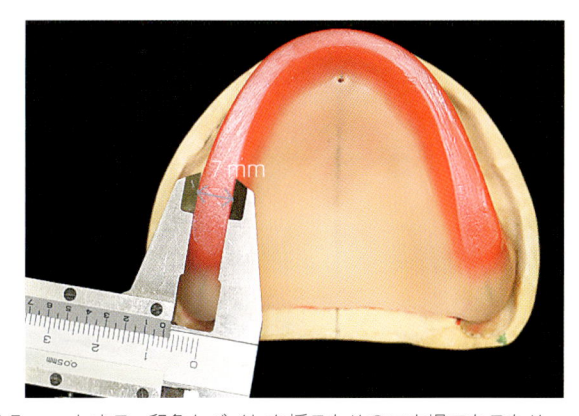

図5-110a、b 上顎ロウ堤の幅は、前歯部で3mm、臼歯部では7mmとする。印象とバイトを採るためのロウ堤であるため、余分な厚みや豊隆は必要としない。

⑰アーチの決定

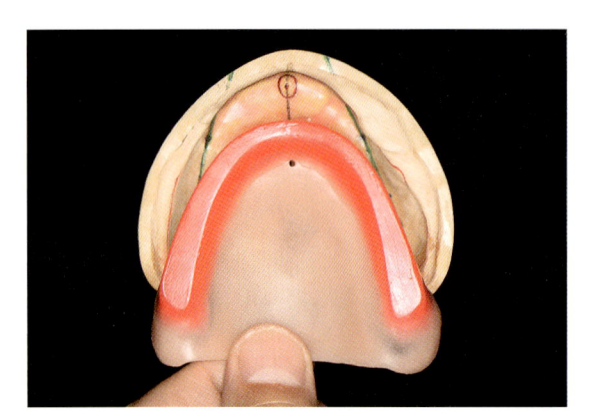

図5-111　臼歯部から前歯部に移行するアーチは、顎堤のアーチに沿って移行させる。左右で差があるときは顎堤吸収の少ないほうに合わせてシンメトリーに製作する。

⑱下顎ロウ堤の高さと幅の決定

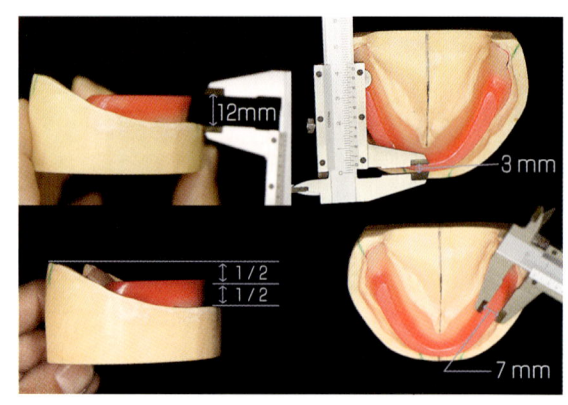

図5-112　下顎のロウ堤の高さは前歯部では、小帯付近の歯肉頰移行部から12mm、臼歯部では仮想咬合平面の1/2の高さとする。幅は前歯部では3mm、臼歯部では7mmとする。

⑲くぼみ形態の付与

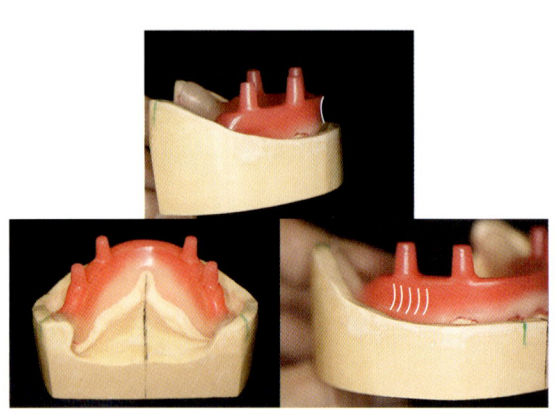

図5-113a-c　下顎ロウ堤の形態は、2+2までを凹ませる。舌側は十分な舌房を確保。頰側からパッドにかけて凹形態を与える。

⑳ポールを立てる

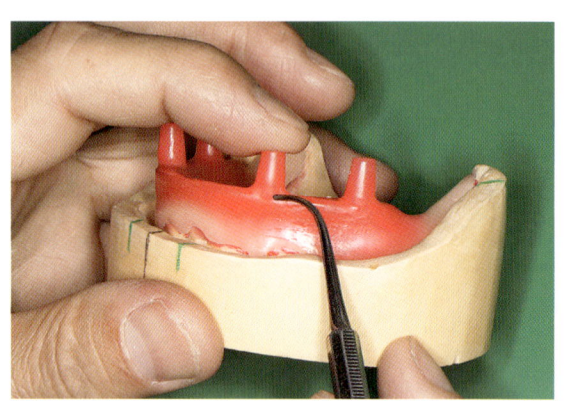

図5-114　下顎ロウ堤の小臼歯部と大臼歯部にポールを立てる。平らなワックス面同士を軟化させて、ぴたりと合わせる技術は難しい。この4本のポールを軟化することで、咬合採得がスピードアップできる。

㉑下顎ロウ堤付き各個トレーの標準数値

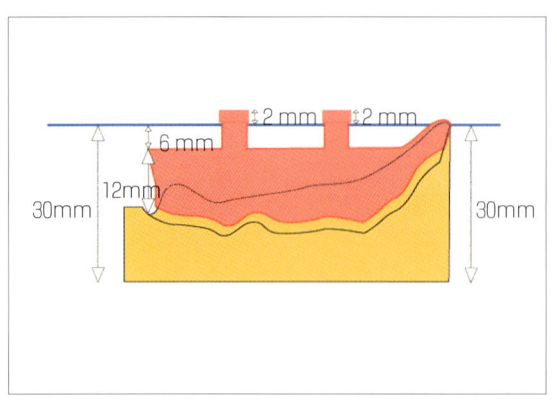

図5-115　ポールをワックスの軟化分2mmだけ高くつくる。

㉒上下のロウ堤付き各個トレー

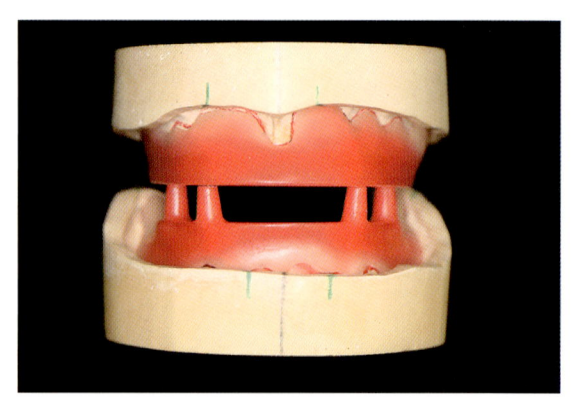

図5-116　一見、何の変哲もないように見えるロウ堤付各個トレーだが、無歯顎データの規格に則し、下顎総義歯の吸着のため6つの工夫を与えた上下のロウ堤付き各個トレーである。

13 ナソメータM付各個トレーの口腔内試適

13-1 ナソメータMの咬合平面のチェック

　ホリゾンタルガイドを使ってナソメータMを模型上に設置後、精密印象に入る。印象を採る前に各個トレーの試適を行う。咬合平面板を咬ませ正面観では、正中が一致するか、水平面が瞳孔線に平行かを見る。そして、側方面観では、カンペルラインに平行に設置されているかどうかを確認する（図5-117a〜c）。

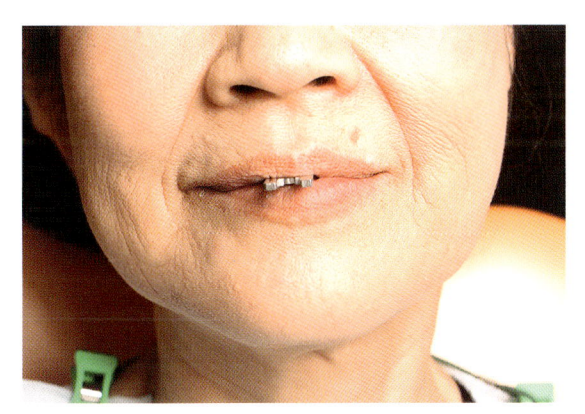

図5-117a　ナソメータM付各個トレーを挿入。

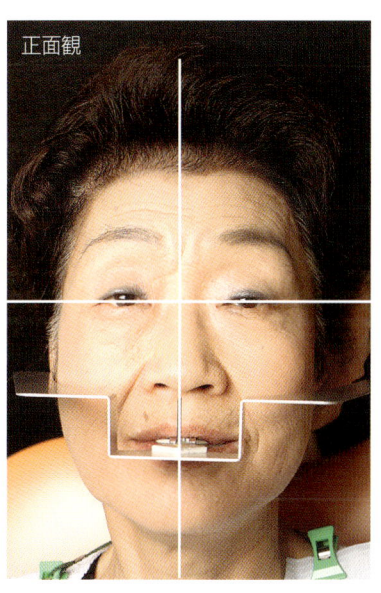

図5-117b　（正面）Y.N式咬合平面板（発売元：（株）モリタ、製造元：（株）センジョー）を咬ませ、正中と水平面を確認する。

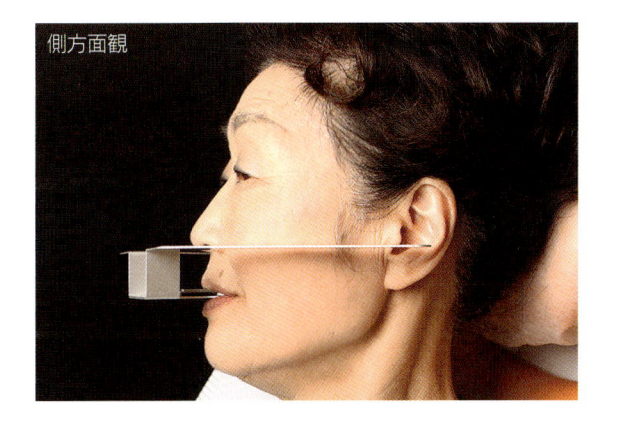

図5-117c　（側貌）カンペルライン（鼻聴道線）と平行かどうかを確認する。

13-2 上下顎の顎間関係のエラーチェック

　セントリックトレーによる咬合採得は完全なものではない。最終的な咬合採得位は、印象後の咬合高径の確認とナソメータMによるゴシックアーチ描記によって水平位を決定する。時には、ナソメータMの設置時に大きな狂いが生じ、各個トレーと顎堤粘膜面に大きな隙間があることを気づかぬまま精密印象を開始してしまうことがある。

　これらを補正して印象するには、6 4|4 6部にワックスを盛って咬合の確認を行うことをお勧めする（図5 - 118 a～f）。

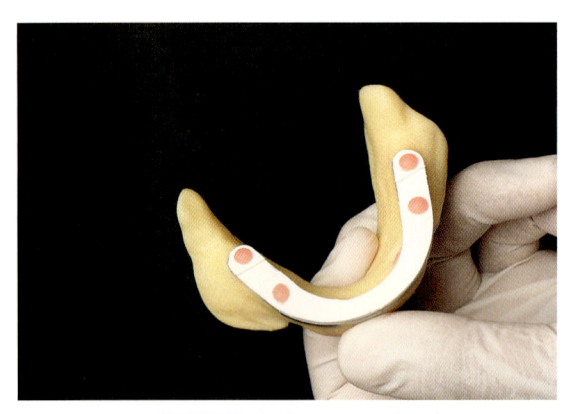

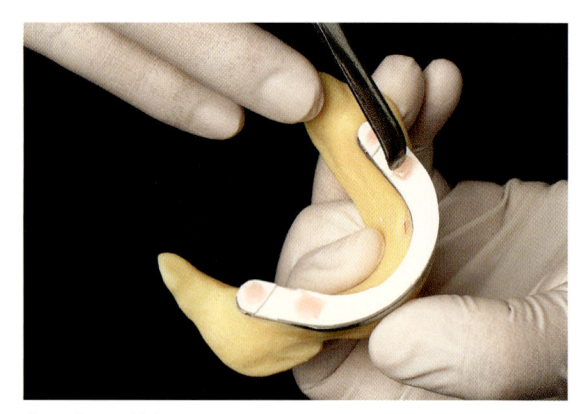

図5 - 118a、b　6 4|4 6に相当する4か所にパラフィンワックスを軽く盛り、軟化する。

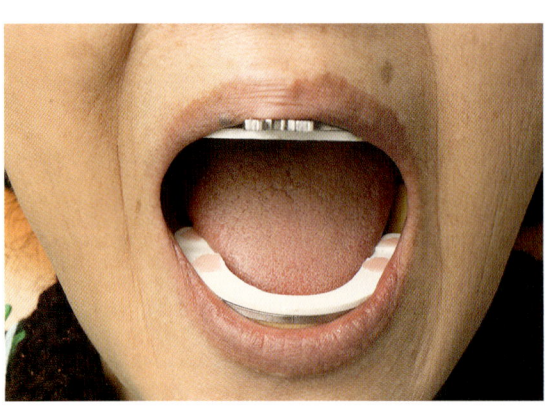

図5 - 118c、d　口腔内に挿入して咬合させる。

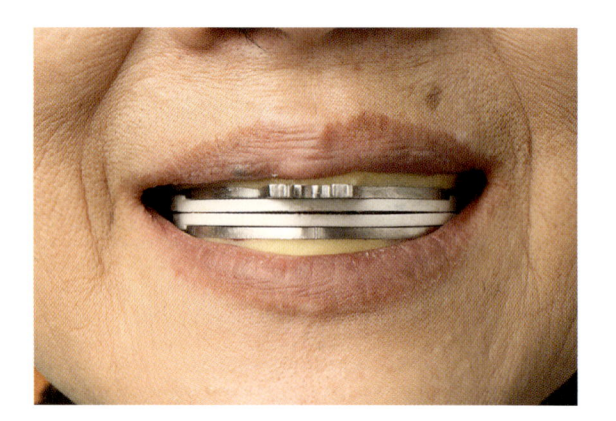

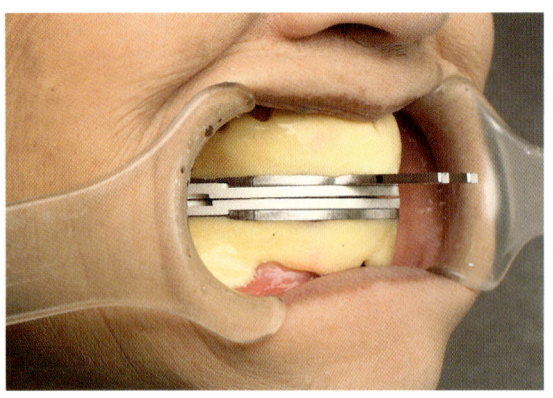

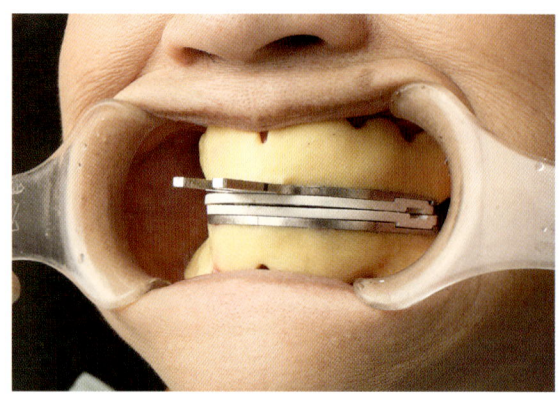

図5 - 118e、f　前後左右で上下のプレートが均等な間隔になっているかどうかをチェックする。ワックスによってわずかに咬合高径が変化しても精密印象に影響はない。上下プレート同士の均等な接触が得られると判断した場合は、ワックスを除去して精密印象を開始する。

PART 3

第6章
Step2：上下顎
精密印象から人工歯
排列まで

1 上顎精密機能印象

　上顎印象は、フラビーガムや著しい上顎結節部吸収例を除いて、ほとんどの場合コンパウンドで辺縁形成を行えばうまくいく。上顎の歯肉頬移行部の動きは下顎の動きと比較し1/2～1/3倍しかないからである。よって上顎の場合は、術者がコンパウンドを軟化し、手指で唇や頬を引いてもある一定以上になると印象辺縁形態の変化は少なくなる。
　BPSでは、コンパウンドの代わりにシリコンヘビーボディタイプ（バーチャルヘビーボディ）を用い、患者の機能運動を利用して辺縁形成を行う。その後、流動性の高いインジェクションタイプ（バーチャルライトボディ）を使って最終印象を行う。機能印象を行うことによって無歯顎治療経験の少ない歯科医師でもミスを犯すことなく、さらに、どの歯科医師が印象してもほぼ同じように印象が採れるよう工夫されている点は、印象を簡単化するうえで重要である。

1-1 上顎精密機能印象

　精密印象は、上顎から行う。上顎は下顎と比較して床面積が広いため、印象材によるトレーの位置狂いが下顎よりも大きく、術者が定めた咬み合わせの位置に狂いが生じやすいことがその理由である。
　実際の印象テクニックをアトラス的に見てみよう！（図6-1～18）。

手順

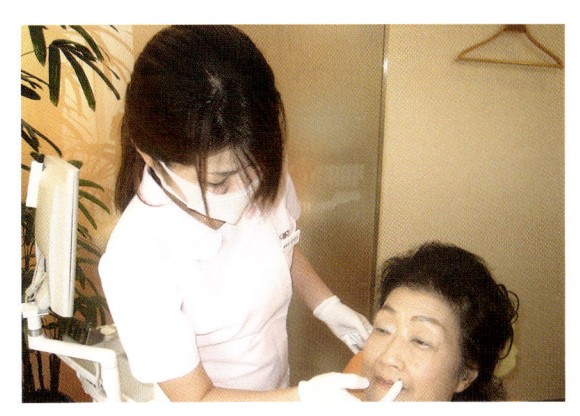

図6-1 口の周りに印象材が付着しないようにワセリンを塗る。

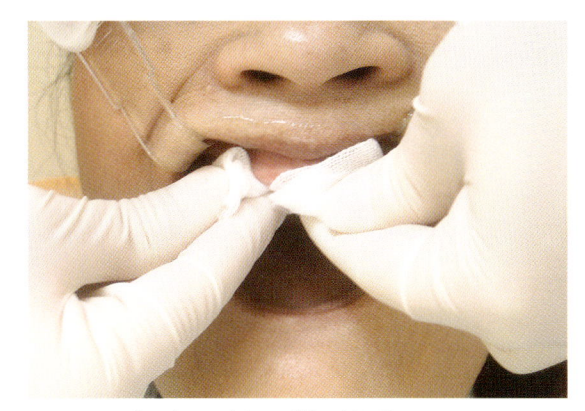

図6-2 ガーゼで口腔内の唾液を拭き取る。

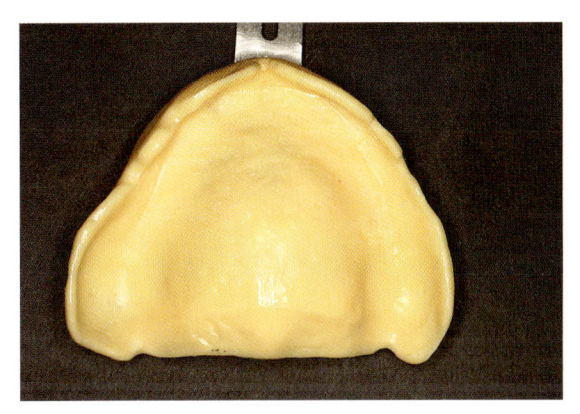

図6-3 上顎各個トレーの内面。

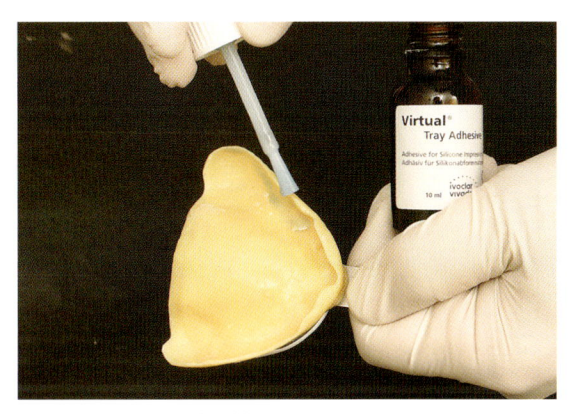

図6-4 シリコン接着材を塗る。

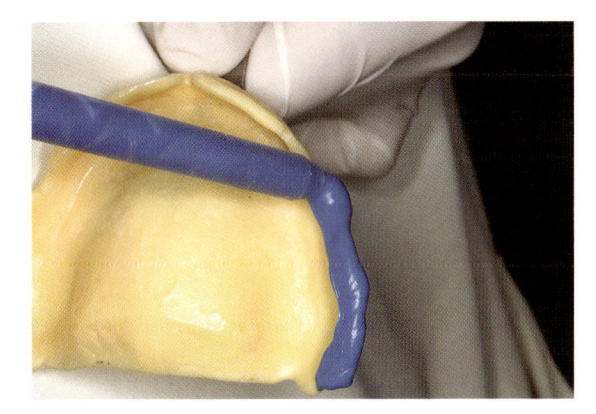

図6-5 辺縁形成用のバーチャルヘビーボディを盛る。

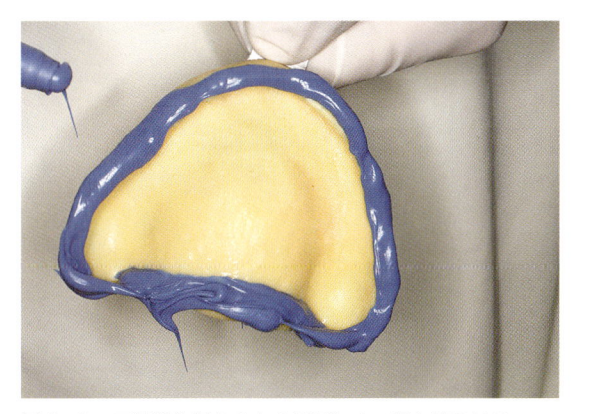

図6-6 口蓋部後縁を含む全周囲にまで行き渡らせる。

第6章 Step2：上下顎精密印象から人工歯排列まで

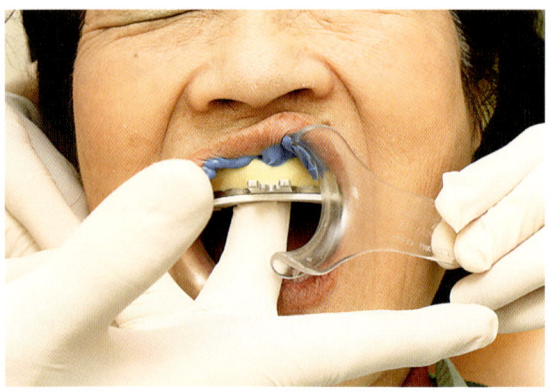

図6-7　アシスタントが口角鉤を用いると、印象材が口唇につかずにトレーを口腔内に運べる。トレーを後上方に加圧する。

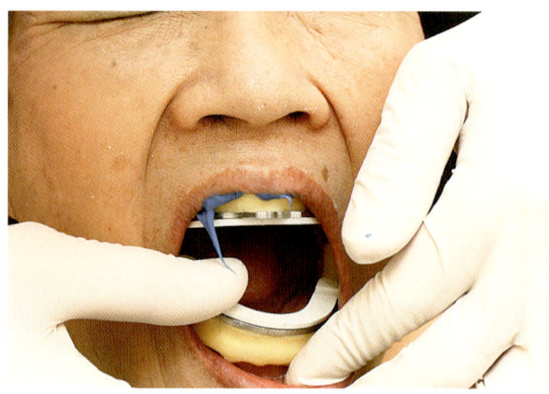

図6-8　下顎の各個トレーを挿入する。

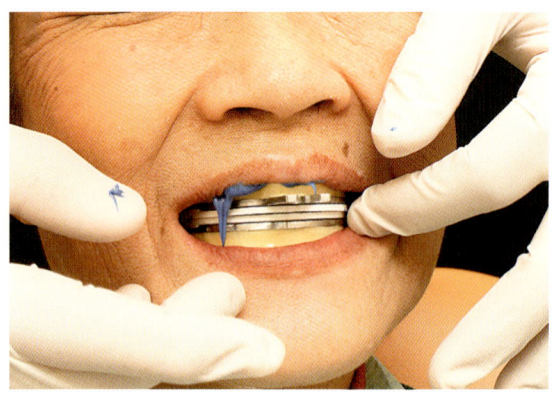

図6-9　閉口して咬合してもらう。

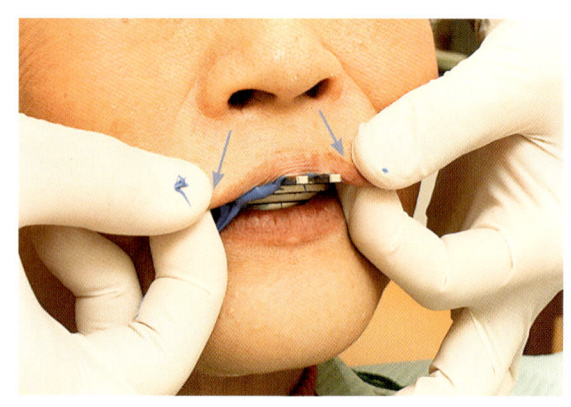

図6-10　上唇小帯を下方へ動かす。

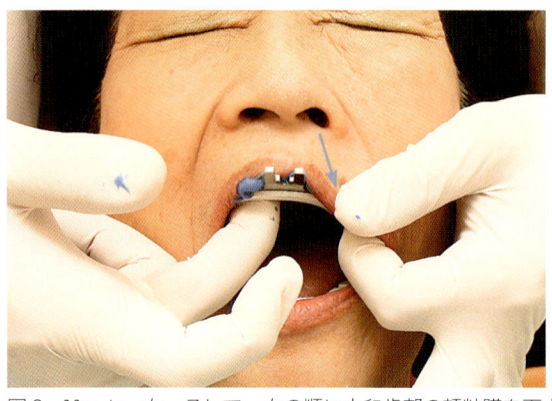

図6-11a、b　左、そして、右の順に小臼歯部の頰粘膜を下方および後下方へ、引く。

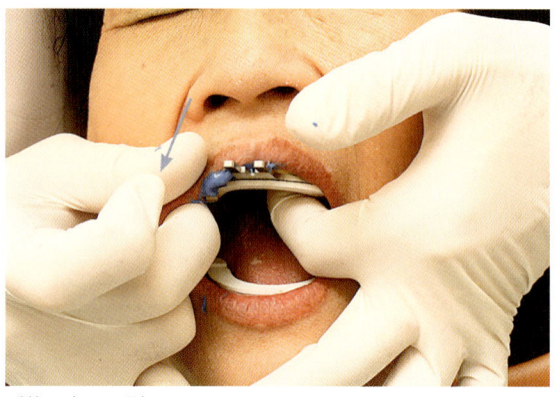

図6-12　3つの機能運動として、①口を尖らす（「ウーッ」と言わせる）。

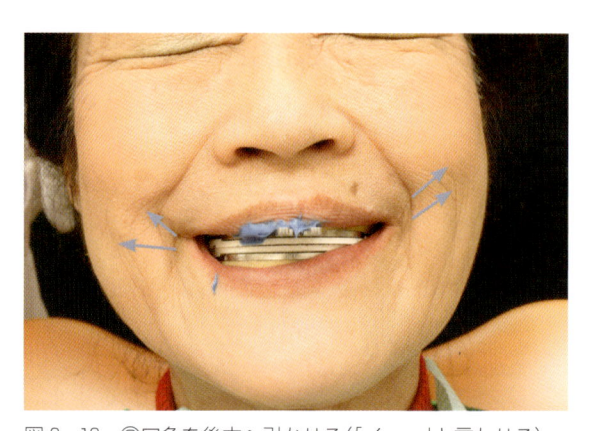

図6-13　②口角を後方へ引かせる（「イーッ」と言わせる）。

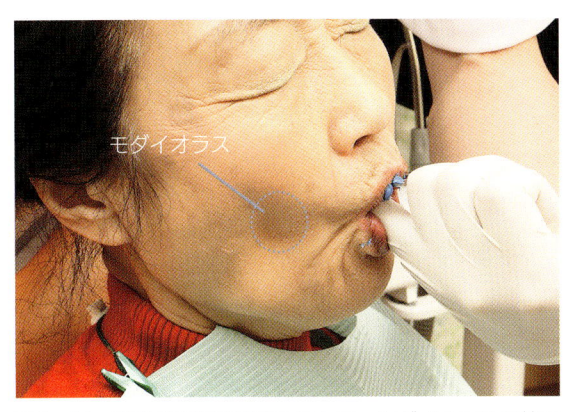

図6-14 術者の指を吸引することで、モダイオラスに筋の動きが集中する。強く何度も行う必要はなく、一度だけにすることがコツ。

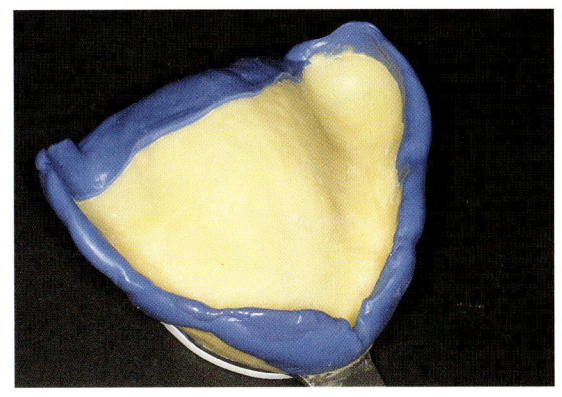

図6-15 トレーを口腔外へ取り出し、余剰部分やトレー内面にはみ出た部分をデザインナイフで切り取り、一次印象を終える。

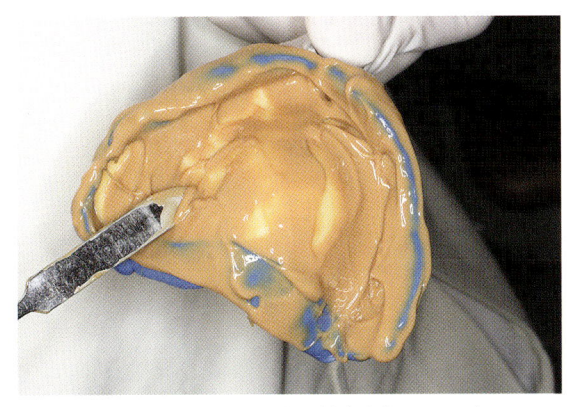

図6-16 続いて、流動性の高い精密印象用インジェクションタイプのバーチャルライトボディを盛り、口腔内に挿入。

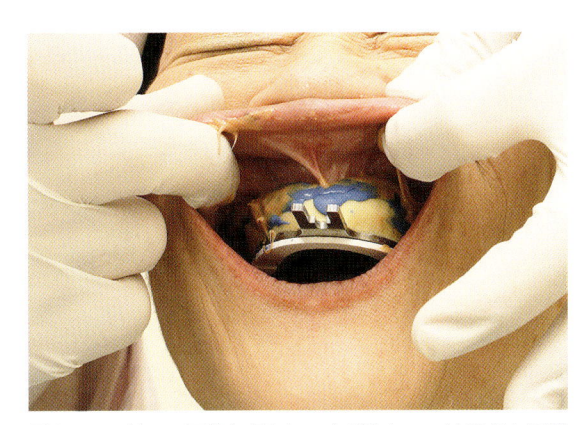

図6-17 続いて下顎各個トレーを挿入し、一次印象と同様の方法で印象を終え、最終印象が完成する。

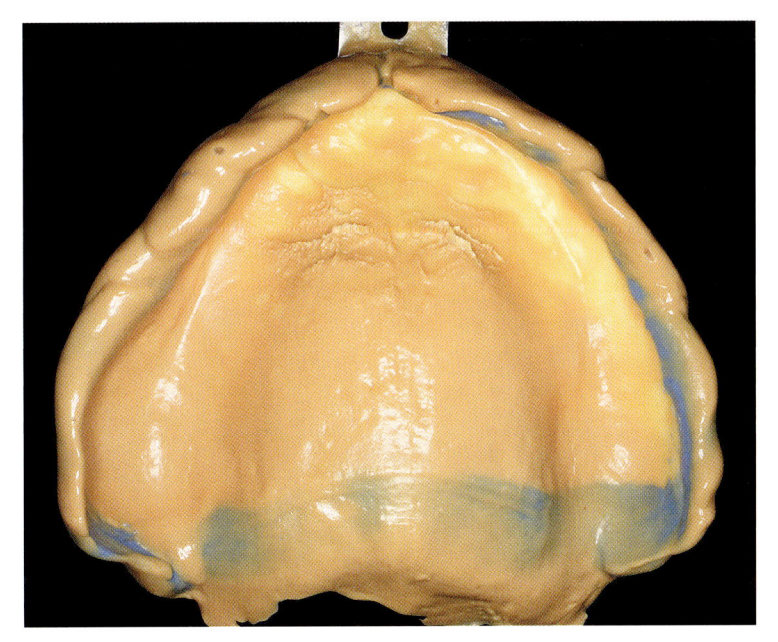

図6-18 上顎完成精密印象体。

1-2　下顎精密印象の準備

　　下顎精密印象は、この上顎印象体を口腔に戻した状態からスタートする。その際、BTCポイント形成の妨げになる上顎結節上部の余剰印象材を取り除いておくことが重要である。口蓋後縁部から後方にはみ出た印象材もハサミやメスで取り除いてから、下顎精密印象に入るように心がける（図6-19a～c）。

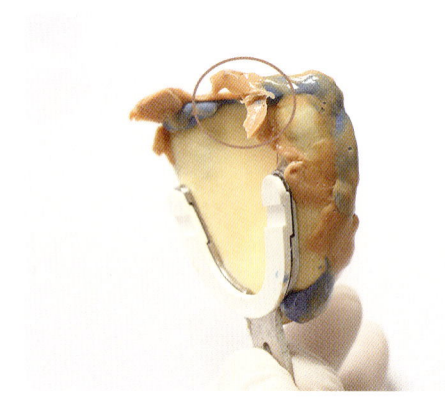

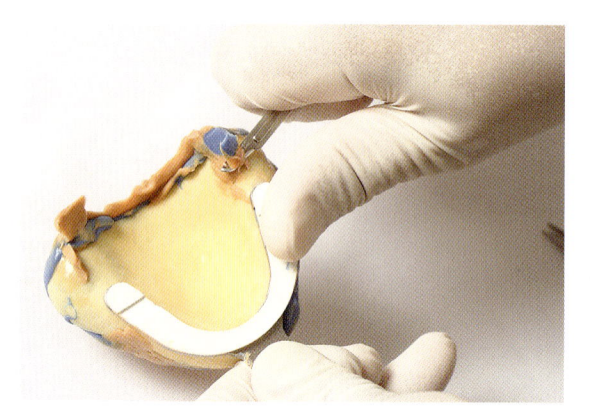

手順

図6-19a、b　次の下顎精密印象時のBTCポイントの防げになる上顎印象体の余剰部分を取り除く。

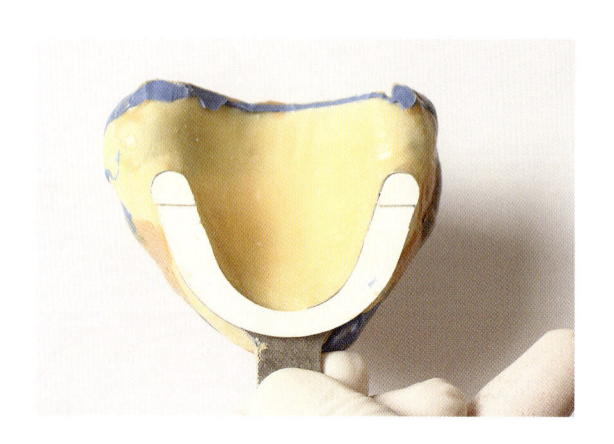

図6-19c　上顎印象体の余剰部分の除去が終わり、下顎精密印象の準備が整った状態。

2 下顎吸着精密印象
─閉口機能印象を中心に─

2-1　下顎吸着精密印象の重要事項

　下顎吸着精密印象で最も重要なことは、口腔粘膜の特性を利用して義歯床縁全周囲を封鎖することである。そして、患者個々の口腔粘膜の運動状況に合致した状態で、各個トレーの辺縁が粘膜に包まれるような印象を採ることが、吸着義歯を作るうえでは理想である。視点を義歯床面積の拡大から口腔粘膜による義歯床の全周囲封鎖に変え、特に封鎖の難しいレトロモラーパッド部の内面適合と、BTCポイントの形成に印象の集中力を注ぐ。

1）印象材の重要性

　吸着が起きる瞬間は、下顎安静位から咬合して義歯がわずかに沈下した時に起きる陰圧状態である。よって、咬合状態の機能運動に合わせた辺縁形態を印象することが重要である。BPSで使用する印象材は、生体親和性の高いシリコン印象材バーチャル（Virtual）である。著者は現在販売されていないイボシール Ivo-seal® (Ivoclar Vivadent)が吸着印象には良い材料だったと考えていたため、下顎総義歯の吸着を狙う場合は、ティッシュコンディショナー系のソフトライナー®（ジーシー）やティッシュコンディショナー®（松風）の粉液比を10:7に変更して、使用することもお勧めしている（図6-20）。ただし、アルコール成分が多いティッシュコンディショナー系の材料で印象した場合は、印象直後からアルコール成分がどんどん揮発し、印象体が変形する。　よって、できるだけ早く石膏を注がなければならないのが欠点である。

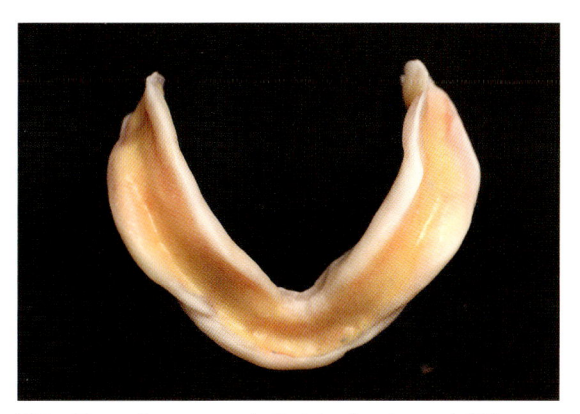

図6-20a　ジーシーソフトライナー®による一次印象。

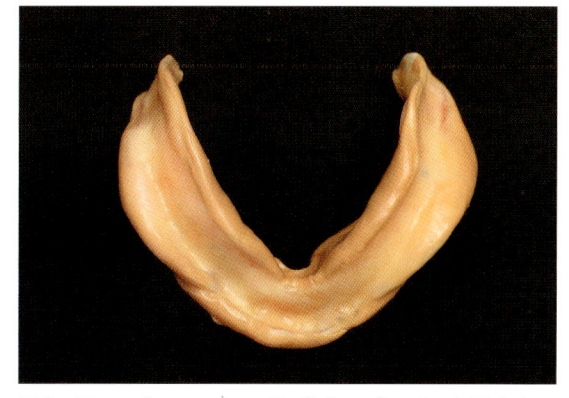

図6-20b　バーチャルライトボディー®による最終印象の完成。

2）顎堤形態が良型・中等度の場合の5つの基本動作の重要性

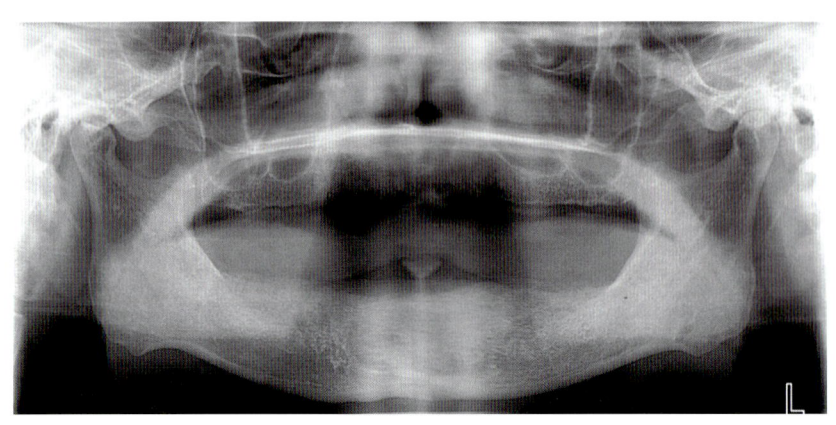

図6-21 顎堤形態が良好な場合。

「2-2 下顎精密印象の手順」において、最も重要なのがP.156、159で提示する顎堤形態が良型・中等度型の場合（図6-21）に患者に命ずる5種類の動作である。これをもって機能印象が完成する。

一般的に顎堤形態が良好な場合は、唇や頬の動きが大きく、口腔粘膜の活動性が高い。よって、機能運動によって得られる印象辺縁形態はシャープである。

まず、トレーを口腔内に挿入し、上下トレーで咬合させる。これにより、適合の良い各個トレーは、最も変形しやすいレトロモラーパッドの形態をシリコン印象材によって固定され写し採られる。

次に機能運動を患者に命じる。「ウーッ」、「イーッ」の2種類の動作は頬小帯の動きを含めた唇頬側の印象形態を形成する。

つづいて舌の運動に加え、舌でトレーの前歯部舌側を押すことによって、顎舌骨筋が強く緊張し、口腔底の印象が採れる。最後に総合運動として嚥下を行わせる。嚥下によって、レトロモラーパッド上部で頬粘膜が強く内方に引き込まれBTCポイントが形成され、レトロモラーパッド義歯床外部での封鎖が完成する。また、嚥下時にオトガイ筋が収縮し、下唇部の辺縁形態が形成される。

2-2 下顎精密印象の手順

　従来型のコンパウンド印象法では、各部位ごとに辺縁形成を行ったが、吸着を目的としたBPSの印象は全周囲の辺縁形成を一度に行うことが特長である（図6-22〜31）。

　また、機能印象法は術者が辺縁形成を行うのではなく、患者自身の動作で印象が完成するため、術者の技量を問われることはない。したがって、いかに概形印象と各個トレーの作業を正しく行うかで印象の良し悪しが決定する。

　一方、在宅歯科診療などで患者自身が随意運動ができない場合には、印象材の誤嚥の危険性から機能印象は行えない。このようなケースでは従来型のコンパウンドを使った術者による辺縁形成印象法が適していて、そのゴールは吸着ではない。

　まずはじめにトレーの適合を確認し、痛みのある部分は必ず削合しておく。トレーの適合が悪い場合は、市販のリライニング材を用いて適合を高める場合もある。

手順1

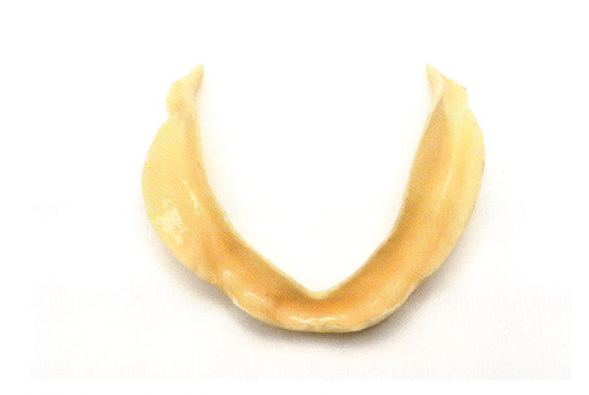

図6-22　下顎各個トレーの内面。

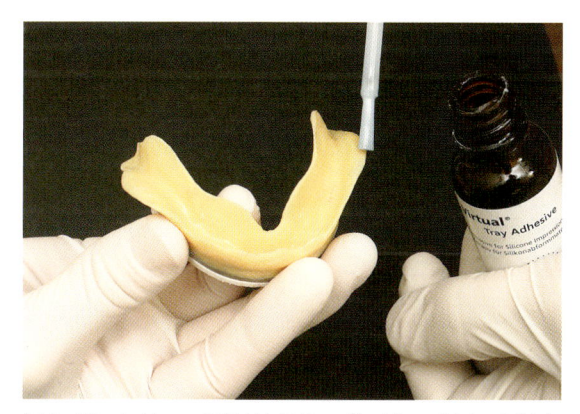

図6-23　シリコン接着材を塗り、ガーゼで口腔内の唾液を拭き取る。

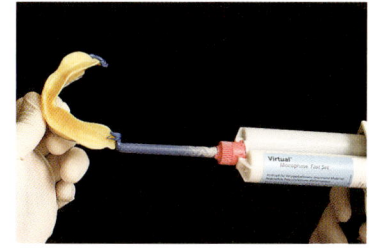

図6-24　レトロモラーパッド部はできるだけ変形を避けるためヘビーボディタイプよりも流動性の高いバーチャルモノフェーズ（Virtual Monophase）®を盛る。

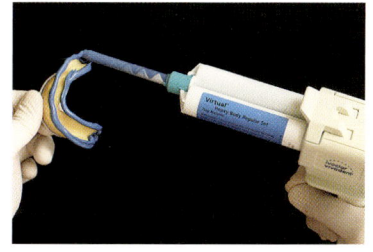

図6-25　レトロモラーパッドを除く義歯床辺縁にはバーチャルヘビーボディ（Virtual Heavy Body）®を盛る。

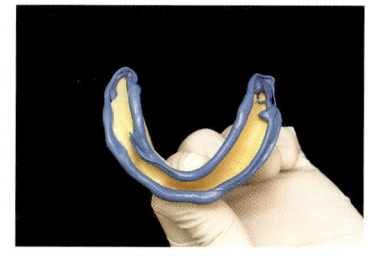

図6-26　2種類の印象材、バーチャルモノフェーズ®とバーチャルヘビーボディ®が盛られた状態。

第6章　Step2：上下顎精密印象から人工歯排列まで

PART 3

手順2：基本の5つの機能運動を患者に命ずる

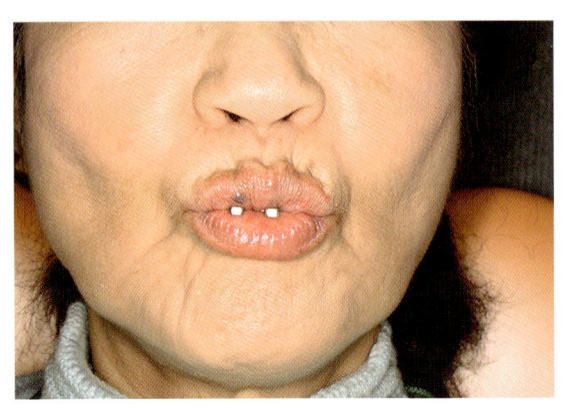

図6-27a ①口を尖らす（「ウーッ」と言わせる）：口唇と頬粘膜の運動が印象される。

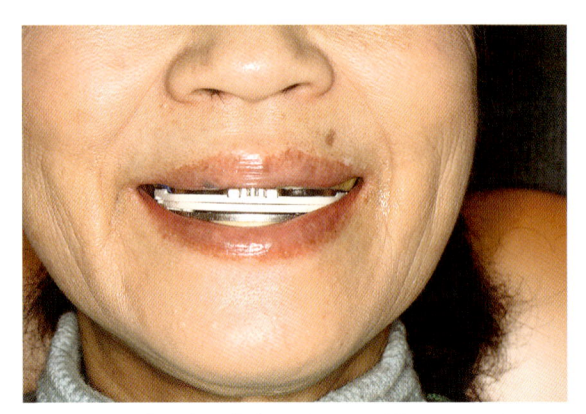

図6-27b ②口角を後方へ引かせる（「イーッ」と言わせる）：口唇と頬粘膜の運動が印象される。

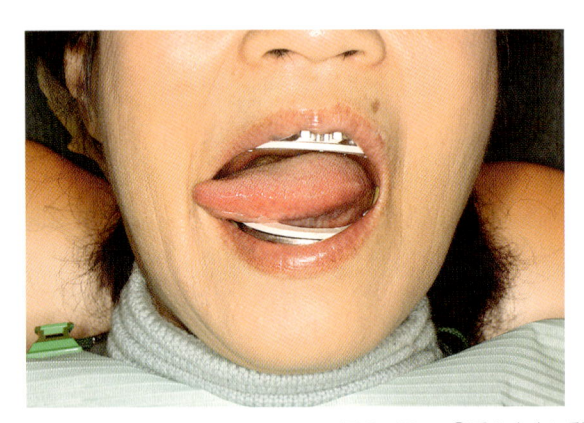

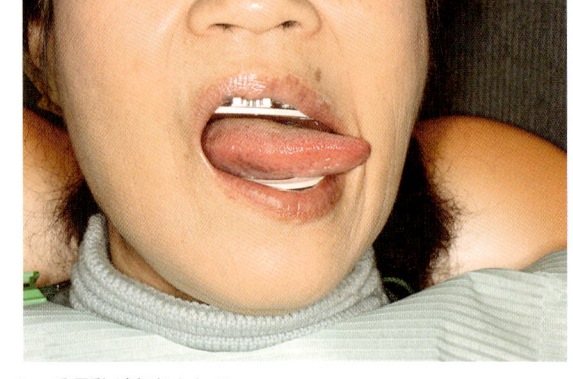

図6-27c ③舌を左右に動かす：舌運動が印象される。

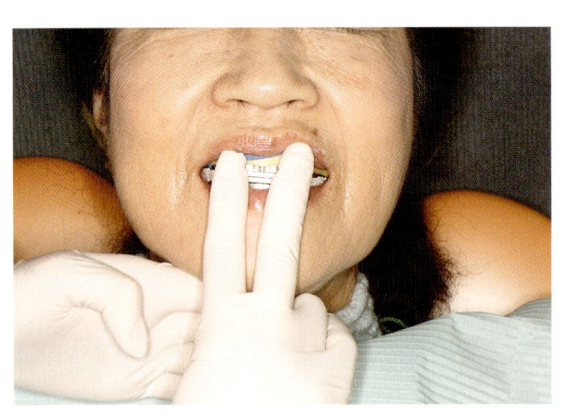

図6-27d ④閉口状態で、舌でトレーの裏側を押す：顎舌骨筋の強い動きが反映された口腔底の緊張状態が印象される。

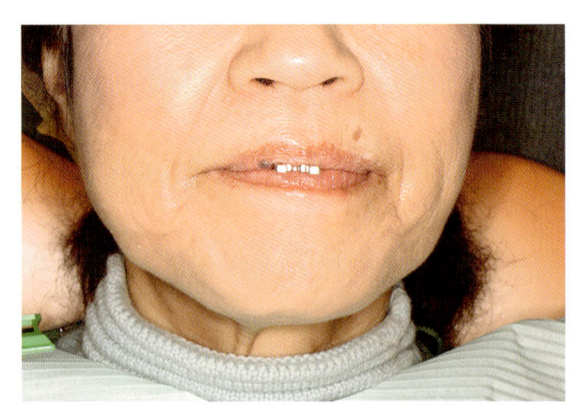

図6-27e ⑤嚥下：オトガイ筋の強い動きと口腔全体の動きが印象に表現される。

図6-27

手順3：印象の余剰部を除去する

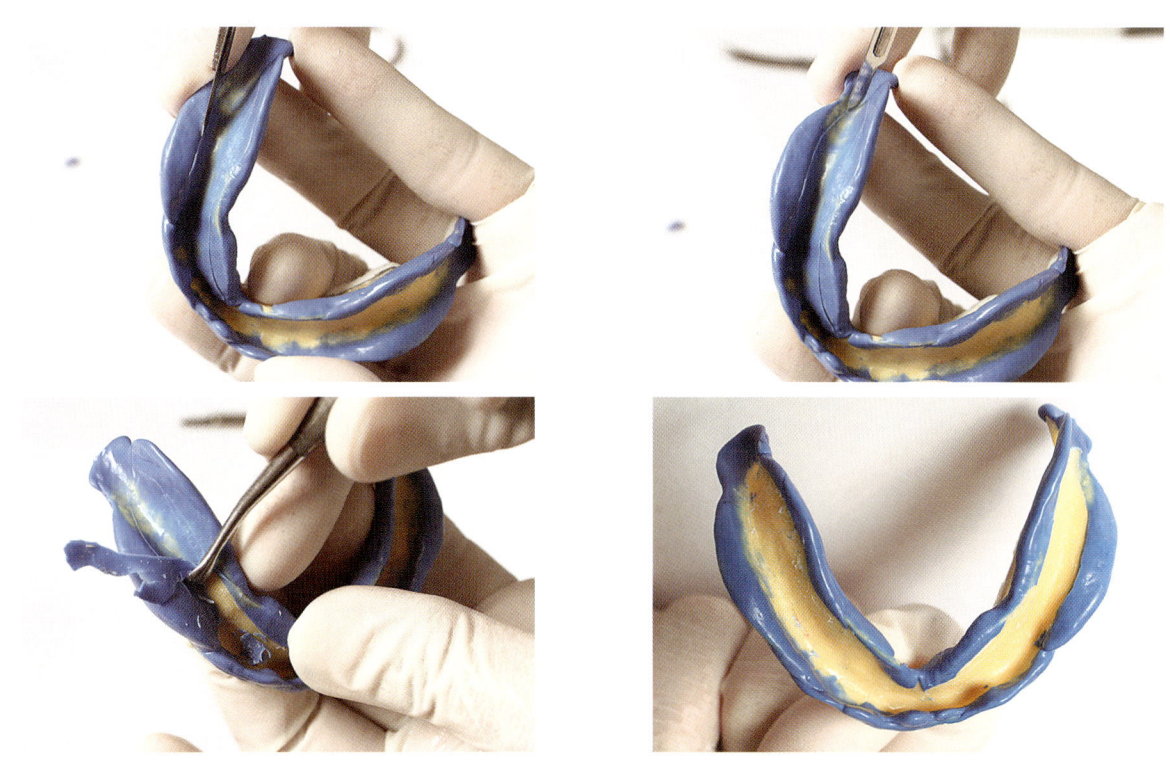

図6-28a〜d　辺縁部の封鎖を確実なものにするために、ヘビーボディタイプの一次印象材を辺縁部のみに残し、内面に入った部分は丁寧にメス等で取り除く。この操作は次の精密二次印象の封鎖性をさらに高めることになる。辺縁の歯槽粘膜部は可動性に富み、印象材による被圧縮性も高いので、印象材によって圧下され封鎖性が高まるからである。

一方、不動性の顎堤粘膜部は、被圧縮性に乏しく印象材によって圧下されにくい。印象圧による沈下量の差を考慮すると、この顎堤粘膜部の一次印象材を取り除く操作は重要な操作であり、辺縁封鎖のための一助となる。

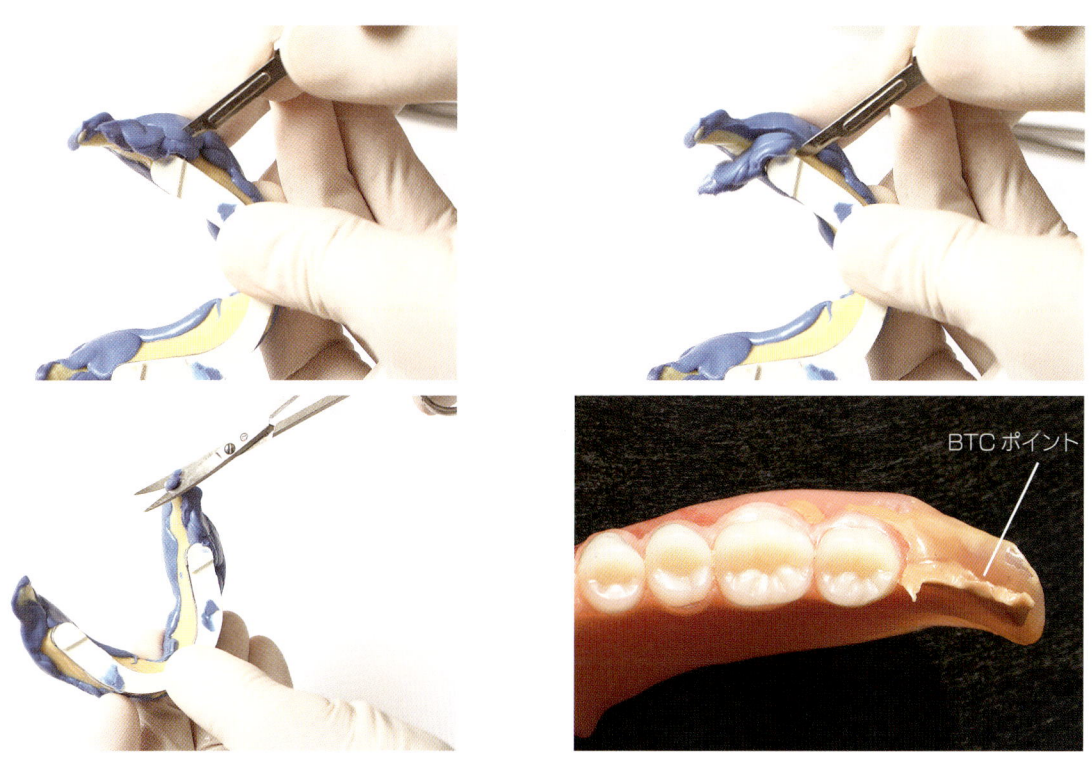

図6-29a〜d　レトロモラーパッド上部の一次印象材をハサミやメスで取り除く、ライトボディタイプの印象材を用いた最終印象で、レトロモラーパッド上でのBTCポイント、つまり、外側弁形成を容易にするために行う。この部に余剰印象材が残っていると、BTCポイント形成の妨げになるのでこの操作を欠かすことはできない。

図6-30a〜d　後顎舌骨筋窩部の余剰印象材を取り除いておくことで、下顎総義歯・吸着のメカニズムの項で述べた代償性封鎖を次の最終精密印象で完成させる。この部分に厚みが残っていると、舌の脇腹による封鎖形成の邪魔になると同時に、BTCポイント形成の妨げにもなる。

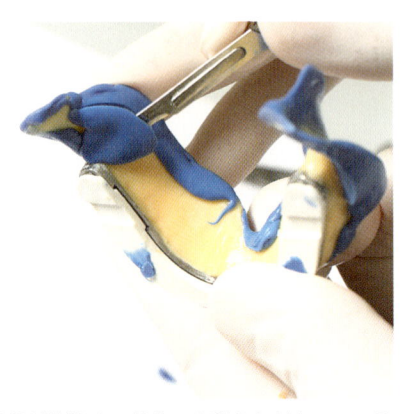

図6-30a　舌根部が接触する部分の余剰印象材をメスで取り除く。

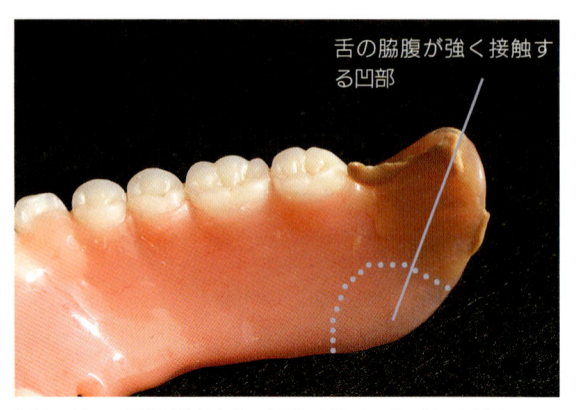

図6-30b　舌根が接触する部分は薄くしあげた方がよい。

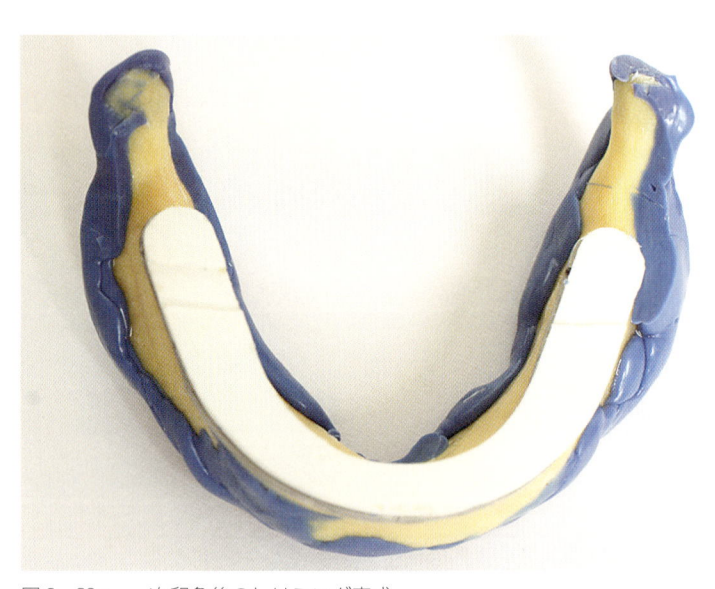

図6-30c　一次印象後のトリミング完成。

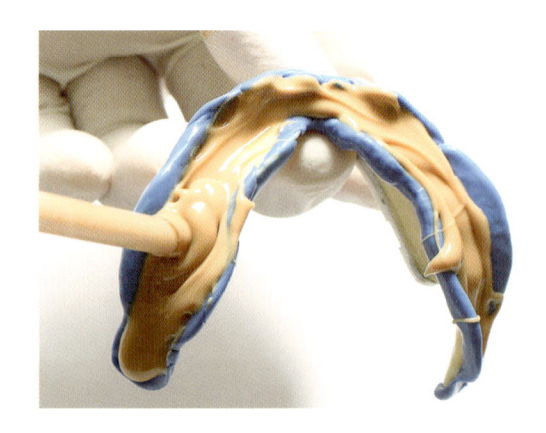

図6-30d　精密二次印象材バーチャルライトボディ®をトレイ内面および辺縁に盛り、口腔内に再び挿入。

手順4：再び患者に5つの動作を命じる

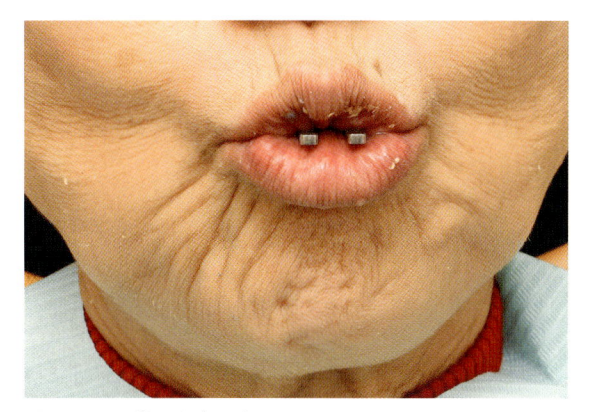

図6-31a　①口を尖らす

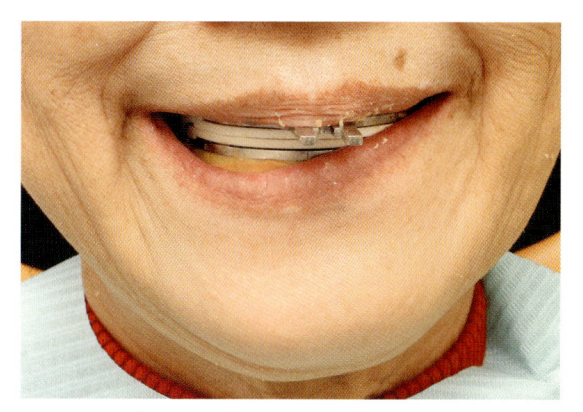

図6-31b　②口角を横に引く

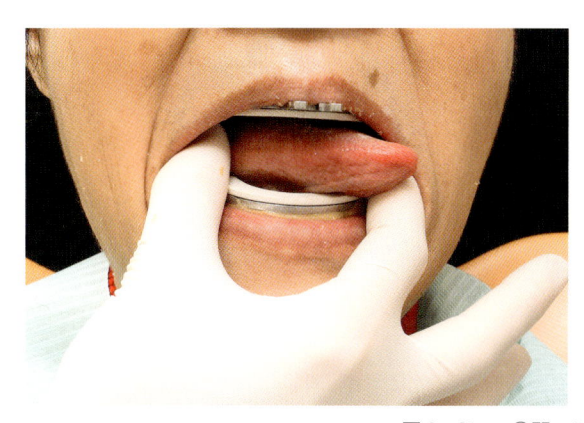

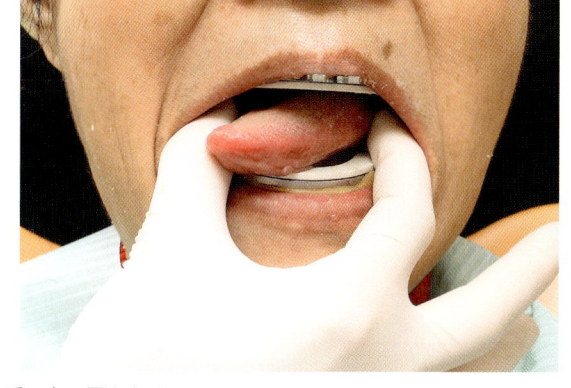

図6-31c　③開口して舌で上口唇をなめる

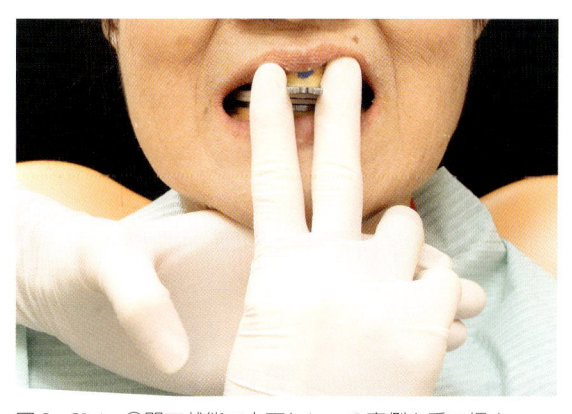

図6-31d　⑤閉口状態で上下トレーの裏側を舌で押す

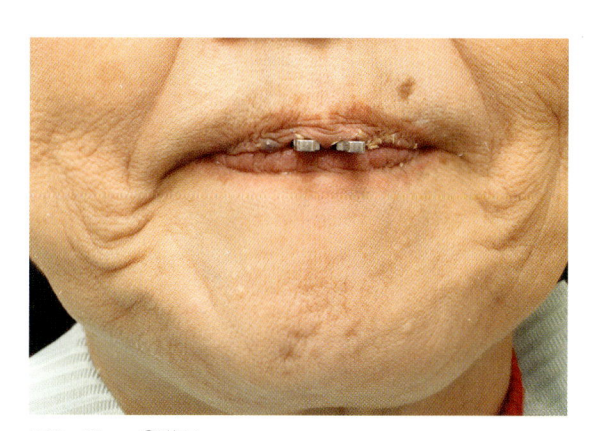

図6-31e　⑥嚥下

図6-32

小　括

　患者の機能に合わせた印象が得られた（図6-32a）。この印象を義歯床全体が口腔可動粘膜に封鎖される下顎総義歯吸着メカニズム（図6-32b）と照らし合わせてみよう。
　まず第1に、舌側は辺縁の厚みと長さの変化は、吸着にとって重要な要素である。舌下ヒダ部が厚く印象され、吸着にとって有利な舌下ヒダ部のスポンジ様組織が十分に利用されていることがわかる。後顎舌骨筋窩部は薄く印象されており、この部位の代償性封鎖が確立しやすい状況が得られている。また、レトロモラーパッド部には染谷のスジが現れていると同時に、バーチャルヘビーボディ®よりやや流動性の高いバーチャルモノフェーズ®を使うことによって、下顎安静位状態に近いレトロモラーパッドの形態が採得されている。これによって、レトロモラーパッド部の義歯床内面とレトロモラーパッド粘膜面の接触型封鎖、そして、レトロモラーパッド上で頬粘膜と舌の脇腹が接触するBTCポイントが獲得される。
　頬唇側では小帯の活動状況が顕著なシャープな印象が獲得されていて、内外側二重封鎖が得られている。
　FCBトレーによる概形印象→各個トレーの設計→各個トレーに施す吸着のための工夫→上下顎咬合関係が得られた状態での精密機能印象の一連の流れにより、下顎総義歯の吸着メカニズムを印象体に現すことができる。

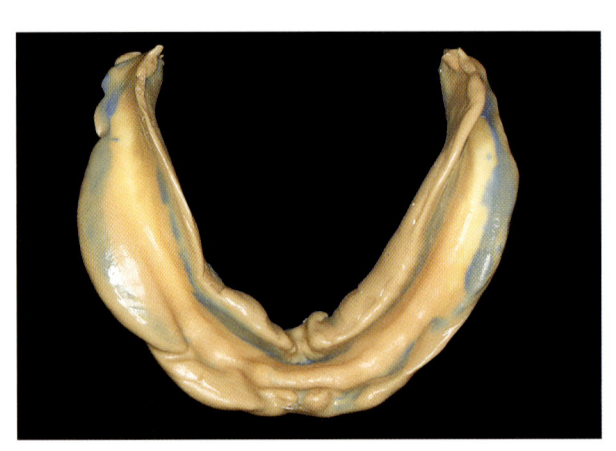

図6-32a　下顎総義歯の吸着メカニズムに従って完成した最終印象体。

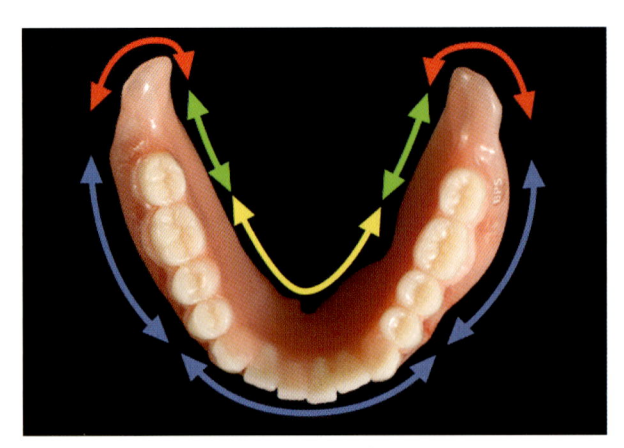

図6-32b　下顎総義歯の吸着メカニズム。

3 精密印象後の咬合高径の修正とゴシックアーチ

3-1 咬合高径を先に決める理由

　咬合採得は、義歯の高さを決める咬合高径の咬合採得と、前後左右的な位置を決める水平的な咬合採得の2つに分けられる。咬合採得を行う場合、なぜ咬合高径を水平的位置の前に決めなければならないのだろうか。

　まず、読者の皆さんに質問をしてみる。「あなたは、同一患者で毎回同じ高径を設定できますか？」「異なる歯科医師が同一患者で行った場合、果たして咬合高径は同じ高さに決まるでしょうか？」
答えはおそらく「いいえ；No」であろう。

　実は、高径を決める目安は非常にあいまいで、「これが確実」とう決定的な方法はない。無歯顎者における咬合採得は経験の差が影響するともいわれている。このミスを減らすためにBPSでは、第1段階としてセントリックトレーを用いておよその咬合高径を決定することを勧めている。そして、精密印象後の段階でナソメータMを用いゴシックアーチの描記針の高さを調整することにより、咬合高径を再度厳密に決定することが可能となる。このダブルチェックシステムによって咬合高径の修正を可能にした点は、他メーカーにはない優れた部分といえる。

　一方、水平的咬み合わせの位置のエラー値はどの程度であろうか。後に述べるゴシックアーチ描記法でミスをしたとしても、せいぜい1～2mmであるのに比べ、咬合高径のエラー値はややもすれば5～10mmである。このエラーの値の違いから、まずは的確な咬合高径を採得することが先であるという答えが導きだされる。

1）精密印象後の咬合高径の修正の仕方

　セントリックトレー使用時の咬合高径の決定には、安静位空隙を利用する方法とAir-Blow法の2つを利用した。精密印象後は、さらに患者に適した咬合高径を見つけるため、発音を利用して最終咬合高径を決定する。

　上下顎ナソメータMのバイトリムマウント（白いプレート）の隙間を患者が発音している間に観察する。患者に70から50までの数字を逆に数えさせると患者は数字を数えることに集中し、術者に覗き込まれていることを忘れてしまう。プレート間が2～3mmになる位置を見つけ出したら、バイトリムマウントを外し、レジストレーションプレート（ゴシックアーチトレーサー）を装着して、ゴシックアーチマーキングピンを回転させて高さを調整する。描記針は、－2mmから＋6mmまでの変更が可能である。

3-2　ゴシックアーチ描記法

　咬合高径の決定後、臨床現場では「ハイ、咬んでください」といって水平的な咬み合わせの位置を決めることが多い。しかし、「咬んだところが咬合採得位である」と書かれた書籍は存在しない。このように現場での実践と教科書の内容には隔たりがある。ゴシックアーチを用いずに咬合採得を行うと、タッピングポイントが不安定である場合でも、あるいは誤った位置で咬合採得を完了しても、まったく気づかない。

　結局、これらのミスが後になって義歯の咬み合わせのズレとなって現れ、人工歯の再排列や義歯の再製作を余儀なくされる。「手を抜いたことで後になってツケが回ってくる」と考えてよいであろう。

　ゴシックアーチ描記法は、下顎限界運動路を平面板に書かせる信頼のある方法であるが、来院回数が増えることや、描記板設定料金などの技工代金がさらにかかることから活用していない歯科医師も多い。しかし、ゴシックアーチの利点は、なんといっても最大限界運動路の図形ならびに、習慣性タッピング位とA-pexポイントの一致やズレが視覚的にわかることである。「目で見てわかる」、これは他の咬合採得法にはない特長といえる。　また、過去から現在にかけての描記手技の変化も見逃せない。かつては、術者が意図的に下顎を後方に押して図形を描かせる描記法（パッシブ法：Passive）が推奨されていたが、現在は、下顎を後方に押すことをやめ、患者自身で無理のない限界運動路を描かせる方法（アクティブ法：Active）に変化している[53]。これは、無歯顎者のほとんどの顎関節構造が器質的変化を起こし、機能障害を呈していることが理由である[54〜57]。

3-3 ナソメータMによるゴシックアーチ描記法

　上下顎印象後に、咬合高径のチェックを行い、ナソメータMを使って最終咬合位を決定する。印象後に新規にゴシックアーチ用のバイト用トレーを作らずにすむことが最大の利点である。また、これまでゴシックアーチの必要性を感じているにもかかわらず、新規のトレーを作る煩わしさからゴシックアーチトレースを怠ってきた歯科医師にも推薦できる優れた装置である（図6-33〜45）。

手順

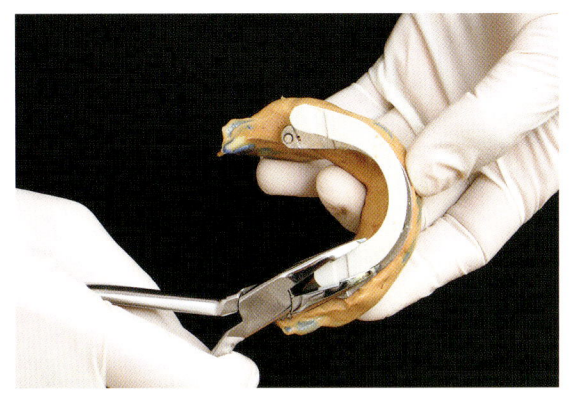

図6-33　上下顎精密印象後に、バイトリムマウントを外す。

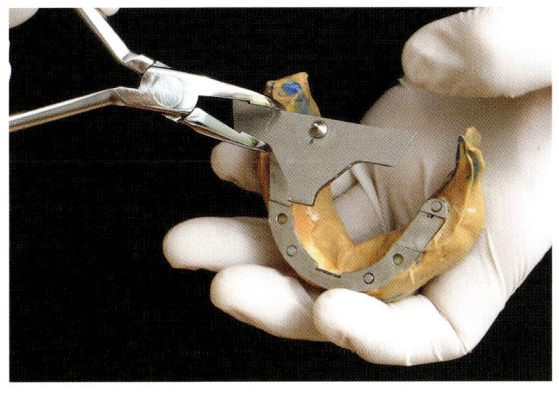

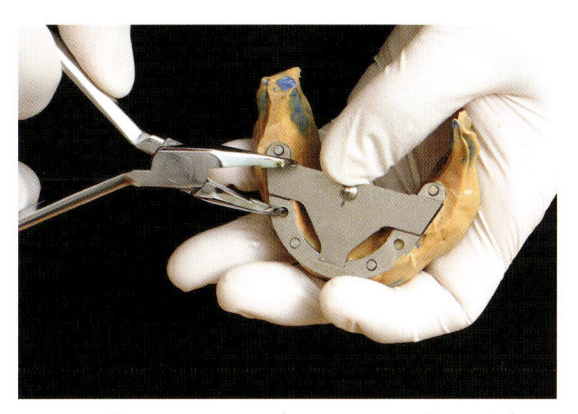

図6-34a、b　下顎のゴシックアーチマーキングピン（描記針）の付いたレジストレーションプレートをロングノーズプライヤーにて組み込む。マーキングピンはスティッキーワックス等で止めておく。

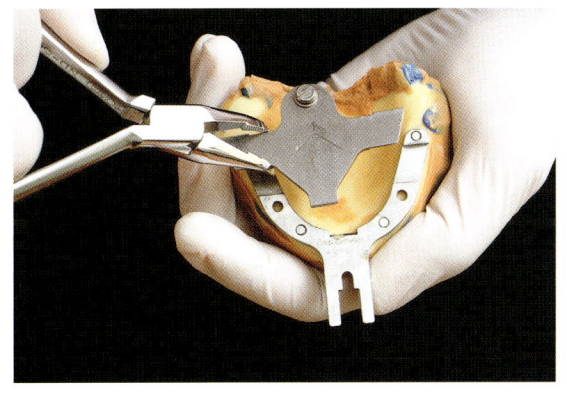

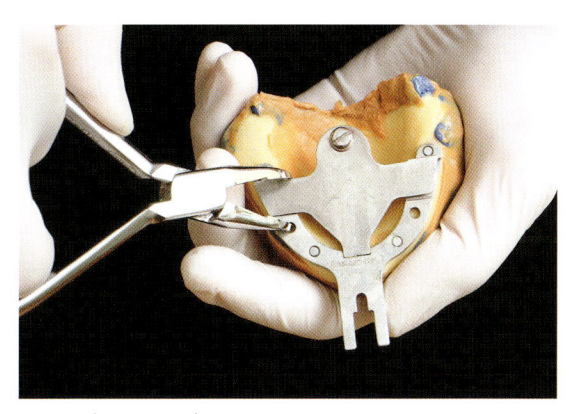

図6-35a、b　つづいて上顎のゴシックアーチ描記用レジストレーションプレートをプライヤーで組み込む。

PART 3

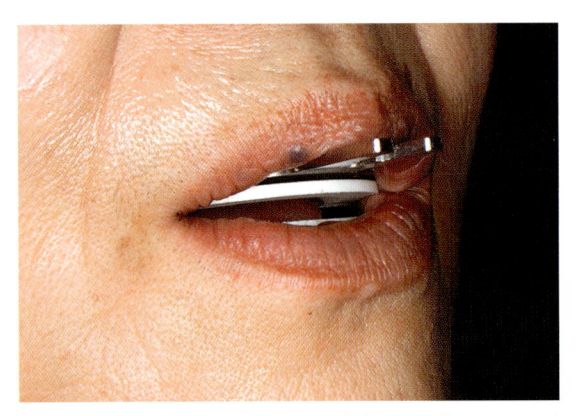

第6章 Step2：上下顎精密印象から人工歯排列まで

図6-36a 患者に70から50までの数字を逆に数えさせ、バイトリムマウントの隙間を観察する。

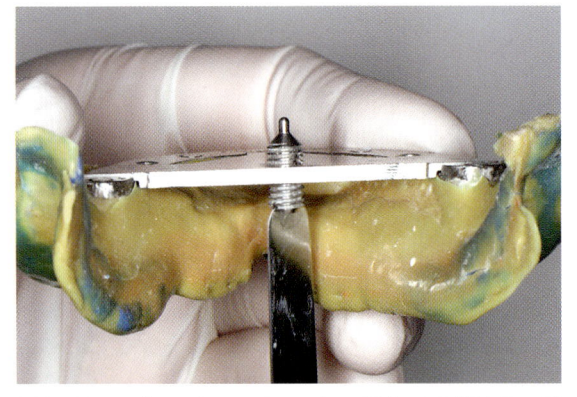

図6-36b ゴシックアーチマーキングピンを回転させて高さを調整する。

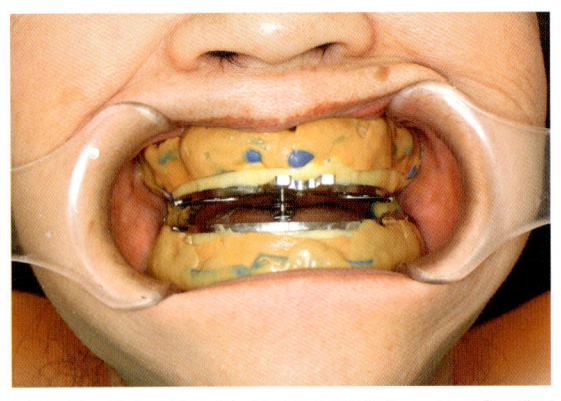

図6-37 後方で咬み合わせることを指示し、タッピング運動を行わせる。後方のタッピング位をスタート地点としてゴシックアーチを描記させる。

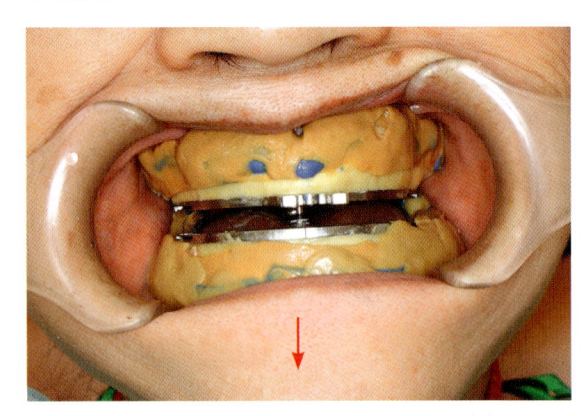

図6-38 前方に下顎を移動させ、再びスタート地点に戻す。

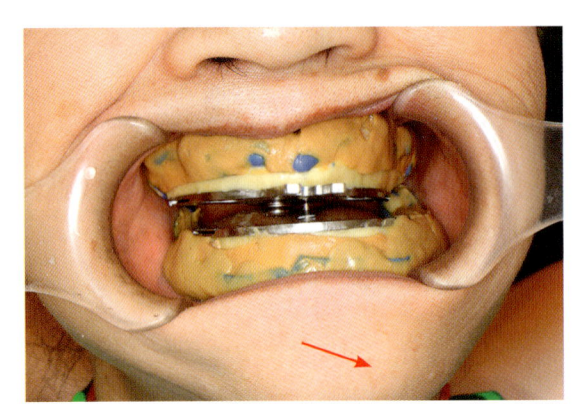

図6-39a 次に左側に下顎を移動させ、再びスタート地点へ戻す。

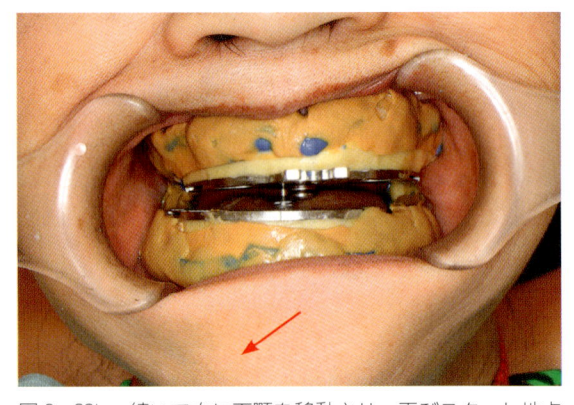

図6-39b 続いて右に下顎を移動させ、再びスタート地点へ戻す。

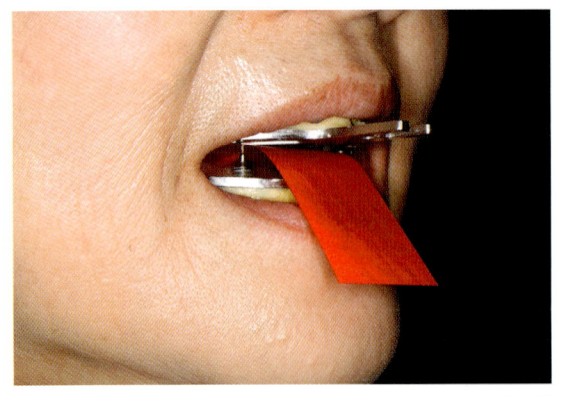

図6-40 何度か練習させ、図形を描かせる。スムーズに動くようになり描記が完了したら、咬合紙を挟んで、描記図上にタッピングポイント位を印記する。

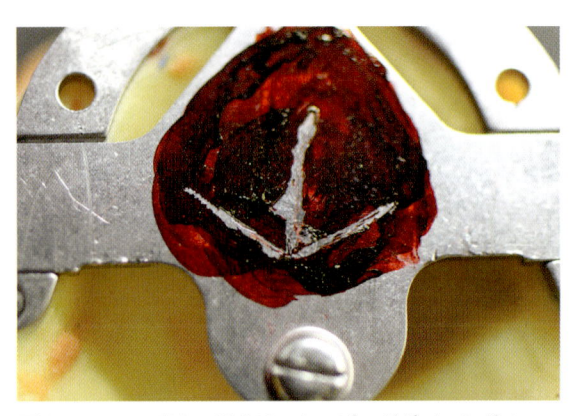

図6-41 この患者の場合は、タッピングポイントがApexポイントよりも約1mm右前方に位置している。

164

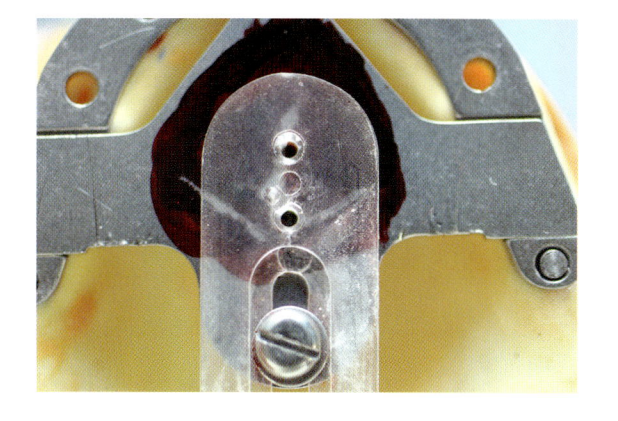

図6-42 タッピングポイントが一点で安定している場合は、A-pex位よりも優先して、この位置を咬合採得位として採用する[58~60]。透明なプラスチック板のフィクシングプレートの穴をタッピングポイント位置に合わせてネジ止めする。

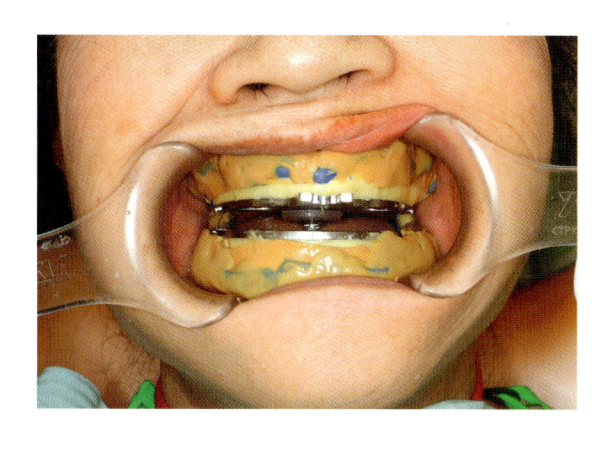

図6-43 咬合させ、マーキングピン（描記針）が固定されたフィクシングプレートの穴にスムースに入るかどうか確認する。

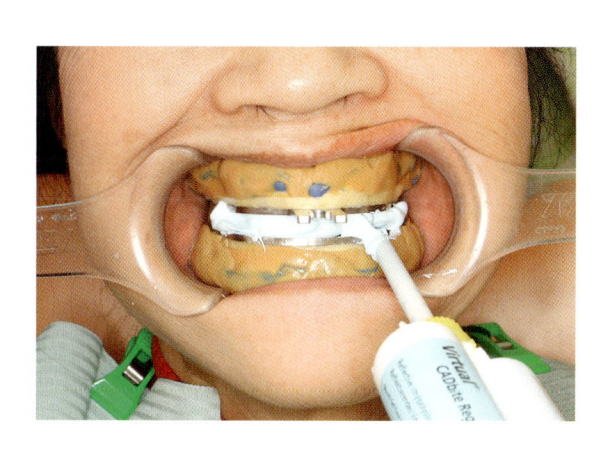

図6-44 バイト用シリコンで固定する。

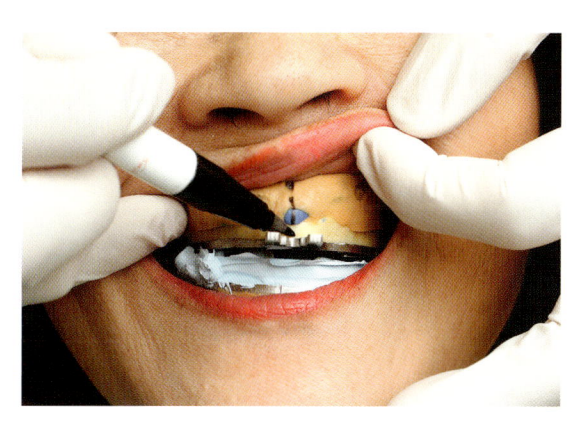

図6-45 正中線を油性のペンで記入する。

4 人工歯の選択

4-1 前歯部の人工歯選択

BPSにおける前歯部の人工歯選択は、フォームセレクターを用いて歯の形態を選択し、シェードガイドを用いて歯の色を決定する（図6-46〜49）。術者の勘に頼ることなく、こうした器具が使えることは経験の浅い歯科医師にとっては大きな手助けとなる。ただし、単純に機械的にだけ人工歯を決めるのではなく、最近は白い歯を好む患者も増加しているため、患者との十分な相談後に最終的な人工歯を決めるべきである。ここではSRフォナレス人工歯の選択例を紹介する。

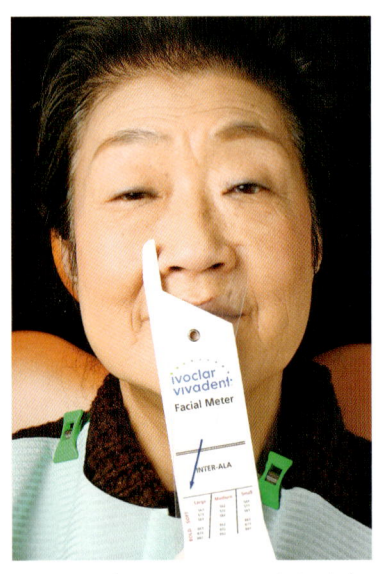

図6-46 SRフォナレス フォームセレクター（Facial Meter）にて、人工歯のサイズを決定する。

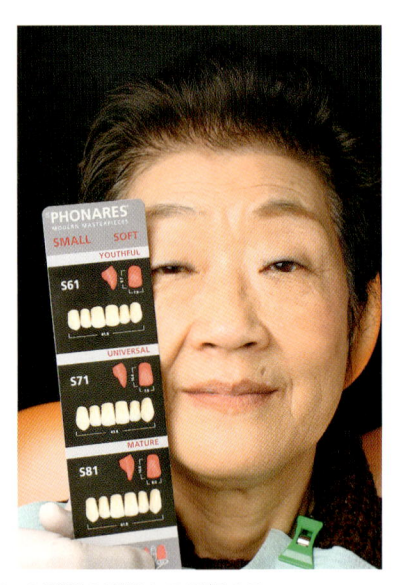

図6-47 3種類の形態から選択する。
Sはソフトタイプ、Bはボールドタイプの2つに分類される。さらには、年令に応じた歯の摩耗状態に合わせて、Youthful、Universal、Matureの3種類が選択できる。

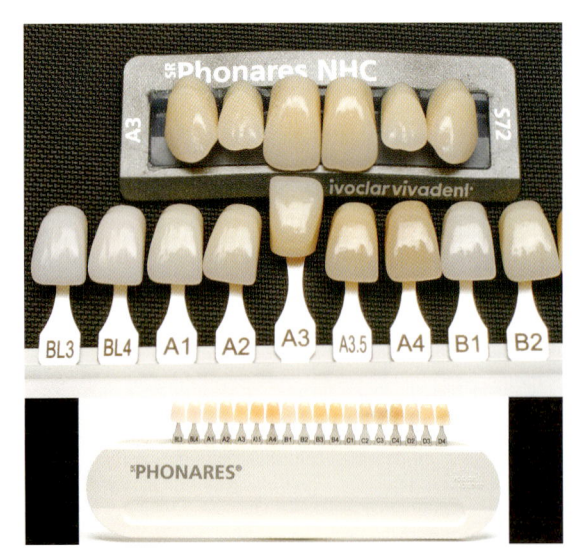

図6-48 SRフォナレス用シェードガイドを用いて人工歯の色を決定する。

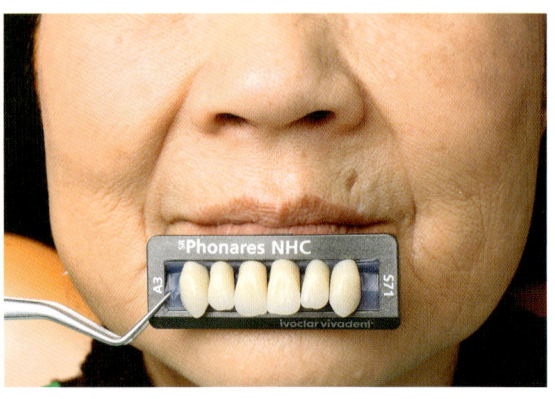

図6-49 患者と相談し、最終的に決定した人工歯。

4-2 臼歯部の人工歯選択

　BPSにおける臼歯部の人工歯の歴史は古く、Dr. Rainer Strackによる天然歯のキネマティック3次元解析によって開発された[7〜9]。その代表作がオーソシット人工歯（Orthosit）であり、Class Ⅰ、Ⅱ、Ⅲの顎関節形態と人工歯の咬合面の関係から、それぞれのClassに合わせた人工歯が生まれた。Class Ⅰは、N-mould：Normal Bite、Class ⅡはT-mould：Deep Bite、Class Ⅲの反対咬合はK-mould：Cross Biteとなっていて、各顎間関係に合わせて使用する。人工歯の咬合面にはすでに摩耗面が付与されている点も特長の一つである（図6-50）。また、フルバランスドオクルージョンばかりでなく、リンガライズドオクルージョンに対応するオーソリンガル（Ortholingual DCL）人工歯、モノプレーンオクルージョンなどの咬合接触様式に合わせたオーソプレーン（Orthoplane DCL）人工歯などもそろっている。その後、アクリルベースの変色しにくい硬質レジン歯ポスタリス（Postaris DCL）、そして、近年になってインプラントオーバーデンチャーの強い咬合力に耐えうる耐摩耗性ナノハイブリッドコンポジット人工歯SRフォナレス（SR-phonares）が脚光を浴びている（SRフォナレスの特長は、第9章3-4の項P.239で解説）。

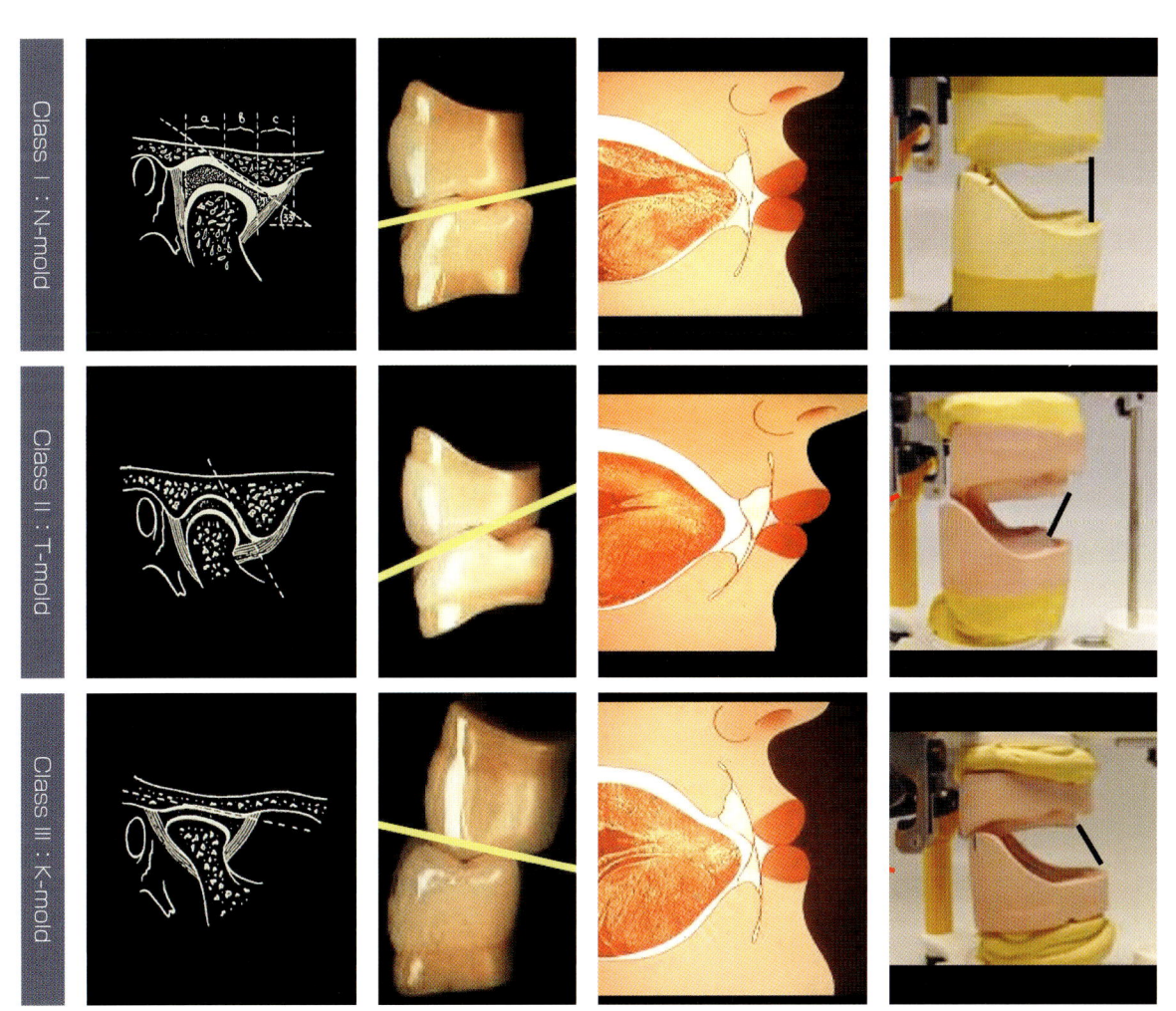

図6-50　Dr. StrackによるClass Ⅰ、Ⅱ、Ⅲに合わせた顎関節顆路傾斜からの人工歯の開発。Class ⅠはN-mould：Normal Bite。Class Ⅱの過蓋咬合はT-mould：Deep Bite。Class Ⅲの反対咬合はK-mould：Cross Bite。

5 ボクシング

5-1 辺縁5mmまでのボクシングした精密模型製作法

　精密印象体の辺縁から5mmは（図6-51、52）、吸着にとって最も重要な義歯床の形態や厚みが表現されている。この部分は歯科技工士がふれることなく重合用レジンでそのまま置き換えられる。また、2時間後の硬化膨張率が0.02％の咬合器付着用石膏Elite Arti（Zhermack、フィード）をマウンティングに用いることで、インサイザルピンの浮き上がりを減少させることが可能となる。この項では、模型製作時に辺縁形態を確実に床用レジンに置き換える目的で、印象体辺縁約5mmをボクシングする方法を提示する。

精密模型製作のためのラボサイドの手順（図6-51、52）

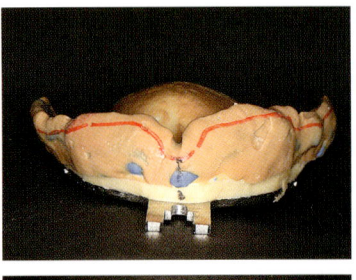

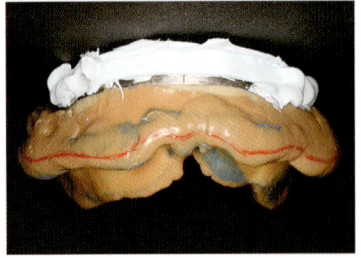

図6-51a、52a　精密印象辺縁最深部から約5mmにブロックアウトラインをマジックで記入。

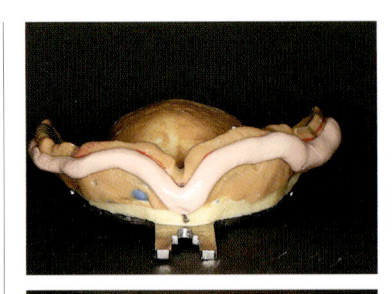

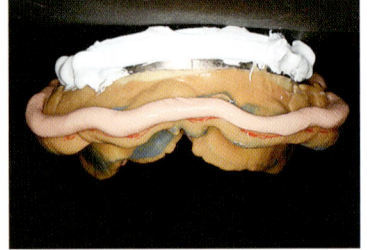

図6-51b、52b　ブロックアウトラインに沿ってモデルブロック等でブロックアウト。

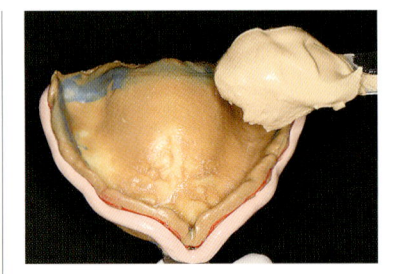

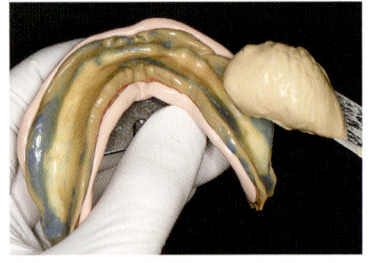

図6-51c、52c　使用する重合用レジンの収縮率を補う膨張率をもつ石膏材を注入。印象面を下向きにして石膏の硬化を待つ。

6 精密模型のマウンティング

ラボサイドの手順：

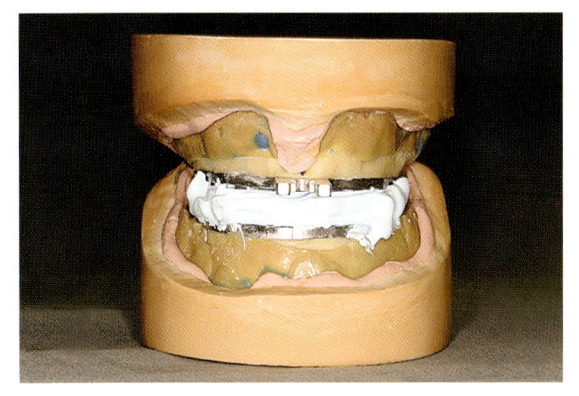

図6-53　精密模型完成後にナソメータMのバイトが上下合うことを確認する。

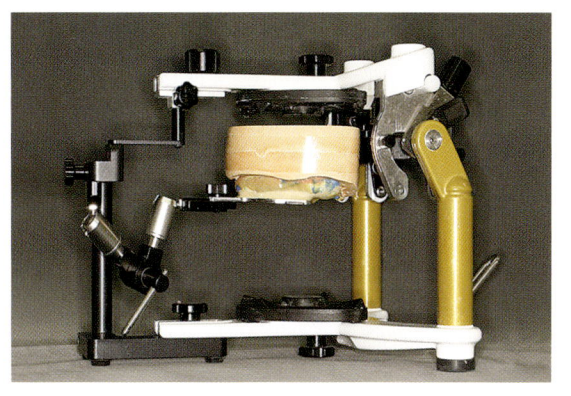

図6-54　UTSでストラトス300に上顎模型をマウント。レジン重合後のリマウントに備えスプリットキャストを付与しておく。

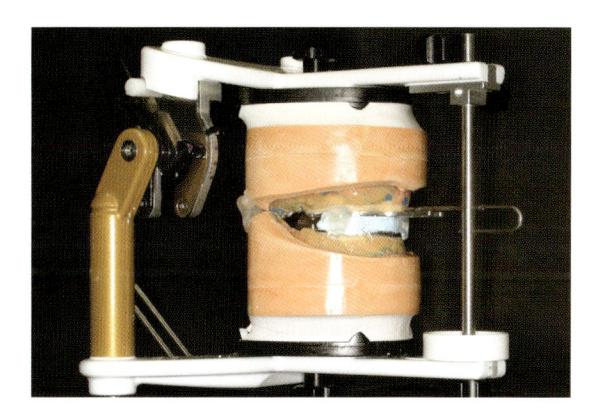

図6-55　咬合器に低膨張の石膏で装着（2時間後の硬化膨張率：0.02％の咬合器付着用石膏(Elite Arti：Zhermack、フィードを使用)。

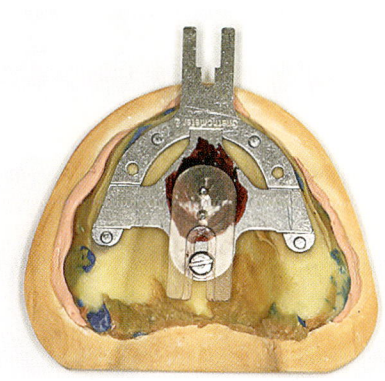

図6-56a、b　咬合器装着後、模型を傷つけないようトレーを壊しながら印象体を模型から取り外す。

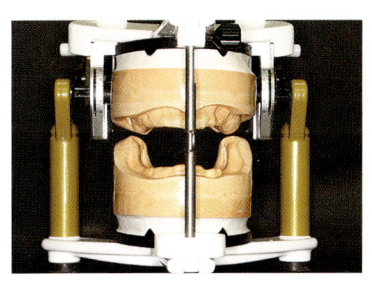

図6-57　マウンティング終了。正面観。

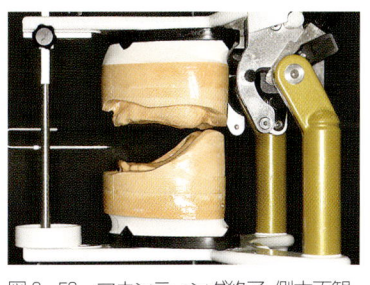

図6-58　マウンティング終了。側方面観。

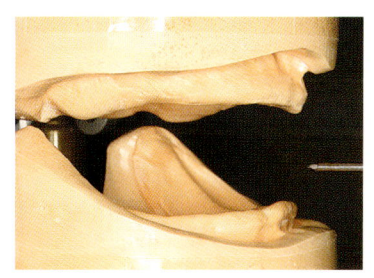

図6-59　Class Iの顎間関係の確認。

7 モデルアナリシス（模型解析）

ラボサイドの手順：

①上顎のモデルアナリシス

モデルアナリシス[1, 2]は、人工歯を適正かつ合理的に排列することを目的とした模型解析法である。精密印象模型上での人工歯排列指標を記入する。

上　顎
1．切歯乳頭（前歯・排列の指標）
2．口蓋小窩（正中の指標）
3．口蓋縫線（正中と後縁の指標）
4．第一横口蓋皺襞（犬歯・排列の指標）
5．ハミュラーノッチ（義歯後縁の指標）
6．上顎歯槽頂線（臼歯・排列の指標）

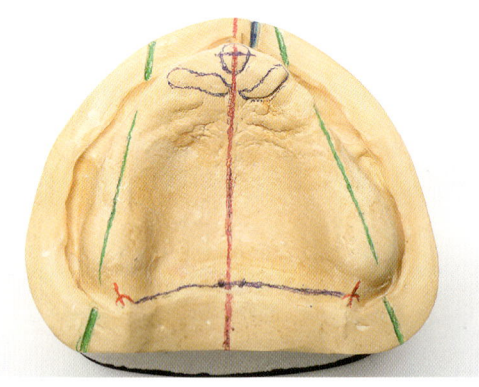

図6-60　模型上の正中線、切歯乳頭中点、口蓋縫線、口蓋小窩の中点（口蓋小窩が不明の場合は両側ハミュラーノッチの中点）を結んだ線の記入。

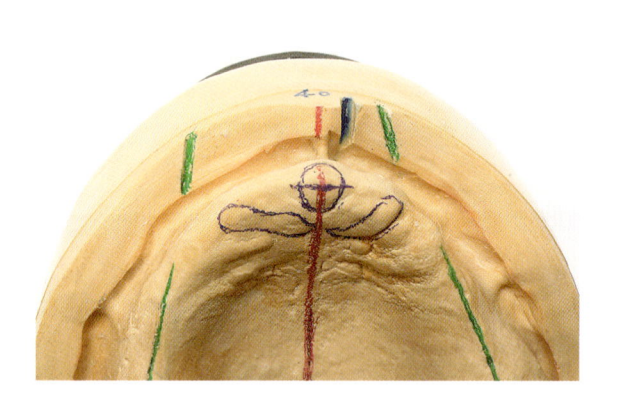

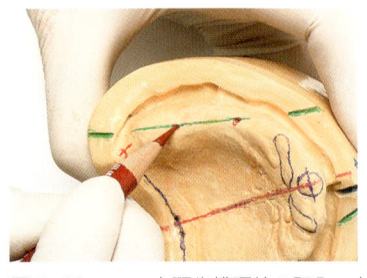

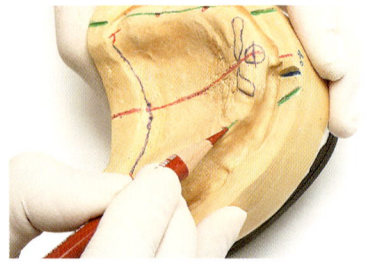

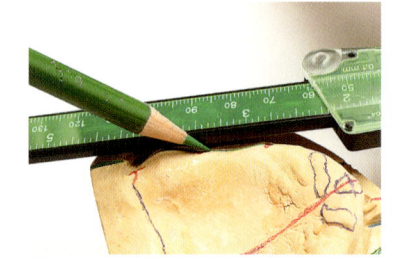

図6-61　切歯乳頭と第一横口蓋皺襞を形通りにマークする切歯乳頭の前後的中点の記入。

図6-62a〜c　上顎歯槽頂線の記入。上顎第一小臼歯（第一横口蓋皺襞の後方、頬小帯付近）と上顎第一大臼歯（上顎結節前方付近）の歯槽堤の高い位置をマークし歯槽頂線を引く。

②下顎総義歯の吸着を中心としたモデルアナリシス

　　　　下顎義歯床の全周囲が口腔粘膜で封鎖されることと、咬合力に対する顎堤負担を考慮してモデルアナリシスを行う。BPSでは、上顎と比較してトラブルの多い下顎の人工歯排列を優先する。したがって、モデルアナリシスによって下顎模型上での咬合平面を優先的に決定し、臼歯部の人工歯排列の指標を記入する。

下　顎
1．レトロモラーパッド（義歯後縁の指標）
2．レトロモラーパッド上縁から1/3のライン（咬合平面の指標）
3．顎堤幅の中央とその延長線（臼歯排列の指標）
4．前歯顎堤の中央ラインとその延長線（前歯排列の指標）

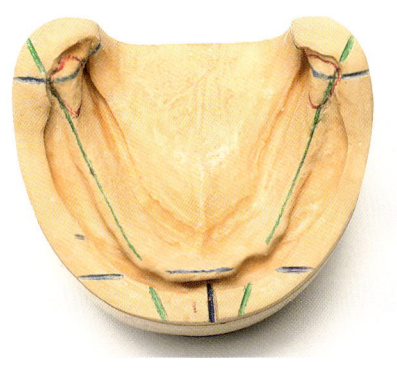

図6-63

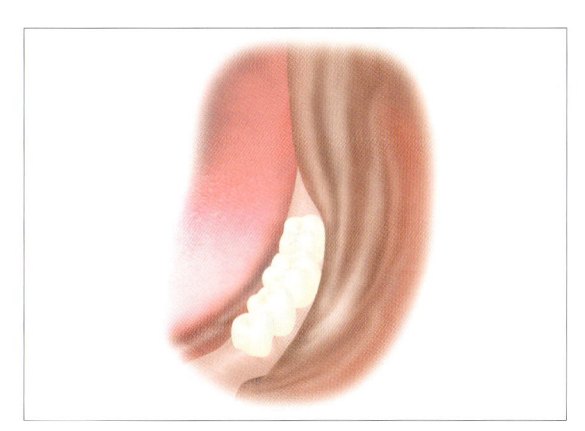

図6-64　下顎臼歯は吸着にとって重要なBTCポイントが獲得しやすい顎堤幅の中央、あるいはニュートラルゾーンに人工歯を排列する。

■①、②レトロモラーパッドとその上縁から1/3のラインの設定■

①　　　　　　　　　　　　　　　　　　②

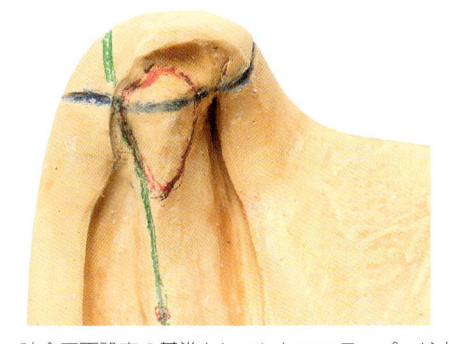

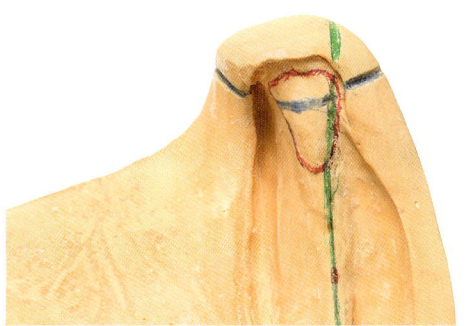

図6-65a、b　咬合平面設定の基準としてレトロモラーパッド上縁から1/3のライン設定（青）と顎堤幅の中央の延長線（緑）の記入。

171

■③④⑤⑥下顎臼歯排列基準線の設定■

③

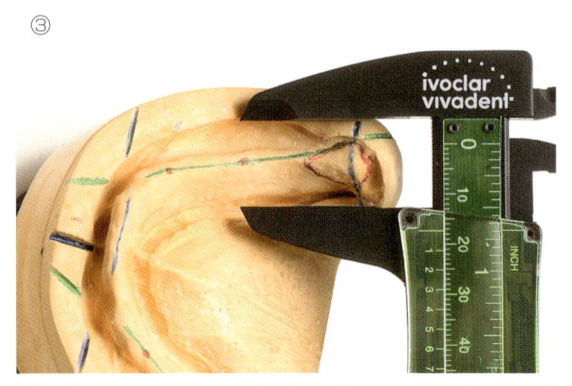

図6-66a　下顎第一大臼歯排列位置の設定。下顎顎堤の頬側と舌側の最下点の幅を計測する。

④

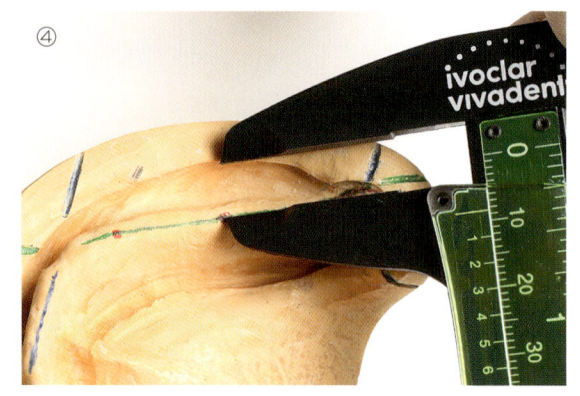

図6-66b　その中間点を記入する。

⑤

⑥

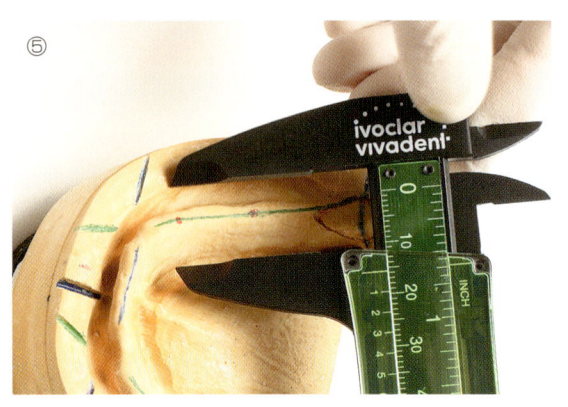

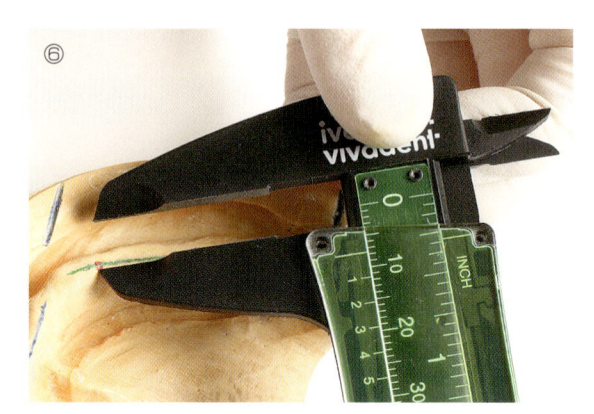

図6-67a、b　下顎第一小臼歯排列位置の設定。　下顎頬小帯を目安に下顎顎堤の頬側縁と舌側の最下点の幅を計測し、その中間点を模型に記入する。中間点が顎堤からはずれて頬側に位置する場合は、顎堤の頬側端を記入点とする。この点と第一大臼歯中間点を結び、下顎臼歯の排列基準線とする。

■⑦下顎前歯部排列基準線の設定■

⑦

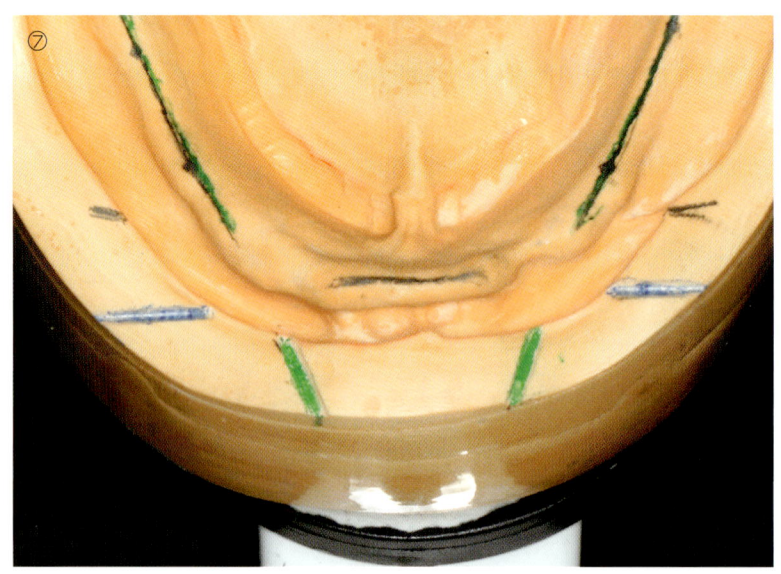

図6-68　下顎前歯部顎堤の中央ライン(青)を描き、前歯部人工歯排列の基準とする。また、このライン(青)と下顎臼歯ライン(緑)の交点は、下顎人歯排列時の歯軸の決定に有効となる。

8 BPSの咬合様式

　無歯顎者の下顎運動時にどのような咬合様式を採用すれば良いのであろうか。近年、EBD：Evidense Based Dentistryの風潮が高まり、ランダム化比較試験などによる無歯顎者に付与すべき咬合様式に関する報告が増加している。

　なかでも、これまで推奨されてきたバイラテラルバランスドオクルージョンに対し、犬歯誘導における統計学的患者満足度には大きな差はみられないという報告[61]によって、現時点で無歯顎者に与えるべき咬合様式の論争の行方は混沌とした状態になっている。

　しかし、その内容を読むと、バイラテラルバランスドオクルージョンが否定されたわけでもなく、犬歯誘導が有利であるとも述べられているわけではない。著者は、新たな科学的検証方法が生まれない限り、この論証の決着は、当分つかないであろうと考えている。よって、保守的な考えではあるが、これまで過去に大きな問題を起こさずに、長い間術者に採用されてきたバイラテラルバランスドオクルージョン、特に顎堤吸収の著しい患者に対しては、上顎舌側咬頭のみを接触させるバイラテラルバランスドオクルージョン[62]を付与することが安全策と考え、現在も推奨している（図6-69、70）。一般的にこのような咬合様式をリンガライズドオクルージョンと呼んでいる。

　BPSでは、1対2歯咬合の場合はセミ・バランスドオクルージョンを与えるとして、側方下顎運動時の作業側では小臼歯群を、平衡側では大臼歯群を同時滑走させる[1]。また、1対1歯のリンガライズドオクルージョンの場合は、側方下顎運動時の作業側では小臼歯群と大臼歯群の4歯が、平衡側でも小臼歯群と大臼歯群の4歯が同時滑走するように上下顎人工歯を調整する（図6-69）。

　また、前方運動時にも義歯の前後的なバランスを獲得するため、下顎前方運動時に前歯群と臼歯群の一部を同時滑走するように調整する（図6-70）。

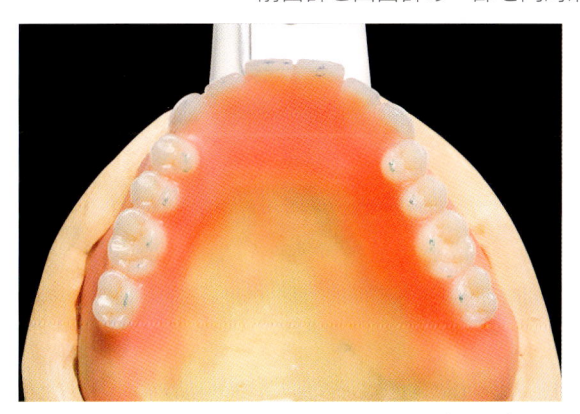

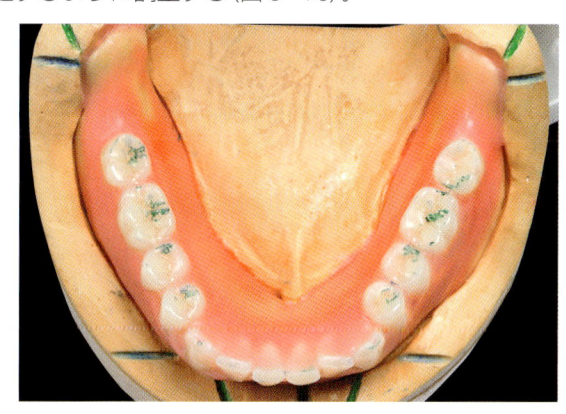

図6-69a、b　SRフォナレスを用いた、リンガライズドオクルージョンにおける右側方運動時の人工歯接触状態（緑）。

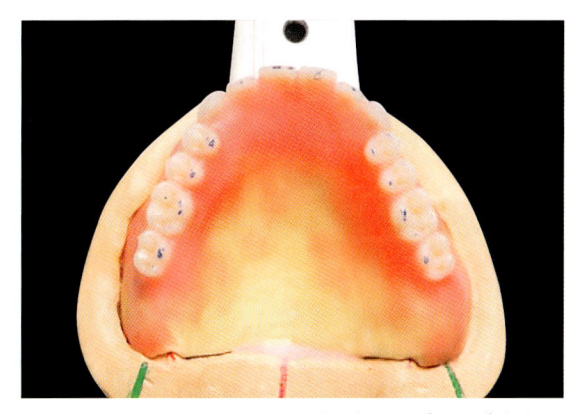

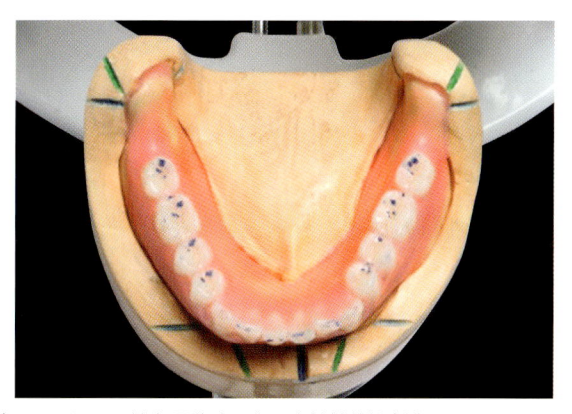

図6-70a、b　SRフォナレスを用いたリンガライズドオクルージョンにおける前方運動時の人工歯接触状態（青）。

9 人工歯排列（リンガライズドオクルージョン）

この頁では総義歯、あるいはインプラントオーバーデンチャーに使用可能なナノハイブリットコンポジット人工歯 SR フォナレスを使った人工歯排列を提示する。

ラボサイドの手順：前歯排列（排列順序：1|1 → 3|3 → 2|2 → 3|3）

■上顎前歯排列■

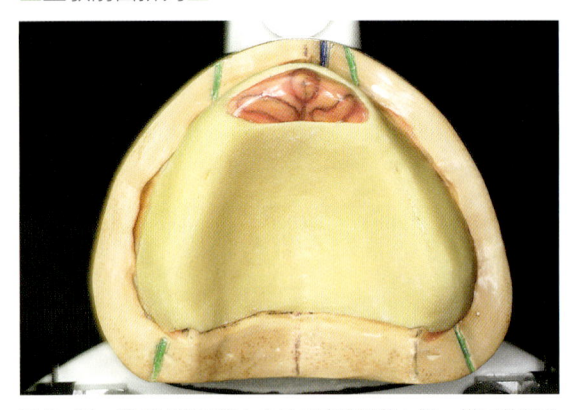

図6-71 前歯排列基準となる切歯乳頭部と第一横口蓋部分の基礎床をくり抜く。

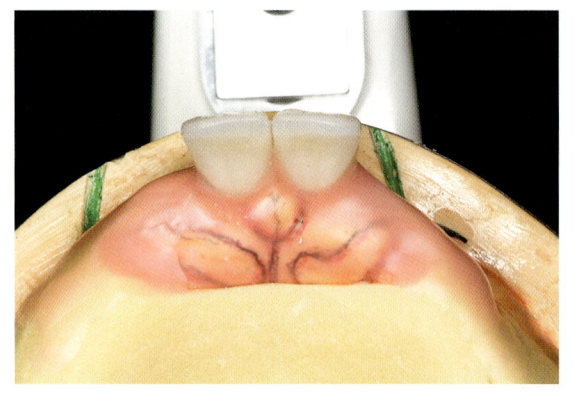

図6-72 上顎中切歯の前後的位置は、切歯乳頭のほぼ中央に人工歯の歯頸部を合わせて排列。

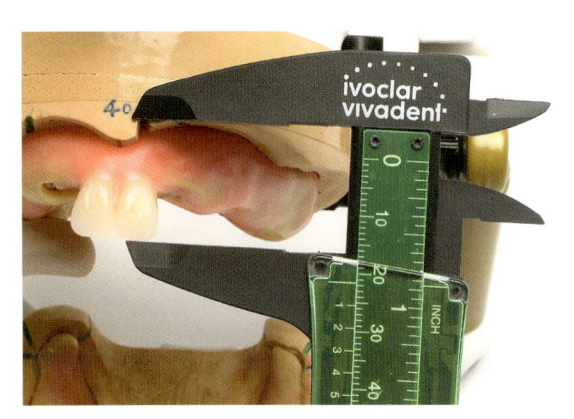

図6-73 切端の位置は、上下唇小帯付け根部分の歯肉頬移行部間の距離の1/2、プラスオーバーバイトの被蓋分（1.5〜2.0mm）とする。この症例では、上下の歯肉頬移行部間距離が40mmであるため、上顎中切歯切端の位置は22mmに設定される。

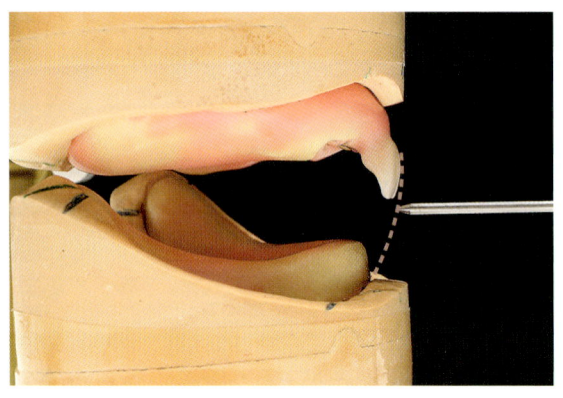

図6-74 上顎中切歯の矢状的歯軸は、切端を下顎前歯口腔前庭方向に向けて排列。

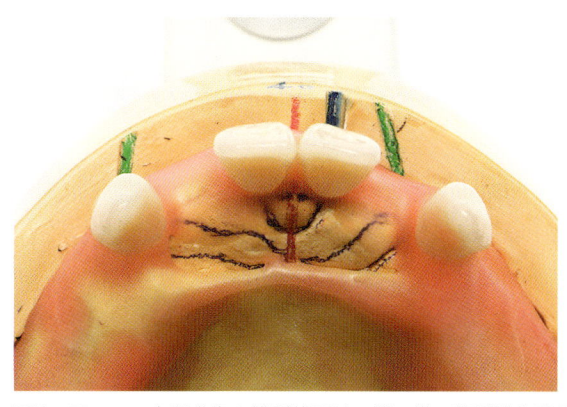

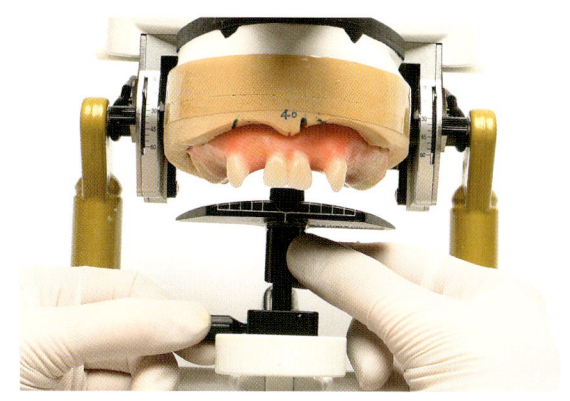

図6-75a、b　上顎犬歯の排列位置は　第一横口蓋皺襞先端部に人工歯歯頸部をあわせる。皺襞の位置に左右差がある場合は、顎堤吸収の少ない方を基準とする。犬歯遠心唇側面は臼歯顎堤方向に向かう。顎堤吸収の著しい症例では1～2mmプラスして頬側寄りに設定するとよい。また、第一横口蓋皺襞の確認が難しい場合は中切歯、側切歯、犬歯の順に排列することもある。

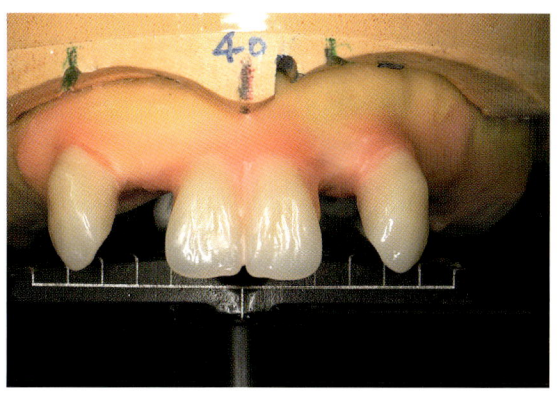

図6-76　2Dテンプレートの湾曲面を上にしてストラトス咬合器の下弓に設置。

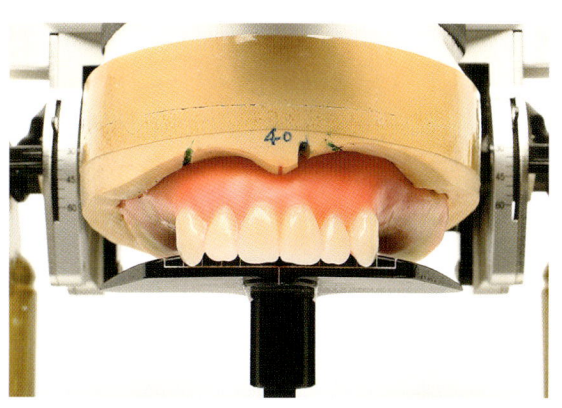

図6-77　2Dテンプレート使用により、水平位置とシンメトリーの確認。

■下顎前歯排列　3|3■

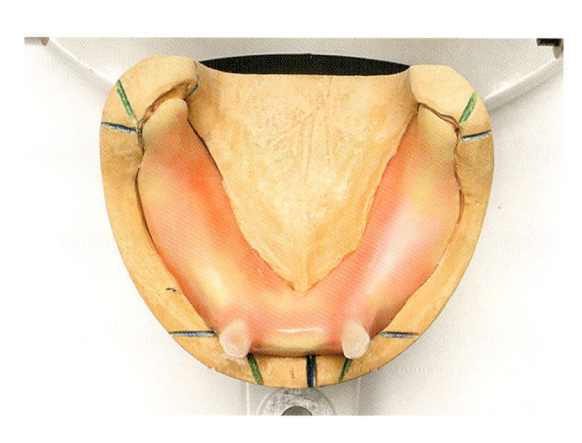

図6-78　下顎前歯顎堤基準線と、臼歯排列基準線の交差する位置に3|3を排列。3|3の人工歯唇面豊隆を近心は、前歯部遠心は臼歯部のアーチに合わせて設定。

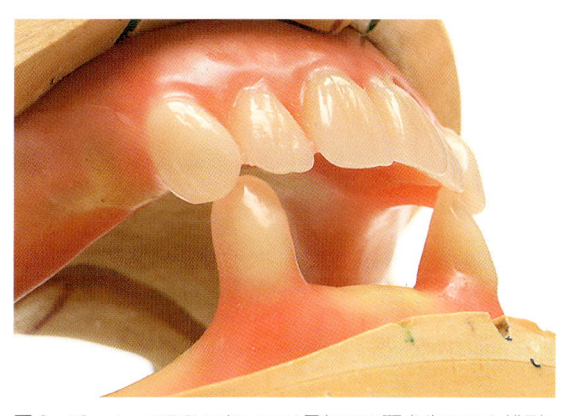

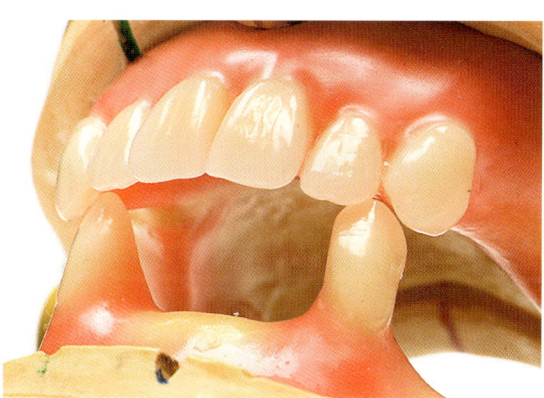

図6-79a、b　BPSにおいては最初に下顎犬歯のみを排列し、下顎犬歯尖頭は上顎犬歯と側切歯のコンタクト付近に設定する。これにより前歯部が臼歯部へ移行する歯列弓が確立し、上下顎臼歯部の排列と咬合関係の設定が容易になる。

第6章 Step2：上下顎精密印象から人工歯排列まで

9-1 下顎臼歯排列（排列順序：$\overline{4}$→$\overline{5}$→$\overline{6}$→$\overline{7}$）

　SRフォナレスの臼歯人工歯は、1対2歯咬合と1対1歯のリンガライズドオクルージョン（図6-80）の2種類が販売されている。ここでは、SRフォナレス Lingual NHCを使ったリンガライズドオクルージョンの排列についてアトラス的に紹介する。

　テンプレートは、スピーカーブ（前後湾曲）、ウィルソンカーブ（側方湾曲）に沿って人工歯排列を行うために開発された道具である。2Dテンプレート（2Demensional Template）と可変型の2.5Dテンプレート、3Dテンプレートが用意されている。

　UTSトランスファーボウ（フェイスボウ）を使ってストラトス咬合器にマウンティングする場合は、3Dテンプレートを利用して臼歯部人工歯排列を行う。トランスファーボウを使わずにマウンティングする場合は、2Dテンプレートを使用する。

　下顎臼歯部の人工歯排列にて、BTCポイントがスムーズに形成されること、バランスドオクルージョンを獲得することの2つの目的を達成する。その手順として、3Dテンプレートの前後湾曲に臼歯舌側咬頭を接触させる。頬側咬頭は第一小臼歯のみをテンプレートに接触させて（審美性の観点からのオプション）後方の3歯の頬側咬頭はテンプレートに接触させずにスペースを空ける。そして頬側咬頭と舌側咬頭を咬合平面に対して同じ高さに排列する（図6-81～87）。

1対2歯咬合（Cusp to Ridge）

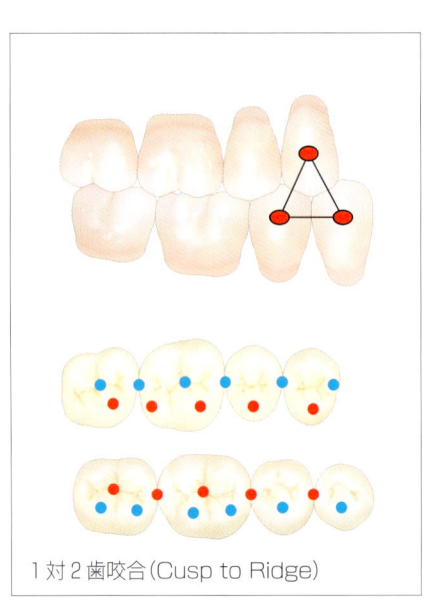

図6-80a

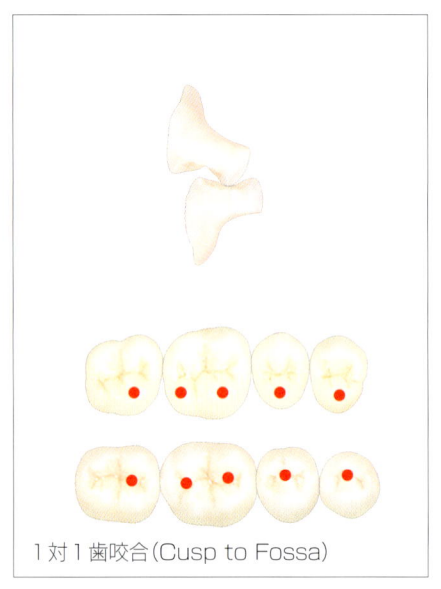

1対1歯咬合（Cusp to Fossa）

図6-80b

ラボサイドの手順：

図6-81　ストラトス咬合器の上弓に2Dあるいは3Dセットアップテンプレートを設置固定する。特に3Dテンプレートの場合は、ドライバーで固定ネジをしっかりしめる（写真は3Dテンプレート）。

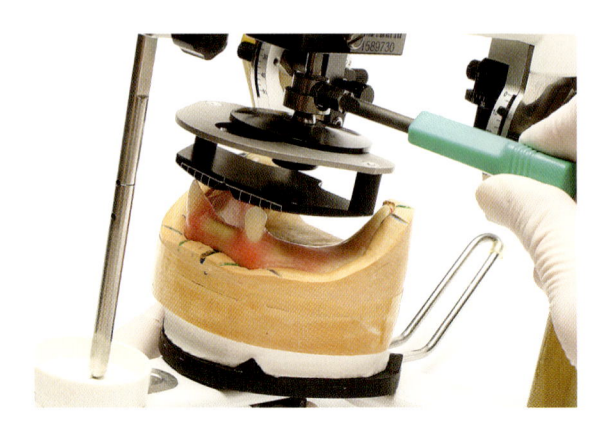

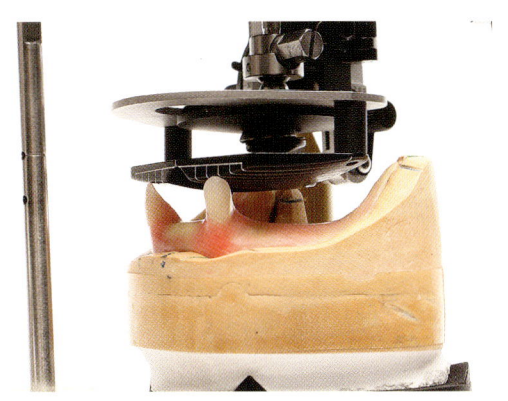

図6-82　3Dテンプレートを犬歯尖頭とレトロモラーパッド上縁から1/3の位置に設定。

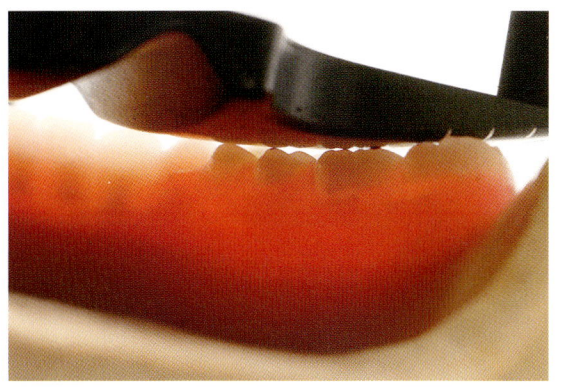

図6-83　4̄のみ頰舌側咬頭をテンプレートに接触させ、5̄、6̄、7̄は舌側咬頭のみテンプレートに接触。

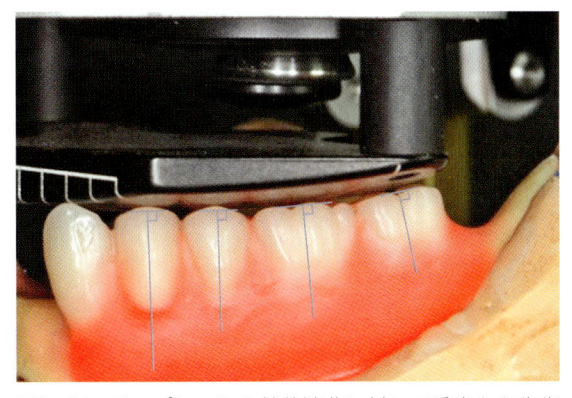

図6-84　テンプレートの前後湾曲に対して垂直な臼歯歯軸。第1小臼歯を除いた臼歯頰側咬頭はテンプレートと接触させずにスペースを空ける。頰側咬頭と舌側咬頭を咬合平面と同じ高さに排列する。

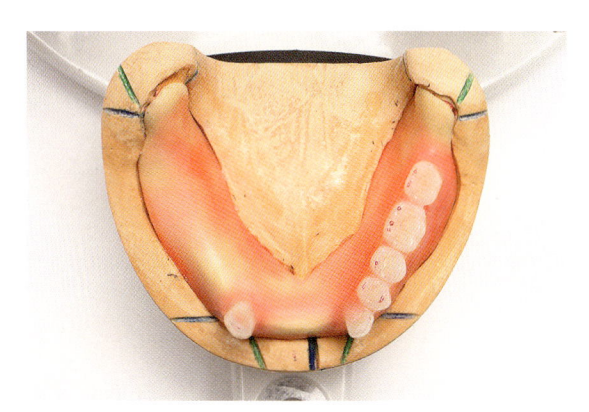

図6-85　下顎顎堤中央の基準線(緑)に下顎臼歯中心溝を排列する。

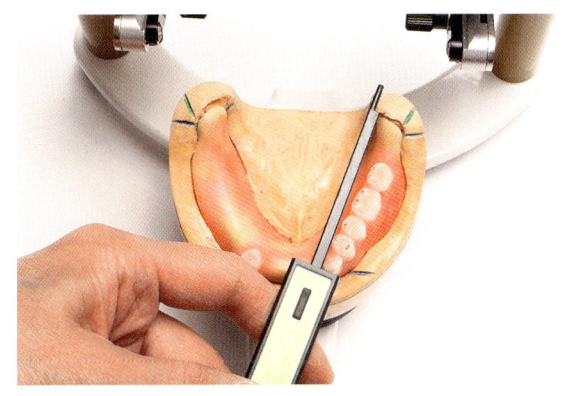

図6-86　パウンドラインと排列位置の関係。パウンドラインとは、レトロモラーパッド舌側と犬歯近心部を結んだ線。パウンドラインを越えて人工歯を舌側に排列してはならない。

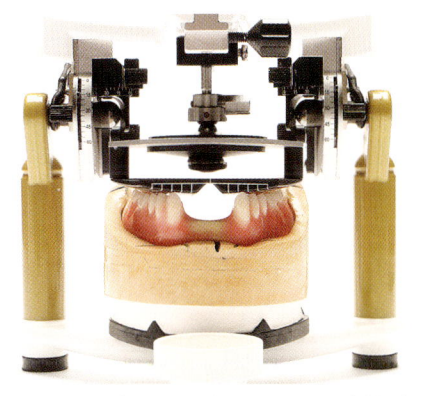

図6-87　3Dテンプレートに合わせた下顎臼歯排列正面観。

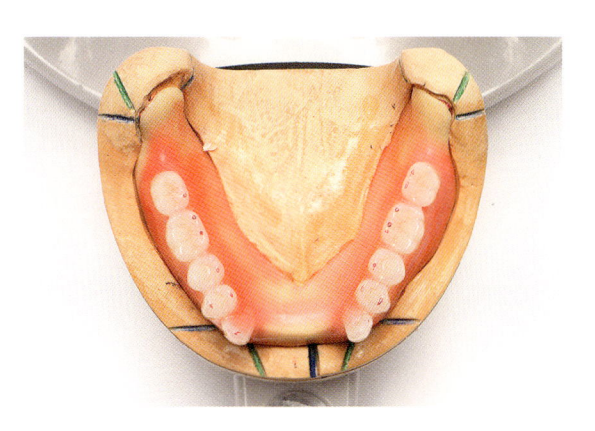

図6-88　下顎臼歯排列咬合面観。

第6章 Step2：上下顎精密印象から人工歯排列まで

PART 3

177

9-2 上顎臼歯排列（排列順序：6→4→5→7）

上顎臼歯排列時に付与する咬合・リンガライズドオクルージョンにおいては、6→4→5→7の順に排列する。はじめに6を排列することで、咬頭嵌合を決定する。次に、審美的な問題も発生しやすい4を、続いて5、最後に7を排列する。

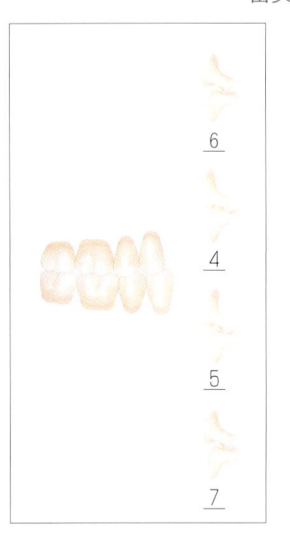

6：下顎第一大臼歯の中心窩に上顎第一大臼歯の近心舌側咬頭、ならびに下顎遠心窩に上顎第一大臼歯の遠心舌側咬頭が嵌合。

4：下顎第一小臼歯の中心窩に上顎第一小臼歯舌側咬頭が嵌合。審美性の観点から、上顎頰側咬頭内斜面と下顎頰側咬頭外斜面を接触させてもよい。

5：下顎第二小臼歯の中心窩に上顎第二小臼歯舌側咬頭が嵌合。

7：下顎第二大臼歯の中心窩に上顎第二大臼歯舌側咬頭が嵌合。頰側咬頭はモンソンカーブに沿った位置に設定する。

ラボサイドの手順：

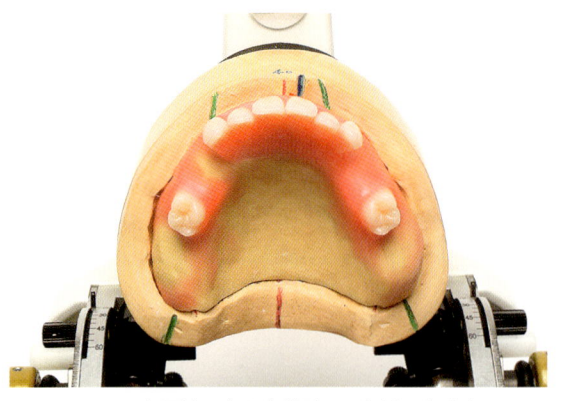

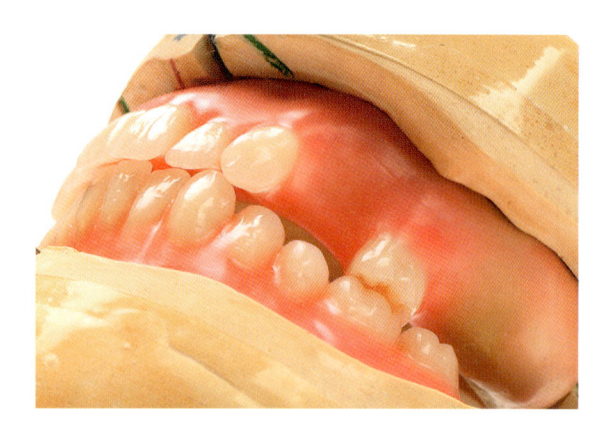

図6-89a、b　上顎第一大臼歯排列、1歯対1歯咬合。

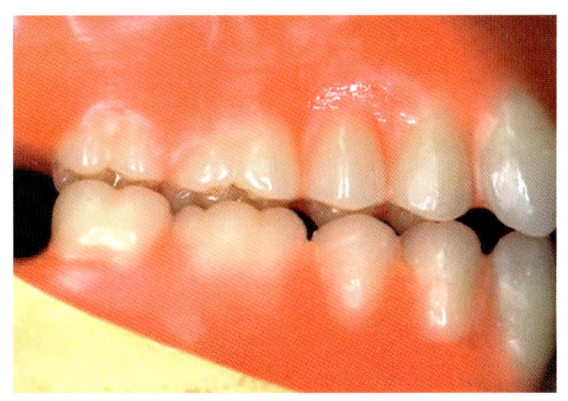

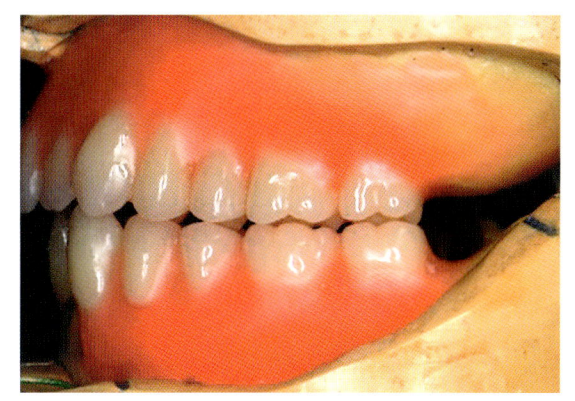

図6-90a、b　上顎臼歯排列。頬側咬頭はモンソンカーブに沿って排列する。

■下顎前歯排列　2 1│1 2■

図6-93　上下顎の前歯部クリアランスを少なめにして2 1│1 2の個性的な排列を行なった。

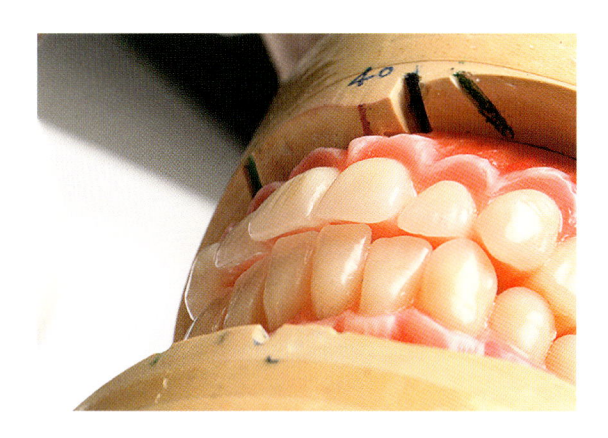

■人工歯排列の完了■

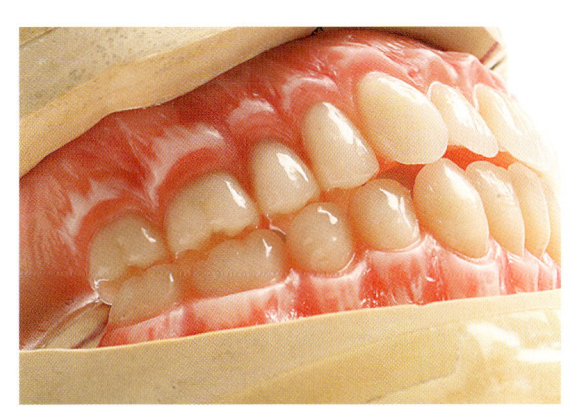

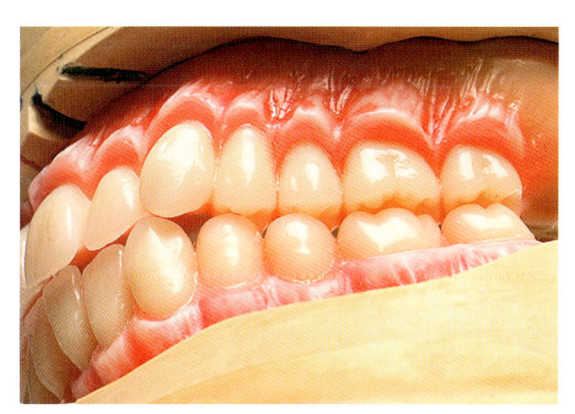

図6-91a、b　リンガライズドオクルージョンにおける上下顎人工歯排列の対向関係。

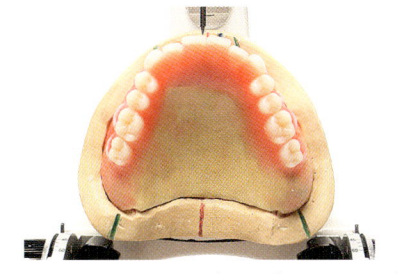

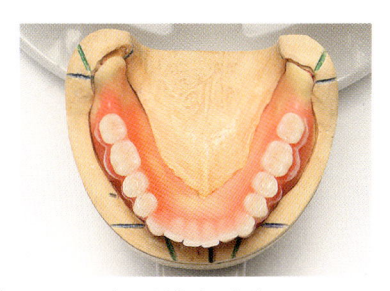

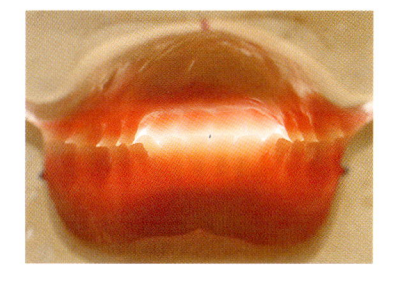

図6-92a〜c　リンガライズドオクルージョンによる人工歯排列の完成。

第6章　Step2：上下顎精密印象から人工歯排列まで

9-3　人工歯排列後の咬合チェック

ラボサイドの手順：セントリックコンタクトのチェック

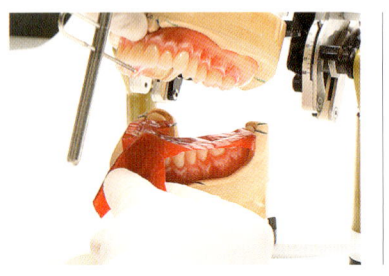

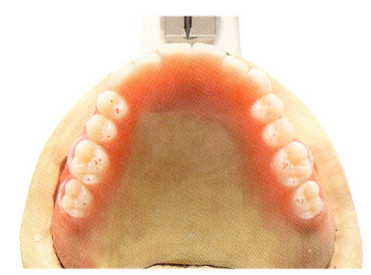

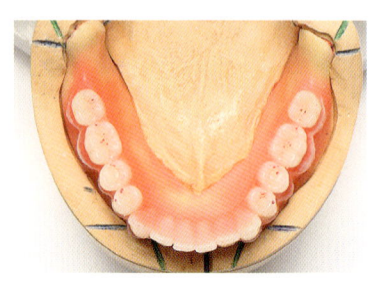

図6-94a〜c　咬頭嵌合位の人工歯接触点、上下片側5点の接触関係（オプションで第一小臼歯のみ頰側咬頭を含む2点接触）。

ラボサイドの手順：前・側方運動の咬合調整

①前方運動

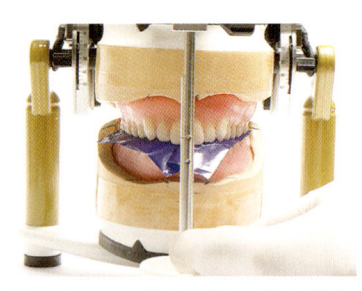

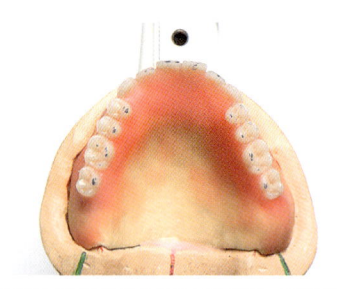

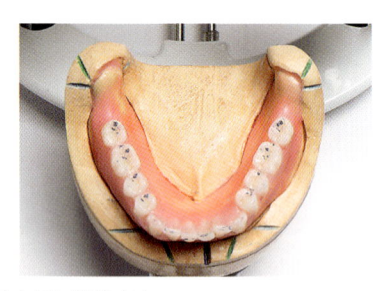

図6-95a〜c　前方運動時の咬合調整：前歯部と臼歯部の人工歯が同時に接触滑走するように調整する。

②側方運動

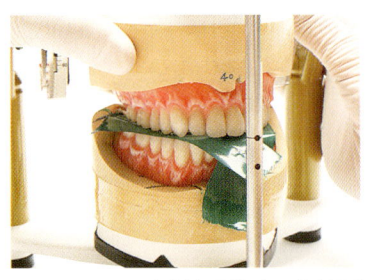

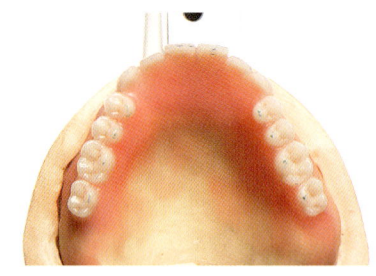

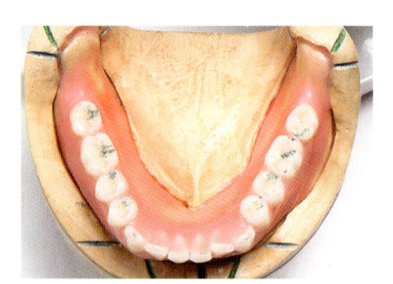

図6-96a〜c　左側方運動時の咬合調整：左右臼歯が同時に接触滑走する両側性平衡咬合を付与。右側運動時も同様に行う。

補足 総義歯の咬合・アドバンス編

補-1　前歯部オーバージェット量が少ないリンガライズドオクルージョンのススメ

　上下顎前歯部に十分なオーバージェットを付与した総義歯を装着すると、早期にクリアランスが失なわれ、上下顎前歯が接触していることが多々ある（図6-97a、b）。これは術者が付与した咬合関係が義歯の移動によって早期に失われたことを意味している。著者はこの問題を解決するために前歯部のオーバージェット量の少ない排列調整を行っている。そして、良好な結果を得ているのでこの項では義歯装着後の前歯のオーバージェット（前後的離開）量の変化に焦点をあて、リンガライズドオクルージョンを有する総義歯の咬合の有効性について述べることにする[63]。

　まずは無歯顎の咬合を深く理解するために、有歯顎の理想咬合について紐解いてみよう。

■十分なクリアランスを与えたつもりが……■

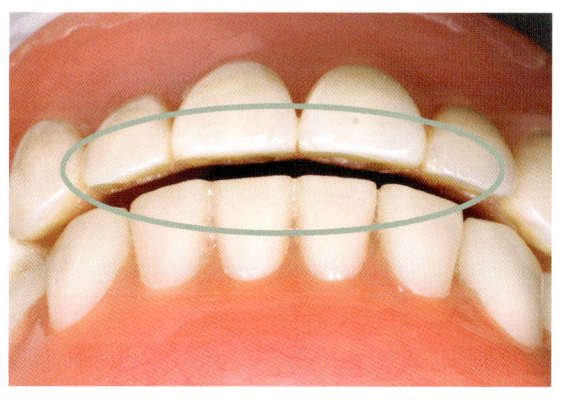

図6-97a　義歯装着時。前歯部に十分なオーバージェットを与えた。

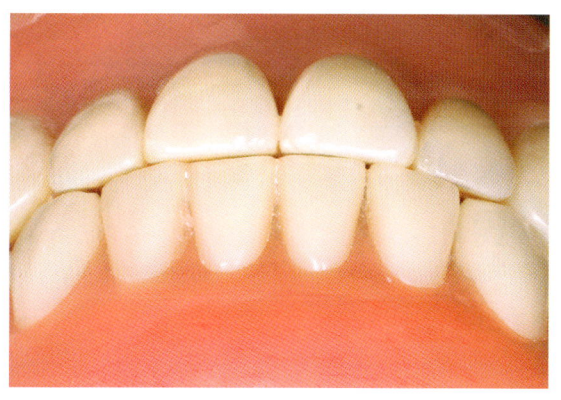

図6-97b　義歯装着から1年後。前歯部のクリアランスは消失している。

1）有歯顎の理想咬合

　図6-98は咬合器にマウントされた有歯顎の理想咬合モデルである。前歯部のオーバージェットがどれだけ必要だろうか？

　この状態だとリーフゲージを軽くかませ、前方に引くだけで簡単にリーフゲージを引き抜ける。次に咬合器の上桿を上から手で押さえ、強く咬合した状態を作った時には、引き抜き時に抵抗がでてくる（図6-99a、b）。これは実際の患者に同じ状態を作ったときと同様である。臼歯部に比べ神経細胞が歯根膜に集中している前歯部には、機能時以外の不必要なダメージが加わらない。つまり、必要なときには刺激を受け止める機構が備わっているということである。

　次に、側方運動はどうか？　咬合器上で、左側方、右側方運動時には犬歯のみが接触滑走している。その間、前歯部、臼歯部は離開している（図6-100a、b）。

　側方運動時に最も歯根が長く、大きな歯根面積のある犬歯を利用することで、側方力に弱い臼歯部を保護している。また、顎関節から離れた位置に力の支点を設けることで顎関節部のダメージを減らしている。さらには、前方滑走時には前歯郡のみが接触滑走する（図6-101a、b）前方運動時にも臼歯負担をなくすと同時に顎関節の負担を減少させているわけである。

　このような有歯顎の咬合機構をミューチュアリープロテクテッドオクルージョン＝相互的に保護する咬合と呼ぶ。

　強く咬合する際には、下顎頭が関節円板を介した最も理想的な位置を保持し、垂直圧に強い臼歯が力を負担する。その時、前歯部にはわずかなクリアランスが存在することにより、強い力がかかることから逃れている。前方や側方運動時には鋭敏な前歯が弱い力を受けながら接触滑走を行う間、側方力に弱い臼歯部は離開し、保護される。このように相互的に守られているわけである。だが、総義歯に与える咬合は、これとはまったく異なるものであるといえる。なぜなら、義歯が顎堤上で動いて機能するからである。

■健康有歯顎に与える理想の咬合とは■

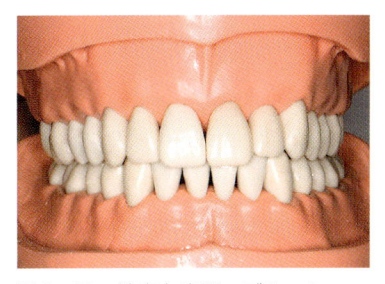

図6-98 健康有歯顎モデル。ミューチュアリープロテクテッドオクルージョンの咬合様式である。強く咬合する際には、下顎頭が関節円板を介した最も理想的な位置関係を保持し、垂直圧に強い臼歯で力を負担する。前方や側方運動時には鋭敏な前歯が弱い力を受けながら滑走接触を行う間、側方力に弱い臼歯部は離開し、それによって顎関節が保護される。

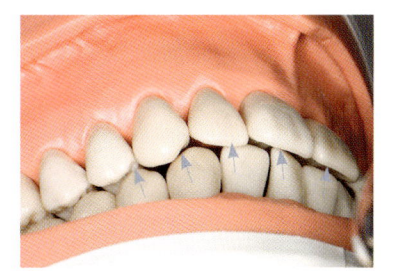

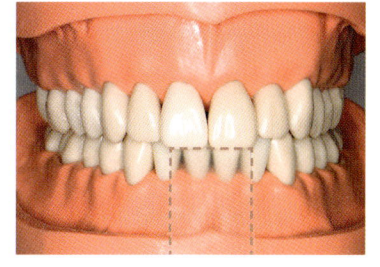

図6-99a、b 前歯部クリアランスは薄い紙が1枚抜ける程度。リーフゲージを咬ませ咬合器の上桿を手でおさえると、引き抜き時に抵抗を感じる。

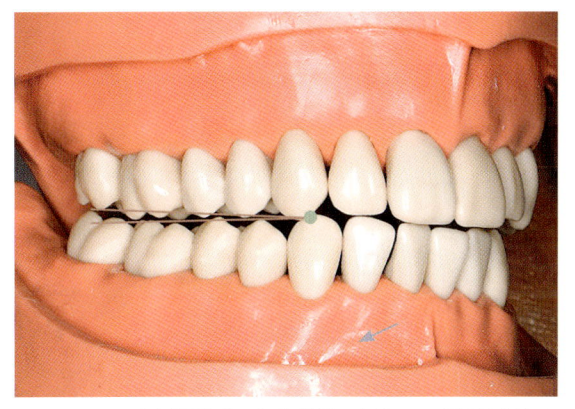

図6-100a 右側運動時の臼歯離開。犬歯のみが接触滑走を行い、前歯や臼歯が離開する。これにより、運動時の支点が犬歯となり、顎関節も保護される。

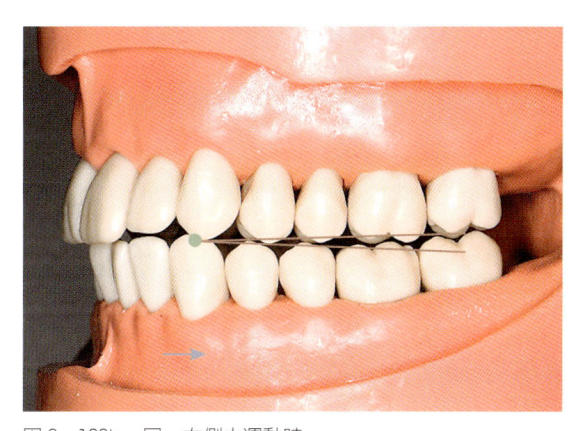

図6-100b 同、左側方運動時。

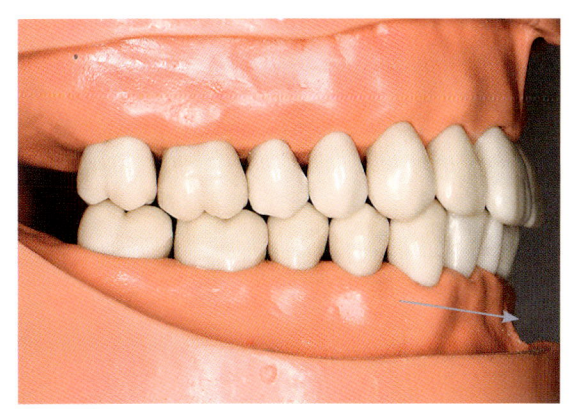

図6-101a 咬頭嵌合位。

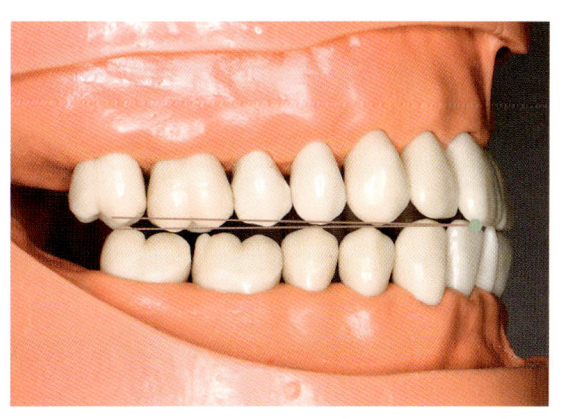

図6-101b 前方運動時。前歯のみが接触滑走、臼歯が離開する。

第6章 Step2：上下顎精密印象から人工歯排列まで

PART 3

183

2）これまで理想と考えられてきた総義歯の咬合とは

　図6-102a、bにマウントされた総義歯の理想的咬合モデルを示す。上下前歯部のクリアランスは、オーバーバイトが約2mm、前後的な人工歯との隙間オーバージェットは約1.5〜2.0mmである。このオーバージェットは有歯顎モデルでは見られない大きな隙間である。なぜ、これだけのクリアランスが必要なのか？

　咬合器上で、左右側方運動を観察してみよう。作業側の上下顎第一小臼歯から第二大臼歯の4本の臼歯が作業滑走していると同時に、平衡側の4本の臼歯も平衡側滑走している。その間、下顎は前歯部の接触が断たれている、もしくはわずかに接触する状態で運動している（図6-103a〜c、6-104a〜c）。

　前方運動ではどうだろう？　前歯が接触すると同時に臼歯部も接触滑走に参加している。有歯顎の場合は前方、あるいは側方運動時に前歯と臼歯が互いを保護するために離開した。総義歯の場合には、側方運動時には左右臼歯が、前方運動時には前歯と臼歯を同時接触させている（6-105a、b）。

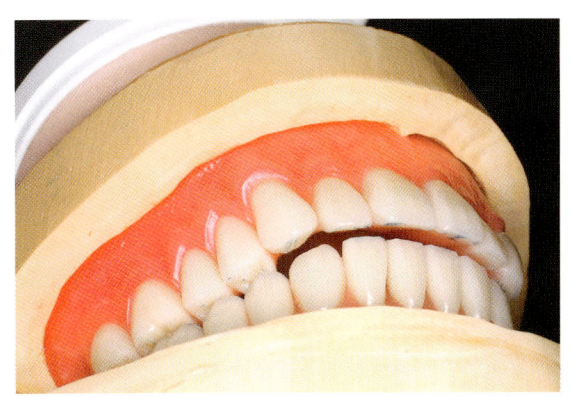

図6-102a　無歯顎モデルの右側方面観。

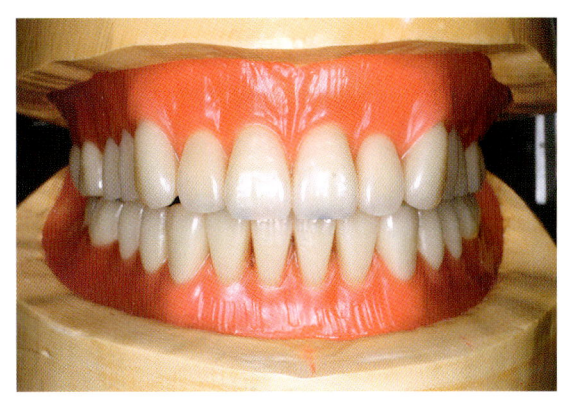

図6-102b　同、正面観。

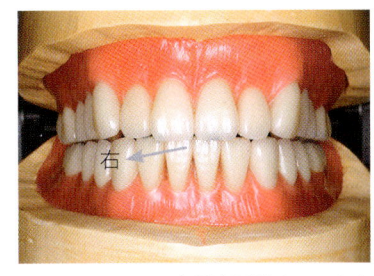

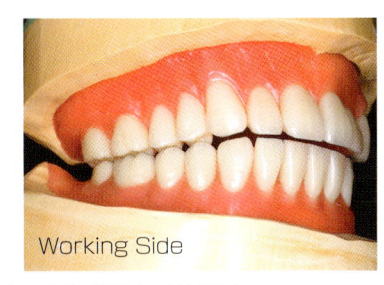

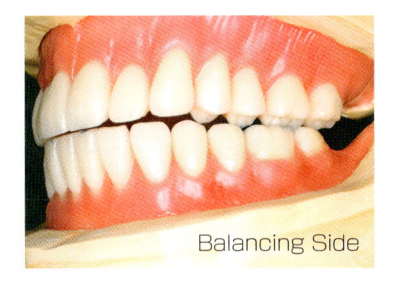

図6-103a〜c　右側方運動時には左右4本の臼歯が同時に接触滑走。

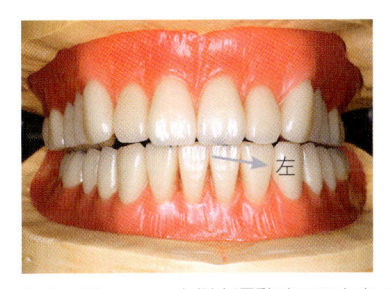

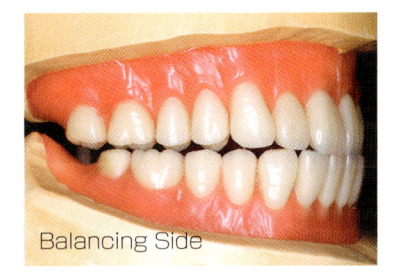

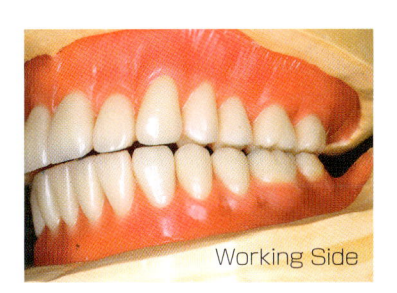

図6-104a〜c　左側方運動時には左右4本の臼歯が同時に接触滑走を行う。

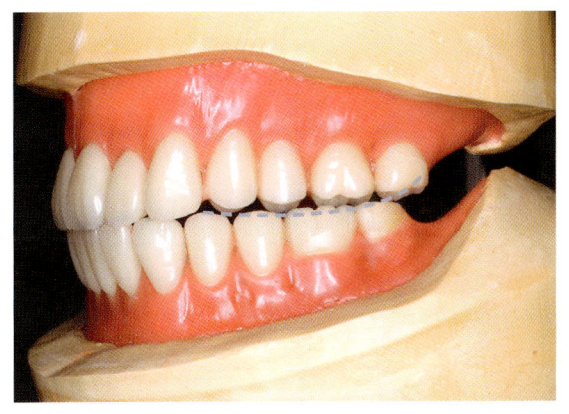

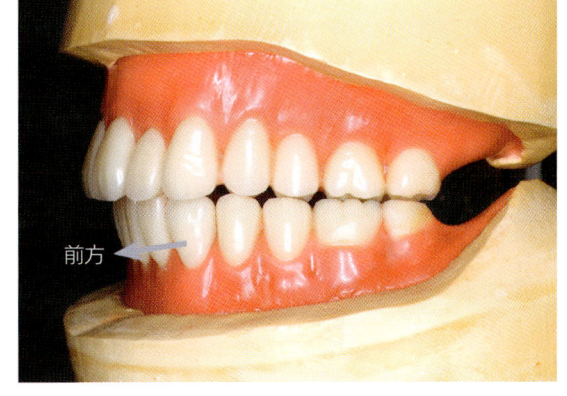

図6-105a、b　前方運動時には、前歯と臼歯が同時に接触滑走する。

第6章　Step2：上下顎精密印象から人工歯排列まで

PART 3

3）バランスドオクルージョンを付与することによって生まれる前歯部の大きなオーバージェット

　顎堤上の義歯は側方運動時に片側の臼歯だけが強く接触すると、反対側が浮き上がって転覆する。同様に前方運動時に前歯だけが接触すると、上顎義歯は下顎前歯によって突き上げられてしまい、転覆する。前歯で薄い食品、もしくは臼歯で紛砕された食片を強く噛むときも、反対の上下人工歯の接触なしには、噛んだ側の義歯が顎堤に強く食い込み、痛くて噛めなくなってしまう。

　咀嚼時の義歯の傾きと転覆をできるだけ阻止するためには、均衡側を接触させ義歯の沈下を垂直方向に変えなければならない（バランシングコンタクトが必要）（図6-106）。このような咬合様式は、顎堤上で義歯が動くことを前提とし、咀嚼時中の義歯の動きをできるだけ少なくするために考案されたものであり、バイラテラルバランスドオクルージョンと呼ばれている。この咬合モデルには、上顎臼歯舌側咬頭のみを下顎と接触させたバイラテラルバランスドオクルージョン（いわゆるリンガライズドオクルージョン）を与えている。

　前歯部に大きなオーバージェットが生まれてしまう訳は、義歯の機能時のバランシングコンタクトを獲得しようとした結果である。前後左右の人工歯が機能時に同時滑走できるように排列あるいは削合調整すると前歯部には約2mmの大きな空隙が生じてしまう。そして多くの場合、そのクリアランスは早期に失われていく傾向にある。

有歯顎者とはまったく異なる無歯顎者の咀嚼におけるバランシングコンタクトの重要性
義歯は動きながら機能するため、義歯の傾きを止めるバランシングコンタクトの接触が必要

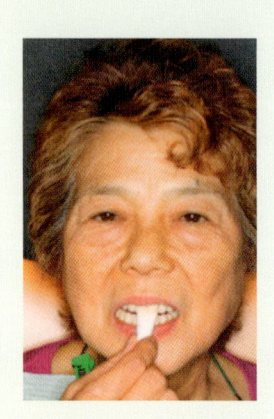

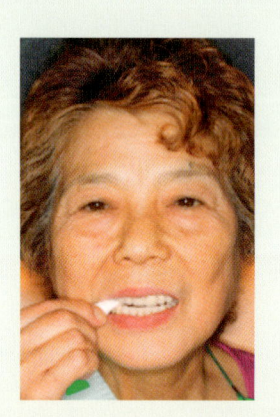

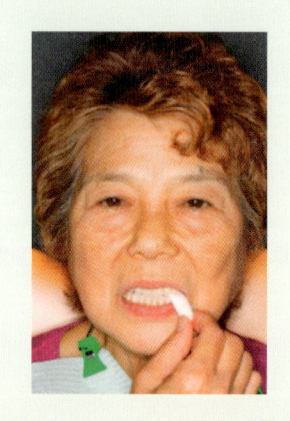

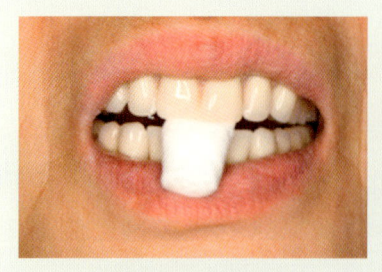

正中でワッテを咬むと上下大臼歯部が接触して、義歯の傾きを止める

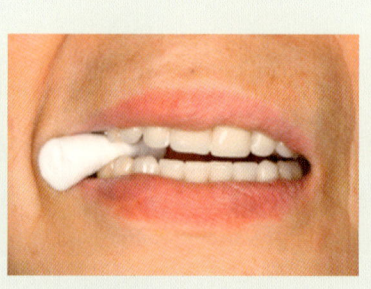

右でワッテを咬むと反対側の上下大臼歯部が接触して、義歯の傾きを止める

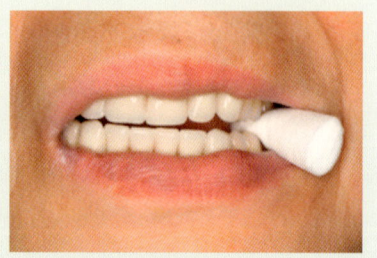

左でワッテを咬むと反対側の上下大臼歯部が接触して、義歯の傾きを止める

図6-106　バランシングコンタクトの必要性。

4）義歯装着後に前歯部オーバージェットが失われる理由

　Okeson[64]は、図6-97に示すように下顎は骨格的に不安定な位置にあり、筋によってその位置が保たれていると指摘する。このOkesonの考え方に沿って有歯顎者の咬合モデルを観察すると、上下顎前歯の接触あるいは、近接によって下顎の前後的位置は保たれている（図6-107）。著者は無歯顎者の総義歯治療にも、この有歯顎者の下顎位の前後的安定が必要であると考えている。大きな前歯部オーバージェットを容認し、バイラテラルバランスドオクルージョンを与えることが一見理論的には正しいとしても、生体は前後的な下顎位の安定をも求め、生体自ら不必要なクリアランス量を減じている。その結果、上下顎前歯が接触するところまで義歯が移動し、下顎が安定する位置を自然に作り出していると考えられる。

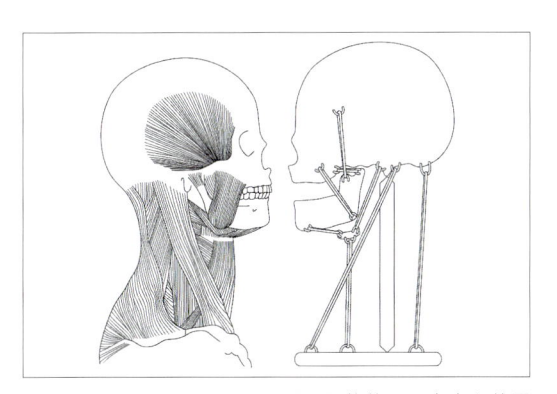

図6-107　Okesonは、下顎は骨格的に不安定な位置にあること、筋によってその位置を保つと述べた[64]。

5）咀嚼時の上下顎前歯部オーバージェット量は小さいほうが良い

　オーバージェット量の問題は、咀嚼時の義歯の安定と関係している。たとえ咬合器上で十分なクリアランスを与えても、さまざまな形状、質の異なる食品を咀嚼すると、義歯はあらゆる方向に回転し、傾く。

　吉富[65]は、咀嚼時の上下顎前歯の接触が義歯のバランスを保つうえで必要であるとし、義歯の揺れを少なくするには上下顎前歯のオーバージェット量が小さいほうが有利であると報告した。

　食品が咬合面に介在することで咀嚼中に不安定となる義歯は、下顎義歯の前歯部が上顎前歯と接触を繰り返すことで前後的チューイングサイクル幅を小さくしている。義歯の動揺範囲が小さくなること＝義歯の顎堤上でのズレが少なくなることであり、結果、痛みが発生しにくくなることにつながる。よって、総義歯の咀嚼時の安定には、有歯顎と同様、前歯部のオーバージェット量は小さいほうが生体にとって都合がよく、それを減じるように生体が反応していると思われる。

小　括

　術者が作り上げた咬合関係を長く維持するには、前歯部オーバージェット量を少なくして下顎を前後的に安定させ、リンガライズドオクルージョンを与えて機能させることが大切である（図6-108～111）。しかし、無歯顎治療にはさまざまな状況があり、すべての症例にオーバージェット量の少ない咬合を与えられるわけではない。上下顎前歯が接触しても下顎の移動がやまず、どんどん上顎義歯を前上方に押し続けるケースは、顎関節や神経筋機構に問題を抱えており、定期的な調整を繰り返し行わなければ義歯の維持安定を保てない。また、下顎前歯部の突き上げが予想される上顎シングルデンチャーのケース、あるいは上顎がフラビーガムケースに対しては特別な対応が必要である（P.265、「無歯顎症例における上顎フラビーガムの臨床」の項を参照）。

手順：前歯部オーバージェット量が小さいリンガライズドオクルージョンの付与

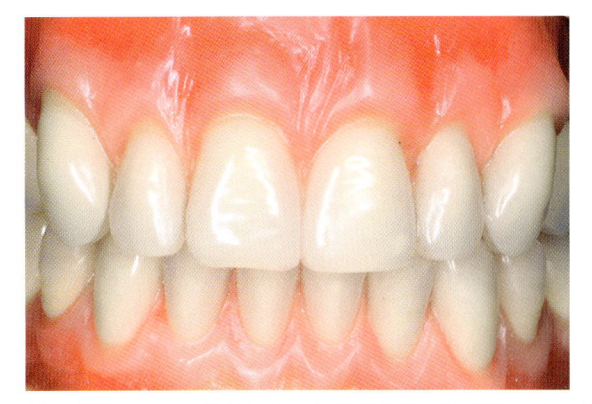

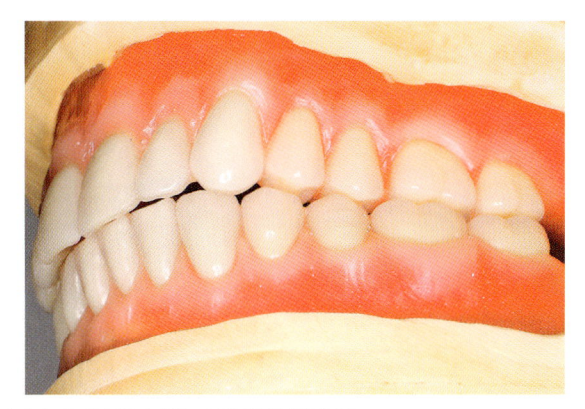

図6-108a、b　まずはじめに上下顎前歯のクリアランスをなるべく小さくするように人工歯排列を行う。

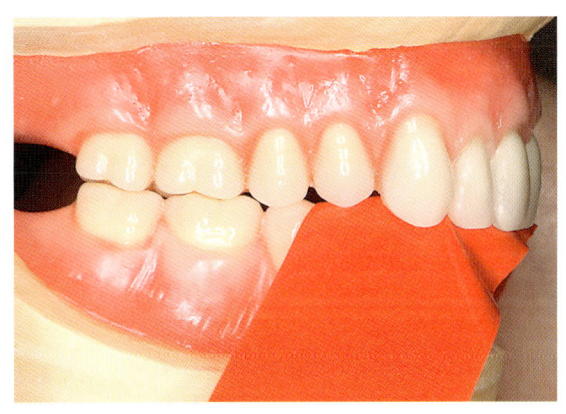

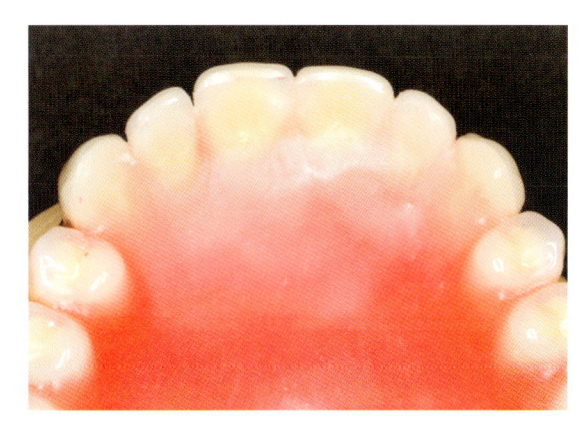

図6-109a、b　前歯部にわずかなクリアランスを設けて排列した状態。

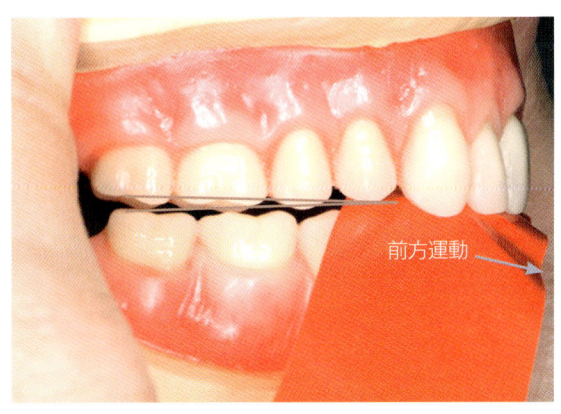

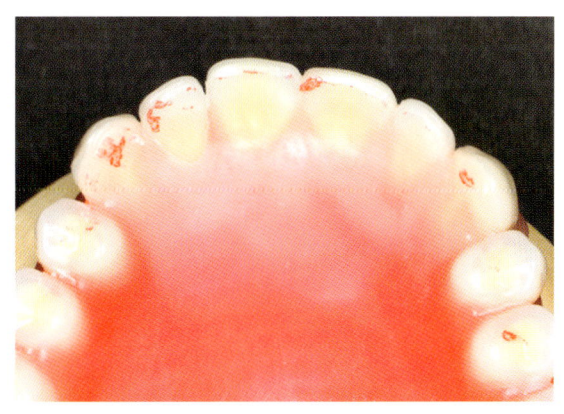

前方運動

図6-109c、d　調節湾曲を与えていても、咬合器上で前方滑走させると、前歯部のみが接触し、臼歯部が離開してしまう。このような状態で前歯群で食片を噛むと臼歯のバランシングコンタクトが得られず、上顎義歯は容易に転覆してしまう。

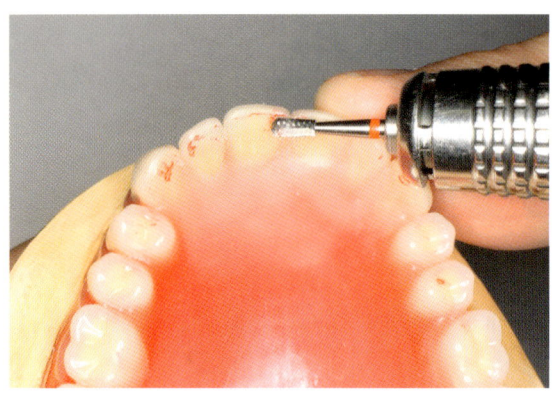

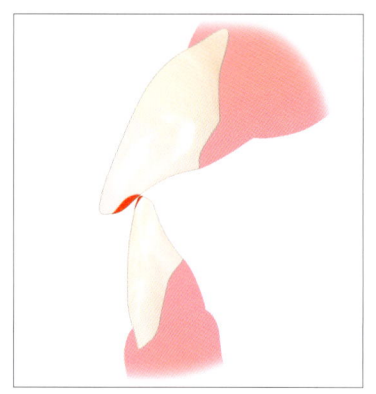

図6-110a、b　上顎前歯部の削合調整。前方滑走では上顎前歯と臼歯が同時滑走するように調整する。常に前歯部クリアランスが大きくならないよう配慮しながら、上顎前歯舌面にくぼみを与えるように調整するのがコツ。下顎前歯部の先端も必要最低限に削合する時もある。

図6-111a、b　調整前と後の咬頭嵌合時。

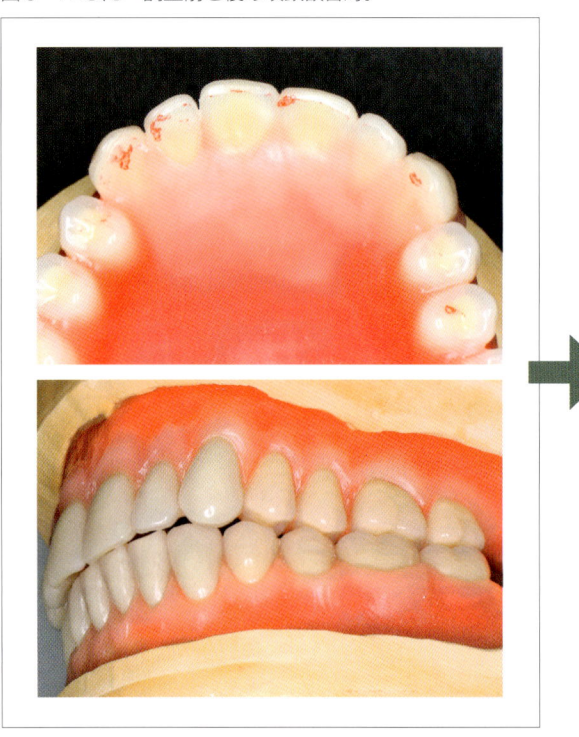

図6-111a　調整前の前方滑走：前歯部の接触がまばらで臼歯部はほとんど接触していない。

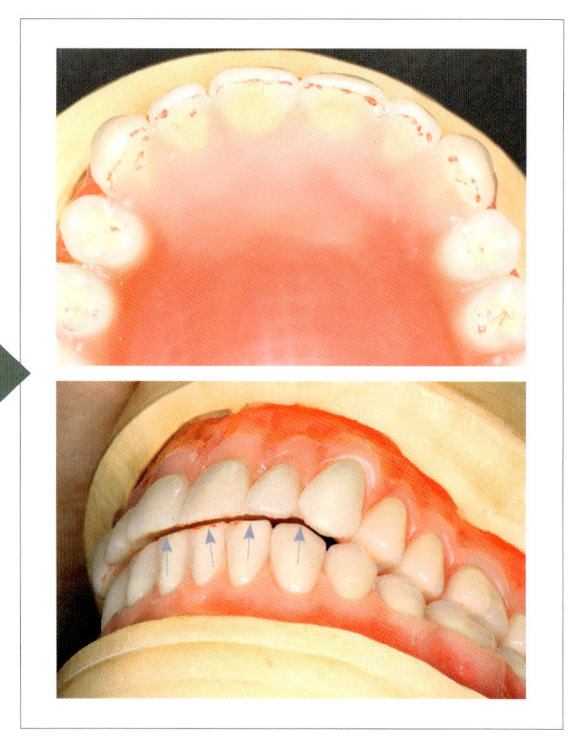

図6-111b　調整後：調整後わずかなクリアランスができるものの、その量を最小限にとどめている。

PART 3

第7章
Step3：ワックスデンチャー試適から仕上げまで

1 機能から得られる基本的な義歯研磨面形態

本項では、機能から考えられる基本的な義歯研磨面形態[65]について述べる。また、同時にラボ側への情報提供が少ない場合に、模型の顎堤状態から想定して作る研磨面形態、さらには石膏コアを作って精密印象体の研磨面形態を製作する方法について解説する。

機能的な義歯床研磨面形態は、咀嚼・発音・審美および舌感に関係するばかりでなく、辺縁封鎖に影響を与えるため下顎総義歯の吸着を達成するためには欠かせない要素の1つである。以下、4つに分類して解説する。

- 1-1. 辺縁封鎖を完成させる場所
- 1-2. 嚥下、構音、舌位に影響する研磨面
- 1-3. リップサポート部
- 1-4. 頬の活動量に応じて変化する頬側研磨面

1-1 辺縁封鎖を完成させる場所

歯科医師が精密印象した辺縁から約5mmの部分は、粘膜による辺縁封鎖に欠かせない重要な部分であるため、歯科技工士がその部分を修正する必要はない。この部分はモデルブロックなどでボクシングして石膏を注ぎ、レジンで正確に再現させる。したがって歯科技工士が携わる研磨面の製作部分は、印象体辺縁の約5mmを除いた唇頬側、舌側、口蓋側の人工歯歯頸部から義歯床辺縁の範囲となる（図7-1、2）。

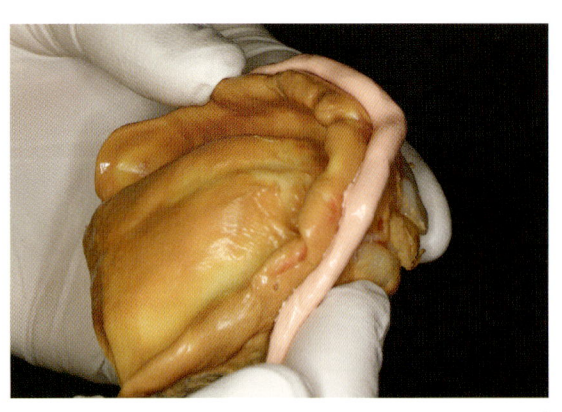

図7-1 精密印象体の辺縁から5mmの部分をモデルブロックにてボクシング。

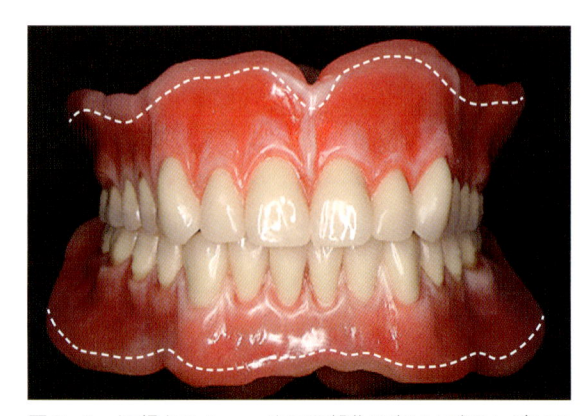

図7-2 辺縁から5mmまでの部分の床は正確にレジンに置き換える部分である。

1-2　嚥下、構音、舌位に影響する研磨面

1）嚥下機能を完成させる義歯後方部の頬側研磨面形態

　咀嚼時に上下顎第二大臼歯部の後方部の頬が内側に強く引き込まれることにより、咬合面上の食塊が舌側へと押し込まれる。人間にとって上顎結節やレトロモラーパッド部は嚥下機能が完成する最後方の場所である。

　健康有歯顎者の場合、その機能を円滑に営むために、上下顎歯槽部とも舌側にむかって絞り込まれるような形になっている（図7-3）。無歯顎になってもこの機能が発揮できるよう、上顎では上顎結節後方頬側部から口蓋側に、下顎では第二大臼歯頬側部からレトロモラーパッドにかけて、舌側へ回り込むような形態を付与する（図7-4、5）。

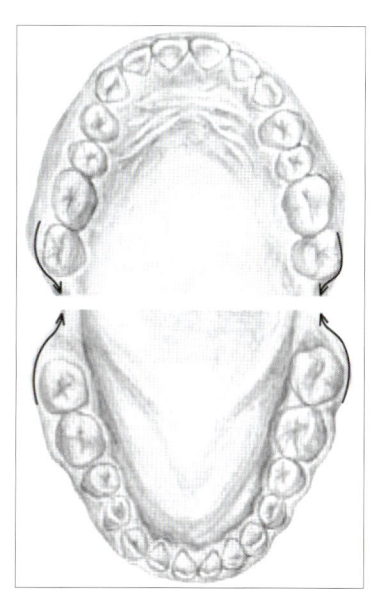

図7-3　健康有歯顎者の上下顎後方歯槽部は嚥下機能を円滑に営むために、上下顎とも舌側に向かって絞り込まれるような形になっている。

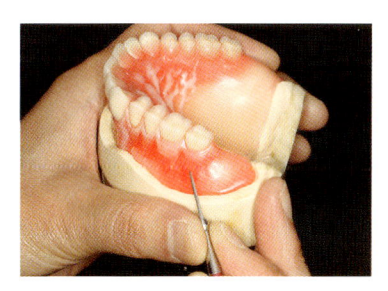

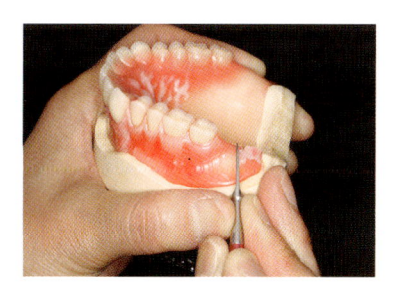

図7-4a　上顎カービング。　　図7-4b　上顎カービング。　　図7-4c　上顎完成。

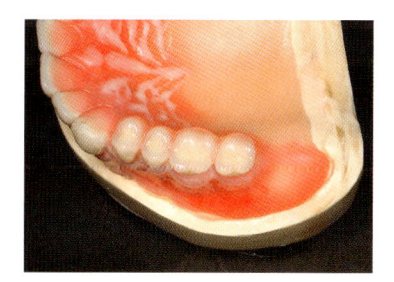

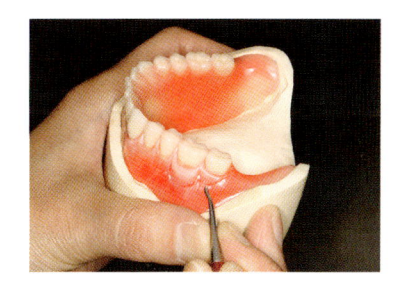

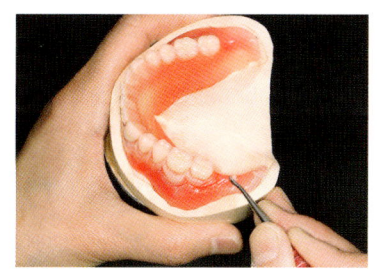

図7-5a　下顎カービング。　　図7-5b　下顎カービング。　　図7-5c　下顎完成。

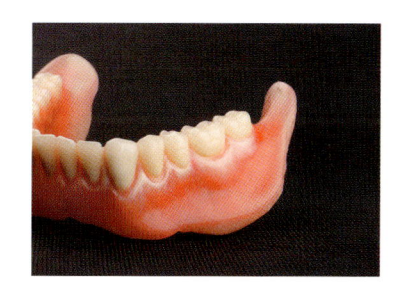

2）構音や嚥下に必要な上顎口蓋部研磨面形態

　健康有歯顎者の上顎には歯槽隆起をもつ歯列部と歯の喪失に影響しない中央、および後方口蓋部がある。歯槽隆起は、発音する際に舌が口蓋粘膜に触れたり擦れたりし、構音には必要な部分である。そして、同時に食品を摂取し、嚥下するときも舌で口蓋へ強く圧して、後ろ送りしていくためには欠かせない部分でもある（図7‐6）。

　この機能は有歯顎者・無歯顎者を問わず人間にとってなくてはならない機能のひとつであるため、有歯顎者の歯槽形態を模写して義歯にこの形態を付与する必要がある。また、横口蓋皺襞は顎堤の吸収が進むにつれて消失していくといわれている（図7‐7）。

顎堤吸収状況にあわせた横口蓋皺襞のワックス形成

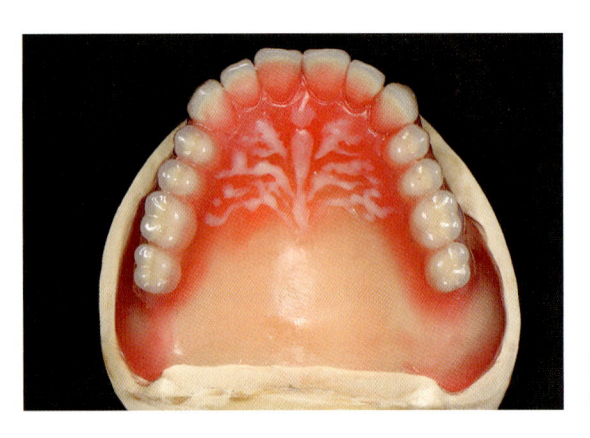

図7‐6a　顎堤が良型である場合の横口蓋皺襞は明瞭。

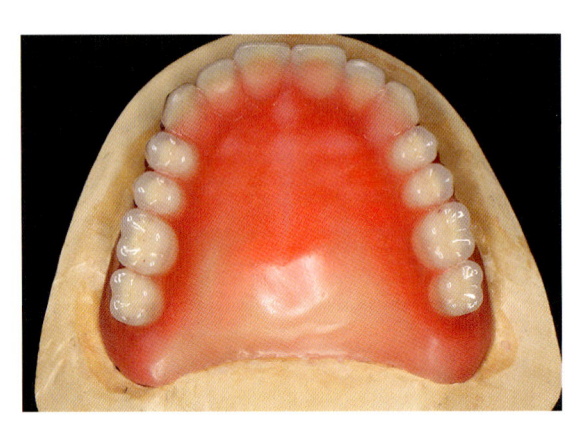

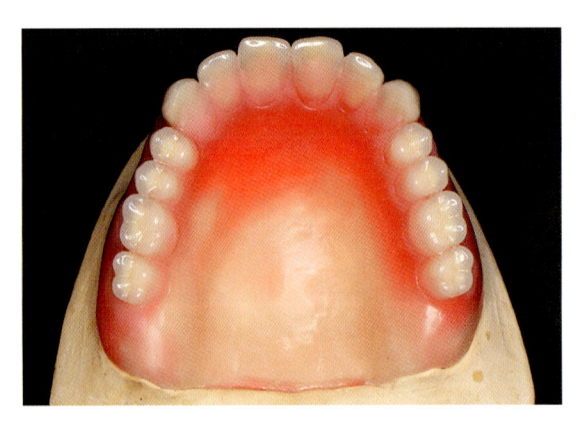

図7‐6b　顎堤吸収が進むにつれ横口蓋皺襞が不明瞭になる。

図7‐7　著しい顎堤吸収症例では、横口蓋皺襞を付与しない。

3）自然な舌位へ導くための下顎舌側研磨面形態（図7-8〜10）

　　舌は安静時に上下顎前歯に軽く触れている。舌を自然な位置に保つこと、これが舌房を十分に広くする一番の理由である。誤って狭い舌房を付与すると、舌の動きの邪魔になり、舌は後退する。そうなると、前方床縁部に隙間が生じ辺縁封鎖が破壊され、下顎義歯はわずかな開口で簡単に浮き上がる。さらに、舌の動きを妨げないように舌根部に凹形態を付与すると義歯はさらに安定する。

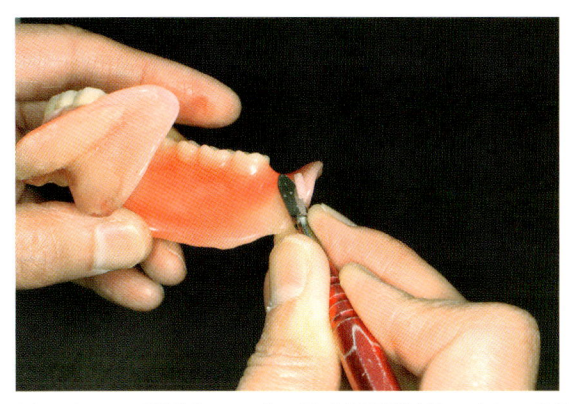

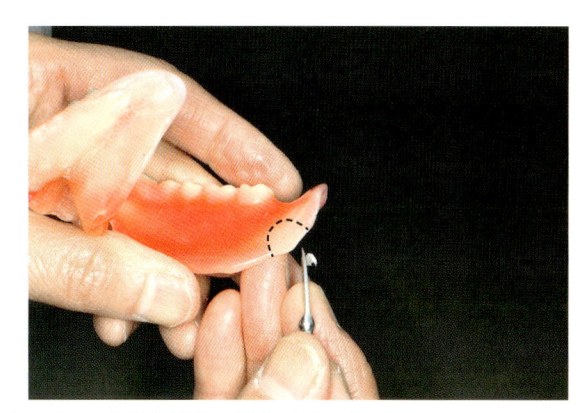

図7-8a、b　舌根部のワックス形成（凹形態付与により、吸着メカニズムの代償性封鎖を獲得しやすくなる）。

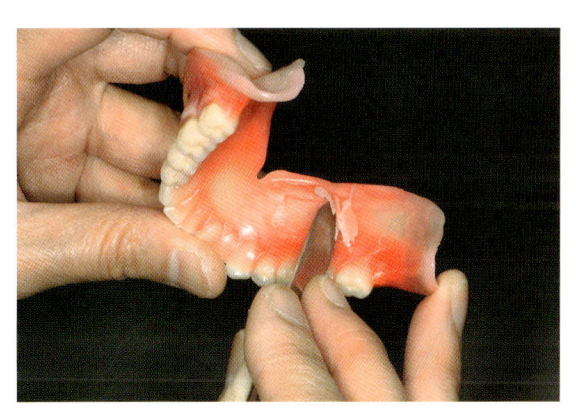

図7-9a、b　舌房のワックス形成（広い舌房を付与）。

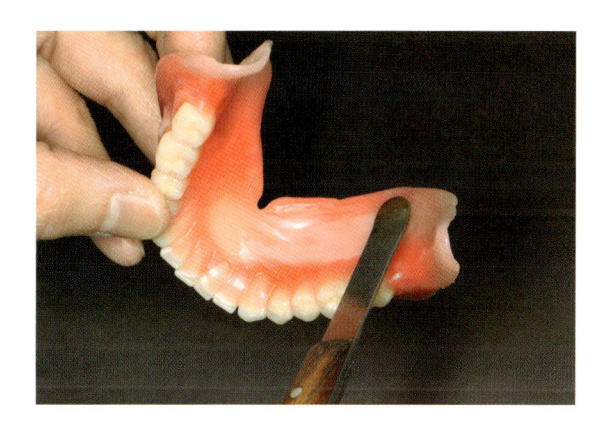

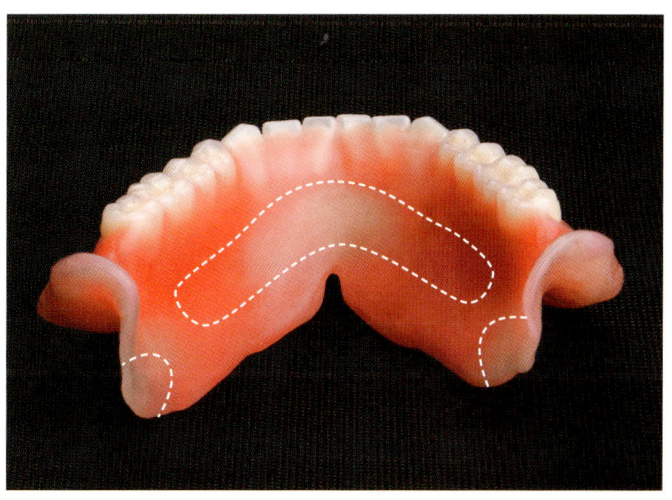

図7-10　完成。

1-3 リップサポート部

　義歯床がいつも口唇や頰粘膜にふれている部分がある。義歯側が顔の輪郭をサポートしている状態、つまり、口唇や頰が動くときに裏側でしっかりとした壁があるおかげで安定した機能が営める場所である。

　また、上顎前歯の人工歯排列位置は口の周りの形を決める重要な役割を果たしている。このサポート部の歯槽形態は義歯になっても大きな変化はない。特に上顎歯頸部の歯根豊隆がサポートには重要である。天然歯列の歯槽形態の模倣が比較的有効になる。

1）上顎前歯部唇面（図7-11）

　上顎義歯の前歯部唇面は、人の顔貌を決める重要な部分である。口唇部のリップサポートがうまくいかないと口の周りの皮膚の張りが失われ、審美性が低下する。歯頸部の歯槽豊隆を意識してワックス形成を行う。

2）下顎前歯部唇面（図7-12）

　オトガイ部の下口唇が前歯部歯頸部付近に接してサポートが完成する。この歯頸部の歯槽豊隆を弱くし、オトガイ部の研磨面 $\overline{2+2}$ に凹形態を付与する。特にオトガイ部の収縮運動が強い患者では、このワックス形態が離脱力を軽減するのに役立つ。

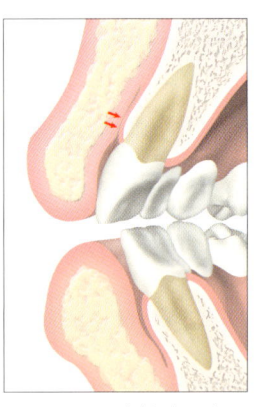

図7-11a　安静時：上口唇は歯頸部の歯槽豊隆に接触。

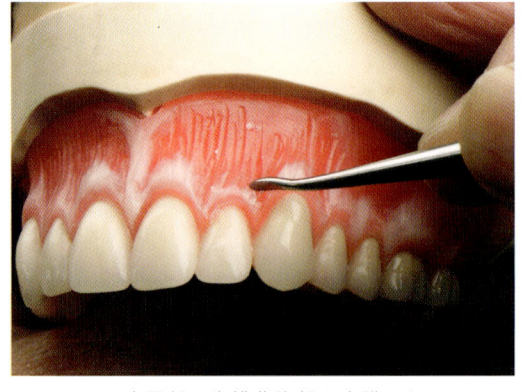

図7-11b　歯頸部の歯槽豊隆部を意識したワックスカービング。

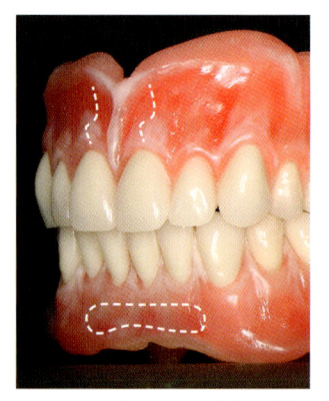

図7-12　$\overline{2+2}$ に凹形態を付与する。

1-4 頬の活動量に応じて変化する頬側研磨面（食渣の停滞を防ぐ）

1）モダイオラスを表現する（図7-13〜16）

　　口をすぼめるとくぼむ部分があり、それをモダイオラスという。この部位のワックス形成は、頬のサポートに欠かせない。しかし、ワックス形成時にモダイオラスを意識しすぎてくぼませすぎると、サポートとして役立たなくなるので、注意が必要である。強弱の表現は顎堤形態の良し悪し、口唇の厚みや動きから診断し、歯科技工士にオーダーする。ここでは上顎のモダイオラスのワックス形成を紹介する。

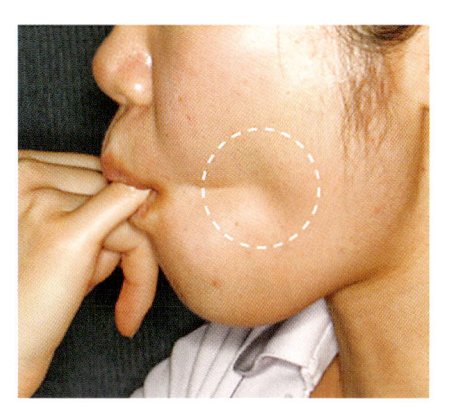

図7-13　モダイオラス。

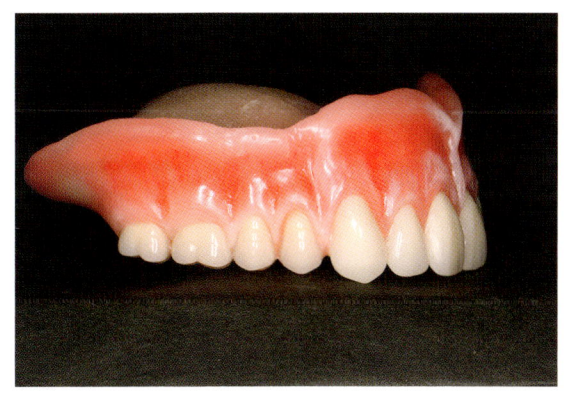

図7-14　モダイオラスの表現が強い。

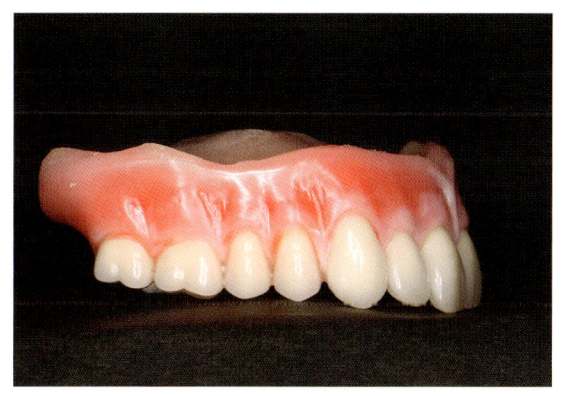

図7-15　モダイオラスの表現が中くらい。

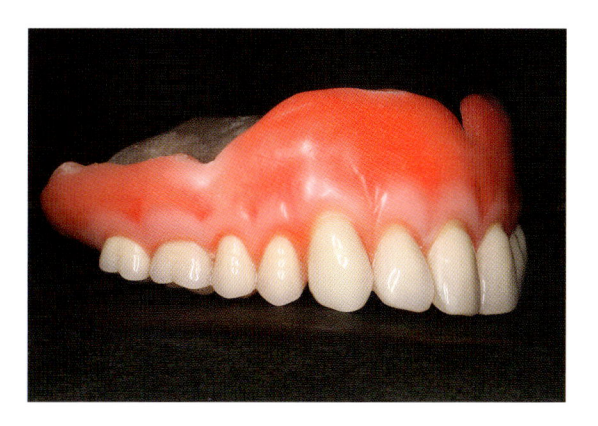

図7-16　モダイオラスを表現しない。

2）下顎小臼歯部から大臼歯部への小帯と頬粘膜の動きを表現する（図7-17）

　口が動く際、頬粘膜が義歯床研磨面に触れたり離れたりする場所がある。その部分は患者さんの頬粘膜の動きにあわせた形態、あるいは機能を妨げない形態にする必要がある。

　特に食渣が停滞しやすいというクレームの多い$\overline{456}$部の形態が問題である。下顎の歯肉頬移行部の動きは、上顎に比べて約2～3倍であるため、下顎頬小帯の動きも活発である。ここでは、下顎頬小帯、頬粘膜の動きとワックス形成について提示する。

　まず、下顎小臼歯部歯槽隆起を弱くワックス形成する。また、頬小帯の動きが義歯の離脱力にならぬよう小帯の動きを表現していく。頬小帯は小臼歯部から始まり、第一番目の線は第一大臼歯近心付近へと向かう。そして第2線は頬粘膜の動きと一緒になって第一大臼歯の歯槽隆起下部から第二大臼歯、そしてレトロモラーパッドへ徐々に浅くなりながら連なっていく。

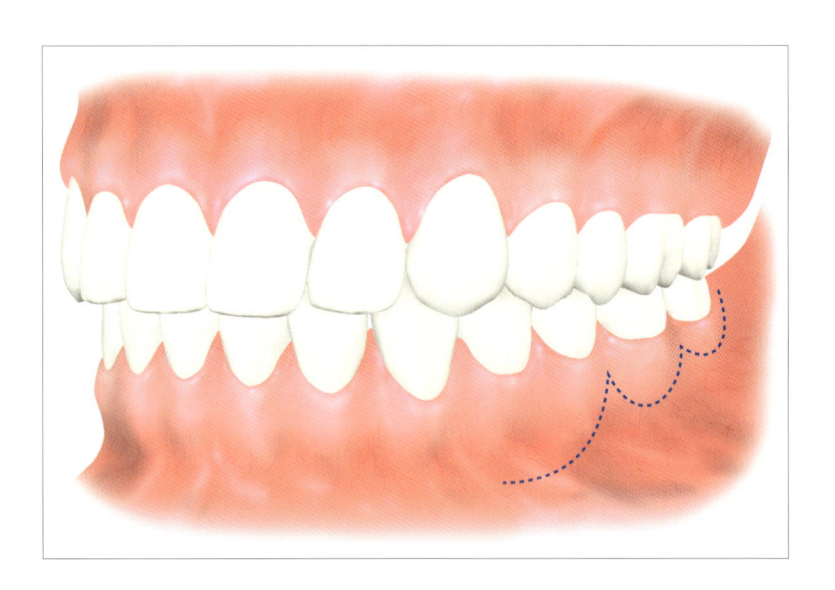

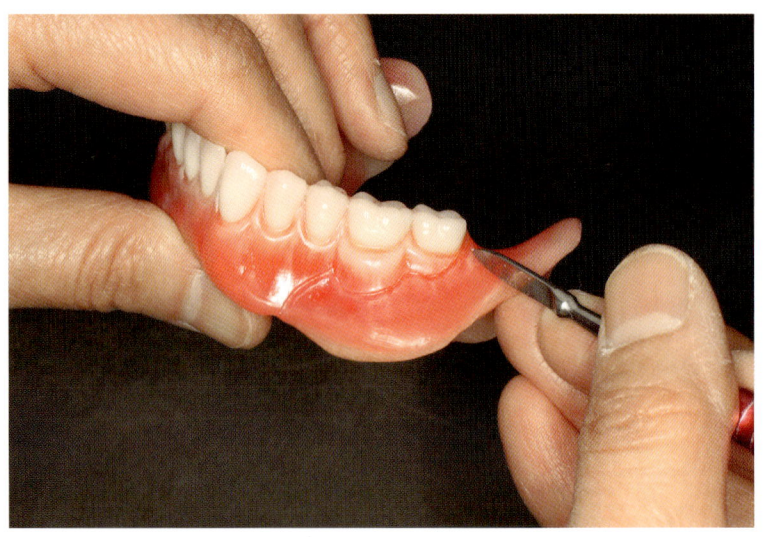

図7-17a、b　第1ラインは第一大臼歯の近心へ、第2ラインは第一大臼歯の歯槽豊隆の下を通って第二大臼歯、そしてレトロモラーパッドへ徐々に浅くなりながら向かう。

3）機能を想像しながら、下顎頬側研磨面を作り上げていく場合

　健康有歯顎者の咬合力は60kg〜80kg あるといわれている。しかし、歯を喪失した無歯顎者の咬合力は良くてもその1/6程度で、この咬合力低下の問題は俊敏な口の動きや口腔粘膜活動能力に反映される。一般的に咬合力が強ければ強いほど、口腔粘膜活動能力が高く、義歯の研磨面形態は小帯の強い運動を表現した天然の歯槽形態に近づく。しかし、咬合力が弱くなればなるほど、義歯研磨面に接する頬粘膜の動きが鈍くなり、その結果、食事中に下顎頬側部へ食渣が溜まって何ともいえない不快感を患者に与えてしまう。一般的に咬合力は顎堤形態の良し悪しと比例する傾向にあるので、顎堤形態からおよその研磨面形態を知ることができる。

　そこで、ここでは「顎堤が良好な場合」「中等度の顎堤吸収がある場合」「著しい顎堤吸収の場合」の3つの吸収状態に合わせた平均的な研磨形態のモデルを紹介する（図7 - 18〜20）。模型以外にパノラマエックス線写真を加えると、顎堤形態がさらにかかりやすくなる。

　このモデルを参考に、顎堤の吸収に合わせた研磨面形態を製作していただきたいと思う。

参考例：顎堤吸収状態に応じた義歯床研磨面形態モデル

①顎堤が良好なケース

小帯の動きが強く、頰粘膜の活動性が高いので凸凹表現の強いワックス形成を行う。

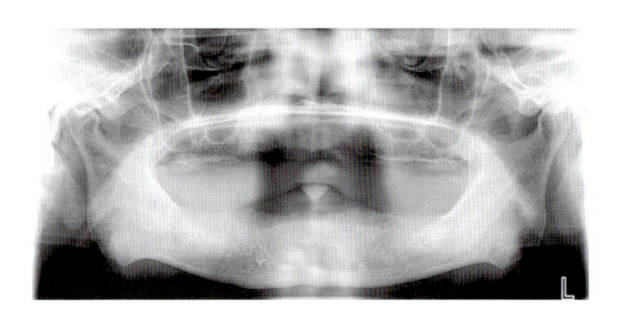

図7-18a

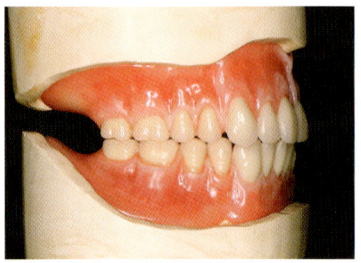

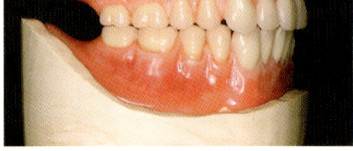

図7-18b 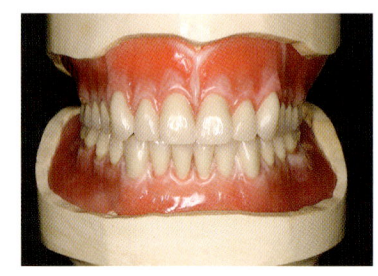　　図7-18c 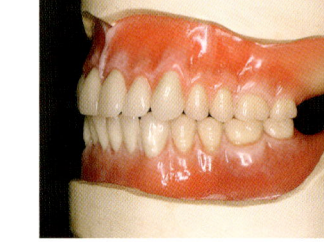　　図7-18d

②中等度の顎堤吸収のケース

口腔粘膜の動きが低下するため、凸凹表現の弱いワックス形成を行う。

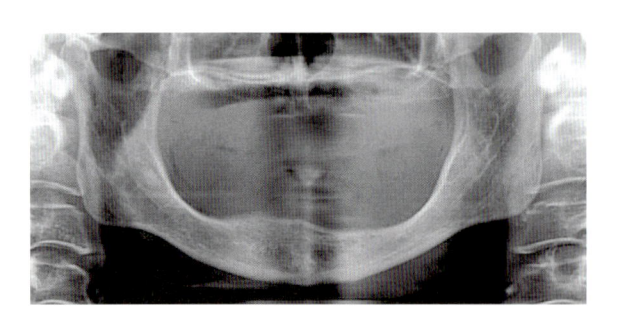

図7-19a

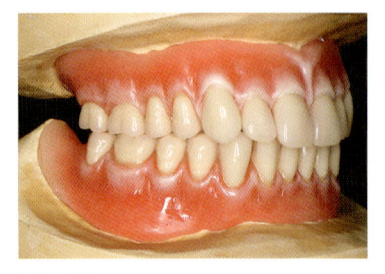

図7-19b 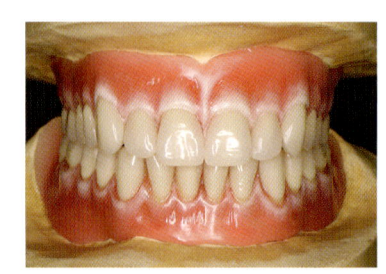　　図7-19c 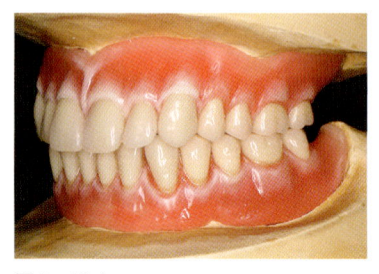　　図7-19d

③著しい顎堤吸収のケース（全体的に凸のワックス形成）

小帯の動きが弱く、頬粘膜の動きも鈍くなるため、頬側研磨面に食渣が溜まらないように凸のワックス形成を行う。

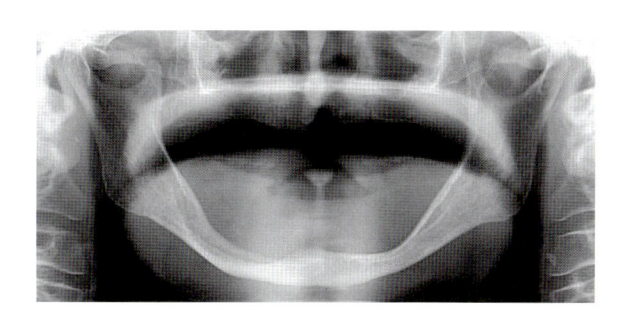

図 7 - 20a

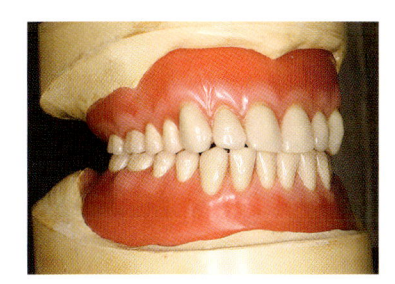

図 7 - 20b 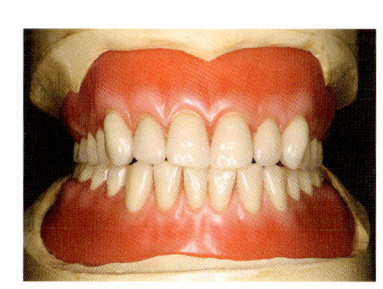   図 7 - 20c 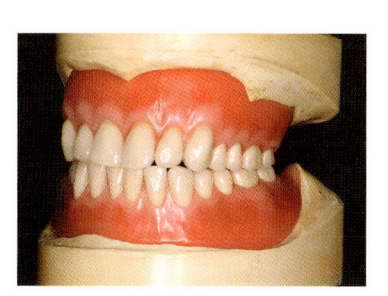   図 7 - 20d

1-5　石膏コアを用いた研磨面形態の再現（図7-21〜32）

　この方法は精密印象体に現われた辺縁形態や研磨面形態を石膏コアで写し取る再現性の最も高い方法である。石膏コアを着脱しながらワックスで研磨面を製作するため、模型製作時には辺縁部を石膏で深く覆わないように注意する。

手順

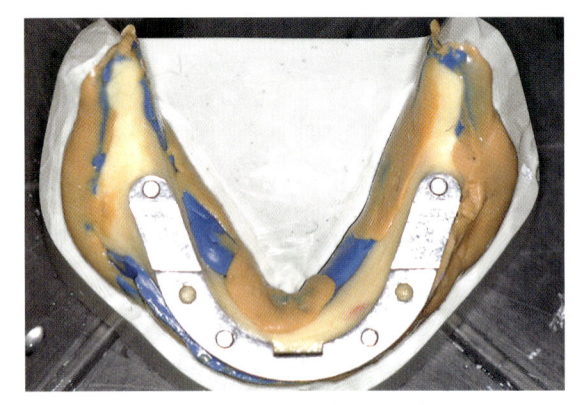

図7-21　石膏を印象体辺縁まで注ぐ。スプリットキャスト板を用いて石膏硬化を待つ。

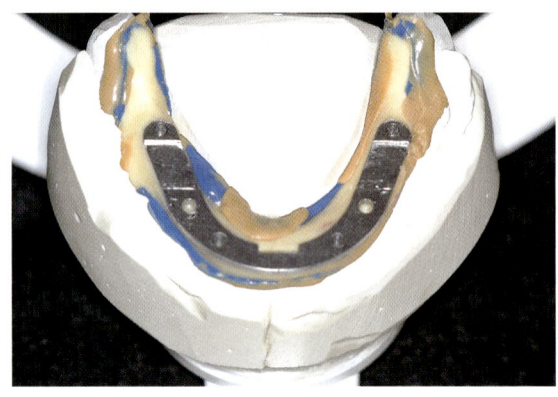

図7-22　石膏コア頬側面観：印象体の研磨面部分を石膏で覆う。

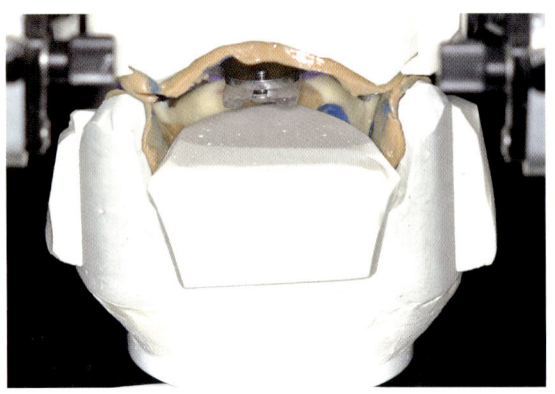

図7-23　石膏コア舌側面観：印象体の研磨面部分を石膏で覆う。

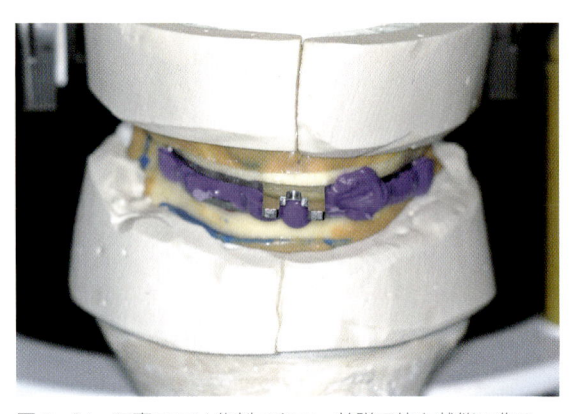

図7-24　石膏コアは分割できて、着脱可能な状態に作る。

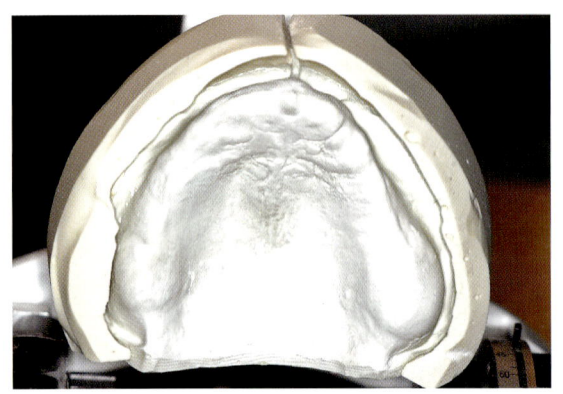

図7-25　上顎の石膏コアと作業模型の完成。

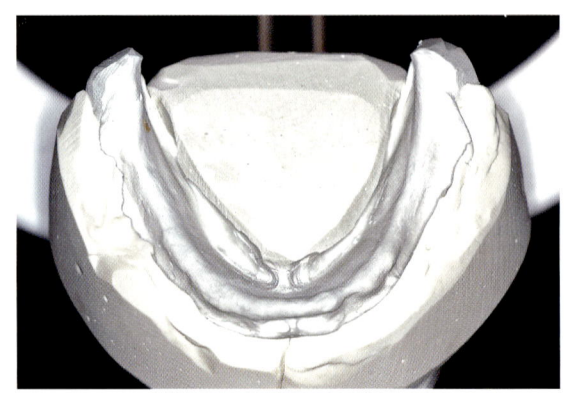

図7-26　下顎の石膏コアと作業模型の完成。

人工歯排列後に石膏コアをあてがい研磨面形態を再現する（図7-27〜31）

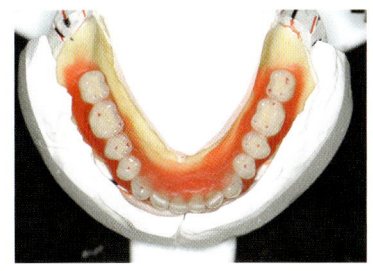

図7-27 石膏コアを下顎頬側にあてがった状態。

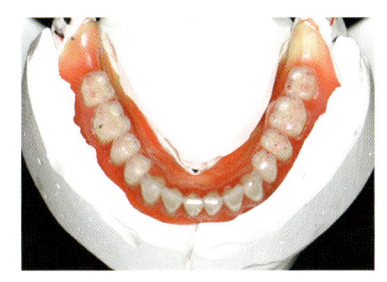

図7-28 石膏コアを舌側にもあてがった状態。

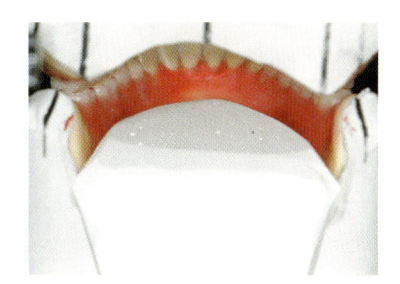

図7-29 石膏コアの舌側面観。

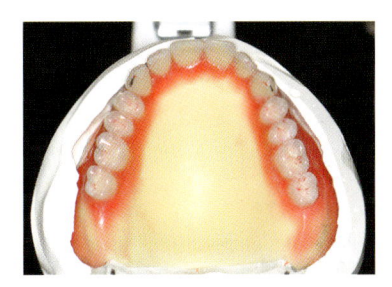

図7-30 石膏コアを上顎頬側にあてがった状態。

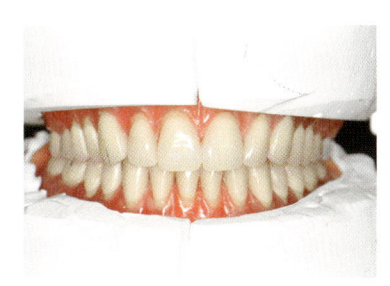

図7-31 石膏コアの唇側面観。

研磨面形態の完成（図7-32）

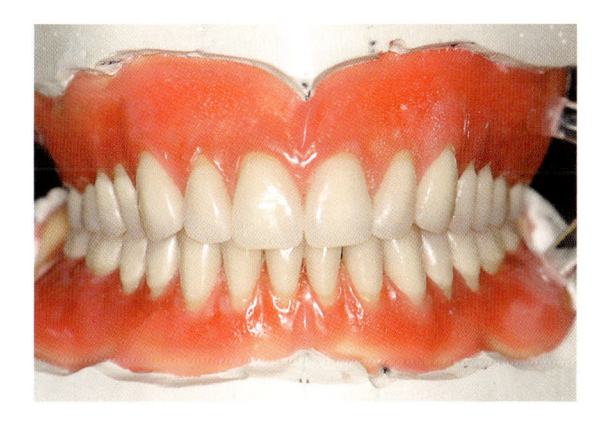

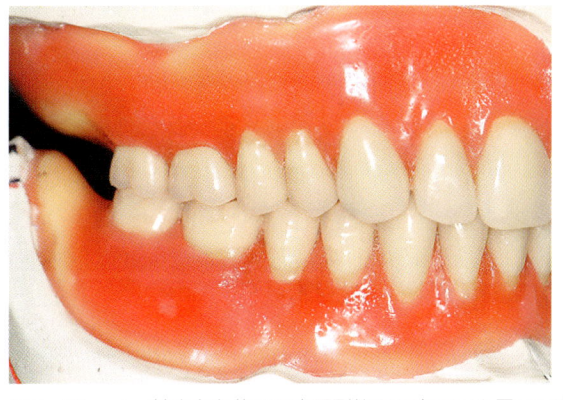

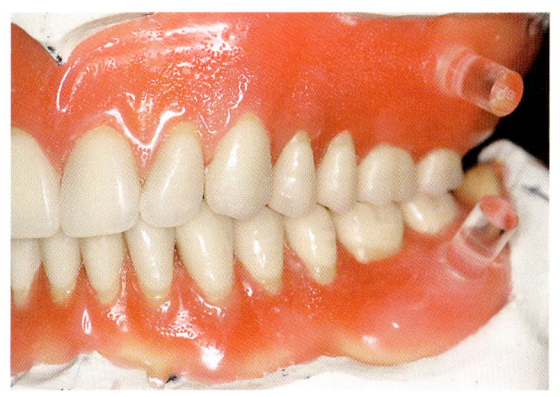

図7-32a〜c 精密印象体の研磨面形態を石膏コアを用いて忠実に再現したワックスデンチャー。

2 ワックスデンチャー試適

　患者の求める美しさは、様々である。平均的な色ときれいに整った歯列を好むタイプ、わざと歯列を乱し、天然残存歯に近い歯の色を求める個性派タイプ、そして最近では、ホワイトニングのブームに乗って白い歯を望むタイプの患者が増加している。患者の好みに合わせた人工歯や配列をこのワックスデンチャー試適の時点で確認し実現させることが重要である(図7-33)。

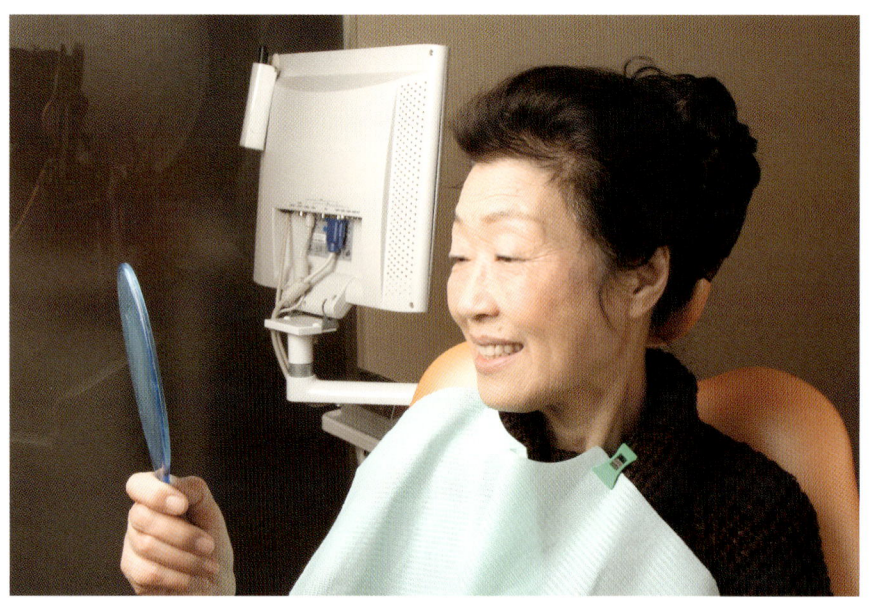

図7-33a

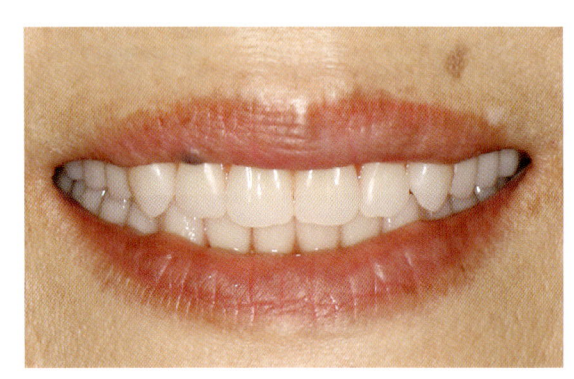

図7-33b

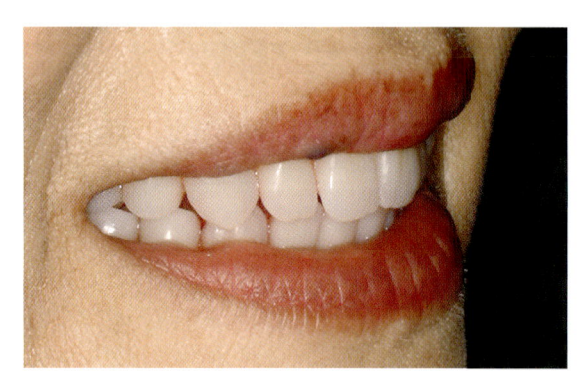

図7-33c

3 レジン重合&仕上げ（イボカップシステム：Ivo-Cap System使用）

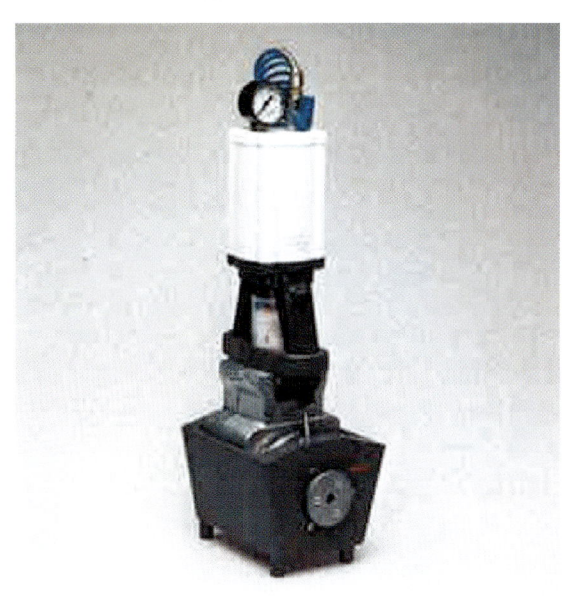

図7-34a　SRイボカップイクィップメント。インジェクションタイプの床製作用加圧装置。重合収縮を継続的に加圧補填する。

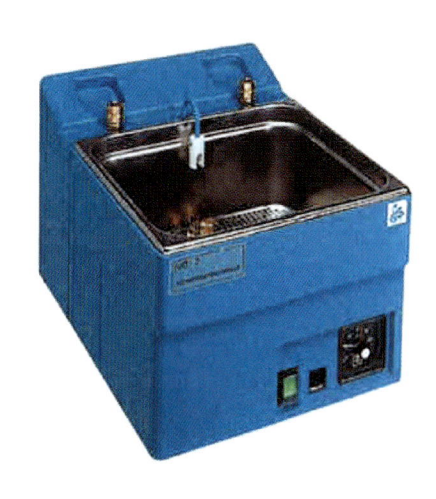

図7-34b　重合槽。イボカップ用重合バス。重合35分間、冷却は最短で30分間。

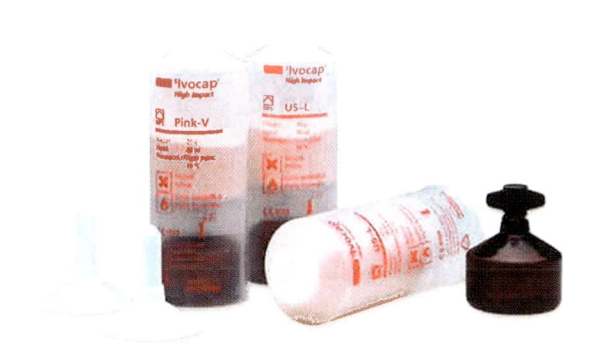

図7-34c　SRイボカップ義歯床用材料。液、粉が一回分ずつカプセルタイプのセットになっている。

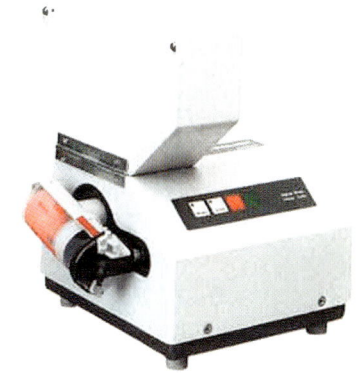

図7-34d　カップバイブレーター。カプセルタイプのレジンを高速で5分間練和。

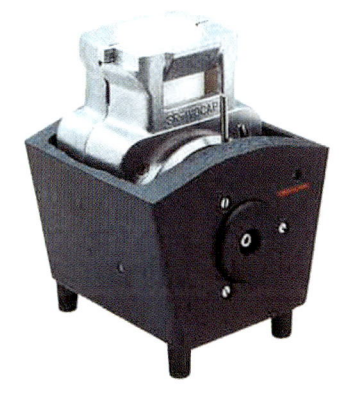

図7-34e　クランピングプレスとイボカップフラスコ。フラスコをクランピングプレスで固定する。

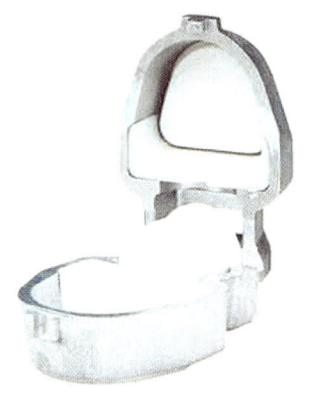

図7-34f　イボカップフラスコ。熱伝導の方向をコントロールするため特殊な断熱材が使用されている埋没用フラスコ。

イボカップは重合中のレジン収縮量を補填できるように常時、6気圧の圧力をかけながら重合できるシステムになっている。

ラボサイドの手順

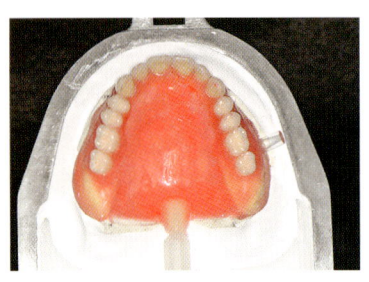

図7-35 フラスコに上顎ワックスデンチャーを一次埋没スプルーイング。

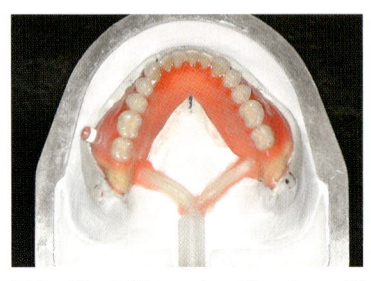

図7-36 下顎ワックスデンチャー埋没スプルーイング。

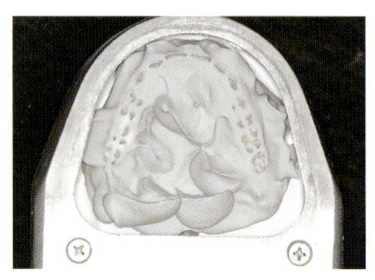

図7-37 下顎、二次埋没。

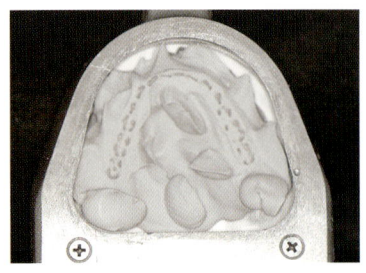

図7-38 上顎、二次埋没。

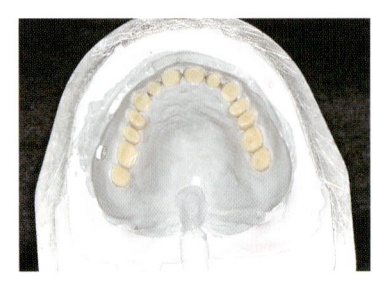

図7-39 上顎流鑞フラスコ。

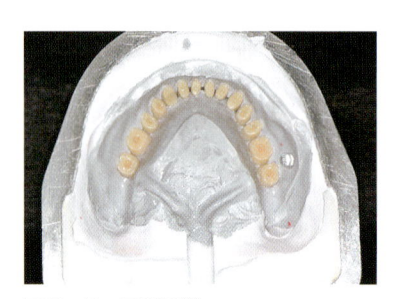

図7-40 下顎流鑞。

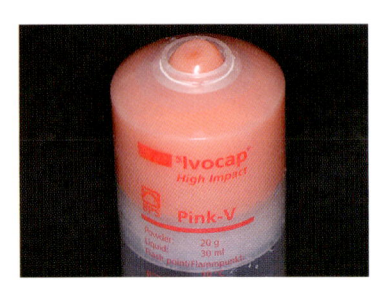

図7-41 イボカップベース用レジンピンク-V。

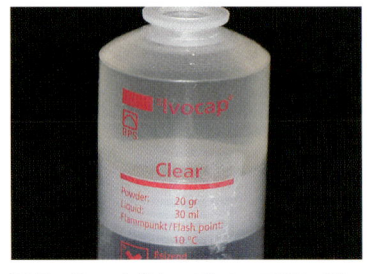

図7-42 イボカップベース用レジンクリアー。

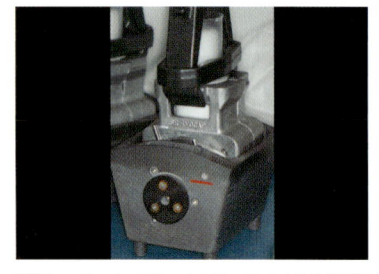

図7-43 レジンカプセルを圧入装置にセットし、インジェクション開始。

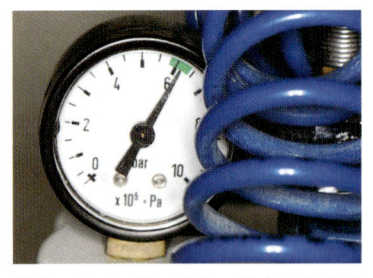

図7-44 レジン填入・重合から冷却までを6気圧の圧力ををかけながら行う。

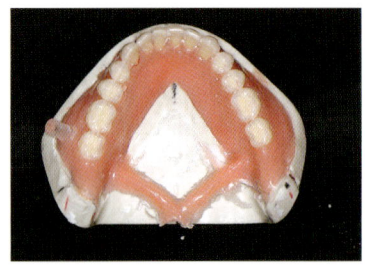

図7-45 掘り出し。

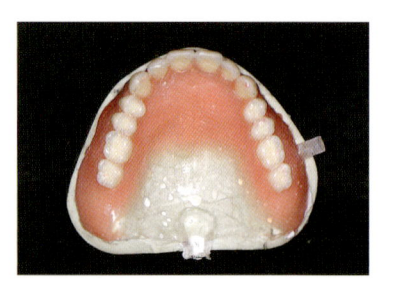

図7-46 掘り出し。

4 リマウント調整

　重合後にスプリットキャストを利用して模型を重合前と同位置に再装着することをリマウントという。重合時のレジン収縮によってフラスコ内の人工歯が移動し、咬合関係が狂った結果インサイザルテーブルからわずかに浮き上がる。この誤差を修正するために行うのが重合後のリマウント調整である（図7-47）。インサイザルピンの浮き上がりがなくなるまで咬合面調整を行う。歯科医師が採得した咬合採得位を忠実に再現することが歯科技工士の仕事であり責任でもあることから、レジン重合後に欠かせないラボワークの一つである。

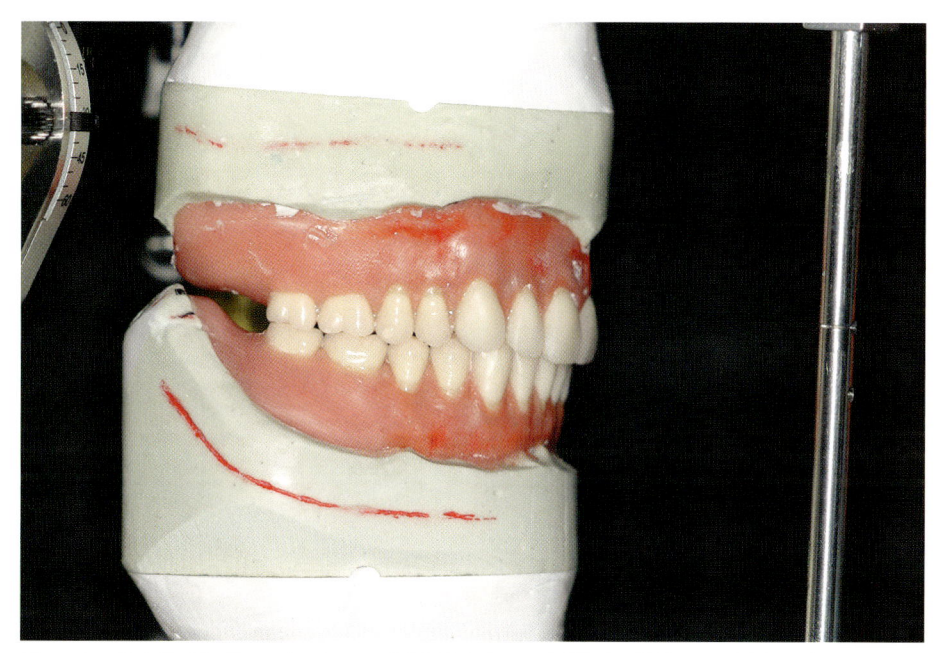

図7-47　重合後は必ずリマウントして咬合調整を行う。歯科医師が採得した咬合位を歯科技工士が確実に再現することは、チームワーク医療の要である。

PART 3

第8章
Step 4：
完成義歯の
装着とデリバリー

1 義歯装着

術前：職業：カラオケインストラクターおよび歌手
主訴：10年前に作った人工歯の変色と摩耗と咬耗（図8-1a）。人工歯がすり減り、咬合高径の低下による審美障害を訴えて来院し、義歯の再製作を希望
術後：SRフォナレスを使った上下顎に吸着するBPS義歯の装着。咬合挙上し、審美が回復（図8-1b、8-2a、b）

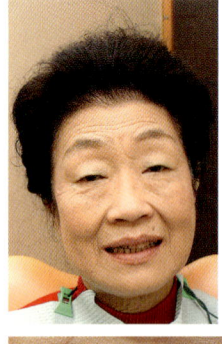

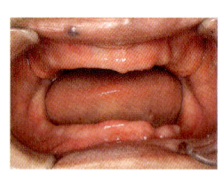

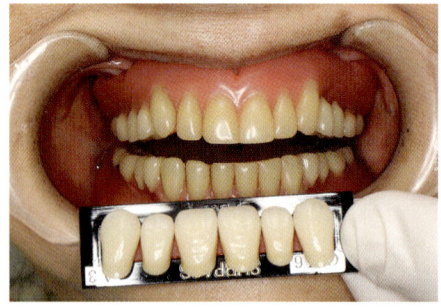

術前　　　　　　　　　　　　術後

図8-1a、b

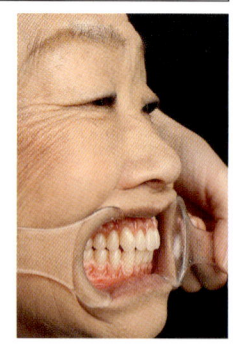

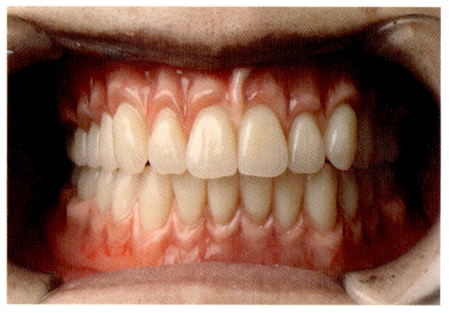

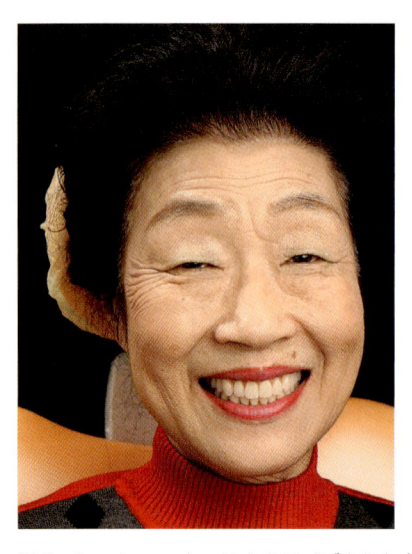

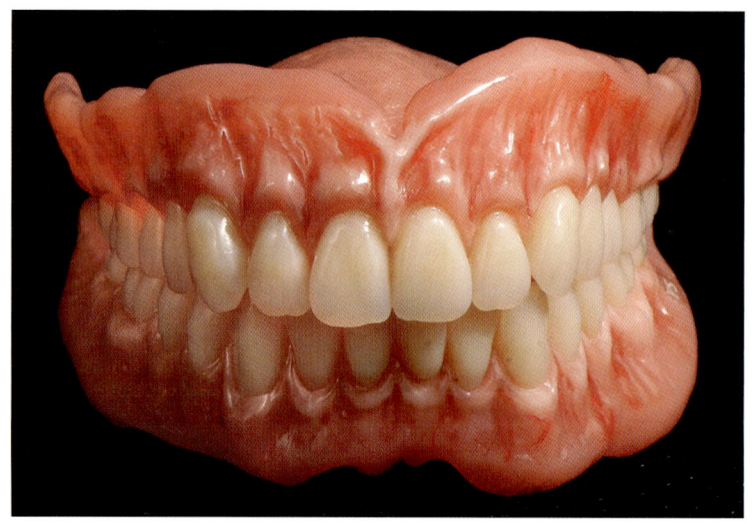

図8-2a、b　キャラクタライズされた上下完成義歯。

1-1　PIPテスト（Test of Pressure Indicator Paste）

　　口腔内の咬合調整終了後、油性のPIPペーストを義歯床内面に均一に塗り、患者にワッテ等を自由に咬ませる。義歯は顎堤粘膜上に乗った状態であるから、義歯は必ず動いて機能している。義歯床が当たる部分はPIPペーストが薄くなるため、その部分を削除する。上顎義歯の口蓋正中部や切歯乳頭部を石膏等でリリーフしても、全周囲が封鎖されていれば吸着力が低下しないのと同じように、下顎義歯内面を削合しても、全周囲が封鎖されている状態を誤って破壊しなければ吸着力が低下することはない。

手順

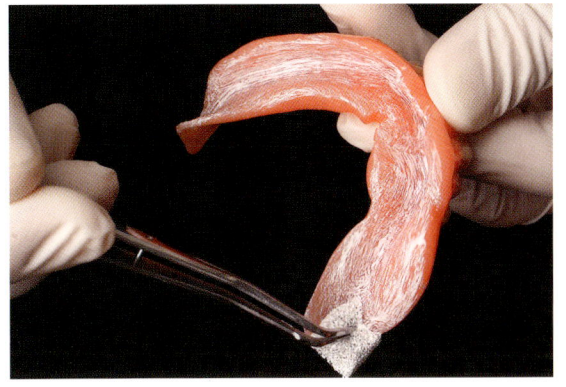

図8-3a、b　油性のPIPペーストを義歯床内面に均一に塗る。

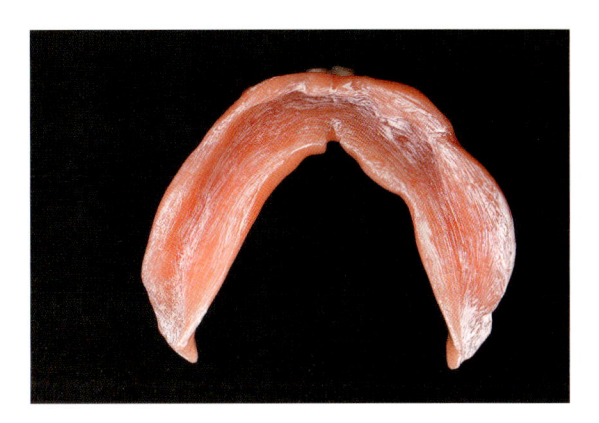

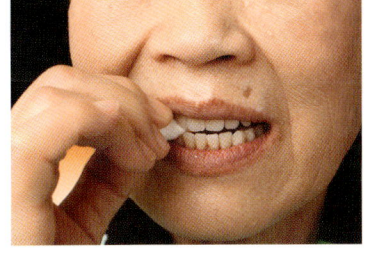

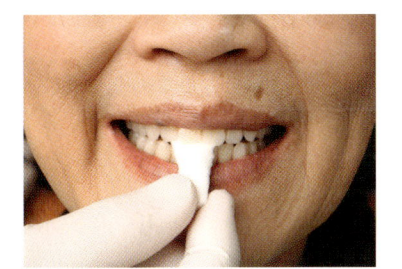

図8-4a～c　患者にワッテ等を自由に咬ませる。

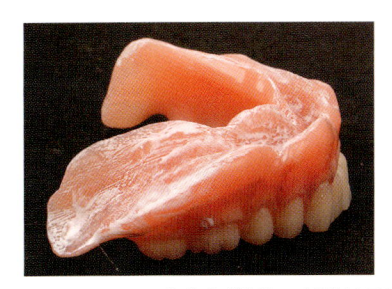

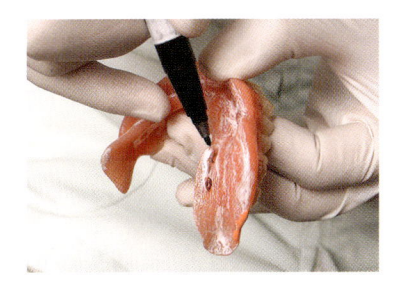

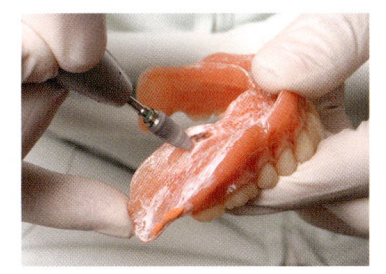

図8-5a～c　義歯床が当たる部分はPIPペーストが薄くなる。ペンでマークし、その部分を削除する。

小　括

> リンガライズドオクルージョンの上・下顎臼歯部頬側咬頭のクリアランスの量は、穀物や漬物などを好む雑食系の日本人には少なく付与する。各国の食生活に合わせたクリアランス量の設定が、食生活を豊かにする。

レトロモラーパッド上での舌の脇腹と頬粘膜の封鎖＝BTCポイントの確認

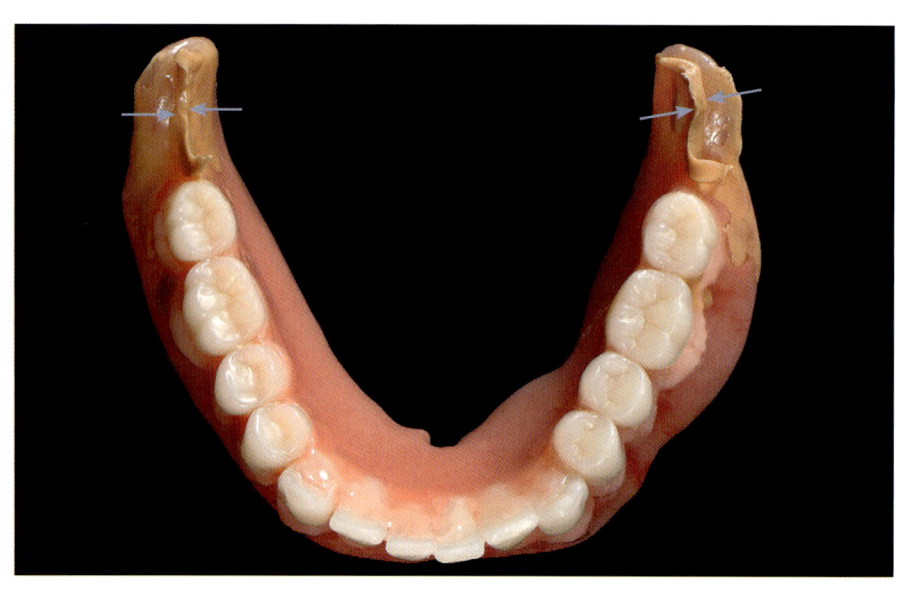

図8-6　レトロモラーパッド部義歯床上での舌の脇腹と頬粘膜の封鎖＝BTCポイントの確認。

ナノハイブリットコンポジット人工歯SRフォナレスを用いたリンガライズドオクルージョン

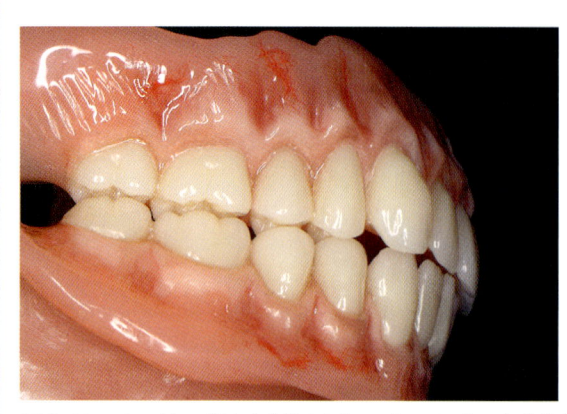

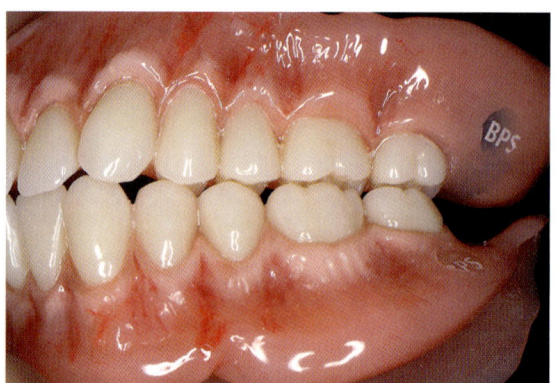

図8-7a、b　リンガライズドオクルージョンによる完成義歯。

吸着する上下顎総義歯の辺縁形態

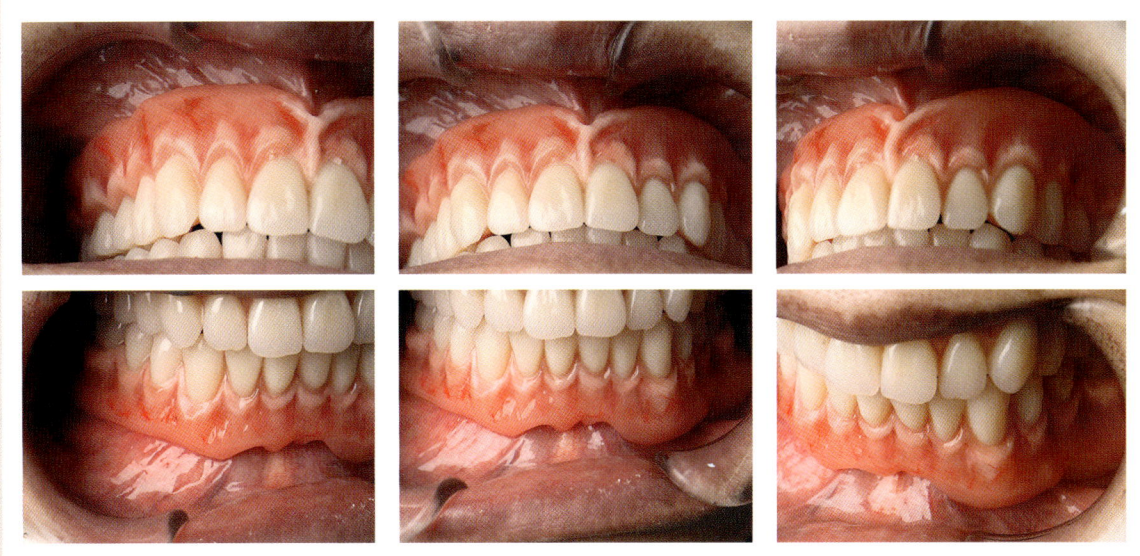

図8-8a〜f　上顎：上唇小帯や歯肉頬移行部における義歯床辺縁の関係、下顎：下唇小帯やオトガイ筋付着部、そして犬歯、小臼歯、頬小帯部と義歯床辺縁の関係。

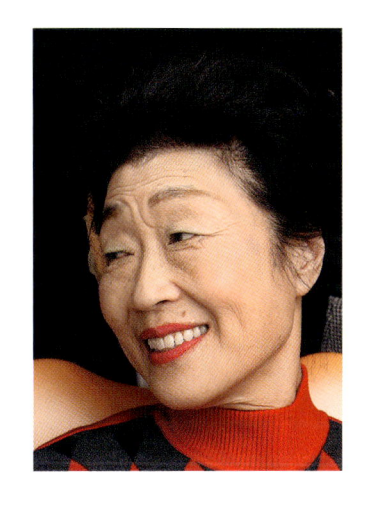

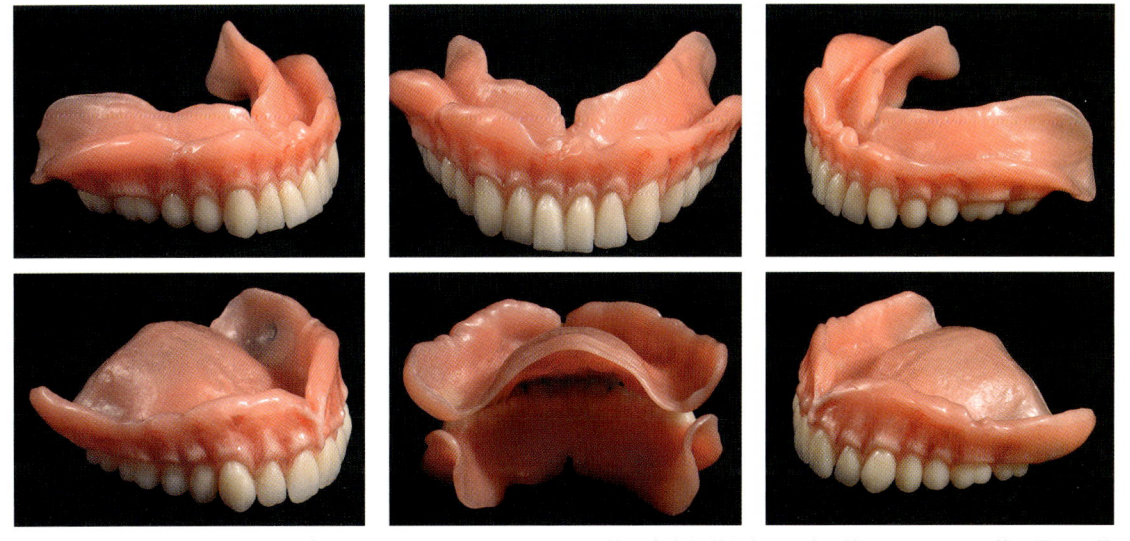

図8-9a〜g　小帯部はシャープな辺縁形態を呈している。その他の歯肉頬移行部の辺縁形態は、コルベン状を呈し、粘膜と密着しやすく封鎖に有利な形態になっている。また、舌側の辺縁形態には口腔底の動きが現われている。そして、完成義歯の背面からの観察では、レトロモラーパッドと上顎結節の適正な位置関係が認められる。

吸着する下顎総義歯の特徴

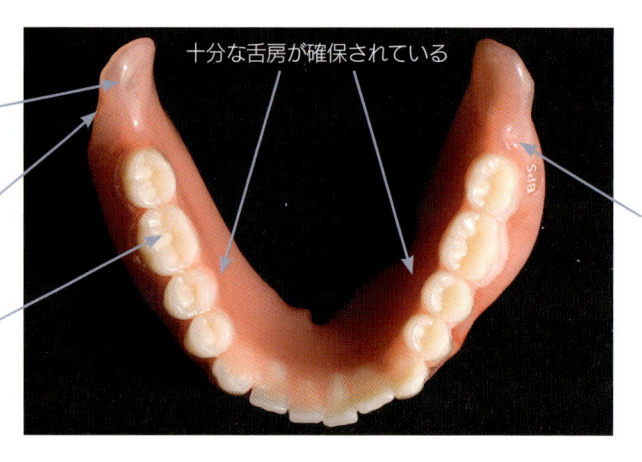

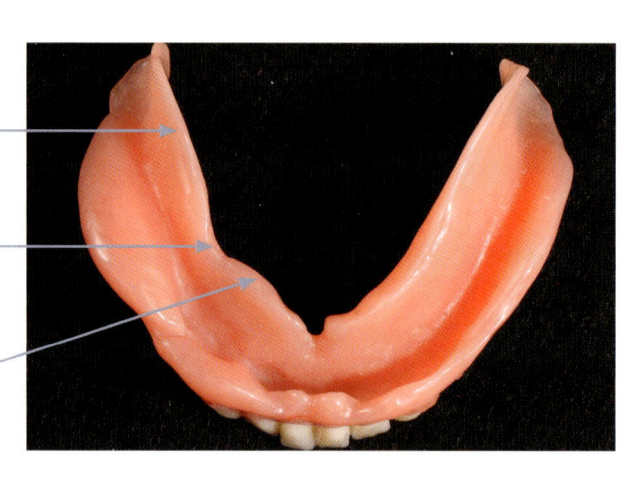

- レトロモラーパッドが十分に覆われている
- 染谷のスジを避けている
- 頬と舌の研磨面への寄りを効果的に発揮するため、人工歯を顎堤幅の中央に排列している
- 十分な舌房が確保されている
- 臼歯部頬側研磨面に凹形態が付与されている

- 後顎舌骨筋窩部は約3mm下部へ薄く延長されている
- パサモンティの切痕が付与されている
- 吸着に有効な舌下ヒダの厚みを十分に利用している

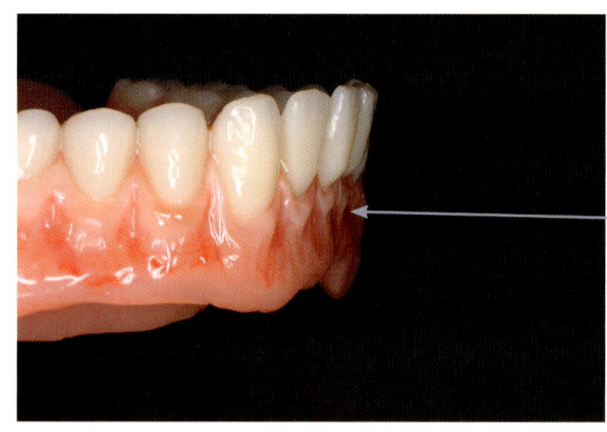

- 下唇のリップサポートを得るために、$\overline{2-2}$に凹形態が付与されている

図8-10a〜c　下顎総義歯の吸着のコンセプトを十分に理解して製作された義歯の形態的特徴。

PART 4

BPSによる難症例への対応

PART 4

第9章　下顎難症例における BPS の臨床 ……………………………………………… 217

1．義歯の製作精度を高めるダブルチェックバイトの利用 …………………………… 218
2．顎堤吸収が進むと下顎総義歯の吸着が難しくなる理由 …………………………… 221
3．下顎顎堤吸収の著しい難症例への臨床対応 ………………………………………… 223

第10章　上顎難症例における BPS の臨床 ……………………………………………… 249

1．上顎前歯部フラビーガムの原因を考える …………………………………………… 250
2．上顎シングルデンチャーの臨床 ……………………………………………………… 260
3．無歯顎症例における上顎フラビーガムの臨床 ……………………………………… 265

PART 4

第9章
下顎難症例における
BPS臨床

1 義歯の製作精度を高めるダブルチェックバイトの利用

1-1 クリニカルサイドの Time Saving

　顎堤が吸収し、顎関節の運動障害のあるケースでは、健康的な顎関節構造と大きくかけ離れて平坦化している場合がある。このようなケースでは、患者個々の顆路角を算出することで、チェアサイドでの口腔内調整時間を少なくすることができる(Time Saving)。

　BPSの基本的な人工歯排列で用いる2Dテンプレートや、フェイスボウトランスファーした場合に用いる3Dテンプレート(図9-1)には、Wilson側方湾曲やSpee前後湾曲が装備されているが、いずれも平均的なものであって、患者個々の顆路角とは異なっている。特に顎堤吸収の著しいケースでは平均値顆路角を与えたとしても患者自身の前後側方運動と調和しにくい。咀嚼機能時の義歯の動きが大きくなり、その結果、顎堤粘膜の痛みも生じやすくなる。

　このような問題を解決するためには、クリステンセン氏現象を利用したダブルチェックバイトによる顆路角の算定が有効である。

2D or 3Dテンプレートを用いた平均的な人工歯排列

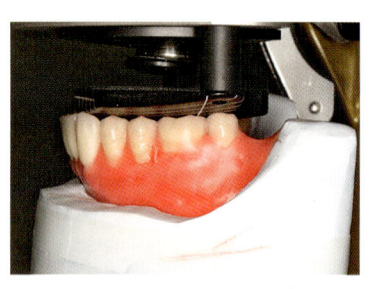

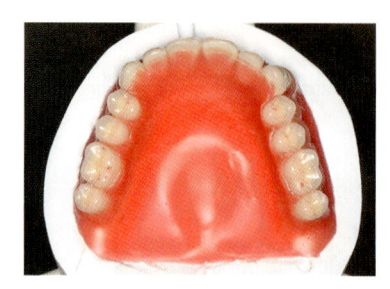

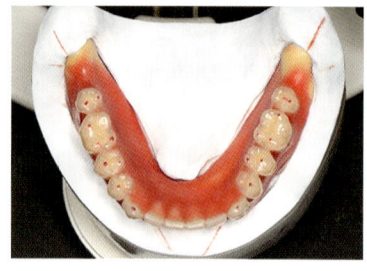

図9-1a〜c　2D, 3Dテンプレートの役割。テンプレートの曲面に一致するように人工歯を排列すると自動的に平均的な前後湾曲、側方湾曲が得られる。

1-2　クリステンセン氏現象を利用したダブルチェックバイト法による個人顆路角の算定

① BPSの通法に従い、上下顎精密印象、ゴシックアーチ描記を行う。
② 安定したタッピングポイントに、プラスチック製のゴシックアーチフィクシングプレートを合わせネジでしっかりとめる（図9-2a、b）。
③ この位置が患者が無理ない閉口終末位であることを確認する。続いて、上下のゴシックアーチプレート間にバイト用シリコーンを注入し、1つ目のチェックバイトを得る（図9-2c）。
④ 一度口腔外に取り出し、チェックバイト材をゴシックアーチトレーサーから取り外す。
⑤ 今度は、タッピングポイントよりも前方8mmの位置にある（もう一つの）ゴシックアーチフィクシングプレートの穴を前方運動の描記図上に合わせ、再びネジで固定する（図9-3a）。
⑥ 続いて、ゴシックアーチ描記針がこの穴に入るまで患者の下顎を前方に誘導する。この時、患者の下顎は前方位をとることになり、前方クリステンセン氏現象が表現された状態になる。
⑦ この位置で、再びバイト用シリコーンにて固定する。これで、2つ目の前方チェックバイトを採得したことになる（図9-3b）。
⑧ 安定したタッピングポイントで得た1つ目のチェックバイトでフェイスボウトランスファーと同時に、スプリットキャストを付与してマウンティングを行う（図9-4a）。
⑨ 咬合器の顆路のネジをゆるめ、2つ目の前方チェックバイトを使ってスプリットキャストの凹部の付いた上顎模型と下顎模型をしっかり咬ませる（図9-4b）。
⑩ 咬合器の上桿のスプリットキャスト凸部が上顎模型の凹部と嵌合するまで矢状顆路角（H）を調整する（図9-4c、d）。
⑪ H／8＋12の公式で側方顆路角を算出して、咬合器の顆路角の調整を終了する（図9-4e）。

手順1：1つ目のチェックバイト採得

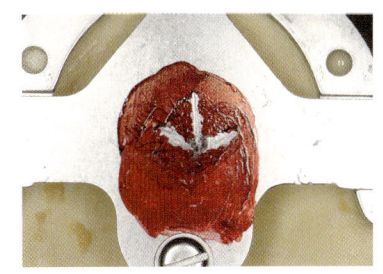

図9-2a　安定したタッピングポイントが得られている。

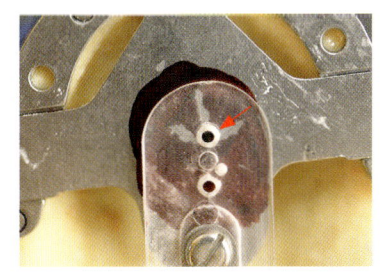

図9-2b　フィクシングプレートをタッピングポイントに合わせネジで固定し、1つ目のチェックバイトを採得する。

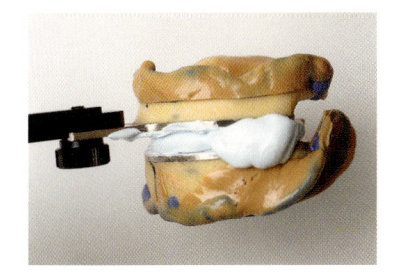

図9-2c

手順2：2つ目の前方チェックバイト採得

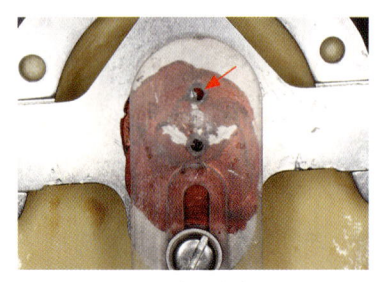

図9-3a　タッピングポイントから前方8mmにあるゴシックアーチ軌跡上にフィクシングプレートを固定する。

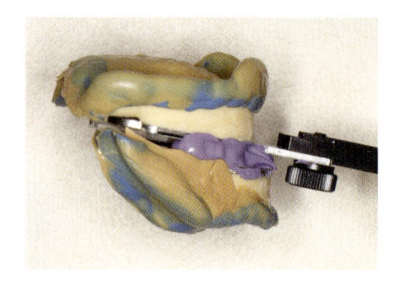

図9-3b　採得した2つ目の前方チェックバイト。

手順3：2つのチェックバイトを利用し、矢状顆路角と側方顆路角を決定する

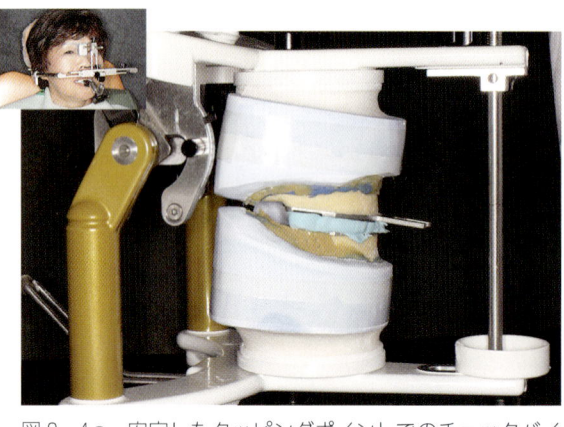

図9-4a　安定したタッピングポイントでのチェックバイト（1つ目）。

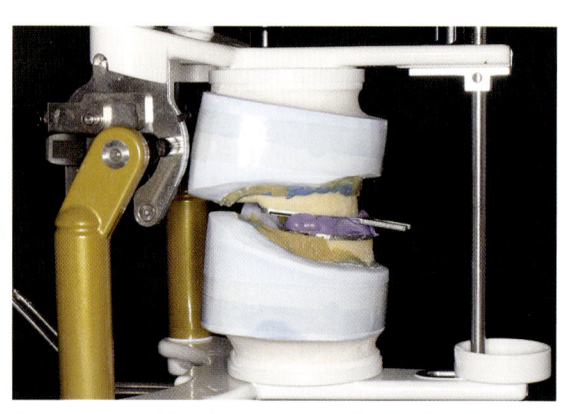

図9-4b　下顎前方位でのチェックポイント（2つ目）。

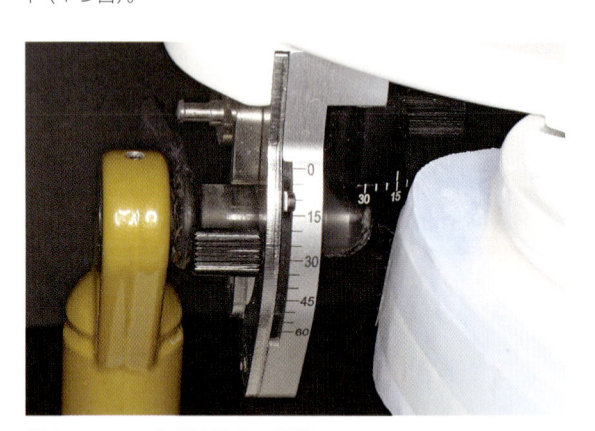

図9-4c、d　矢状顆路角の調整。

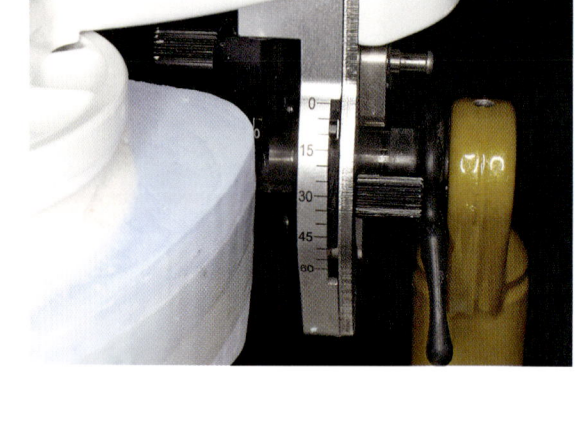

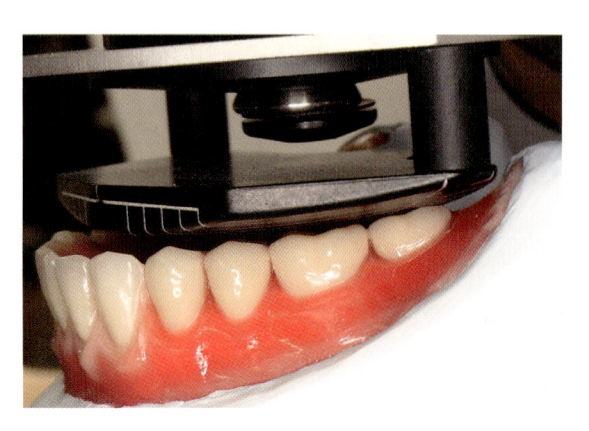

図9-4e　2Dテンプレートを設置してみると、タブルチェックバイト法によって算出した患者個人の顆路角とは一致しないことがわかる。患者個人の顆路角を算出することによってバランスドオクルージョンの獲得が容易となり、咀嚼時の義歯の動きが減少する。

2 顎堤吸収が進むと下顎総義歯の吸着が難しくなる理由

2-1 吸着難症例の口腔環境

　顎堤吸収が著しい難症例(図9-5、6)では、図9-7に挙げる口腔環境の3つの悪化により、封鎖が破壊されやすくなる。

　難症例になると顎堤が吸収すると同時に、骨に付着した不動性の顎堤粘膜(咀嚼粘膜)も減少する。そして、義歯床の安定に重要な顎堤組織のほとんどが可動性顎堤(被覆粘膜)に変わる。また、開口時における下顎臼歯部頬側の歯肉頬移行部の動きは、上顎と比較して約2～3倍といわれる[20～22]。口を開けると義歯が浮き上がってしまうのは、不動性顎堤粘膜の減少と、この閉口から開口における頬側歯槽粘膜の大きな動きが原因である。また、難症例の多くは開口すると舌が後方で硬く縮まり、舌下ヒダが硬く緊張しているうえに、舌下ヒダ部の封鎖に有利に働くスポンジ状組織がない場合も多い。さらには、後顎舌骨筋窩部に義歯床を延長できるスペースを獲得できない場合がある。舌下ヒダ部の強力な封鎖力や、後顎舌骨筋窩部における舌の脇腹による代償性の封鎖が完成しにくい状態といえる。

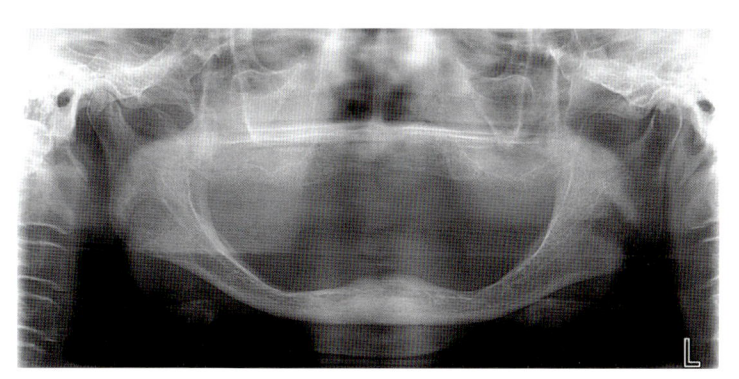

図9-5　顎堤吸収の著しい難症例。

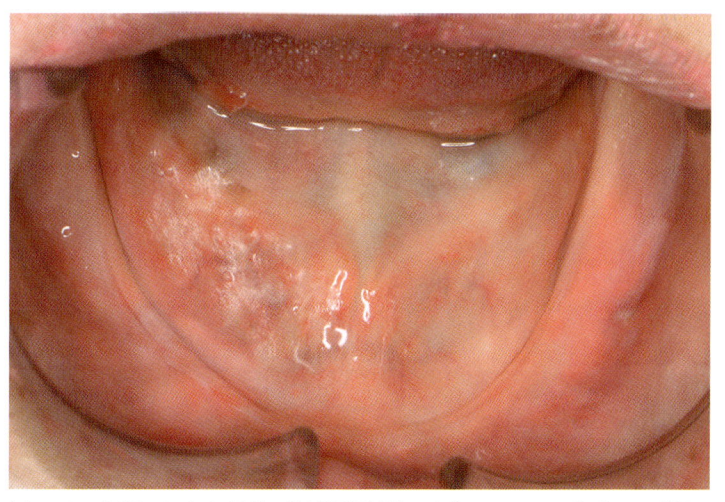

図9-6　①顎堤のほとんどが可動性顎堤粘膜に変化している、②舌下ヒダ部にスポンジ状組織が見当たらない、③開口時に舌が後方で硬く縮まる。

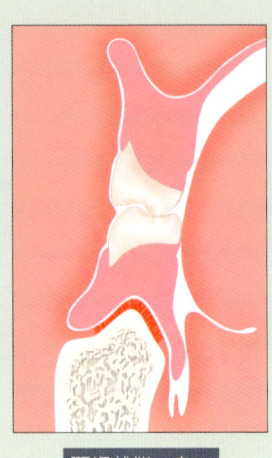

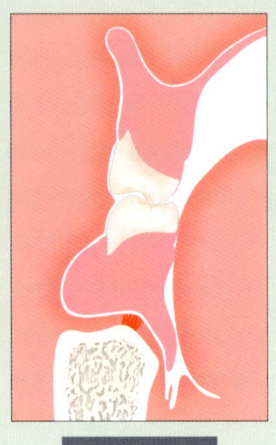

①顎堤部：不動性の顎堤粘膜の減少。
　顎堤形態が悪い場合、不動性の顎堤粘膜（咀嚼粘膜）が少なくなる。いわゆる紐状顎堤になる。

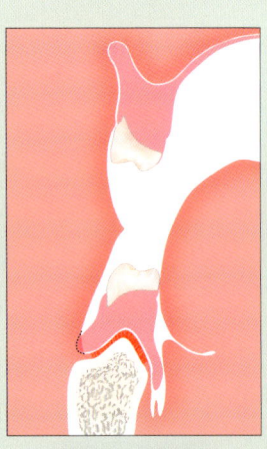

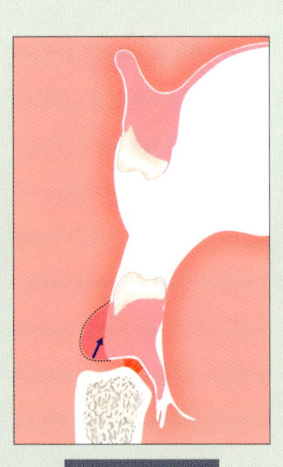

顎堤状態：良い　　顎堤状態：悪い

②頬側部：開口時の頬粘膜による義歯の跳ね上げ。
　頬粘膜の開口時の動きが不動性顎堤粘膜の減少により大きくなり、義歯が跳ね上げられる。

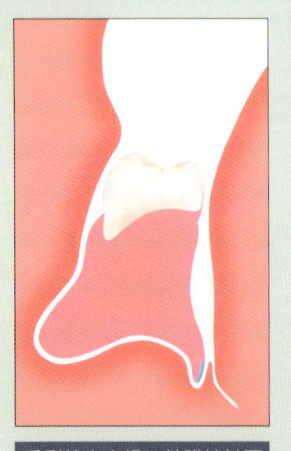

顎堤状態：良い　　顎堤状態：悪い

③舌側部：舌下ヒダ部にスポンジ状の組織が不足。
　舌下ヒダ部にスポンジ状の組織が不足している難症例では、舌側義歯床縁の粘膜接触面積が少なく、機能運動時の封鎖が難しくなる。

舌側義歯床縁の粘膜接触面積が少ない。　　機能時の口腔底や舌の動きによって封鎖が簡単に破壊される。

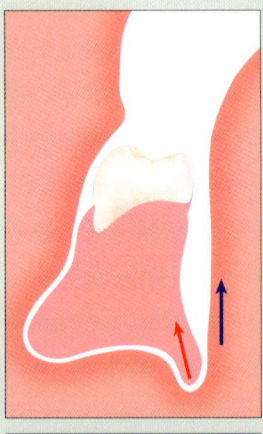

図9-7　上記の理由から、顎堤吸収の著しい患者の下顎総義歯を顎堤に吸着させることはかなり難しくなると考えている。

3 下顎顎堤吸収の著しい難症例への臨床対応

　下顎顎堤吸収が進行すると咬合が不安定になり、下顎総義歯の吸着を達成することが難しくなる。そしてたとえ吸着が得られたとしても、その吸着力は弱い。
　このような難症例に対しては、咬合と印象の両方からのアプローチが必要となる。その対応策として、
1．難症例に対する機能印象法（2つの動作）
2．治療用義歯を使って最終義歯を完成させる方法
　　1）咬合調整とリライニングによる方法
　　2）フラットテーブルを用いる方法
3．下顎 Two-インプラントオーバーデンチャー
　が考えられる。
　下顎 Two インプラントオーバーデンチャーは、これまで総義歯治療では不可能であった難症例患者の機能回復に多大な役割を果たしていることから、世界中が注目している補綴方法である。しかし、実施率はまだまだ低いため、本書では難症例に対する総義歯製作方法から述べることにする。

3-1 難症例に対する機能印象法（2つの動作）

　第1章で解説した下顎総義歯吸着の印象の基本5動作
①口を尖らす
②「イーッ」をする
③上唇をなめる
④舌でトレー前歯部の裏を押す
⑤嚥下
　のうち、①〜④は頬唇側、舌側の強調運動である。一般的に、顎堤吸収が進むにつれ口の動きが悪くなる。特に日本語は口を動かさずに話せる言語の一つといわれている。世界で最も口を動かさずに話せる言語は、ハワイ現地語であり、日本語は2番目である。それが、日本で腹話術が発達した理由と考えられている。
　つまり、口腔粘膜活動性の低下、言い換えれば口全体の動きが悪くなることによって食渣が頬側研磨面に溜まるという問題が起きる。
　顎堤形態が不良な難症例のケースでは、口腔総和運動としての嚥下と術者が開口状態でトレーを押さえる動作の2つを何度か繰り返して印象を完成する（図9-8）。
①嚥下
②各個トレーが浮き上がらないように注意しながら開口させ、トレーを10秒間保持する。スポイトを使って口腔内に水を入れ、再び嚥下を行わせる。再度開口させてトレーを10秒間保持する。これを何度か行わせ、印象材の硬化が感じられたら、開口状態でトレーを保持したままで完全硬化を待つ。この間、一度たりとも顎堤からトレーが浮き上がらないように細心の注意を払う。もし、一度でも浮き上がった場合は、印象過程に問題があると考え、印象材をすべて外して最初から印象を採り直すことをお勧めする。

1）難症例における2つの動作と義歯床縁の封鎖（図9-8）

　嚥下により、口腔全体の総和機能運動を表現する。嚥下によってレトロモラーパッドの形態がトレーと印象材によって固定される。一度固定されたレトロモラーパッドの形態は、開口しても変化が少なく、封鎖は簡単には壊れない。また、開口時には可動性の頬側歯槽粘膜による義歯の跳ね上げの動きを印象に採り込む。さらに舌側では開口時の舌が後退したままの状態を印象に採り込むことで舌側の封鎖を完成させる。これによって義歯床全周の封鎖が完成し、開口しても義歯は浮き上がり難くなる。

手順

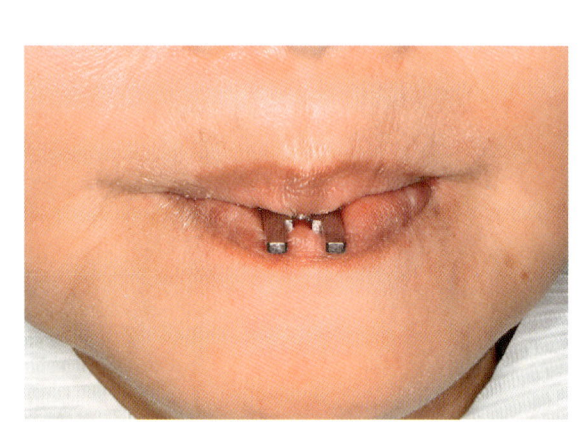

図9-8a　①嚥下。

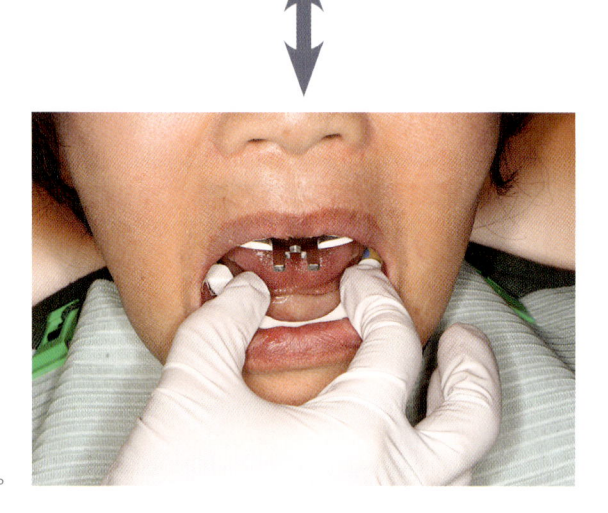

図9-8b　②トレーを開口した状態で保持。

3-2 治療義歯を使って最終義歯を完成させる方法（図9-9～21）

治療義歯の目的

　治療義歯は低下した機能を現在の状況下で最大限に発揮させるための医療道具であり、最適咬合高径を与えた状態で用いられる。それはテニスで肩を壊し動きづらくなった肩を練習で少しずつ動かしながら治す理学療法リハビリテーションと似ていて、治療義歯の場合も義歯を使用しながら口腔機能を回復させる。そして、それによって下顎位が定位置に定まる。無歯顎者の異常な下顎変位に対して修正能力のある治療器具は解剖学的人工歯も用いた治療義歯と、下顎だけにフラットテーブルを用いた治療義歯に大別される。

1）咬合調整とリライニングで下顎総義歯の吸着を得た咬合不安定ケース

症例の問題点：左右顎堤吸収差が著しく、下顎位が不安定で、タッピングポイントがA-pexポイントの約3mm右前方に位置している

対応策：下顎総義歯吸着のメカニズムに則して義歯を製作したにもかかわらず、十分な吸着が得られないケースがある。主たる問題は咬合関係にあり、適正な咬合調整を行えば吸着力が得られることも多い。しかし、咬合不安定なケースでは、患者が安定した咬頭嵌合位を獲得するまでの間、何度か咬合調整を繰り返さなければならない。たとえ咬合調整しても下顎総義歯の吸着が得られない場合は、咬合の安定と粘膜面のティッシュコンディショナーを使ったダイナミック印象の両面を考慮して義歯を改善する必要がある。

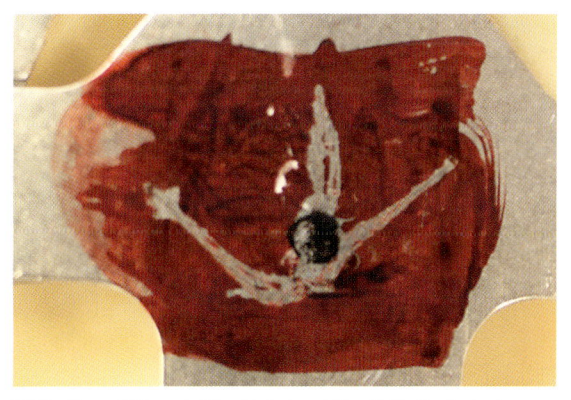

図9-9a　ゴシックアーチのタッピングポイントとA-pexポイントの状況。

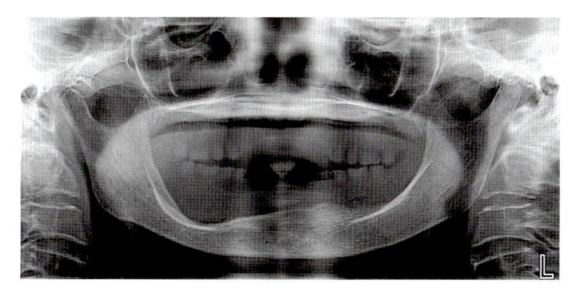

図9-9b　右側の顎堤吸収が著しい。

PART 4

製作手順

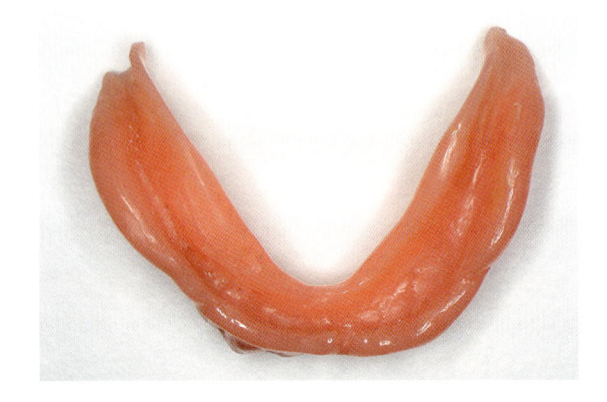

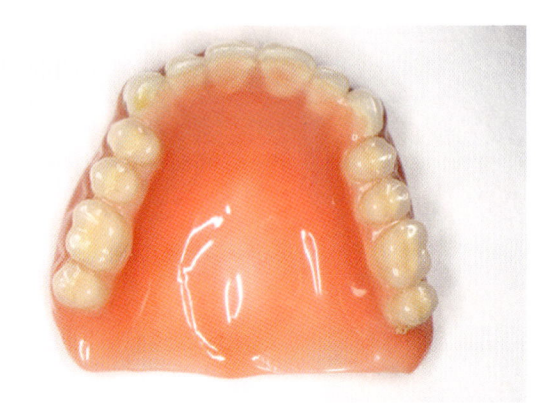

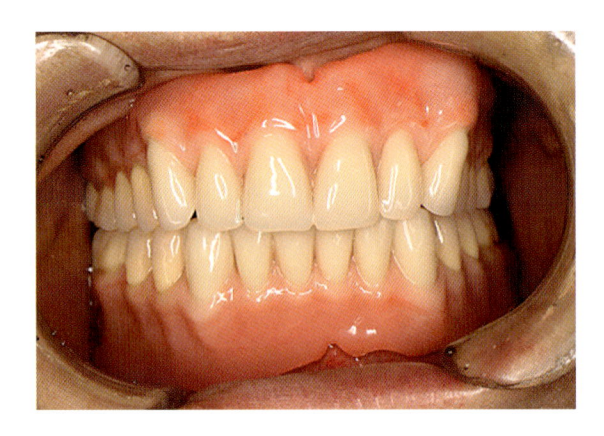

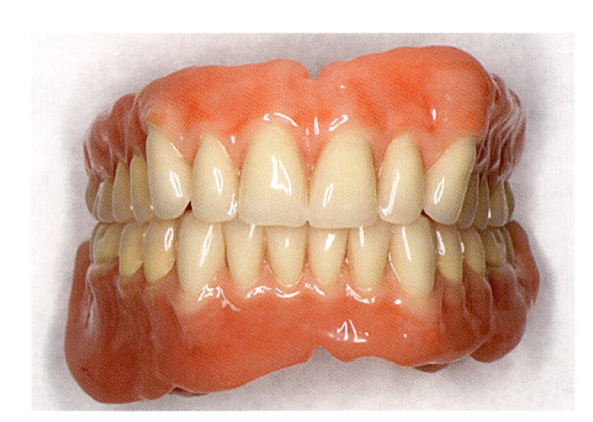

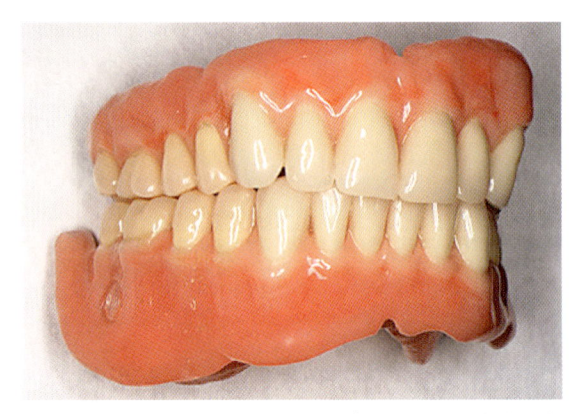

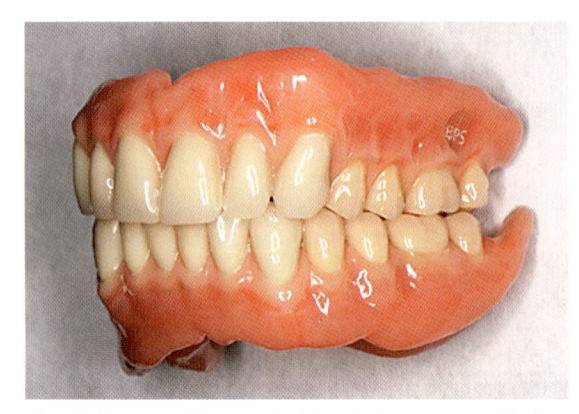

第9章 下顎難症例におけるBPS臨床

図9-10 下顎総義歯吸着のメカニズムに則して、頻度の多いタッピングポイントの位置で一度義歯を完成させる。前歯部人工歯：ビボデント DCL、臼歯部人工歯オーソシットを使用し、イボカップ(Ivo-cap)にて重合した義歯。

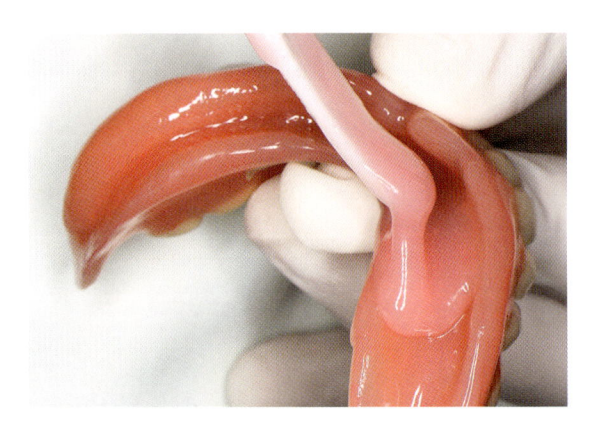

図9-11 咬み合わせを調整しながらティッシュコンディショナーにて十分な吸着力を獲得する。ティッシュコンディショナーを使う際は、意図的な義歯床拡大を目的にするのではなく、義歯床全体が口腔粘膜に包み込まれうる形態、いわゆる下顎総義歯の吸着メカニズムに合致した形態を作りあげることが望ましい。

■前歯部クリアランスの違いが咬合関係の改善を示している■

図9-12 ティッシュコンディショナーを敷きながら、何度か咬合調整を行う。咬み合わせが安定すると同時に、十分な吸着が得られたら、リライニングへ移行する。

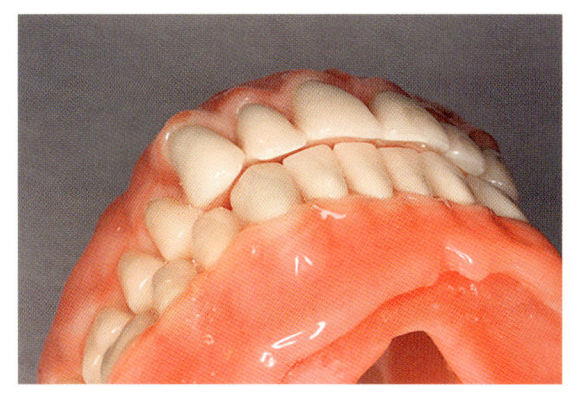

図9-12a 咬合調整前

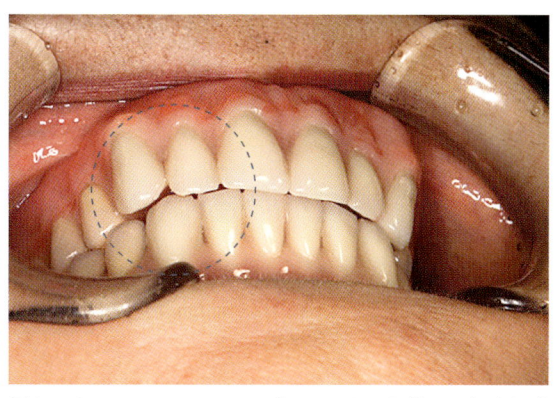

図9-12b ティッシュコンディショナーを敷いて何度か咬合調整し、下顎がやや後退した位置で咬み合わせが安定した。

■吸着を得るための義歯床リライニング■

図9-13 義歯の咬合関係がくるわないように注意しながら、ティッシュコンディショナー部および義歯床粘膜面を削合後、義歯のリライニングを行う。リライニング材が填入される十分なスペースを削合によって得ることが、咬合関係をくるわせないコツ（カンデュラー社のCold CureのClear Typeレジンを使用）。

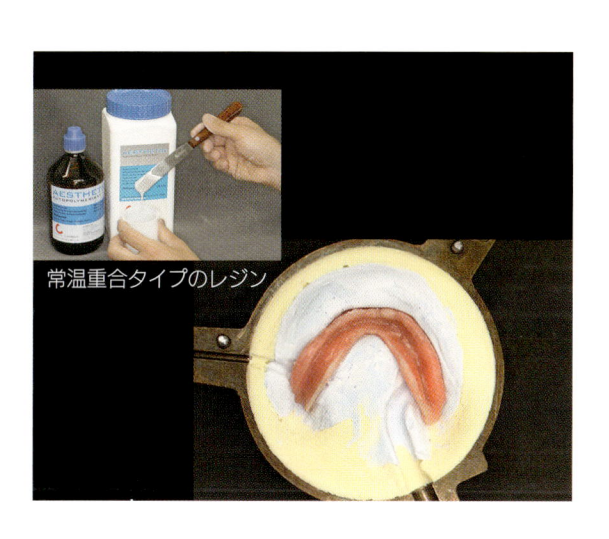

常温重合タイプのレジン

■適正な咬合接触とリライニングの完成■

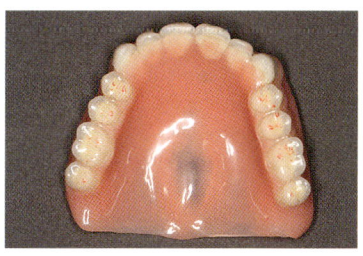

図9-14 透明レジン部がリライニングによって得られた義歯床粘膜面。咬合調整は、人工歯オーソシットを使用した際に付与するセミ・バランスドオクルージョン。第二大臼歯部の人工歯は、小臼歯サイズのものを使用することで、後方部でのBTCポイントが得られる工夫がなされている。

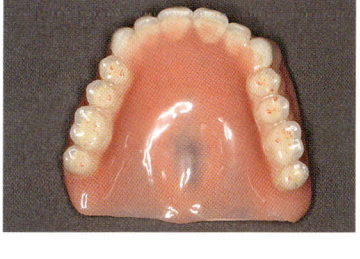

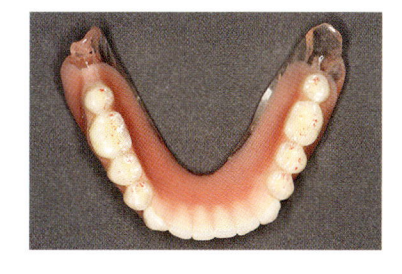

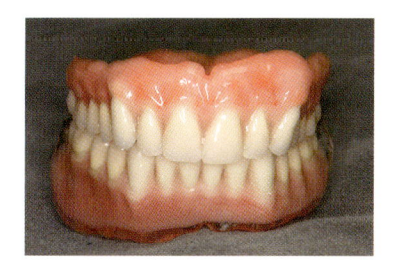

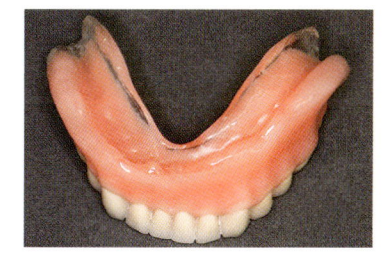

2）フラットテーブル治療用義歯を使用したケース

　　　　長期間不良な義歯を装着してきた咬合不安定な無歯顎者に対し、解剖学的人工歯を使用した治療義歯を用いて下顎位の安定と顎関節を含めた口腔周囲組織の機能回復を行う方法を提示した。下顎位と咬頭嵌合位のズレが一致するまで、口腔内で、あるいは咬合器にリマウントして調整を繰り返し行う方法であるが、咬合調整が不十分な場合は誤った咬頭嵌合位（咬頭と窩の関係）で下顎位が習慣的に獲得されてしまい、適正な下顎位が再現できないことが問題視されていた。そこで、このような欠点をなくすために咬頭と窩をなくし、最も安定する下顎位に自然に誘導できる方法としてフラットテーブルを用いた下顎位修正法が発案された。

> 症例の問題点：ゴシックアーチ描記図から明らかな運動障害が認められる。咬み合わせが不安定なケースにおいては適正な下顎位を見つけ出すためには、フラットテーブルを付与した治療用義歯を用いる。この方法は患者自身が義歯を使用しながら適正咬合位を決定する方法である。

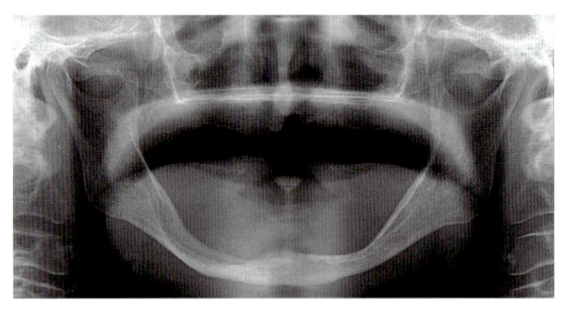

図9-15　咬合不安定を作った顕著な顎堤吸収。

製作手順

■精密印象のための連続2動作■

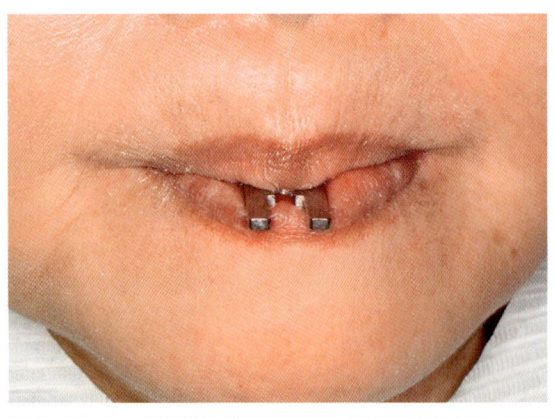

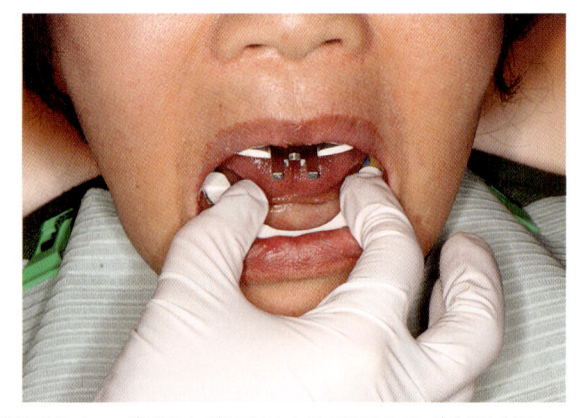

図9-16a、b　吸着難症例精密印象における連続動作。①嚥下、②各個トレーが浮き上がらないように注意しながら開口させ、トレーを10秒間保持する。

■タッピングポイントが不安定である■

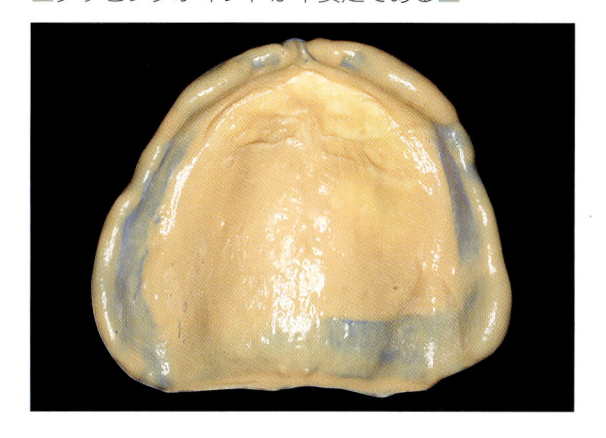

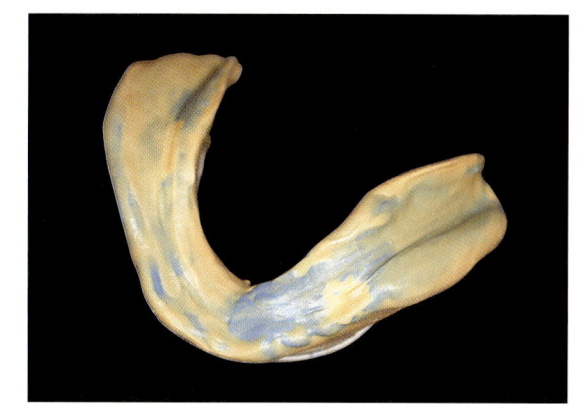

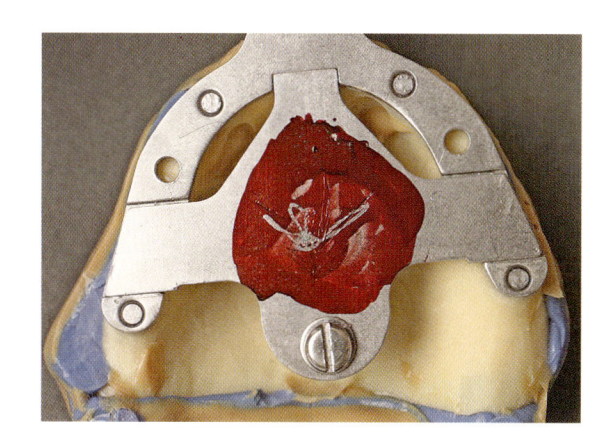

図9-17a〜c　ゴシックアーチが描記できずタッピングポイントが安定しない。

■フラットテーブル付与の治療義歯■

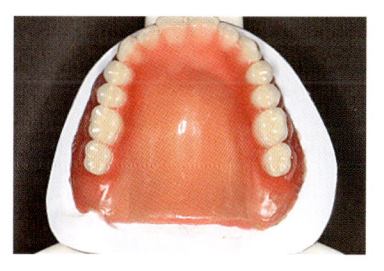

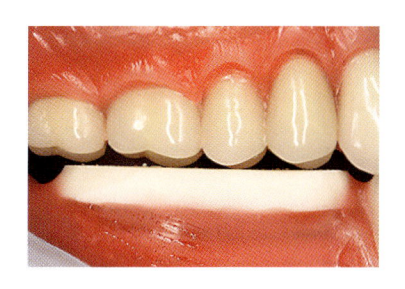

図9-18　患者の求める下顎位を決定するためカンペル平面を基準としたフラットテーブル付与の治療義歯を製作。上顎人工歯は陶歯（オーソパール）を用い、舌側咬頭頂を削合して尖らせる。下顎のフラットテーブルは、即時重合レジンにパルカンパウダーを混入させると硬度が低下し、機能痕跡が形成されやすい。

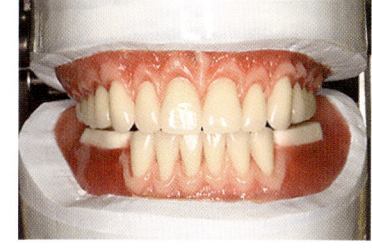

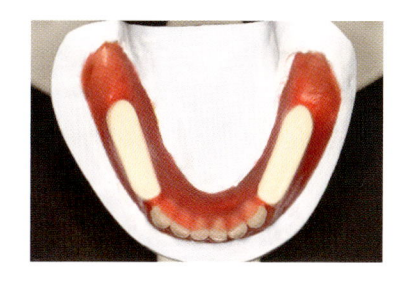

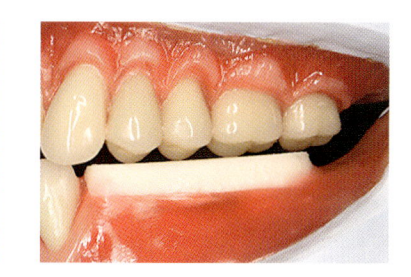

PART 4

第9章　下顎難症例におけるBPS臨床

■ティッシュコンディショナーで顎堤の痛みを緩和■

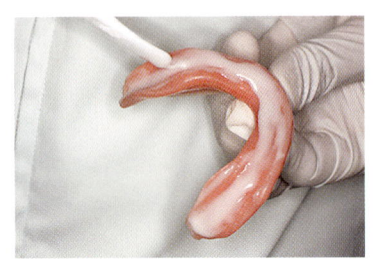

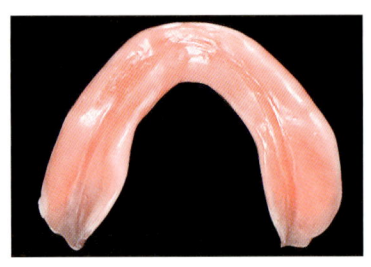

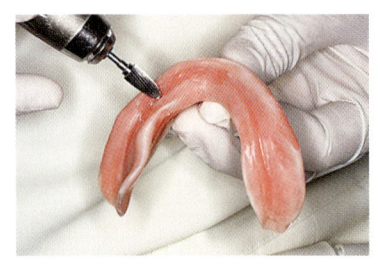

図9-19　下顎フラットテーブル義歯を装着した時点では、機能時のバランスドオクルージョンが獲得されないので、顎堤に痛みが出やすい。ティッシュコンディショナーを義歯床内面に敷いて痛みを和らげる。

■機能痕跡が形成される■

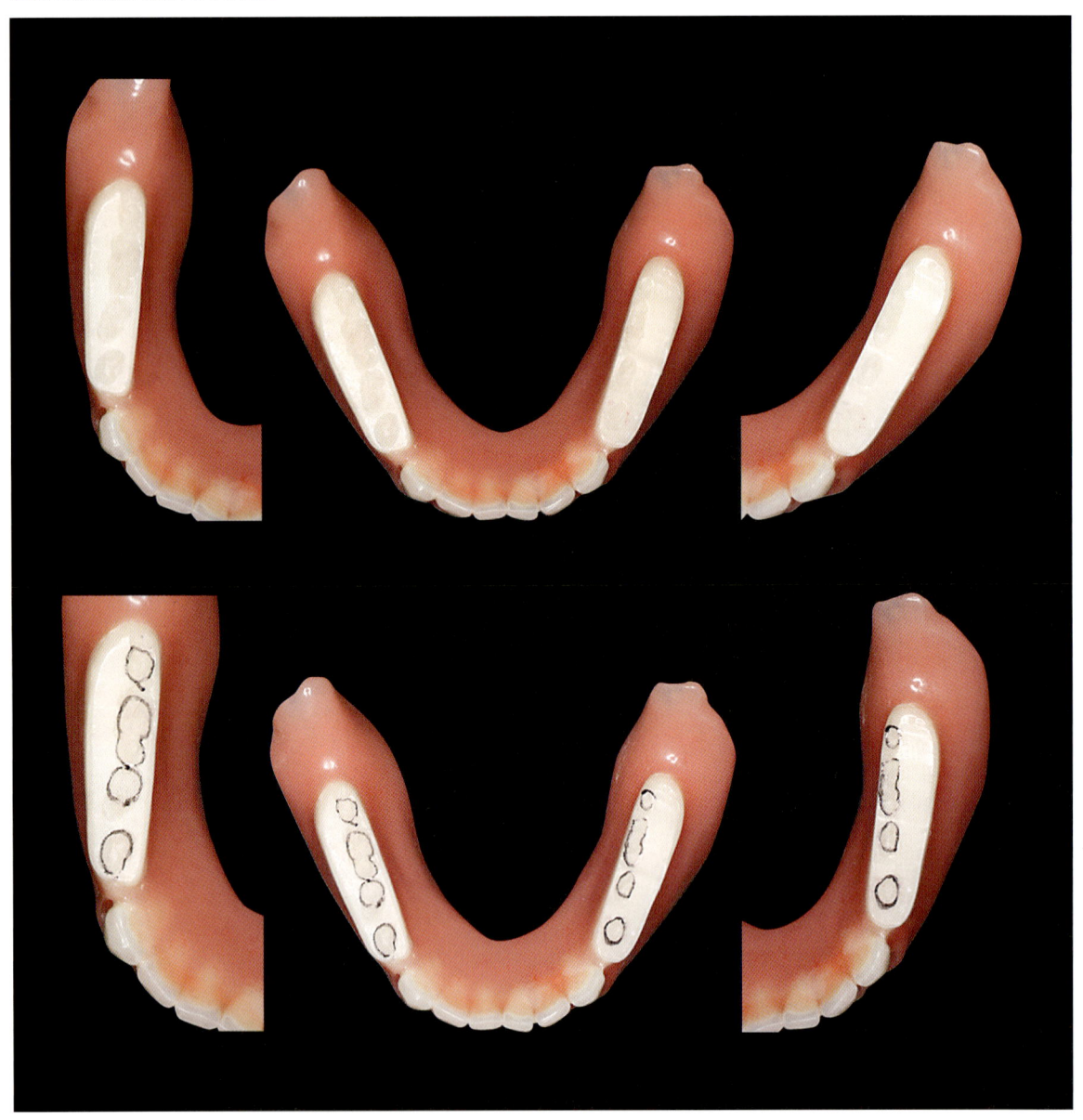

図9-20　上顎の咬頭頂により機能痕跡がフラットテーブルに掘られ始めると、機能時のバランスドオクルージョンが獲得され痛みが減少する。約2か月で治療用義歯の使用を終了する。治療用義歯使用期間が2か月以上になると、下顎の運動終末位が不安定になることがあるためである。

参考：フラットテーブルの機能痕跡に合わせた顆路角の設定

図9-21 レジンテーブル製作法。

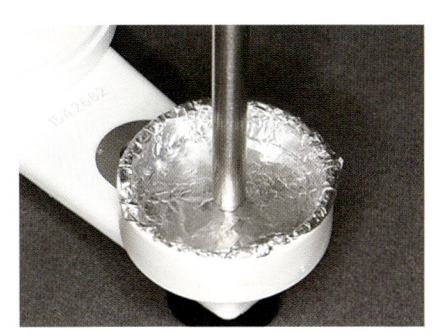

①インサイザルテーブルにアルミホイルを敷く。

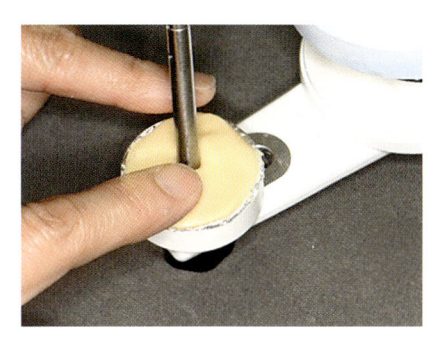

②即時重合レジン、あるいは各個トレー用レジンのSRイボレン：SR®-Ivorenを練って、インサイザルテーブルに置く。

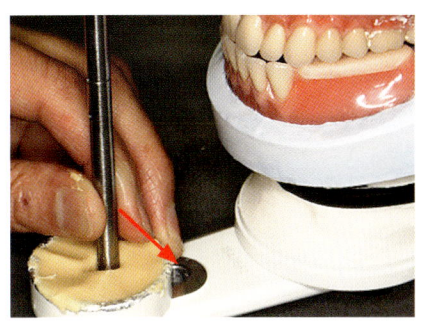

③インサイザルピンを指で持ち、フラットテーブル上の機能痕跡に沿って動かす（右へ）。

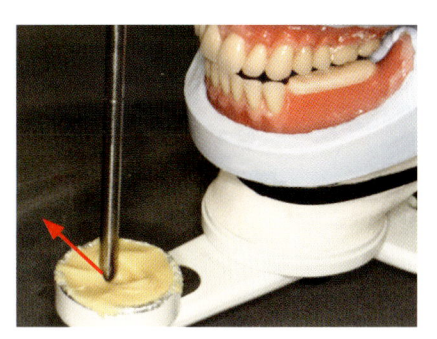

④インサイザルピンを指で持ち、フラットテーブル上の機能痕跡に沿って動かす（左へ）。

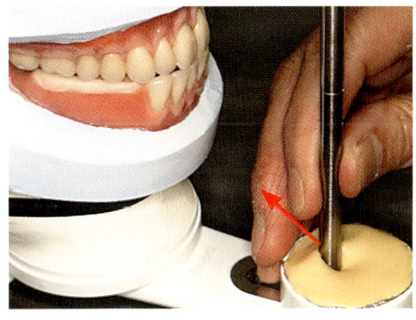

⑤インサイザルピンを指で持ち、フラットテーブル上の機能痕跡に沿って動かす（後ろへ）。

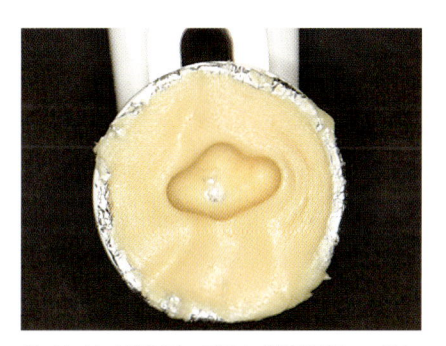

⑥インサイザルテーブルに機能痕跡に一致した運動路が印記される。

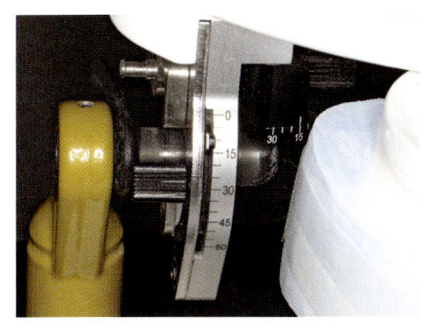

⑦インサイザルテーブルに印記された側方顆路角、矢状顆路角の位置に合わせて顆頭のネジを調整することで、患者個人の機能運動顆路角が決定される。

3-3　下顎難症例に対する下顎 Two-インプラントオーバーデンチャーの臨床

1）インプラントオーバーデンチャーの現在

　総義歯治療は、1世紀以上にわたって有効かつ有用な補綴物として利用されてきた。しかし、咬合力のすべてが顎堤に分散されることになり、顎堤吸収という代償を支払うことも懸念されていた。近年インプラントオーバーデンチャーを装着すると、咀嚼力が回復し、顎堤吸収は抑制されるとする報告が多く見られるようになった。これらのコンセンサスは、カナダのマギル[14]（2002：MacGill）（図9-22）、イギリスのヨーク[15]（2009：York）で採択され、下顎無歯顎症例に対する補綴処置は、下顎2本のインプラントオーバーデンチャー（Mandibular Two Implant Overdenture：IOD）が第一選択であると考えられるようになってきている。

　下顎 Two-インプラントオーバーデンチャーは、咬合力を顎堤骨で負担し、インプラント自体は、義歯の離脱を防ぐ維持力としての働きをする補綴物であり、その成功率は96％と好成績である[67]。

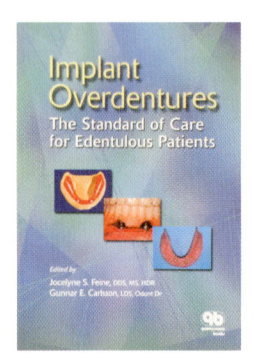

図9-22　マギルコンセンサス（2002：MacGill）。

2）IODの利点

　下顎前歯部に2本のインプラントを埋入する下顎 Two-IODには、以下の5つの利点がある。
①高い患者満足度が得られる[68]
②顎堤、顎骨の吸収を遅くすることができる[69]
③義歯の機能が向上する。これまで以上の咬合力が発揮されることで義歯が安定し、顎関節構造の悪化をくい止めることができる可能性が高まる
④確かなエビデンスに基づく信頼性の高い治療法である
⑤インプラントによるボーンアンカードブリッジと比べて安価である

3）下顎 Two- インプラントオーバーデンチャーの適応症

　前述のインプラントオーバーデンチャーを第一選択とするコンセンサスの中で、インプラントオーバーデンチャーの適応症に関する詳細が述べられていない。インプラントオーバーデンチャーは総義歯をベースとする補綴物である。不適正な印象、誤った咬合高径や咬頭嵌合位の設定を行えば、義歯の機能は十分に発揮されないばかりでなく、インプラント体にもダメージを与えてしまう。

　したがって、インプラントオーバーデンチャーを成功に導くためには、基本的な義歯製作の能力が術者に備わっていなければならない。

　一方、顎堤形態が良好なケースでは、義歯によって十分咀嚼能力が回復できることも事実である（図9-23）。

　よって、インプラントオーバーデンチャーの成功が正しい総義歯製作術に立脚している限りにおいて、その一般的な適応症は、顎機能障害者、咬合不安定患者、そして、ドライマウス患者を除いた大臼歯部にインプラントを埋入できない顎堤吸収の著しいケースであると考えられる（図9-24、25）。その他の顎堤形態が良好、あるいは中等度のケースは、吸着・下顎総義歯の範疇に入ると考えてよい。

4）JDA による IOD コンセンサス（IOD Consensus of Japan Denture Association）

　著者は、Japan Denture Association というスタディグループの代表として、インプラントオーバーデンチャー治療後の保全を視野に入れた IOD コンセンサスを提示している。

　そのインプラントオーバーデンチャーに関する IOD コンセンサスとは、
①下顎総義歯の吸着技術を基本とした IOD 義歯製作を行うこと（BPS 推奨、図9-26a～c）
②安全なインプラントの外科手術を行うこと（図9-27、28）
③インプラント周囲炎を予防するためにプロフェッショナルクリーニングを行うことの3つである（図9-29～31）。

　以下、詳細を述べる。

①下顎総義歯の吸着技術を基本とする IOD の義歯製作

　1．の IOD 義歯製作は、適正な咬合高径、顎間関係、咬合平面を定めながら両側大臼歯部での後ろ咬みを達成させることによって、咬合支持が獲得される。また、義歯製作は下顎総義歯吸着の臨床実践に従い、BPS とコンビネーションすることで、より的確な義歯製作が可能となる。その結果、IOD は長期に安定する。

　2本のインプラントで義歯を維持する Two- Implant Over Denture の咬合支持力は、インプラント体が60～70％、義歯床が30～40％を担っている[70]。そのため、義歯機能時にインプラント体が揺さぶられないような安定の良い義歯を製作することが、IOD を成功に導く近道となる[71,72]。したがって、機能時の動きの少ない義歯床縁の設計と適合、そして付与すべき咬合様式も重要となる。具体的には、「下顎総義歯の吸着メカニズムとは」の項 P.56で述べた各個トレーの設計線と閉口機能印象を主体とした印象テクニックを用い、リンガライズドオクルージョンのような側方力がかかりにくい人工歯接触様式を選択する。そして、機能的にバランシングコンタクトを有することが義歯の動きを最も少なくできる方法であり、臨床実践的である。

■ IODの適応症 ■

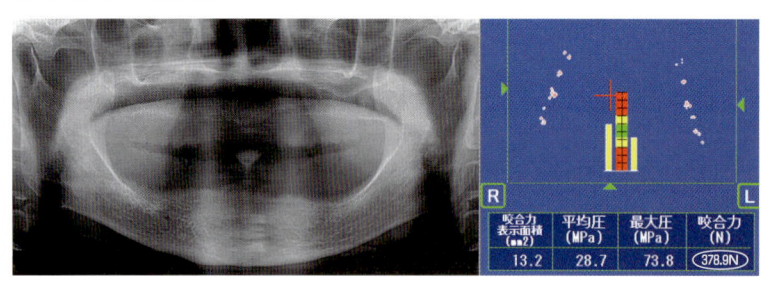

図9-23　顎堤形態が良好なケースでは、吸着下顎総義歯で十分な機能を発揮できる。デンタルプレスケール(咬合力測定器)において、200ニュートン以上の咬合力が発揮できれば、社会生活で困らない程度の咀嚼ができるといわれている。このケースでは378.9Nの咬合力が計測されている。

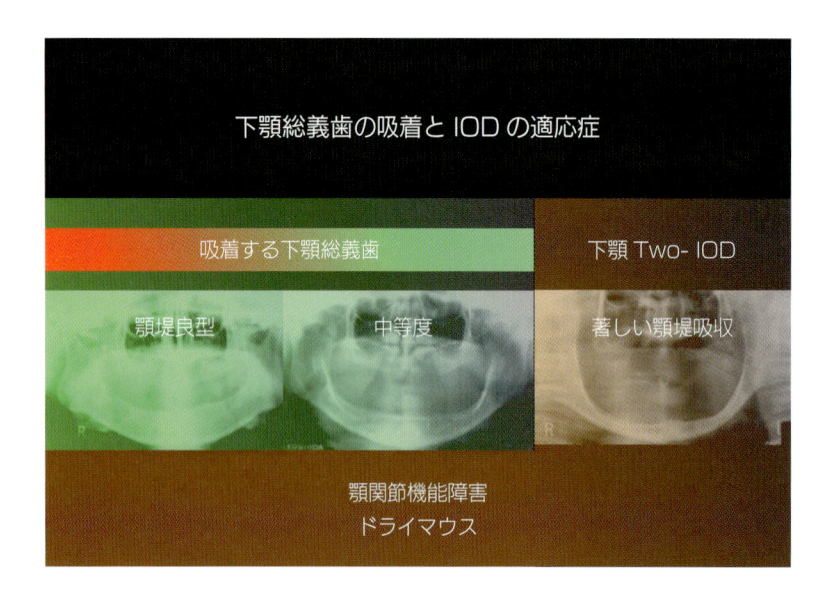

図9-24　下顎Two-IODの一般的な適応症は、下顎顎堤吸収の著しい総義歯難症例である。

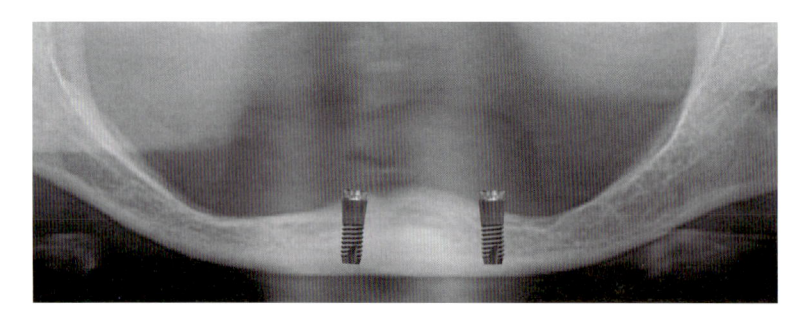

図9-25　下顎Two-IODは顎堤吸収の著しいケースにおいて、きわめて有効である。

■ JDAによるIODコンセンサス-1：義歯がベースのIOD ■

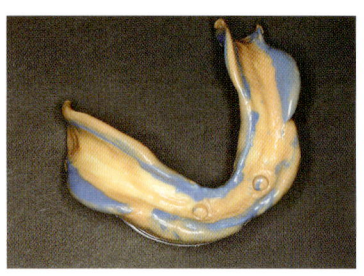

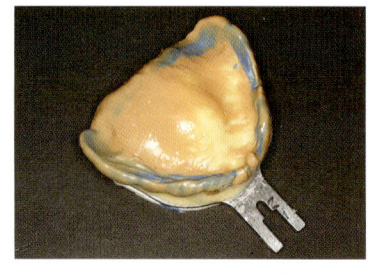

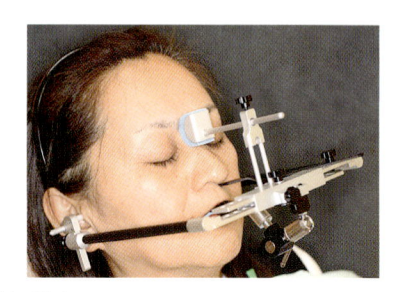

図9-26a〜c　下顎総義歯吸着テクニックとBPSのコンビネーションがIODを成功に導く。

②安全なインプラント外科手術

2．では、舌下動脈を術中に傷つけることがないように、CT撮影を用いた十分な治療計画を立てることが大切である。インプラント手術を行うにあたり、全身疾患の有無、服用している薬の把握など、外科処置の適否を診断する必要がある。また、前歯部には下顎管がなく、術中に動脈を傷つける可能性は低いと考え安易に手術に踏み切ることが多いが、それはたいへん危険な考えである。下顎骨の前歯部舌側には舌下動脈やオトガイ下動脈が走行しているため、下顎骨舌側部へのパーホレーションには十分に気をつけなければならない。この動脈の損傷は、患者の生命を危ぶむ医療事故の危険性がある。2D・CT、医科用3D・CT、そして歯科用のオルソ3D・CTの順で、舌下動脈が確認できる可能性が高いことから、現在では造影性サージカルステントを用いた歯科用オルソCTを使った術前の診査が不可欠であると考えられている。

図9-27bは、左右の側切歯と犬歯間にインプラント埋入位置を予定し、造影性を有する人工歯ビボタックを用いてステントを製作した。CT撮影時の埋入予定部位に舌下動脈が写っていたため、埋入位置をやや遠心に移動してインプラント埋入手術を行った例である（図9-27、28）。

■ JDAによるIODコンセンサス-2：安全な外科手術 ■

図9-27a～c
a：造影性人工歯ビボタックにてステントを製作。
b：ステントを試適して撮影したコーンビームCTとコーンビームCT撮影時のインプラント埋入予定部位。
c：舌下動脈（Sublingual Artery）。

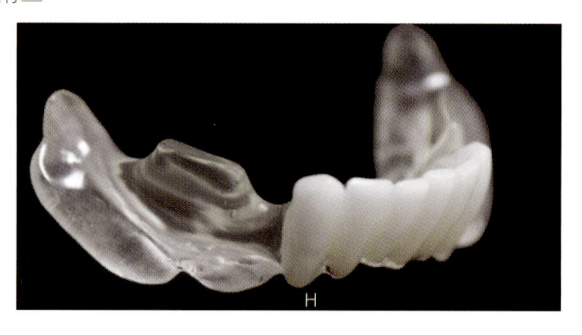

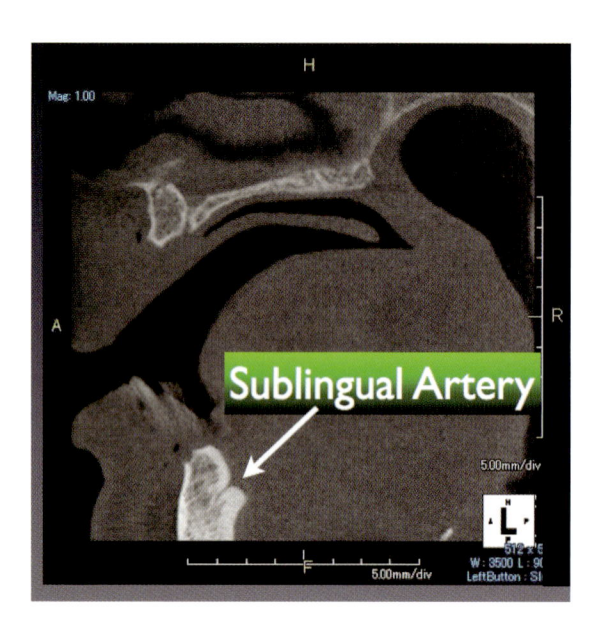

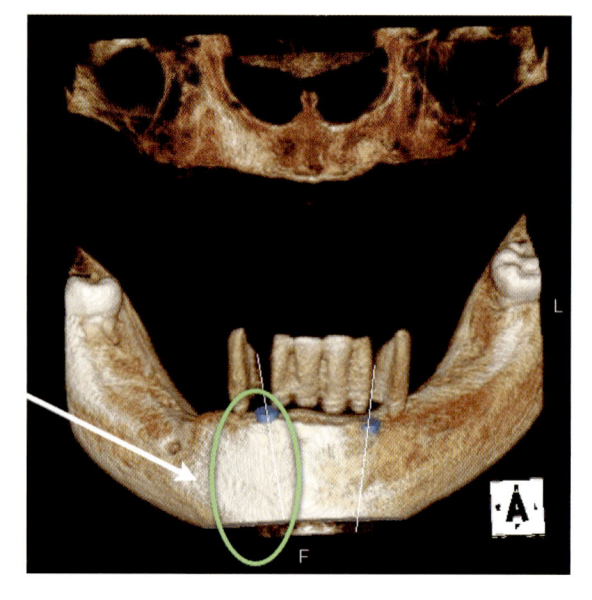

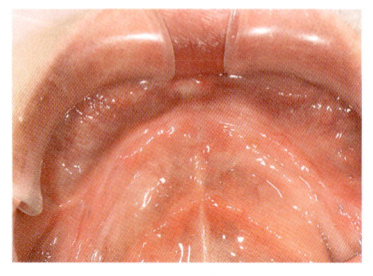

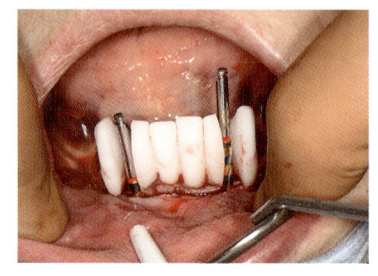

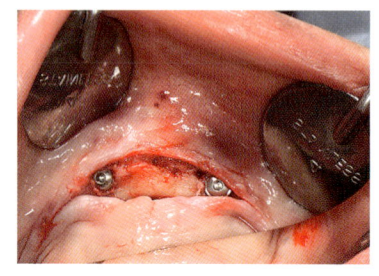

図9-28a～c　インプラント埋入位置を変更したサージカルステントにしたがって、4.0mm×9mmアストラテックインプラントを2本埋入（インプラント外科手術執刀医：東京都開業：二階堂雅彦先生）。

③インプラント周囲炎の予防

3．は、インプラントオーバーデンチャーには、インプラント支台歯が義歯床で覆われ不潔になるという最大の欠点があるという点である。したがって、定期的な歯科衛生士によるプロフェッショナルなメインテナンスを治療計画に必ず入れることが必須である（図9-29〜31）。

5）インプラントオーバーデンチャーが抱えるインプラント周囲炎のリスク

IODでは義歯床がインプラントアタッチメントを覆い、周囲粘膜組織の健康を維持することが難しくなる。「歯根膜が存在しないインプラントのみならず、私たちが装着するあらゆる補綴物が汚い口腔内で長く保てるはずがない」ということは歯科の長い歴史の中でも明らかであり、議論の余地はない。インプラントオーバーデンチャーは、以下の歯周病学的なリスクを背負っている補綴物であることを忘れてはならない[72]。

①義歯がインプラント体を覆うこと
②インプラント周囲に不動性の顎堤粘膜が乏しいこと
③高さが低いボール型やスタッド型アタッチメントタイプは清掃が難しく、また、バーアタッチメントの場合もバー直下での歯肉増殖が起き、インプラント周囲が不潔になりやすい

■ JDAによるIODコンセンサス-3：プロフェッショナルクリーニング■

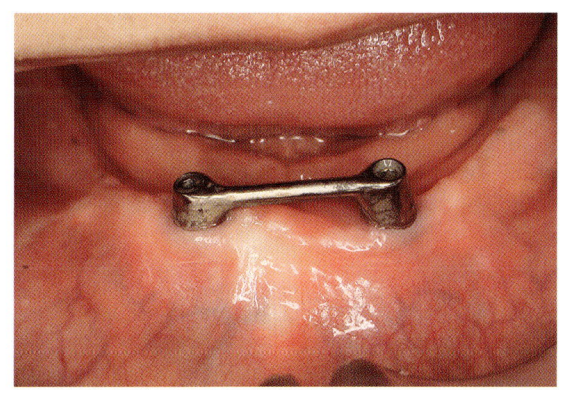

図9-29　ブラッシングが上手にできずに不潔になったバーアタッチメント。

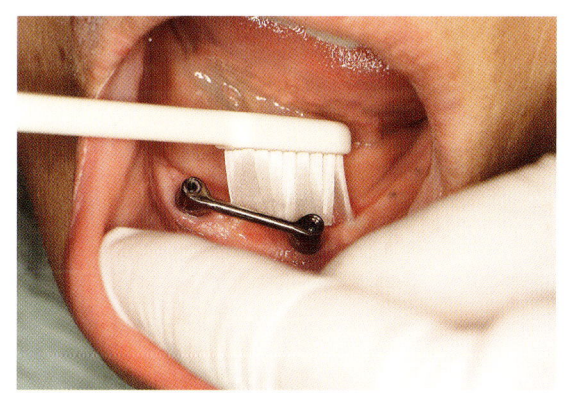

図9-30　歯科衛生士によるプロフェッショナルクリーニング。高濃度のフッ化物含有の塗布剤はチタン製インプラント体に悪影響を与えるので使用しない。

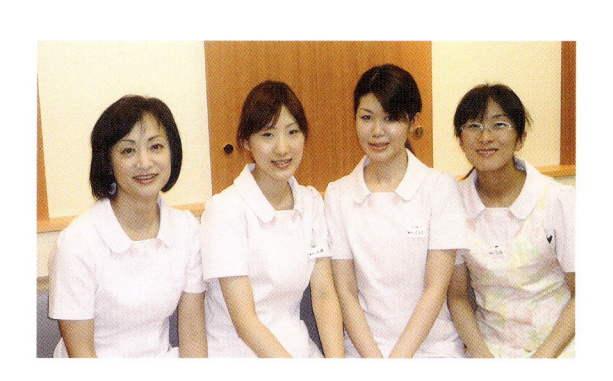

図9-31　阿部歯科医院の歯科衛生士チーム。

6）下顎Two-インプラントオーバーデンチャーに用いるアタッチメント

　顎堤吸収の著しい難症例に用いる下顎Two-インプラントオーバーデンチャーのケースでは、咬合時に義歯床が顎堤被圧変位分だけ沈下するように設計する。この義歯の沈下を無理にアタッチメントで抑制しようとすると、インプラント支台へのダメージが大きくなり、インプラント体の疲労による破折や過重負担による骨吸収を招いてしまうおそれがある。よって、下顎Two-インプラントオーバーデンチャーに適するアタッチメントは、バーtype（図9-32）とスタッドtype（ボタン型）などの回転許容型のアタッチメントが良いと考えられている。維持力に関してはバーtypeが高い持続性を示すが、義歯の破折や製作費用の問題から現在はスタッドtype（図9-33）のアタッチメントが人気を得ている。また、バーtypeとスタッドtypeにおけるインプラント生存率には、大きな差がないこともその理由の一つとなっている。マグネットアタッチメント（図9-34）は咬合時の義歯床の回転沈下の際、キーパー部とマグネット部が離れてしまうおそれがある。その際は、維持力が失われてしまうので使用には十分な注意を要する。

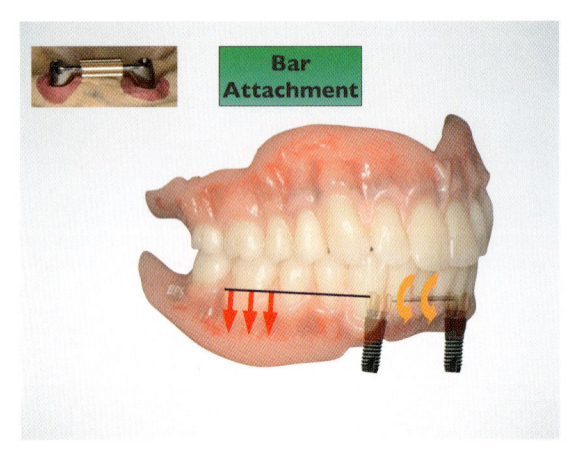

図9-32　回転許容型のバーアタッチメント。

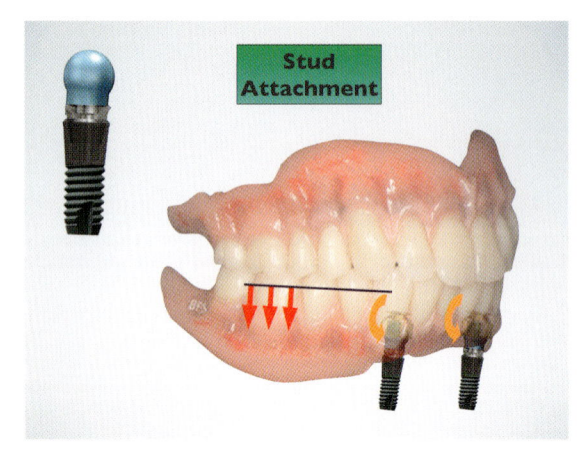

図9-33　回転許容型ボタンタイプのアタッチメント。

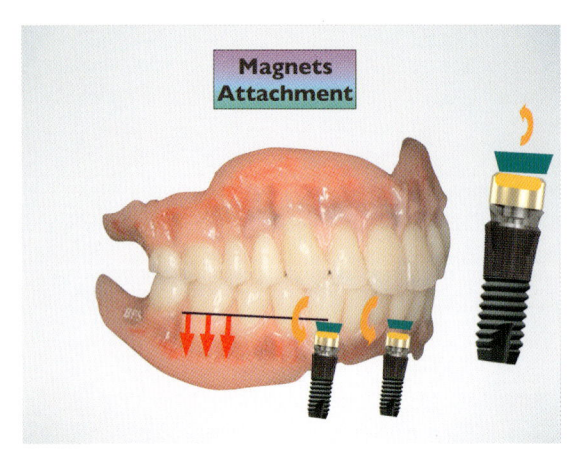

図9-34　マグネットアタッチメント．臼歯部顎堤に義歯が沈下するとキーパー部とマグネット部が離れてしまい、維持力が失われることがある。

3-4 インプラントオーバーデンチャーの臨床例 ─IODの咬合力に耐えうる超硬質人工歯SRフォナレスを用いた臨床─

　Douglass JB[74]は、20年間のセファロ分析から、総義歯を装着すると時間の経過とともに、下顎顎堤吸収を伴いながら顎間関係が変化すると述べている(図9-35)。近年、この摩耗や咬耗スピードをIOD：インプラントオーバーデンチャーの強い咬合力が加速させ、咬合崩壊に至る症例が多く出現している(図9-36)。術者が苦労して与えた咬合採得位が、この人工歯の急激な摩り減りによって、いとも簡単に早期に失われることは術者としても残念である。このような事情を背景に、これまでにない耐摩耗性の人工歯の開発が求められるようになった。そこで開発されたのが、NHC：ナノハイブリッドコンポジットのSRフォナレス：SRPhonaresである(図9-37)。

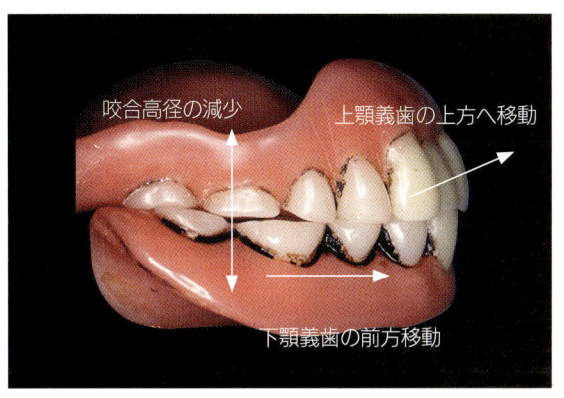

図9-35　Douglass JBの報告[74]。無歯顎者の20年間のセファロ分析から、義歯の出来映えにかかわらず、上下顎の顎間距離は減少し、下顎の顎堤吸収を伴いながら下顎義歯が前方へ移動する。

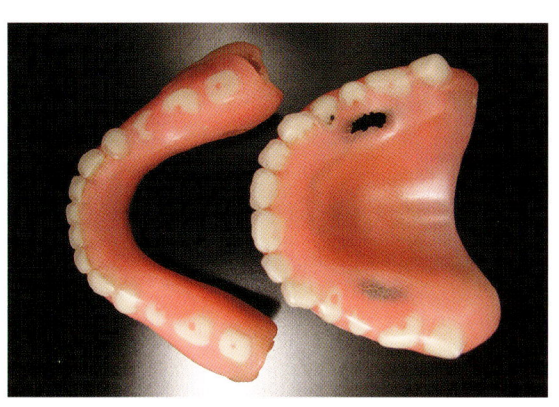

図9-36　インプラントオーバーデンチャーの強い咬合力によって急速に進む摩耗と咬耗。

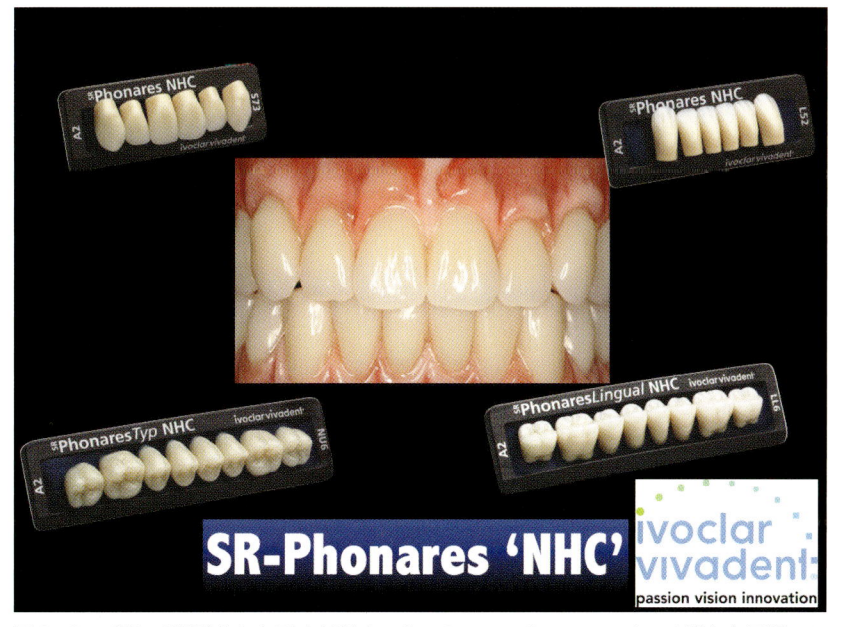

図9-37　新しく開発された耐摩耗性人工歯：SRフォナレス。エナメル質と象牙質の両方がNHC：ナノハイブリッドコンポジットでできているばかりでなく、インプラントオーバーデンチャーにとって有利な工夫がたくさん組み込まれている。

1）美しさと強さを備えた人工歯 SR フォナレス：Phonares

　この人工歯の特長は、超耐摩耗性で変色しにくいばかりでなく、歯間乳頭部に見える歯肉色レジンが少なくなるような形態になっている。その効果は前歯部の人工歯をより一層明るく見せる。

前歯 SR フォナレスの特長
① NHC 配合（ナノハイブリッドコンポジット）で高度な光透過性を持つ（図 9 - 38）
② ロングコンタクトの隣接面形態によって排列が容易になり、歯間乳頭を狭く見せる（図 9 - 39）
③ リンガライズドオクルージョンの 1：1 歯用と 1 対 2 歯用の異なる 2 種類の咬合接触
④ 歯頸部が太く、インプラントオーバーデンチャーケースのインプラント上部構造の金属色を完全に覆うことが可能

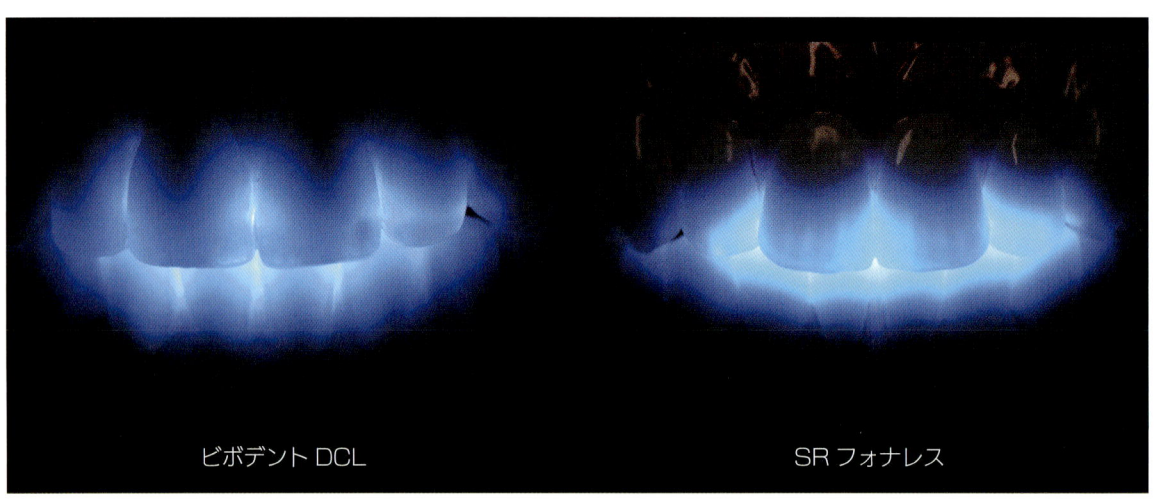

ビボデント DCL　　　　　　　　　　　　　SR フォナレス

図 9 - 38　SR フォナレスの光透過性が審美性を向上させる。

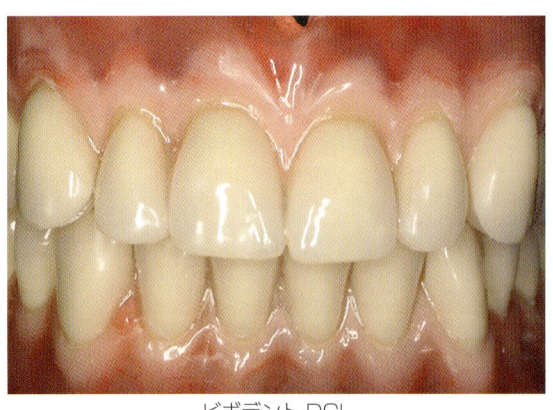

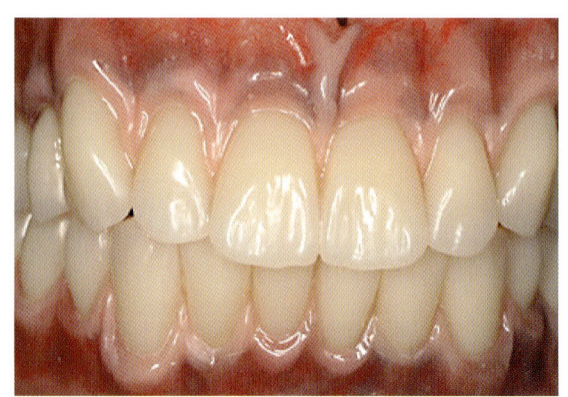

ビボデント DCL　　　　　　　　　　　　　SR フォナレス

図 9 - 39a、b　同一患者における 2 種類の人工歯排列。ビボデント DCL（左）と比較すると SR フォナレス（右）は歯間乳頭部が狭い。そして隣接面部の影が見えない分、明るく見える。

SRフォナレス人工歯を用いたインプラントオーバーデンチャー例①(スタッドType:ボタン型アタッチメント)

症例1:顎堤形態の著しい下顎総義歯吸着難症例に対する下顎Two-インプラントオーバーデンチャー
患者:68歳　女性　職業:保険会社経営者　主訴:もっと快適な社会生活を営みたい

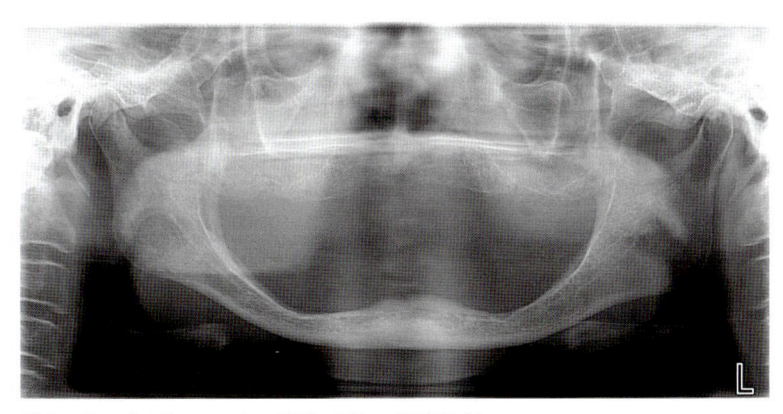

図9-40　パノラマエックス線像:著しい顎堤吸収。

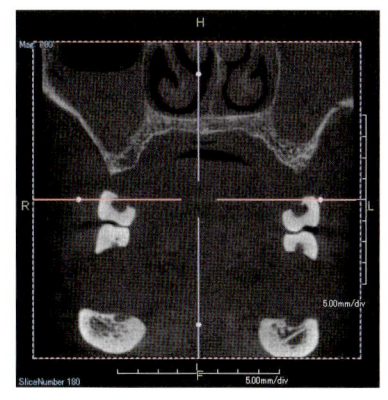

図9-41　コーンビームCT画像:大臼歯部の著しい顎堤吸収。

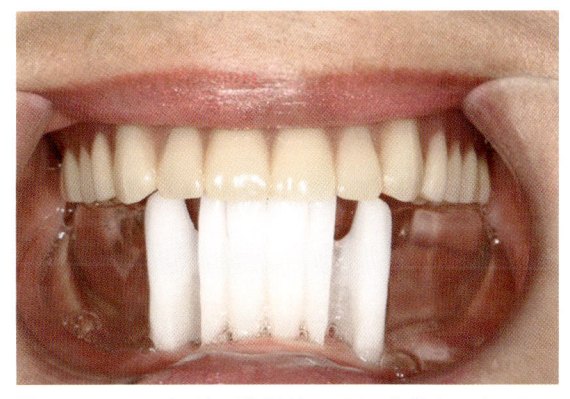

図9-42　レントゲン造影性のSRビボタック:SR-Vivotakにて製作したサージカルステント。

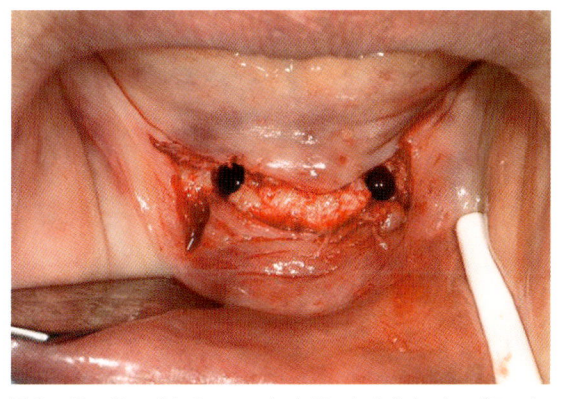

図9-43　サージカルステントを用いた安全なインプラント外科手術。

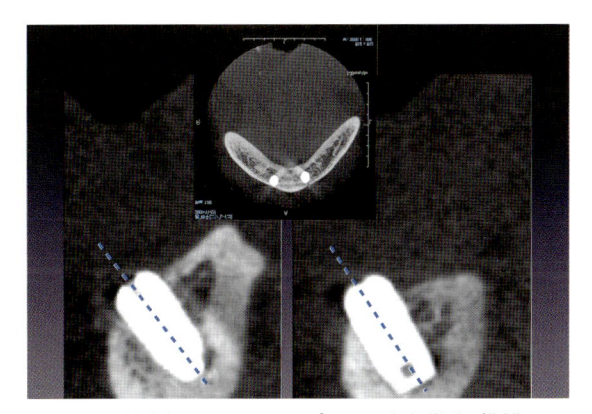

図9-44　前歯部顎堤頂にインプラント上部構造が製作できるように、サージカルステントに沿ってインプラントを埋入。

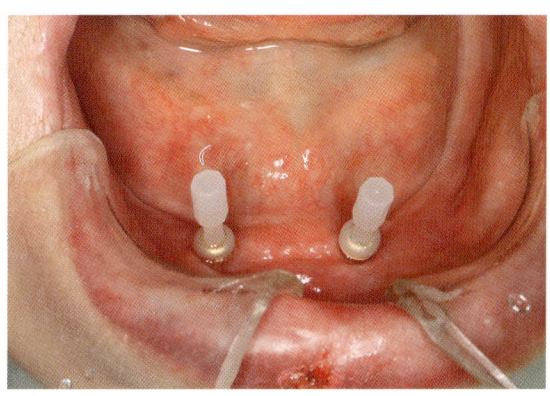

図9-45　2本のインプラントの平行性と埋入位置が適正であることを確認する。

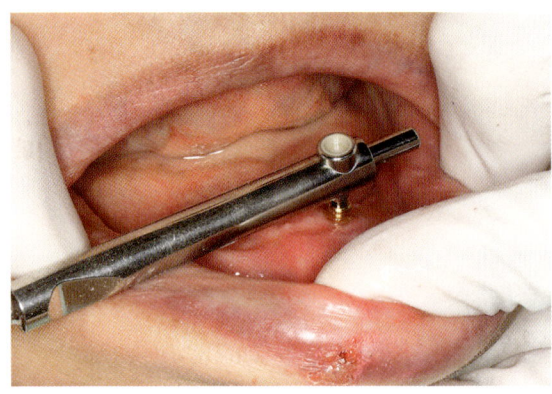

図9-46 スタッド Type アタッチメント（ニューヨーク ケラター：New york Kerator）を装着。

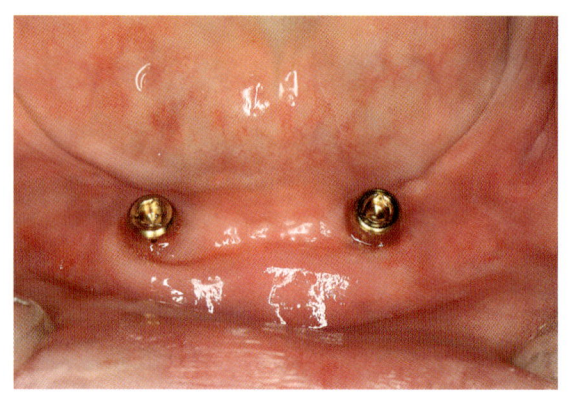

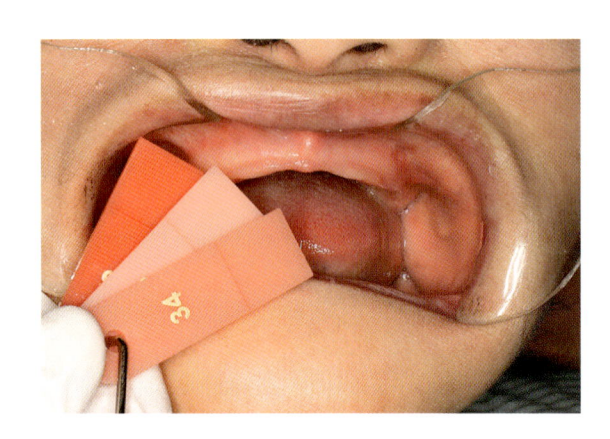

図9-47 アタッチメントが、前歯部顎堤頂に正しく設置されている。

図9-48 ジンジバルキャラクタライゼーションのため歯肉色のシェードガイドを採得：ガムシェードの決定。

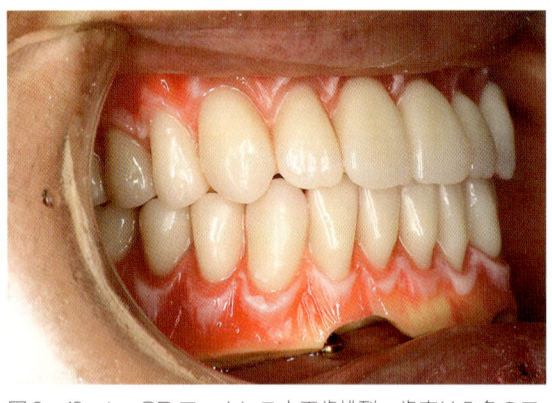

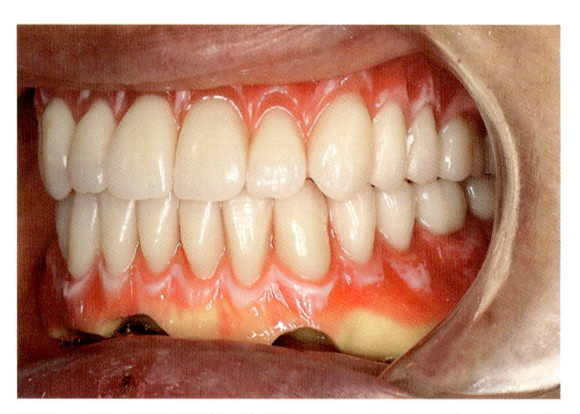

図9-49a、b SRフォナレス人工歯排列。歯肉は5色のワックスを用いて完成義歯のジンジバルキャラクタライゼーションのイメージと近い状態で試適する。

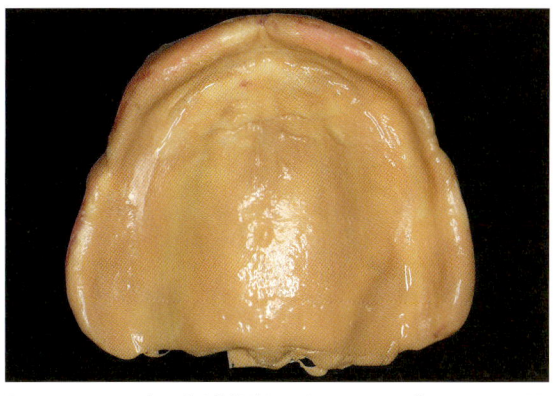

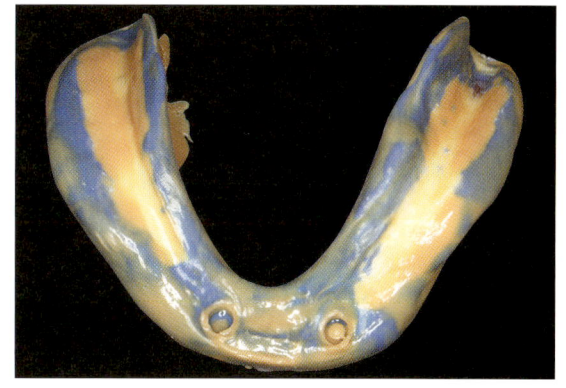

図9-50a、b 人工歯が排列されたワックスデンチャーを用いた吸着機能印象。上顎、下顎の順に印象する。インプラントオーバーデンチャーを装着すると今まで使っていなかった筋が活性化する。それによって義歯のあたりが生じやすくなるため、顎堤吸収の著しい患者であっても下顎の印象時の動作は、下顎総義歯の吸着の基本5つの動作を行わせる。

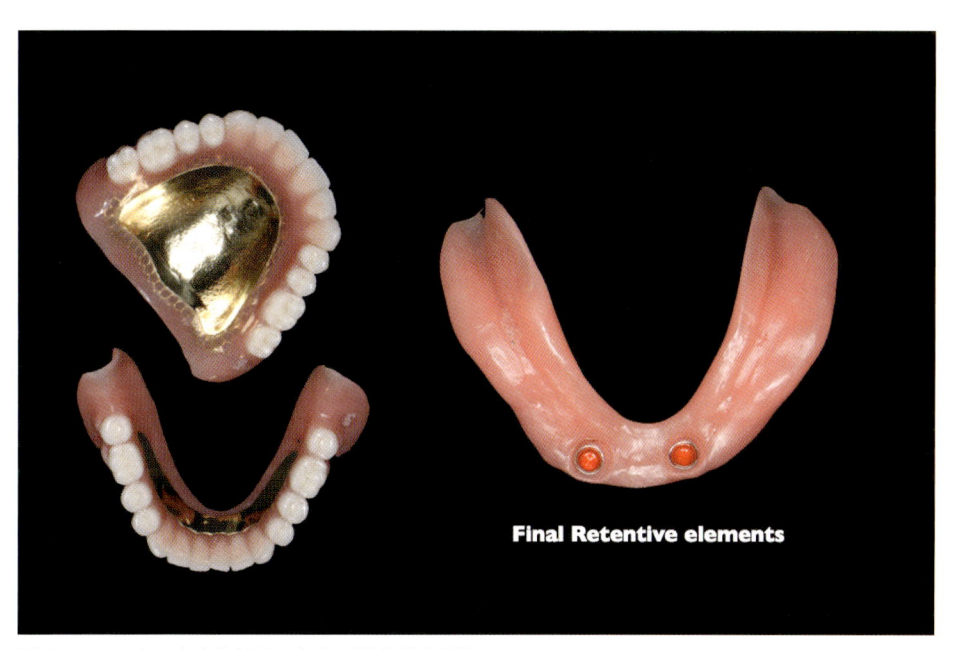

図9-51 チタンを窒化処理した上下顎金属床義歯。

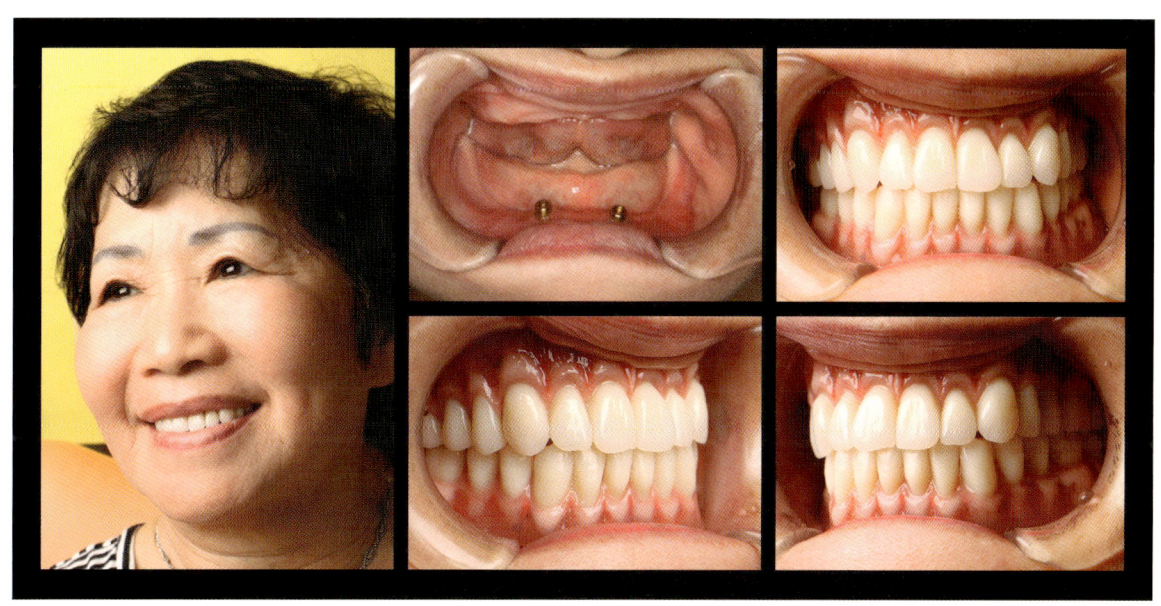

図9-52a〜e 装着時の笑顔と口腔内。

第9章 下顎難症例におけるBPS臨床

SRフォナレス人工歯を用いたインプラントオーバーデンチャー例② (バーTypeアタッチメント)

症例2：顎関節機能障害を抱えた総義歯難症例に対する下顎Two-インプラントオーバーデンチャー
患者：58歳　女性　主訴：歯の痛みと顎関節痛

　顎関節機能障害の強い症状を訴える患者に対しては、インプラント手術に先立ち、治療義歯を使い下顎位の安定を図らなければならない。そして、その後、最終義歯を完成させることが不可欠である。インプラントオーバーデンチャーの成功は基本的な義歯の製作の上に成り立っている。したがって、この工程は、良い義歯を作るための一般的な製作過程であって、インプラントオーバーデンチャーのために特別に行う作業ではない。

治療義歯 → 下顎位の修正と安定 → インプラント外科手術 →

アタッチメントの装着 → インプラントオーバーデンチャーの製作

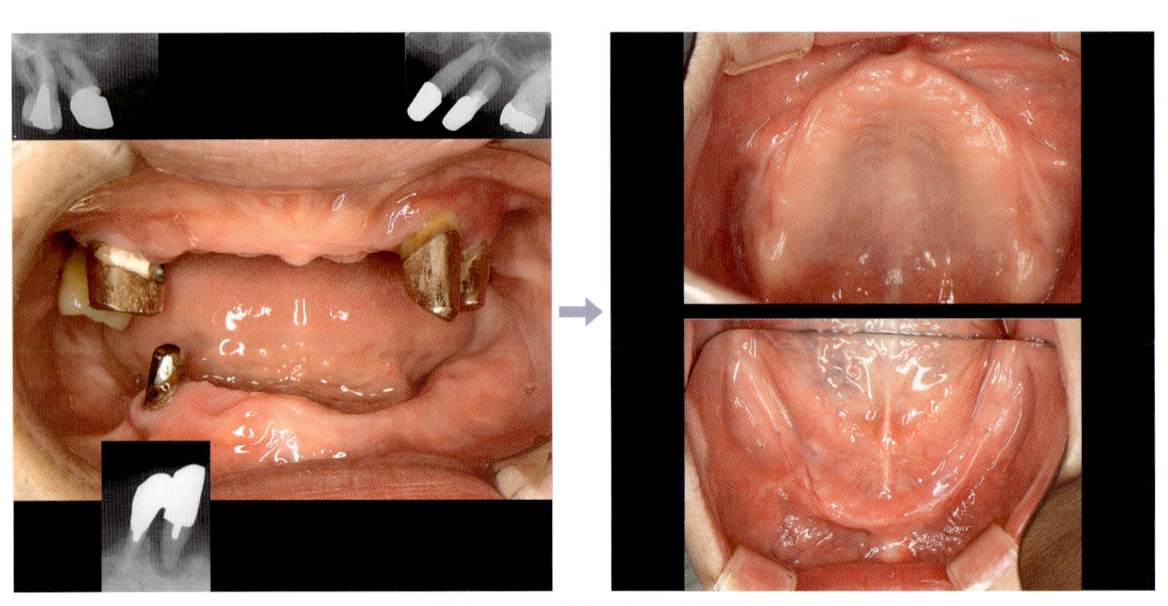

図9-53　残存歯はすべて抜歯になり、無歯顎となった。

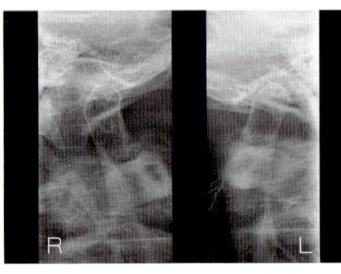

図9-54　右顆頭の著しい前方変位。

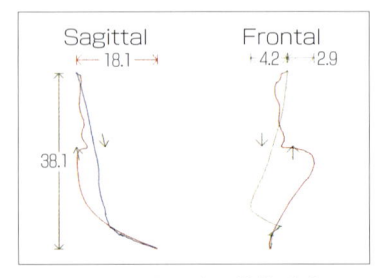

図9-55　開閉口時の機能障害とクリック音。

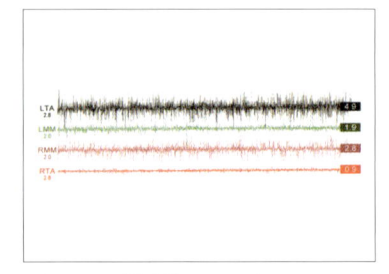

図9-56　筋活動のアンバランス。

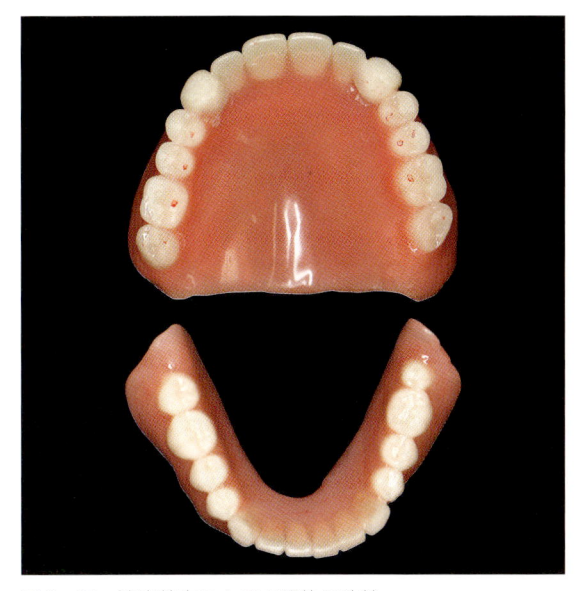

図9-57　治療義歯による下顎位の改善。

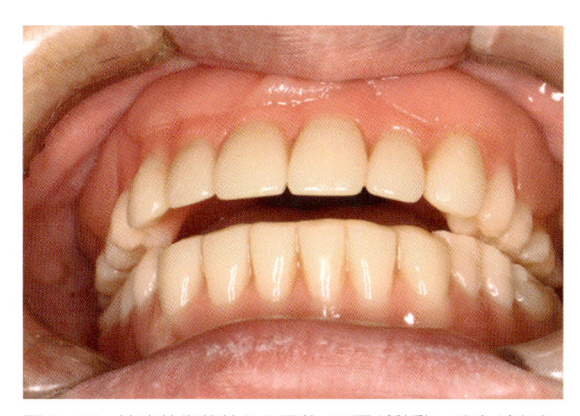

図9-58　治療義歯装着2か月後：下顎が移動し咬合が安定。

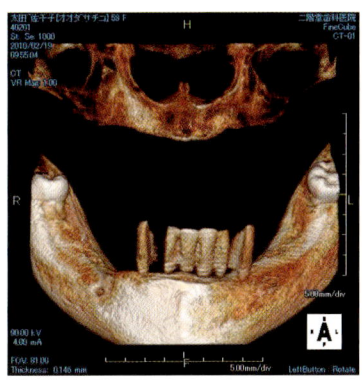

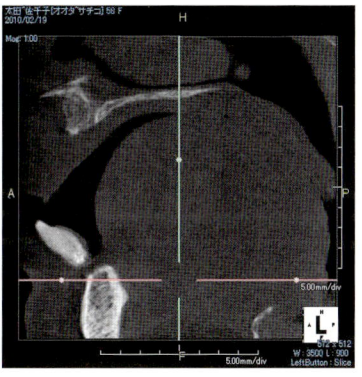

図9-59a、b　サージカルステントを用いたコーンビームCTの撮影。

図9-60　安全なインプラント埋入手術を心がける。アストラテックインプラント4.0mm×9.0mm。

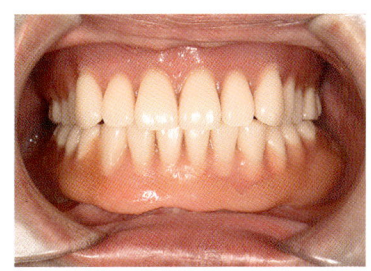

図9-61　ティッシュコンディショナーにて手術部を保護。

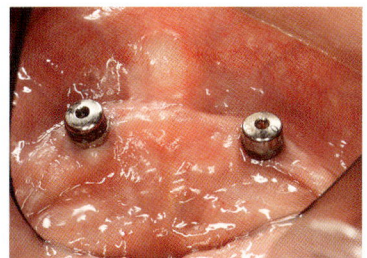

図9-62a、b　二次手術が完了し、ヒーリングアバットメントを装着。

PART 4

第9章　下顎難症例におけるBPS臨床

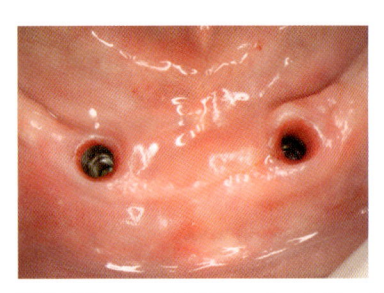

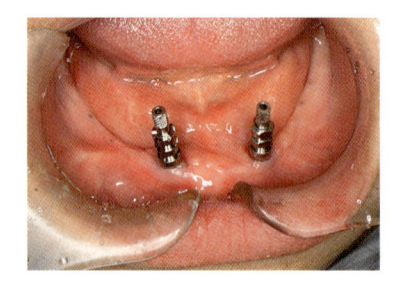

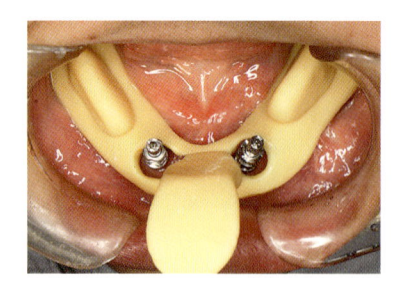

図9-63a〜c　インプレッションピックアップ。

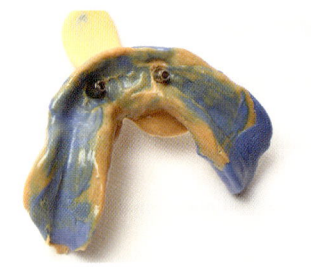

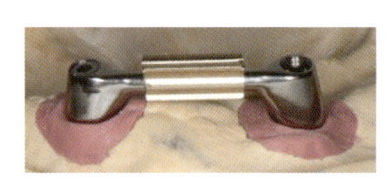

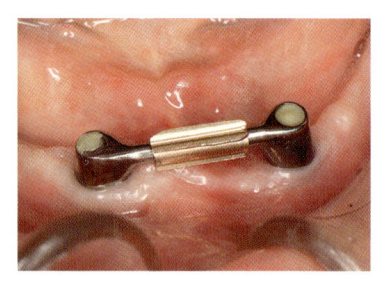

図9-64a〜c　印象体をデンツプライISUSに郵送。CAD/CAMにてチタン製のバーアタッチメントを製作後、口腔内に装着：CAD/CAMによって削り出されたチタン製アタッチメントは、従来の製作法で起こりうるロウ着部の破折もなく、適合も良い。

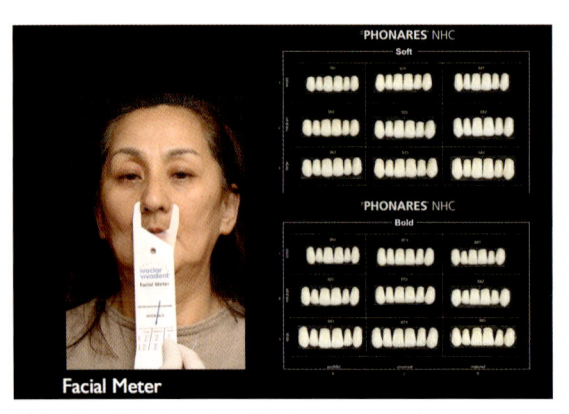

図9-65　SRフォナレス用のフォームセレクターにて人工歯の形態を選択。

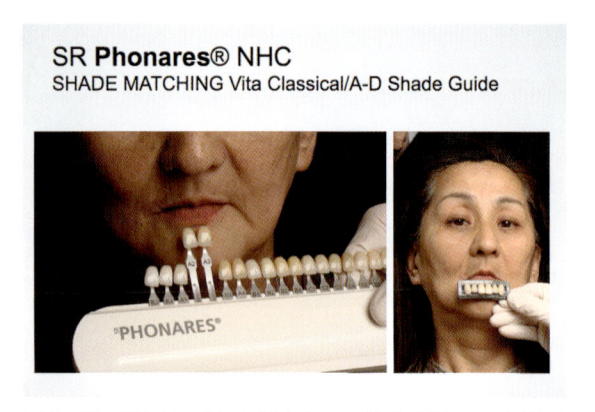

図9-66　SRフォナレス用のシェードガイドにて人工歯の色を決定。

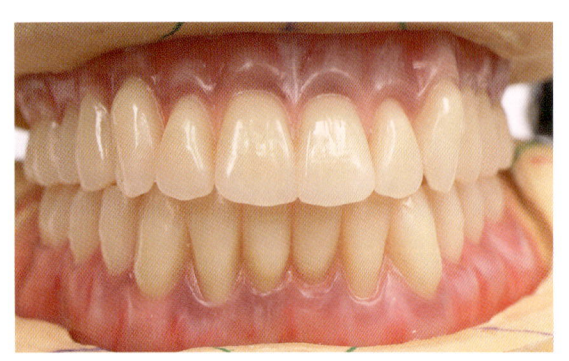

図9-67　SRフォナレスを用いたワックスデンチャー。

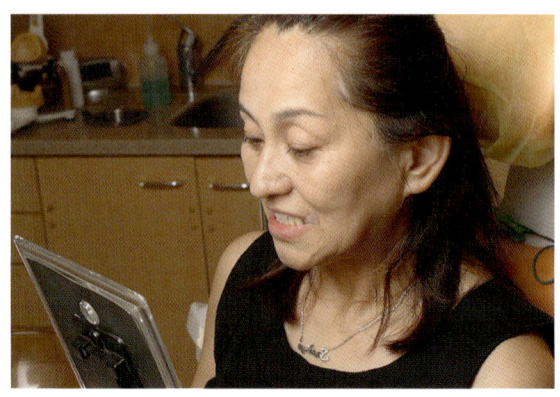

図9-68　ワックスデンチャーの試適。

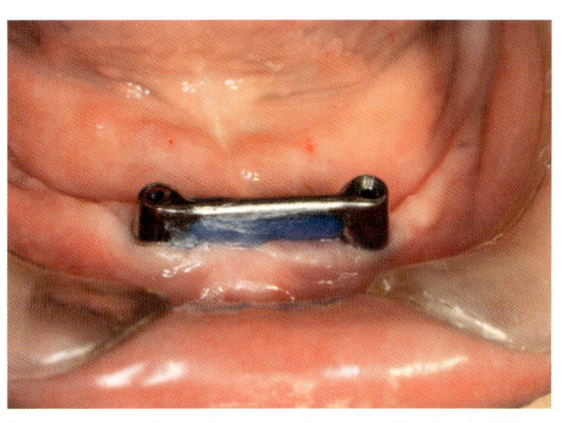

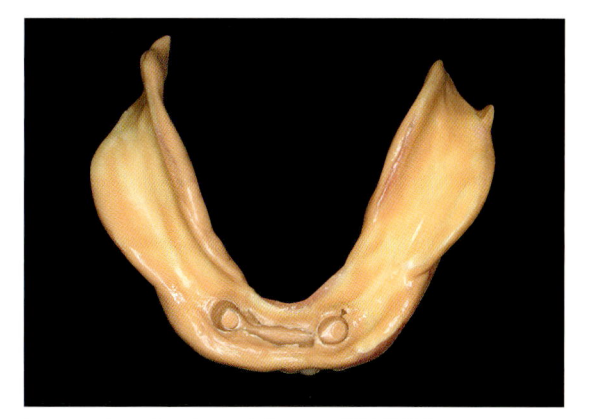

図9-69a、b　バーアタッチメントのアンダーカット部をリリーフし、ワックスデンチャーを使って、機能的印象。

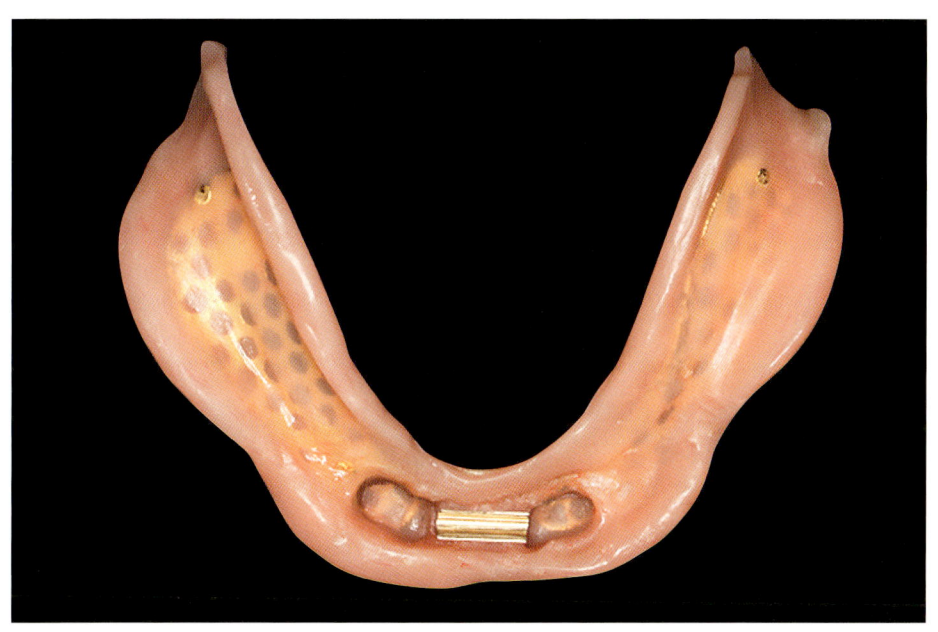

図9-70　回転許容型のバーアタッチメントが装着された完成義歯。

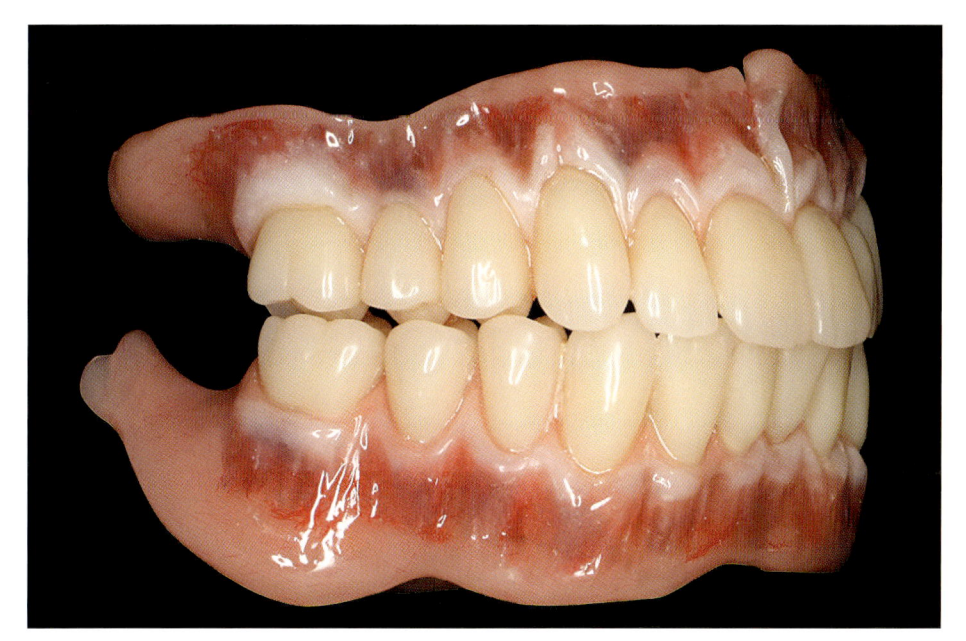

図9-71　インプラントオーバーデンチャーに有利なリンガライズドオクルージョンを付与。

PART 4

第9章　下顎難症例におけるBPS臨床

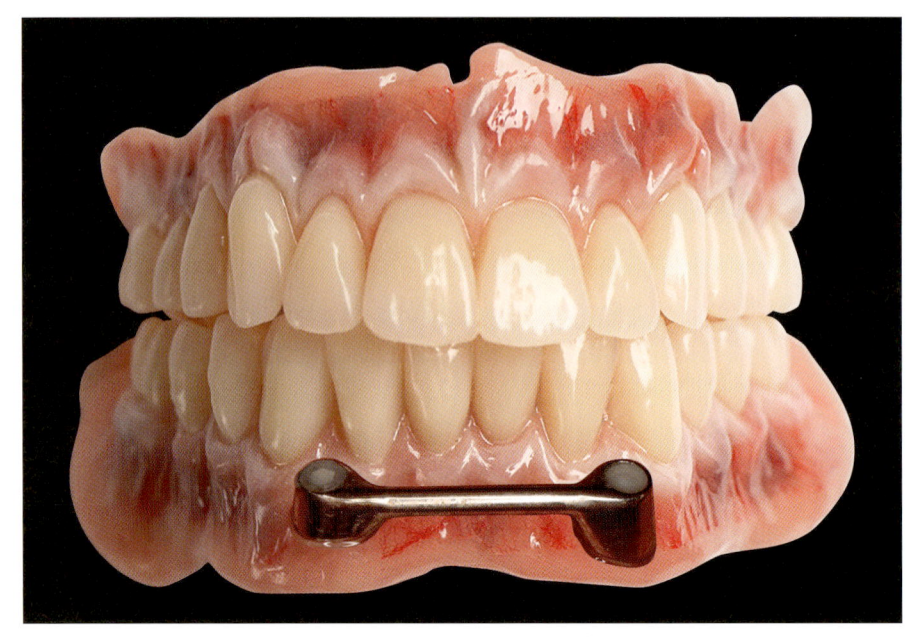

図9-72 患者の個性を表現したジンジバルキャラクタライゼーションおよびSRフォナレスを使った完成義歯。金属色遮断性レジンのピンクVインプラント、イボカップ用レジンを使用。

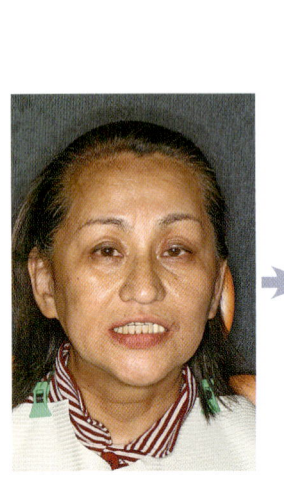

図9-73 術前の表情。

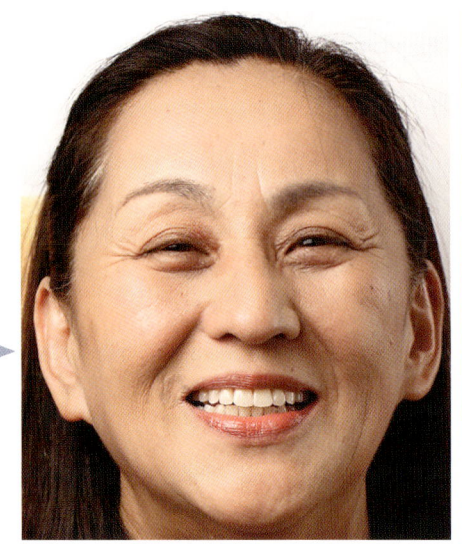

図9-74a、b 術後の知性あふれる素敵な笑顔。

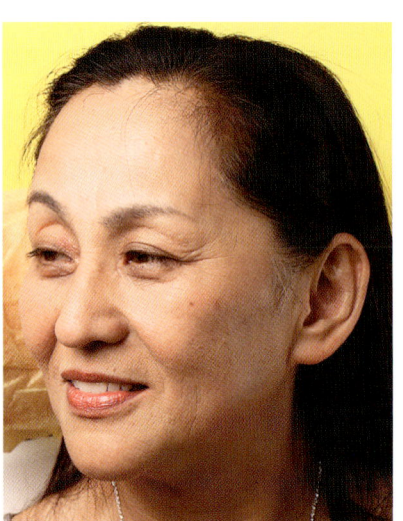

PART 4

第10章
上顎難症例における
BPS 臨床

1 上顎前歯部フラビーガムの原因を考える

1-1 フラビーガムの最大の原因は前咬みにあり！！

　上顎フラビーガム症例に対し通常どおり印象しても、前歯部顎堤粘膜がコンニャク状の軟らかい組織になっているため、咬み合わせると義歯が上前方に移動し落下してしまう（図10-1、2）。フラビーガムとは、前咬みの過度の圧刺激によって前歯部に骨組織の裏打ちのない遊離した軟組織が残り、前歯部歯肉が炎症性の歯肉組織に変化した状態をいう。この問題を解決するためには、「咬合時に義歯ができるだけ動かないように印象する必要がある」として、主に"フラビーガムを変形させない印象法"、つまり各個トレーのフラビーガム部を取り除き、外部から印象材をフラビーガム部に置く無圧印象法が紹介されてきた（図10-3）。また、フラビーガム部を外科的に取り除き、正常な顎堤粘膜状態に戻して印象することも推奨されてきた（図10-4、5）。

　しかし、これらの処置を行っても、前咬み傾向が治らなければ時間の経過とともにフラビーガムのコンニャク状組織は、ますます炎症が進行する。そして、悪化の一途をたどることを経験すると、やはりフラビーガムの根本的な原因である前咬みという問題を取り除かなければ、事態は何も解決しないことに気づく（図10-6、7）。したがって、上顎フラビーガムの対処法の焦点はいかに前咬み傾向を排除するかに定められる。そして、上顎前歯部に集中する力を「両側大臼歯部の安定した後ろ咬み」を得ることを目的として、大臼歯部に移動させることにつきる。咬合力集中域を後方に移動できれば、炎症状態にあったフラビーガムの歯肉は、徐々に回復し、多少の粘膜弾性は残りながらも比較的正常な線維性の歯肉に変化していくことになる。ひとたび、フラビーガムがほとんど正常な歯肉組織に戻れば、印象法は特別なフラビーガム印象法にこだわらずに従来どおりの印象法で行うことも可能となる。

　両側大臼歯部での安定した後ろ咬みの獲得は上顎だけが無歯のシングルデンチャー、上下総義歯、インプラントオーバーデンチャーそして、多数歯欠損の部分義歯などの補綴処置の成功の鍵となっている。これを征するものこそが名医になるといっても過言ではないだろう。

　この項ではフラビーガムの最大の原因である前咬み傾向の原因について述べる。具体的な臨床テクニックについては、次の「上顎シングルデンチャーの臨床（P.260）」、「無歯顎症例における上顎フラビーガムの臨床（P.265）」の項で解説する。

上顎前歯部のフラビーガム：義歯の落下は患者の信頼を失くす

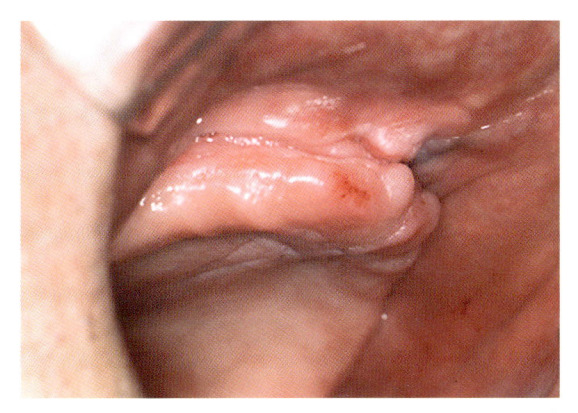

図10-1a、b　顎堤吸収をともなう上顎前歯部のフラビーガム。

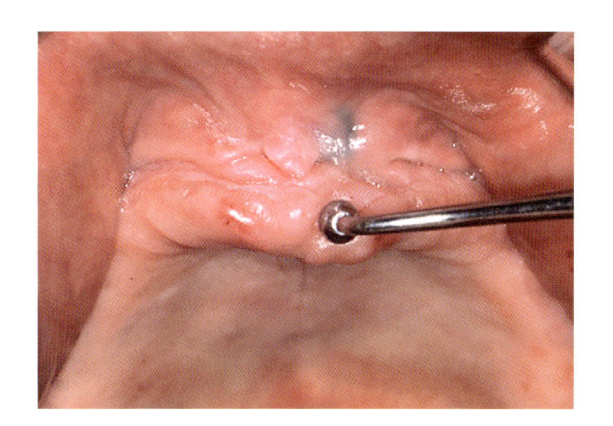

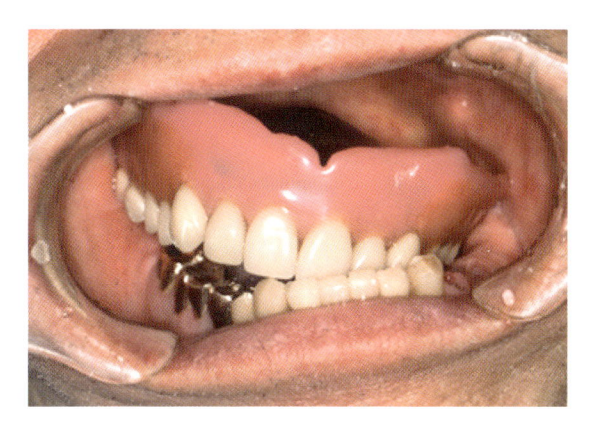

図10-2　上顎前歯部がフラビーガムになり、下顎位の安定が失われて起きる義歯の落下。上顎義歯の落下は、患者の信頼を失う最悪の事態である。

手順：従来法によるフラビーガム部の無圧印象

図10-3a〜d　従来法のフラビーガムの無圧印象テクニック。

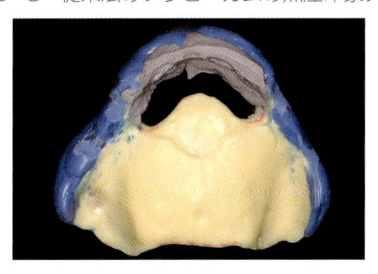

図10-3a　フラビーガム部のレジンを削合除去。コンパウンド、もしくは流動性の低いシリコーンにて辺縁形成を行う。

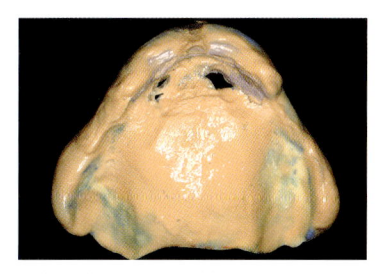

図10-3b　流動性の高い印象材で二次印象を行う。口腔外へ取り出しフラビー部に入った印象材を取り除く。

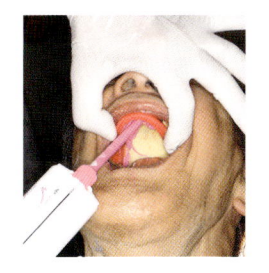

図10-3c　再び口腔内にトレーを戻しフラビーガムが変形しないよう外部から無圧で印象する。

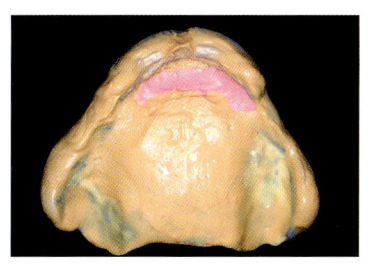

図10-3d　フラビーガム印象の完成。

第10章　上顎難症例におけるBPS臨床

PART 4

フラビーガムの外科的除去後の経過不良症例から

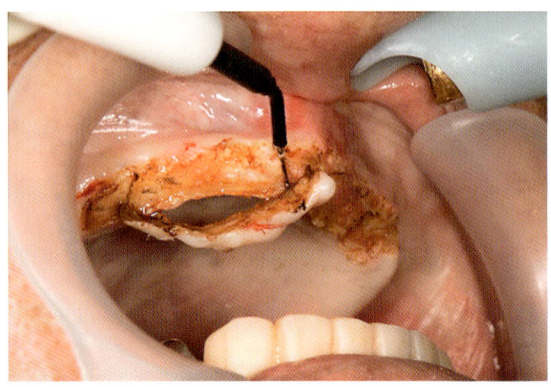

図10-4a〜c　フラビーガムの外科的除去後の経過不良症例。フラビーガムを外科的に除去し、下顎残存前歯部との咬合接触を断つように前歯部に十分なクリアランスを付与して義歯を装着した。しかし、これでは根本的な原因の解決にはならない（資料提供；岡山県開業：居樹秀明先生）。

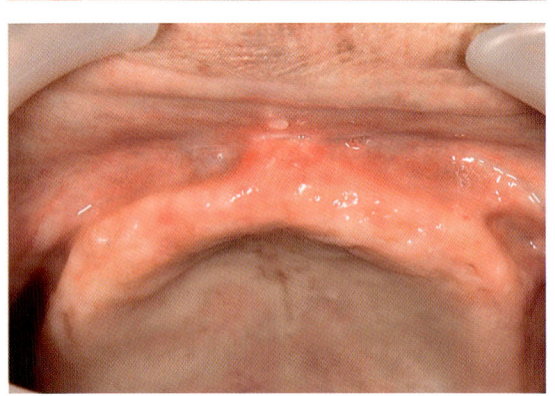

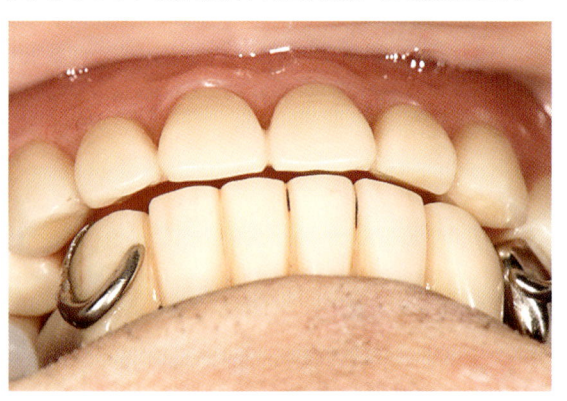

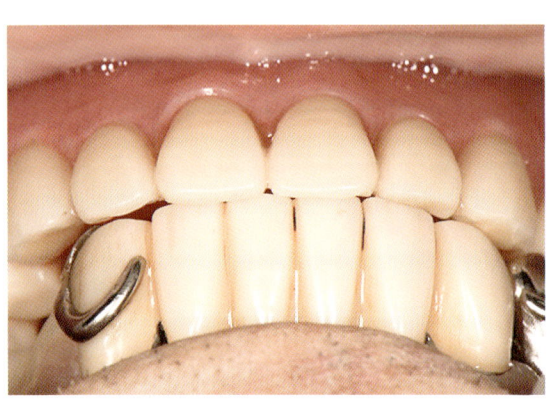

図10-5a〜c　治療後の下顎のカウンタークロックワイズローテーション（P.258参照）による1・前歯部の接触2・後縁封鎖の破壊。わずか7か月後、上下前歯部が接触しており、義歯が落下するとの患者からの苦情が寄せられた。この症例は、前咬みを是正しなければ問題は解決しないことを教えてくれる。また、このような下顎遊離端欠損症例にクラスプデンチャーを装着しても、前咬みを改善することが難しいことも示している。

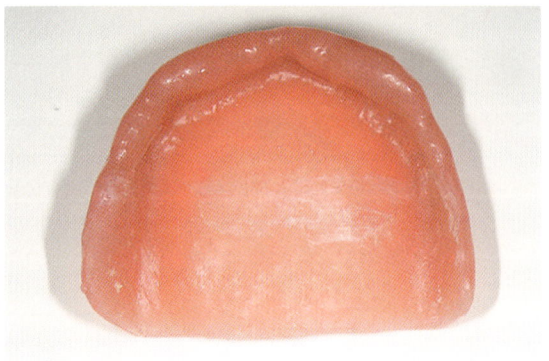

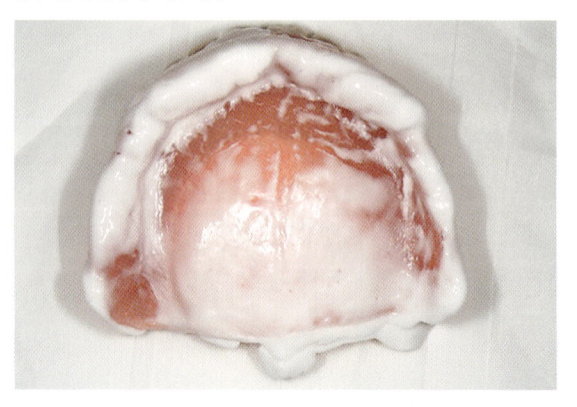

フラビーガムを悪化させた経過不良症例から（11年経過例から）

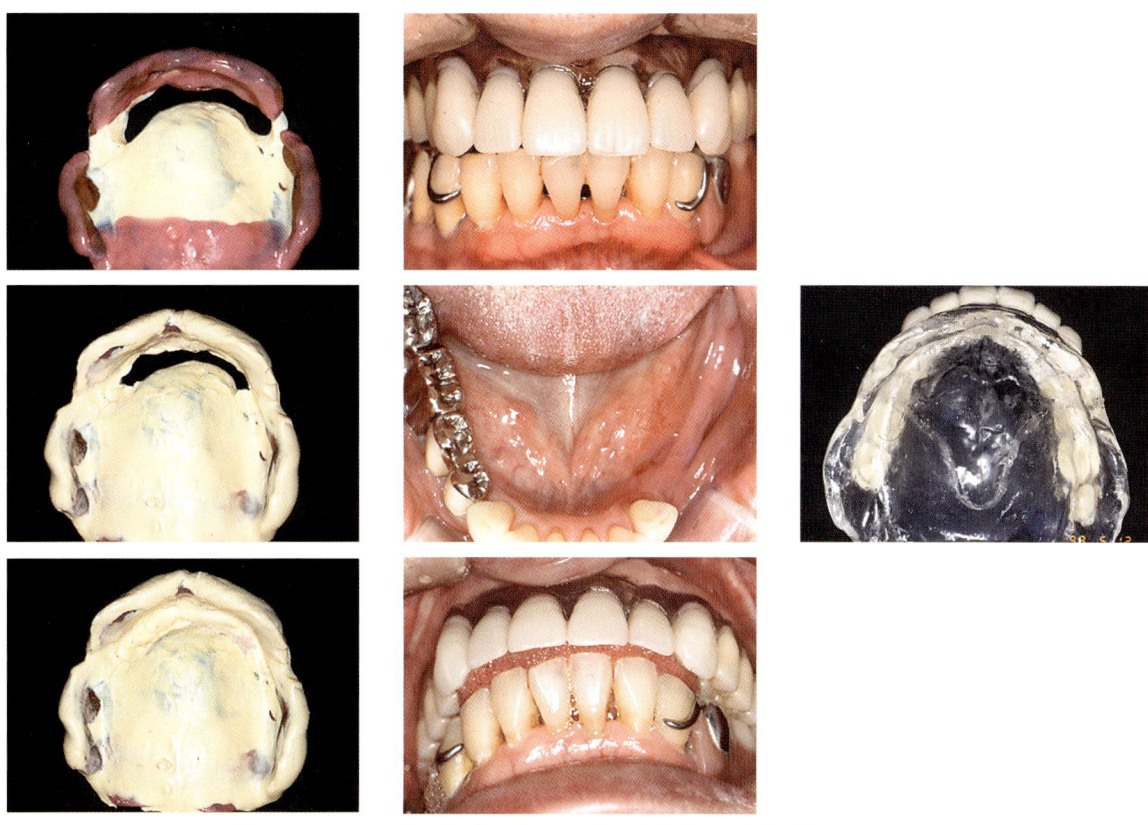

図10-6 a～g　1998年。各個トレーのフラビーガム部を除去し、無圧印象法にて義歯を製作。

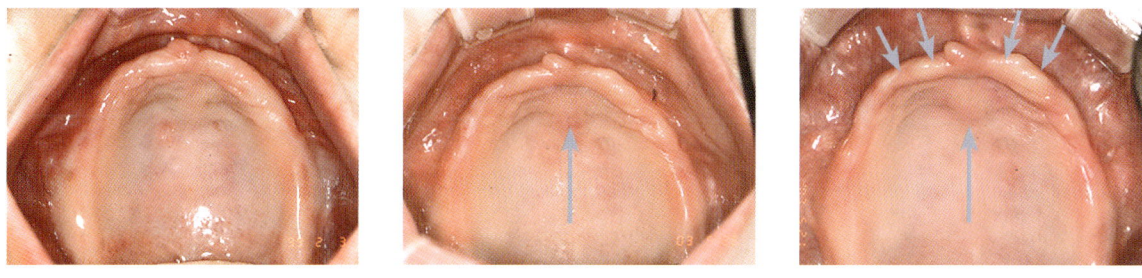

図10-7 a～c　1998年～2009年、上顎前歯部のフラビーガムが悪化。上顎義歯が前方に突き上げられる時の支点となる硬口蓋部に骨隆起が現れる。

フラビーガムの形成原因は前咬み傾向を排除せずに義歯を作り上げたことである。

1-2 前咬みをつくり出すフラビーガムの原因

フラビーガム患者の治療を行うにあたって、最も重要なことは、フラビーガムの原因を知ることであり、その原因を取り除くことで治療は成功に導かれる。主な原因は、以下の2つと考えられる。

1. 下顎残存前歯部の歯根膜感覚の優位性（上顎シングルデンチャーの場合）。
2. 生体の顎関節への負担軽減応答（上顎シングルデンチャー、上下顎無歯顎の場合）

1）下顎残存前歯部の歯根膜感覚の優位性（上顎シングルデンチャーの場合）

下顎前方部の歯だけが残っている場合、人は自分の歯で噛もうとしてしまう。これは、咀嚼時において残存歯の歯根膜内に存在する神経細胞の刺激を無意識に求める生体の自然な反応である（図10-8）。

2）生体の顎関節への負担軽減応答（上顎シングルデンチャー、上下顎無歯顎の場合）

それでは、下顎残存前歯もすべて失われた上下顎無歯顎患者の場合はどうであろうか。経験豊富な歯科医師たちは、装着直後から徐々に下顎前歯が上顎前歯を突き上げ続ける症例に悩まされている。

この突き上げが強くなると上顎義歯の口蓋後縁部の封鎖が破壊され、上顎義歯は落下する。そのつど上下顎前歯の咬合調整を行うことで、なんとか難を逃れているのが臨床の現実である。

前歯部顎堤粘膜部には無歯顎になっても神経細胞が集中しているため、人はそこに刺激を求めることで、前咬みになるという説もあるが、著者はそれ以上に顎関節機能圧の上昇がその主たる原因ではないかと考えている。以下にその理由を述べる。

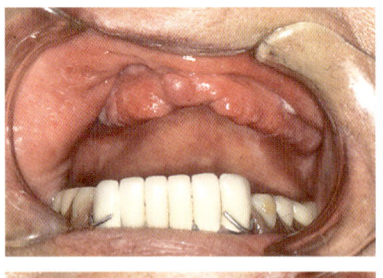

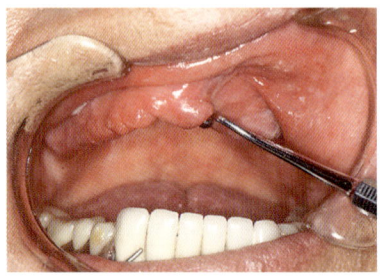

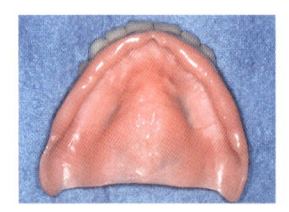

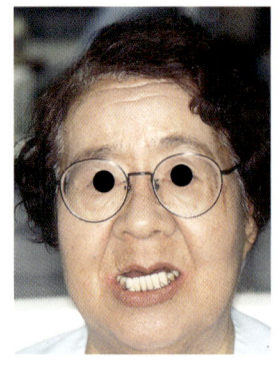

図10-8a〜d　糖尿病患者における上顎前歯部フラビーガム。挺出した下顎前歯部に上顎前歯部領域が突き上げられ、著しいフラビーガムを呈した症例。

全歯が存在する有歯顎時から欠損歯が増えるにつれ、咬合を支える臼歯部の歯が失われていく。咬合支持域の減少、あるいは咬合支持力の低下である。そして、健康有歯顎者から無歯顎者になると、咬合支持力は約1/6～1/10に低下する。咬合支持力が低下すれば、咬合力も減少し、顎関節への機能負担圧も減少すると考えるのが一般的であろう。

　しかし、答えは逆である。研究分野で明らかになっていることであるが、歯が失われるにつれ、顎関節の機能圧は上昇する[75]。この機能圧を受け止め適応できる顎関節構造の環境は個体にはそれぞれの負担適応域が存在し、患者個々によって差が認められる。つまり、個体にとっての機能圧が弱すぎても強すぎても顎関節の構造は変形する。不幸にして咀嚼、あるいは咬合時に発生する顎関節への負担圧がこの負担適応域を超えてしまった場合には、顎関節構造がどんどん破壊され下顎頭（コンダイル）や関節窩に器質的変形が認められるようになる。

　生体はこの顎関節に加わる強い機能圧を嫌う。「痛いところは避けたい」のと同じように、この機能圧を何とか軽減させようと下顎を前方に移動させる。下顎頭が関節窩内で前方位をとることによって負担は軽減される。

　このように、欠損の進行によって増加する顎関節の機能圧を軽減させようと、下顎を前方に突き出す無意識の生体応答が起きる。その結果、上顎前歯部顎堤粘膜に過剰な咬合圧が加わりフラビーガムが作られていく。以上が、著者が考える上下顎無歯顎者におけるフラビーガム発症の主な理由である（図10-9）。

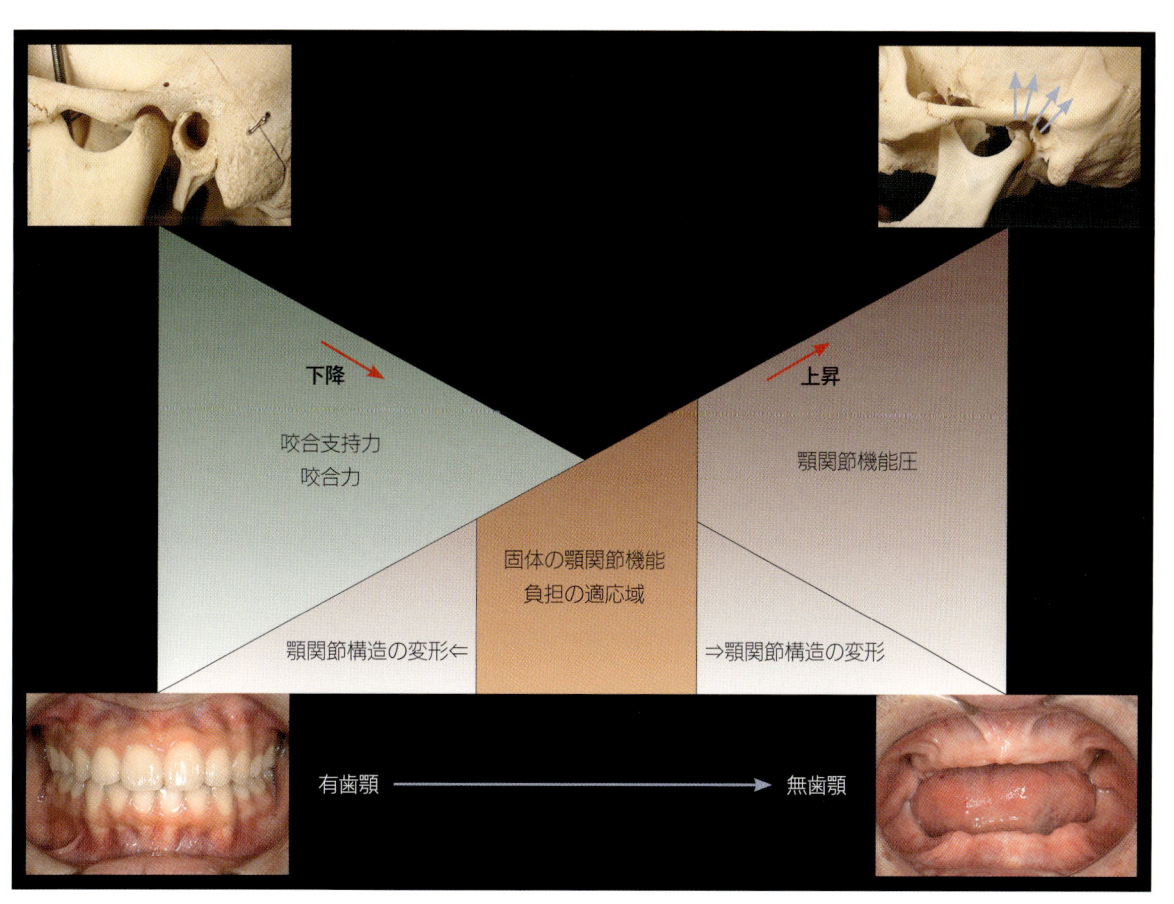

図10-9　欠損の進行によって顎関節機能負担圧が増し、その負担を軽減させようとして生体は"前咬み"をつくりだす。顎関節に対する機能圧が弱すぎても強すぎても、顎関節構造は変形する。

1-3 フラビーガムを促進する要因

明らかな前咬みが存在してもフラビーガムにならない患者もたくさん存在する。
フラビーガムが作られる原因に、フラビーガムを促進する要因：遺伝的要因が加わることでフラビーガムが発症するかどうかが決まる(図10-10)。

以下、上顎前歯部がフラビーガムになる4つの要因を提示するが、われわれ歯科医師が対応できるのは、4の後天的問題のみである。したがって、補綴治療の目標は、この後天的問題をできるだけ解決することである。

1) 遺伝的要因
2) 吸収しやすい解剖学的要因
3) 義歯製作上で起きる問題：審美性獲得のために必然的に起きる上顎前歯部の人工歯排列位置
4) 後天的問題：顎堤吸収を伴った下顎のカウンタークロックワイズドローテーションと義歯の前方移動[74]

【前咬みを生み出す原因】

1. 残存前歯部の歯根膜感覚の優位性（上顎シングルデンチャーの場合）

2. 臼歯部喪失による顎関節への負担軽減生体反応

＋

【フラビーガムを促進する要因】

↓

フラビーガム

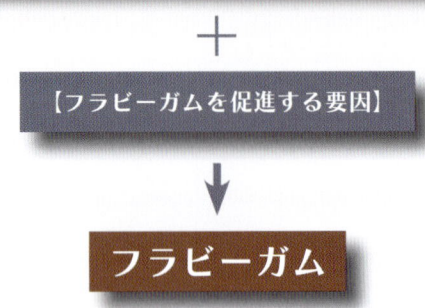

図10-10 フラビーガム形成の流れ。

1）遺伝的要因

下顎前方部に同じように歯が残っていても、フラビーガムになる患者とならない患者がいる。現在のところ、骨吸収を起こしやすい遺伝的なプログラムの相違が結果を左右していると考えられる（図10-11）。

図10-11a〜d　遺伝的要因。2症例とも同じような欠損状態にもかかわらず、図11a、bの症例はフラビーガムになり、図c、dの症例はフラビーガムを呈していない。この差は、遺伝的なプログラムの違いによって現れると考えられている。

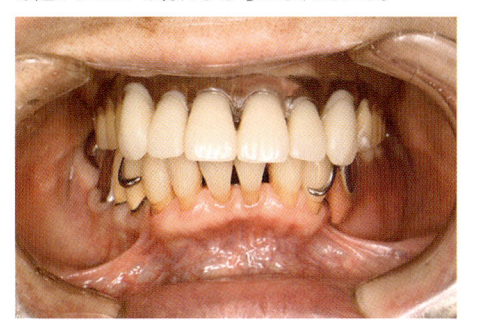

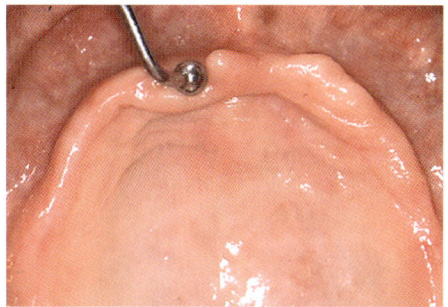

図10-11a、b

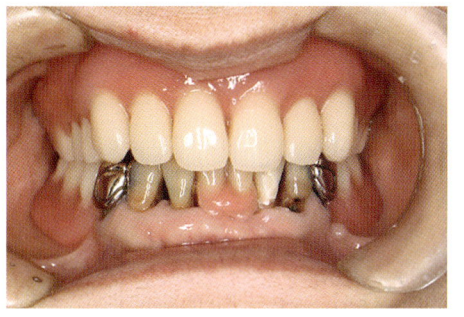

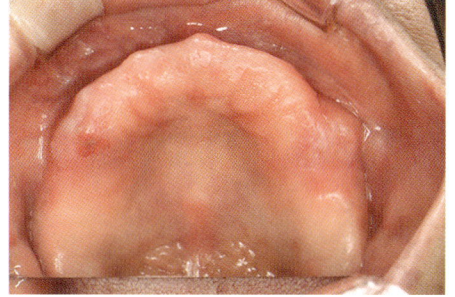

図10-11c、d

2）吸収しやすい解剖学的要因

上顎前歯部の骨梁は疎で、吸収しやすい解剖学的条件になっている（図10-12）。

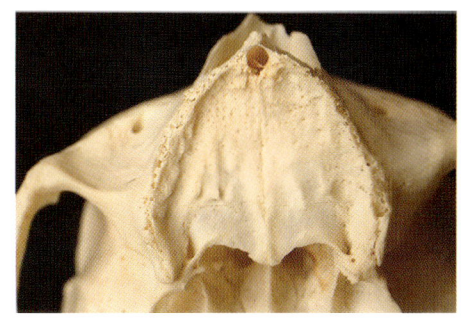

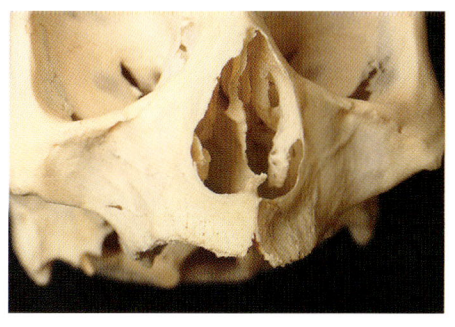

図10-12a、b　吸収しやすい解剖学的要因。上顎前歯部は骨梁が疎で吸収しやすい環境下にある。

3）義歯製作上で起きる問題：人工歯排列

　第一小臼歯より前方の上顎人工歯の排列位置は、歯槽頂よりも前方に位置し、加わる外力は義歯の離脱方向へ働く。それによって上顎前歯部顎堤領域に大きな負担を強いることになる（図10 - 13）。

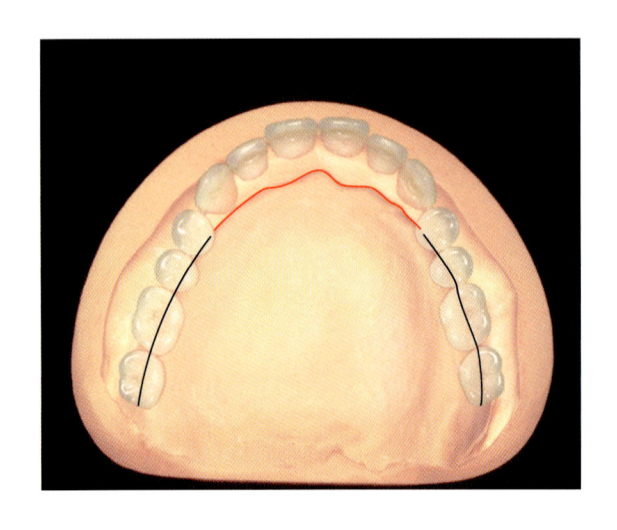

図10 - 13　4＋4人工歯排列位置は、歯槽頂よりも外側になる。

4）後天的問題

　カウンタークロックワイズローテーションとは、上顎前歯部を突き上げるように右側からみて下顎頭（condyle）が反時計回りに回転することをいう。顎堤吸収を伴った下顎のカウンタークロックワイズローテーションと義歯の前方移動がフラビーガムを作る要因になる。義歯の長期経過を辿ると、義歯の人工歯の摩耗咬耗によって、下顎の垂直高径が減少し、下顎体が前方にコンダイルの逆回転移動（カウンタークロックワイズローテーションという）を伴いながら、下顎義歯が前方へ移動する[74]。そして最終的には下顎前歯が上顎前歯を突き上げる状態になり、前歯部顎堤粘膜部に過剰な咬合力が加わり、フラビーガムを形成するようになる（図10 - 14）。

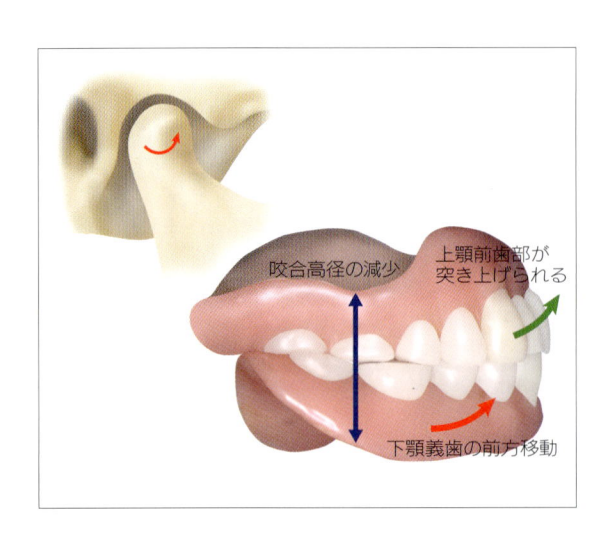

図10 - 14　人工歯の摩耗・咬耗による咬合高径の低下は、前咬み傾向を増強させる。

1-4　Kellyのコンビネーションシンドローム

　挺出した下顎前歯に上顎義歯が突き上げられ、上顎前歯部顎堤がフラビーガムになると、義歯は容易に落下し、状態は悪化の一途をたどる。その結末がKellyの称するコンビネーションシンドローム（図10-15）で、このような状態になると、補綴による解決策はなくなってしまう。これはシングルデンチャー製作における最悪の状態である。

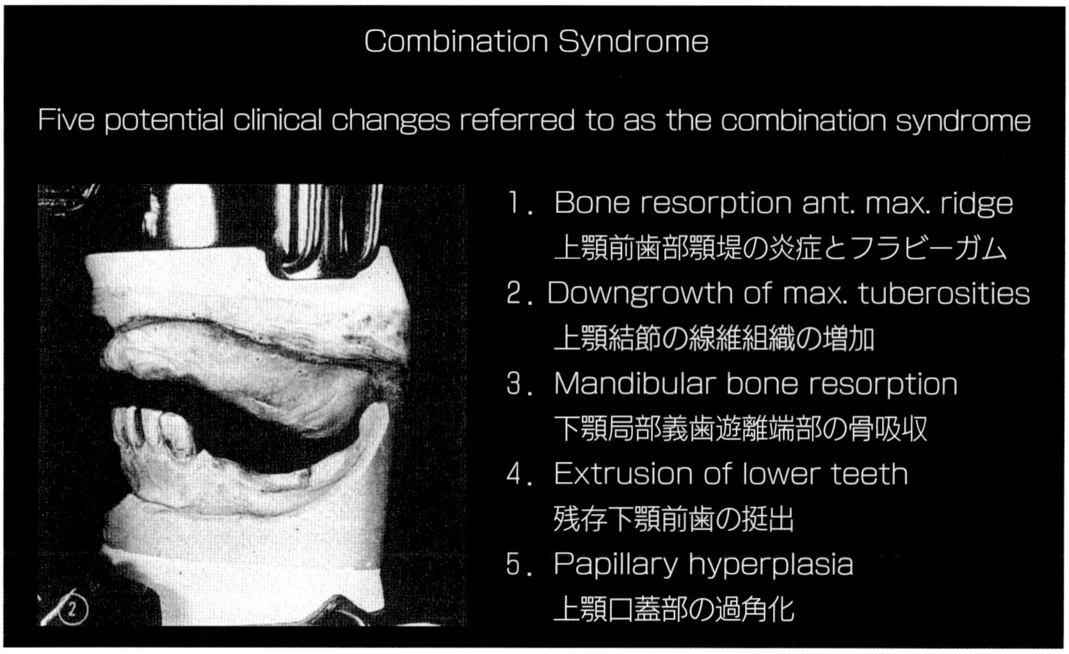

Combination Syndrome

Five potential clinical changes referred to as the combination syndrome

1. Bone resorption ant. max. ridge
   上顎前歯部顎堤の炎症とフラビーガム
2. Downgrowth of max. tuberosities
   上顎結節の線維組織の増加
3. Mandibular bone resorption
   下顎局部義歯遊離端部の骨吸収
4. Extrusion of lower teeth
   残存下顎前歯の挺出
5. Papillary hyperplasia
   上顎口蓋部の過角化

図10-15　Kellyのコンビネーションシンドロームとは、1972年にKelly Eが上顎無歯顎で下顎前歯のみが残存した症例に見られる5つの兆候を報告した。このような状態になると、補綴学的対応はほとんど不可能になってしまう。以来、このような状態になることをKellyのコンビネーションシンドロームと呼ぶようになった[76]。

2 上顎シングルデンチャーの臨床

2-1 上顎シングルデンチャーの成功の鍵

　上顎シングルデンチャーの成功の鍵は、左右的には中央、前後的には第一大臼歯部、第二小臼歯部に咬合力集中域を作る両側大臼歯部の安定した後ろ咬みを達成する補綴物の製作である。そのためには、両側に下顎大臼歯があることが最も有利な条件となり、上顎シングルデンチャーの難易度は、下顎大臼歯部が存在するか否かで大きく変化する(図10-16)。

　残存歯の分布状況は個々の症例によって違っていても、常にこの目標を達成する補綴を行えば、多くの場合は上顎義歯の長期安定が得られることになる(図10-17)。

　下顎両側大臼歯が存在する場合、下顎片側大臼歯が存在する場合、両側大臼歯の欠如の順に上顎シングルデンチャーが前咬みになりやすく、落下しやすくなる(図10-18)。そして、上顎義歯の安定を保つためには、下顎残存歯の処置も考慮に入れた補綴計画が必要となる。

1．両側大臼歯が存在している場合(2-2)
2．片側大臼歯よりも前方の歯が存在している場合(2-3)
3．両側大臼歯の欠如、特に第一小臼歯よりも前方の歯が残っている場合(2-4)
　　1) 下顎大臼歯部にインプラントを埋入し、大臼歯部の強固な咬合支持を獲得する
　　2) 残存前歯部に内冠を装着し、二重冠タイプのリジッドな義歯にする
　　3) 1)、2)の両方を取り入れたインプラント＆二重冠義歯の製作

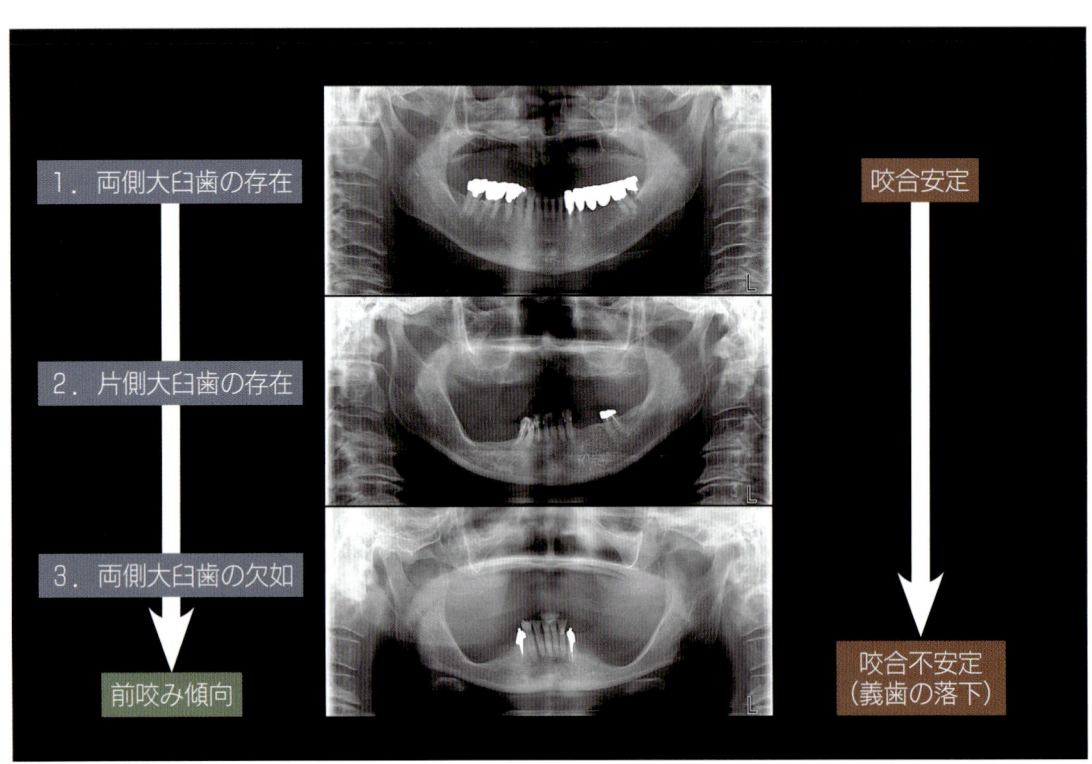

図10-16　上顎無歯顎における下顎大臼歯部欠損による上顎義歯難易度の分類。

2-2 両側大臼歯が存在している場合

上顎義歯の安定した咀嚼が営める。バランスドオクルージョンを与えることで、上顎義歯が落下や脱離することなく、十分な機能が発揮できる（図10-17）。

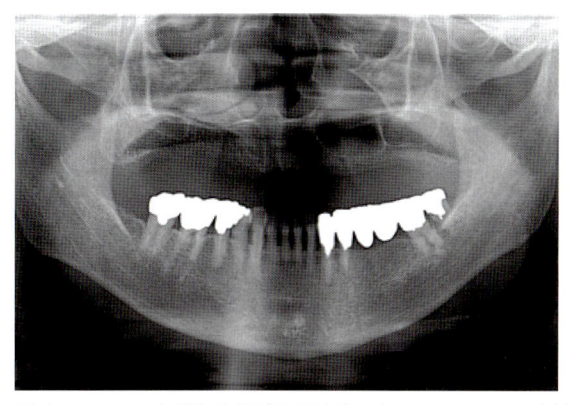

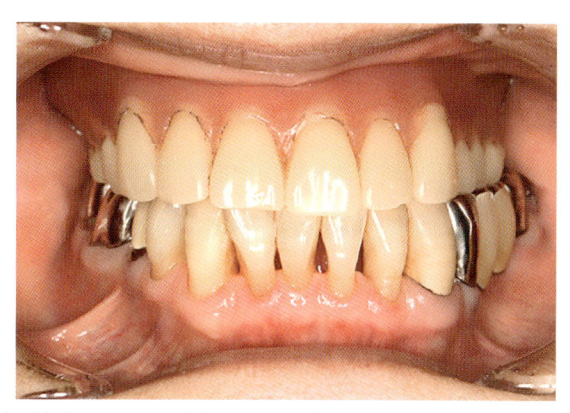

図10-17a、b　左側臼歯部が交叉咬合になっていても、両側大臼歯が存在することで安定した咀嚼が営めている。

2-3 片側大臼歯が存在している場合

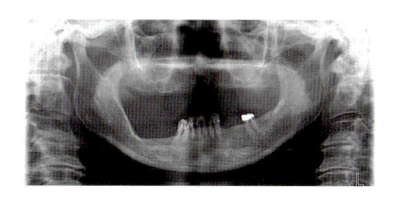

上顎小臼歯部の人工歯を歯槽頂付近に排列するなどの、常に上顎の機能時の安定を考えた義歯製作が望まれる。時間経過とともに、上顎義歯が緩くなる傾向が見られるため、金属床義歯の場合でも口蓋後縁部は必ずレジンで接触型封鎖を完成しリラインの準備をしておくべきである。また、咬頭嵌合位での上下顎前歯の接触状態は常に接触しない工夫が必要である（図10-18）。

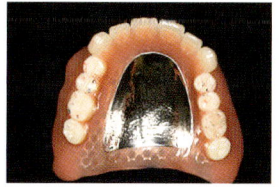

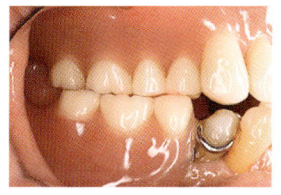

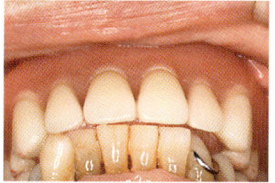

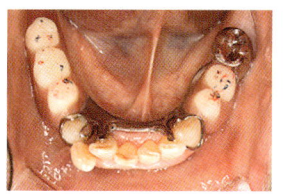

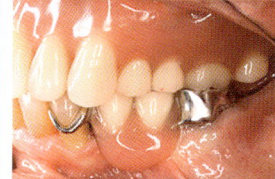

図10-18　①上顎小臼歯をやや内側に排列し、小臼歯部咬合時の転覆を防止する。②片側大臼歯型の場合はいかなる運動の時も前歯を接触させない。③義歯床後縁をレジン素材で完成させることで、将来の義歯の緩みに対応する（下顎のカウンタークロックワイズローテーションによる前歯接触時に対する対応）。

2-4　両側大臼歯の欠如、特に第一小臼歯よりも前方の歯が残っている場合

　トラブルを招く症例のほとんどは、第一小臼歯よりも前方の歯が残っている場合である。そのような前咬みケースに対して、両側大臼歯部の安定した後ろ咬みを達成するためには、

①下顎大臼歯部にインプラントを埋入し、大臼歯部の強固な咬合支持を獲得する（図10-19）。
②残存前歯に内冠を装着し二重冠タイプの義歯にする。
③1、2の両方を取り入れたインプラント＆二重冠タイプ義歯の製作

　著者は、この3つを良案と考え臨床実践している。そして、その結果は良好である。

1）下顎大臼歯部にインプラントを埋入し、大臼歯部の強固な咬合支持を獲得する（図10-19）

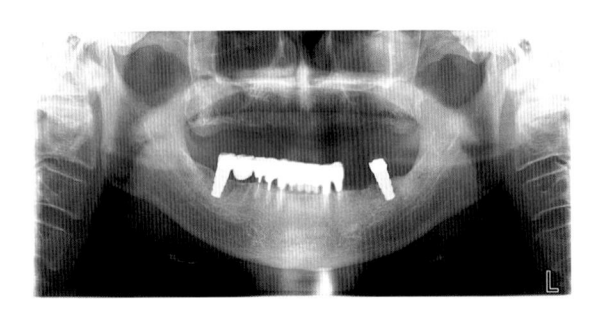

図10-19　65歳、男性。下顎大臼歯部に十分な顎堤骨がある場合、左右大臼歯部にインプラントを埋入することで、臼歯部の咬合支持が強固になり、安定した後ろ咬みが獲得できる。上顎義歯にはバランスドオクルージョンの咬合様式を採用する。

2）残存前歯に内冠を装着し、二重冠タイプのリジッドな義歯にする（図10-20〜22）

　二重冠デンチャーの治療効果としては、
　a．リジッドタイプの義歯を装着することで、臼歯部で咬合した時でも前歯部歯根膜が刺激される、b．前歯部咬合時の歯根膜反応が天然歯の直接感覚から内外冠を介した間接感覚にすることができるこの2つである。そして、後ろ咬みを達成する。
　上顎シングルデンチャーに対し、下顎二重冠デンチャーを製作した症例。残存支台歯が外冠に覆われることで、咬合刺激に対し歯根膜感覚が外冠を通した間接的な感覚になる。それによって生体が天然歯で嚙みたいと欲する直接感覚を弱めることができる。また、リジッドサポート効果により臼歯咀嚼時にも義歯の沈下に伴って残存支台歯が後方へ引き込まれ、前歯の歯根膜感覚が刺激される。この作用が安定した後ろ咬みを獲得するための一助となる。クラスプデンチャーでは、歯根膜感覚が鋭敏な前歯部での前咬み傾向を改善することができない。クラスプデンチャーの最大の欠点は、この前歯歯根膜の直接感覚を除外できないことにある。
　図10-20〜22に示す症例は、義歯完成時に前歯部に付与したクリアランスが4年後もそのまま維持されていることから、下顎体が前方に推進しておらず、大臼歯部の後ろ咬みが維持されていることがわかる。また、咬合力も天然健康歯列女性の平均咬合力800ニュートンに対し、453ニュートンと強い咬合力を発揮している。通常の食事で必要とされる力は200ニュートン以上であることから、高いQOLが保たれている。

■下顎二重冠デンチャー製作例から■

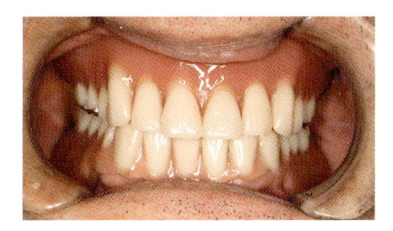

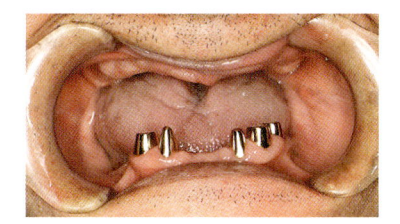

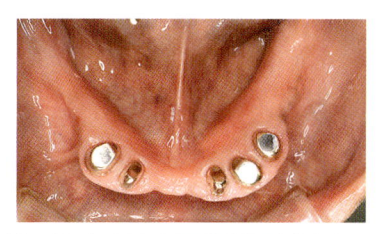

図10-20a～c　上顎シングルデンチャーに対し、下顎二重冠デンチャーを製作した症例。上顎無歯顎。3 2｜2 3 4 残存歯。残存歯の処置も含めた咬合安定を目的とした補綴設計（この症例では、将来の歯の喪失による義歯の維持力低下に備え、両側犬歯および左側第一小臼歯部にマグネットアタッチメントを付与している）。

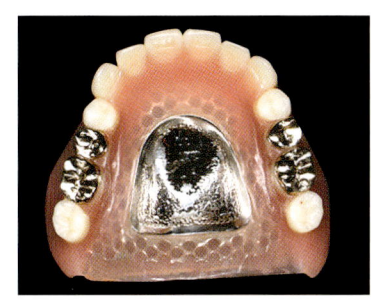

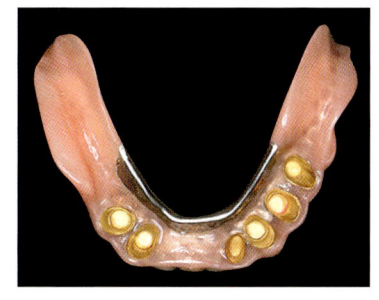

図10-21a～e　前歯部歯根膜反応を間接化することによる後ろ咬みの達成。上顎：Co-Cr金属床の総義歯。下顎：AGCによるリジッドタイプの二重冠デンチャー。狙いは、臼歯部支持能力の増強と臼歯部咬合時の前歯部歯根膜に対する刺激。

図10-22a、b　残存歯根膜感覚の優位性を軽減し、後ろ咬みを達成する。義歯装着4年後のデンタルプレスケール：付与した前歯部クリアランスの変化がないことから、両側大臼歯部での咬合が獲得されたことがわかる。

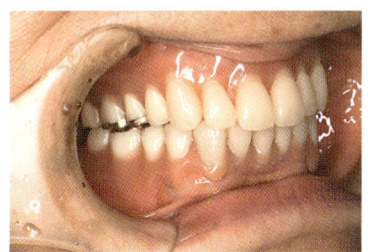

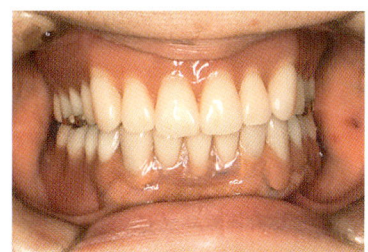

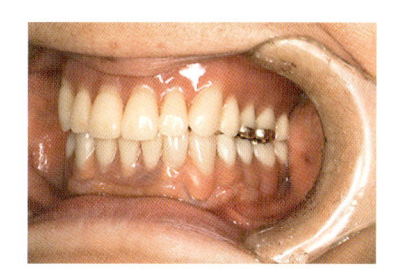

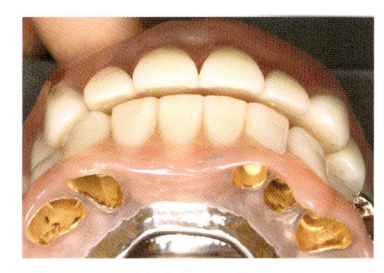

図10-22a　治療後4年経過。

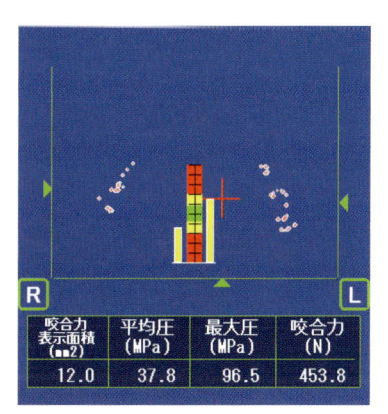

咬合力 表示面積 (mm2)	平均圧 (MPa)	最大圧 (MPa)	咬合力 (N)
12.0	37.8	96.5	453.8

◆前後的な重心は 6 近心部
◆残存歯分布の影響による左寄りの重心
◆総咬合力：458.8（ニュートン）

図10-22b　治療後の検証。

第10章　上顎難症例におけるBPS臨床

PART 4

3）1）、2）の両方をとり入れたインプラント＆二重冠義歯の製作（図10 - 23）

高価な補綴ではあるが、補綴後の大臼歯部の後ろ咬みを長期に維持するにはこの方法が最も有効である。

■二重冠デンチャーとインプラント補綴例から■

図10 - 23a～d　左右大臼歯部にインプラント、残存前歯部にはジルコニア支台の内冠を装着。

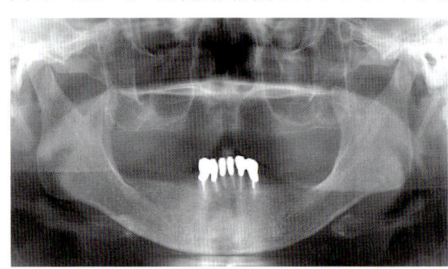

図10 - 23a　初診時のパノラマエックス線。 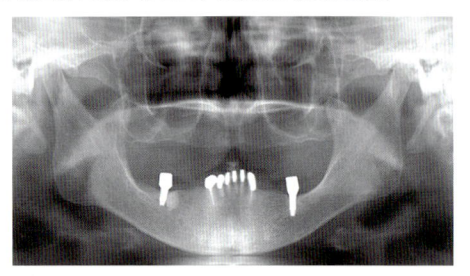　　図10 - 23b　術後のパノラマエックス線。

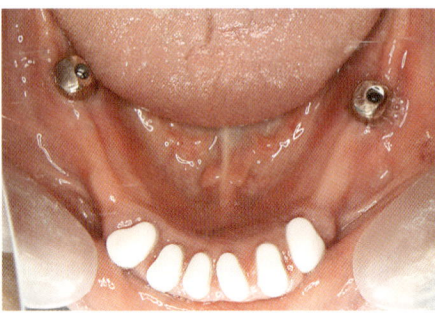

図10 - 23c　両側大臼歯部にインプラントアバットメント、前歯部にジルコニアアバットメントを装着。 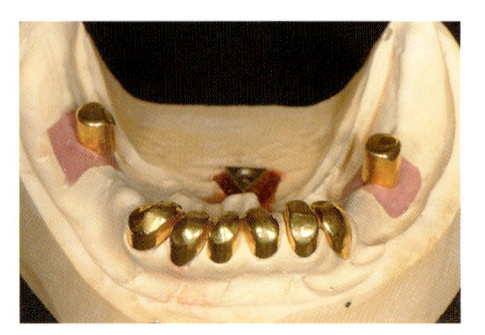　　図10 - 23d　AGCクラウンの作製。

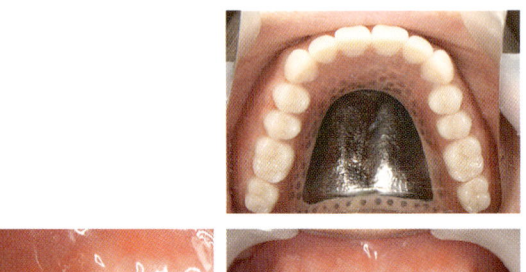

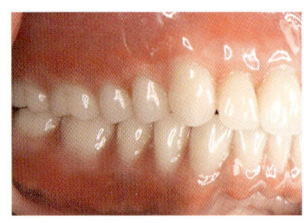

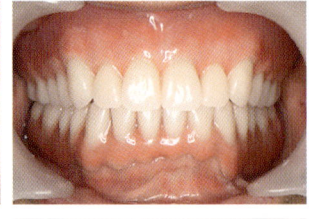

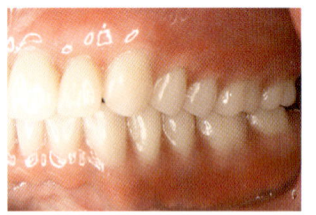

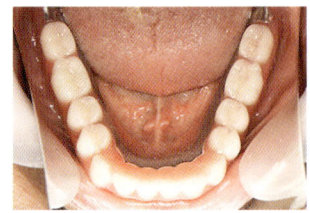

図10 - 23e　下顎：AGCによる二重冠リジッドタイプのオーバーデンチャー。上顎：Co-Cr金属床の総義歯。インプラントによって臼歯部咬合支持を獲得し、さらに二重冠デンチャーにすることによって咬合時の前歯部歯根膜感覚を間接化し、後ろ咬みを達成する。

図10 - 23　（症例提供：埼玉県開業の神山剛史先生、佐野和也技工士（(株)サヤカ）のご厚意による）。

3 無歯顎症例における上顎フラビーガムの臨床

　フラビーガムに対する義歯成功の戦略は3つのステージに分けられる。義歯製作期、完成義歯を利用した1年ほどの長い治療期間、そして、フラビーガム治癒後の定期的咬合調整である。
　治療目標は前咬み癖をなくし、大臼歯部の後ろ咬みを達成することである。それによって、フラビーガム部の炎症は消退し、軟らかなフラビーガムを線維性の組織に変化させる。そして、その状態を長期にわたって維持させる。

1st stage　義歯製作期

↓

2nd stage　フラビーガム治療期

↓

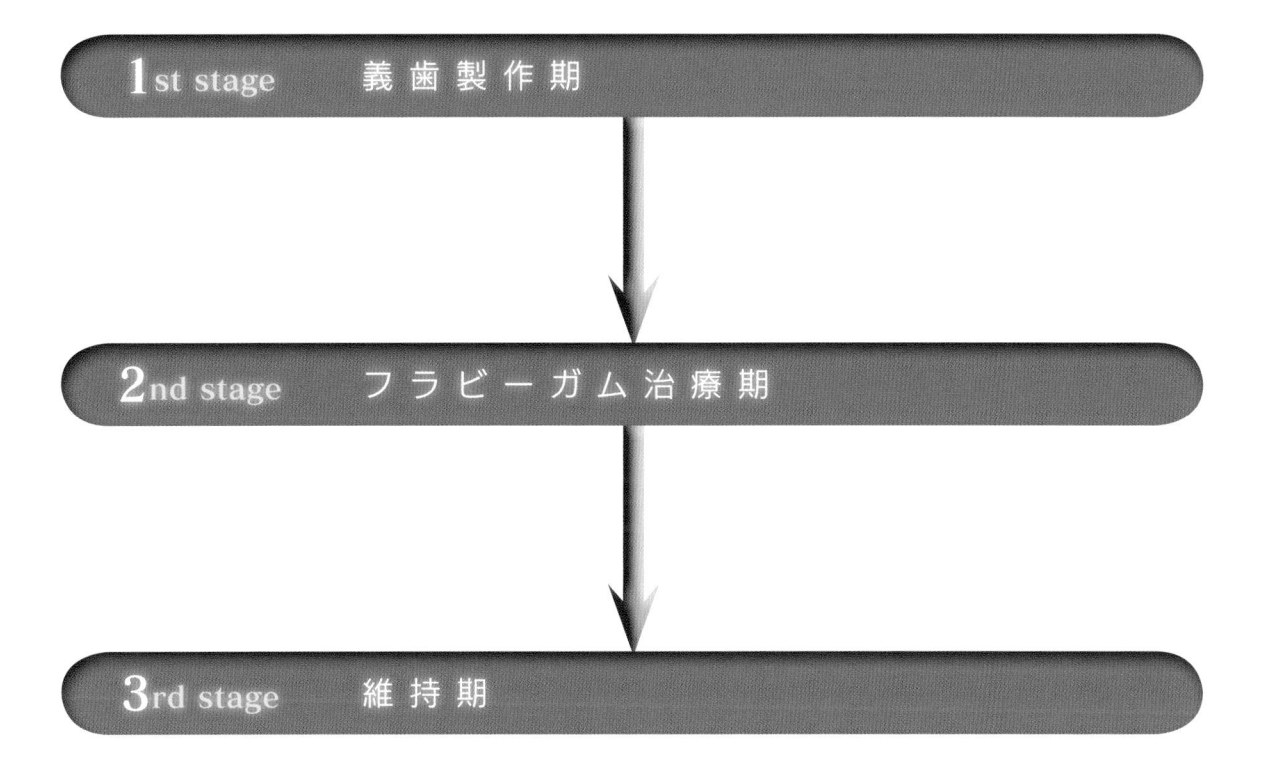

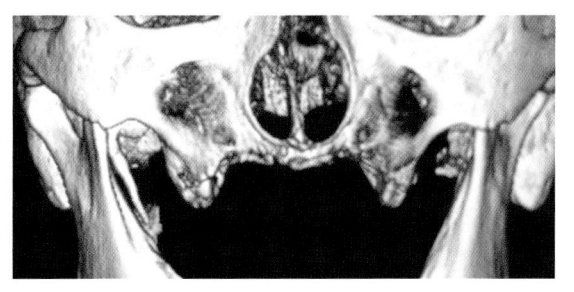

3rd stage　維持期

図10-24　MRIによる顎堤の観察。上顎フラビーガム患者の上顎前歯部には、顎堤骨がほとんど残っていない。

1st stage　義歯製作期

| 1st stage | フラビーガム印象、技工のキーポイント |

①上顎前歯部の各個トレー辺縁部を厚く作る。そしてフラビーガム部を後方に押し、前方に折れ曲がったフラビーガムを立ち上げながら無圧に印象する（図10 - 25a、b）。

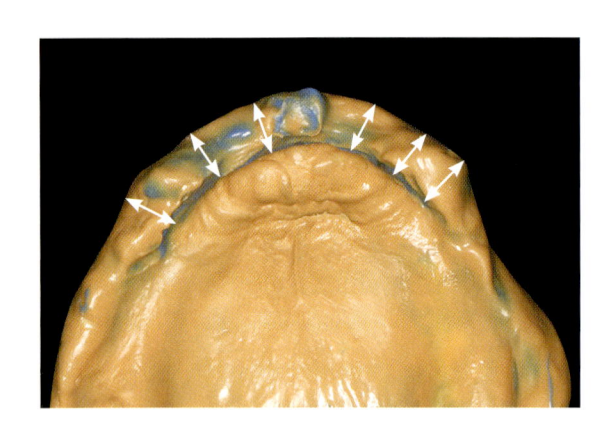

図10 - 25a　フラビーガム印象のキーポイント①
　唇側辺縁部の厚みを印象によって確保する。口輪筋によって義歯を保持すると同時に、鼻下骨部を利用して義歯を支えることが可能となる。また、フラビーガム部を無圧に印象することで咬合時の機械的刺激からフラビーガム部の変形が避けられ、上顎義歯の前上方移動も防げる。

②咬合時に口蓋部の硬い組織にも力が加わるように、後方咬合支持域の拡大を目的に硬口蓋部に弾性裏装材を使用する（図10 - 25）。

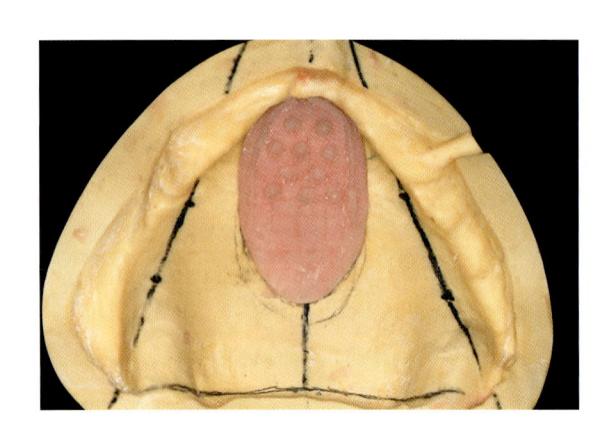

図10 - 25b　フラビーガム技工のキーポイント②
　正中口蓋部に軟性裏装材を使用し、積極的に耐圧領域を拡大する。これによって、大臼歯部での咬合支持域が拡大し、臼歯部の後ろ咬みが獲得される（図はニッシン：フィジオライナー使用）。

③フラビーガム部への咬合圧による刺激を消退させるために、前歯部に大きなクリアランスを付与する（図10 - 26）。

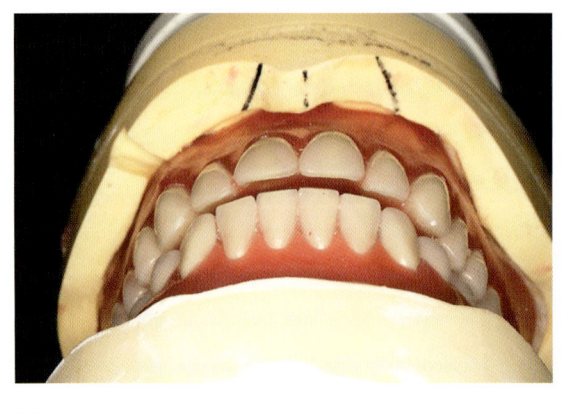

図10 - 26　フラビーガム技工のキーポイント③
　フラビーガムの炎症の消退によって、フラビーガム部の形態は、しだいに縮小していく。完全に炎症がなくなる約１年の治療期間中は上下顎前歯部に十分なクリアランスを付与して、フラビーガム部が咬合時の刺激の影響を受けないようにしておく必要がある。通常の義歯を製作する場合は、前歯部クリアランスをできるだけ少なくするが、このフラビーガムの治療に関してだけは例外である。治療期間中は、十分なクリアランスを与えることで前歯部では咬めなくし、その結果、臼歯部での後ろ咬みの習慣が定着する。

1st stage　フラビーガム印象テクニック（図10-27〜41）

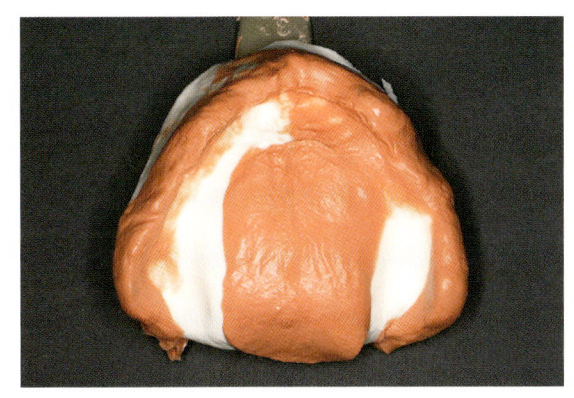

図10-27　BPSによる上顎概形印象。

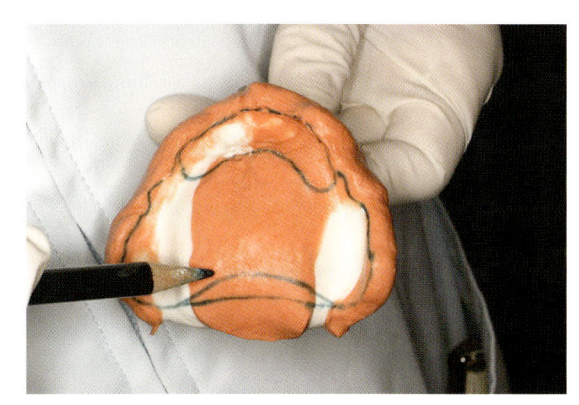

図10-28　各個トレーの設計線とフラビーガム領域の描記。

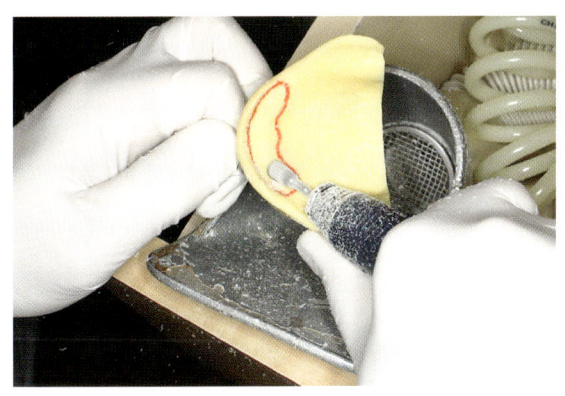

図10-29　フラビーガム領域を大きく削合する。

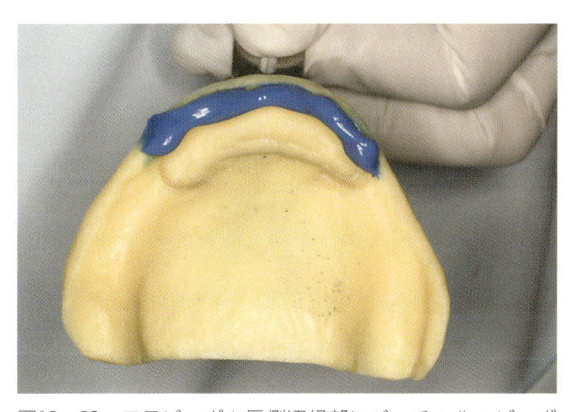

図10-30　フラビーガム唇側辺縁部にバーチャルヘビーボディタイプを盛る。

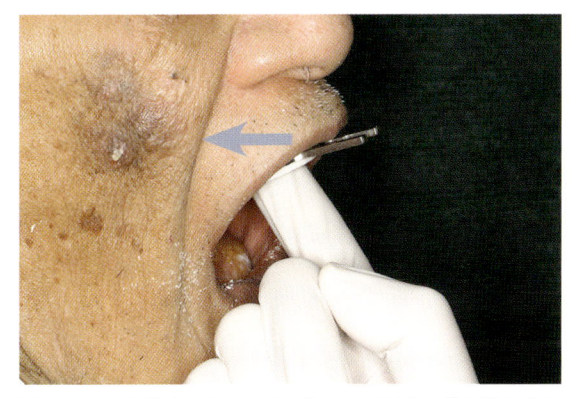

図10-31　上前方にトレーを圧し、フラビーガム部を後方へ立ち上がらせる。

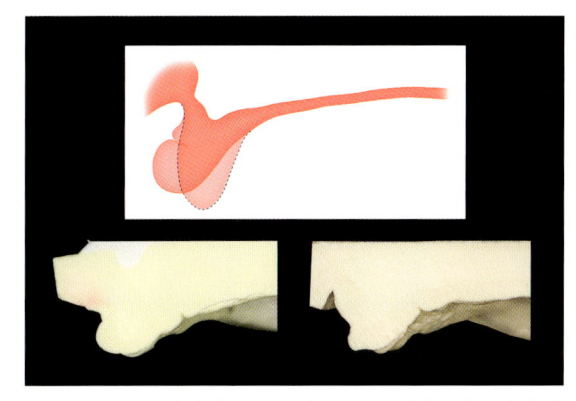

図10-32　左：印象前のフラビーガムの形態。右：印象後のフラビーガムの形態。折れ曲がったフラビーガムの形態が後方に押され修正されているのがわかる。

第10章　上顎難症例におけるBPS臨床

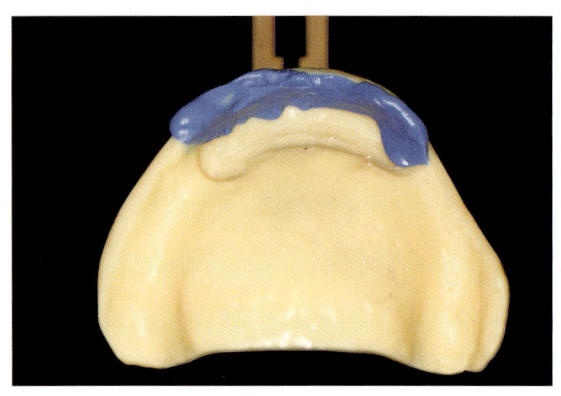

図10-33　フラビーガムを後方へ押し形態を修正する。

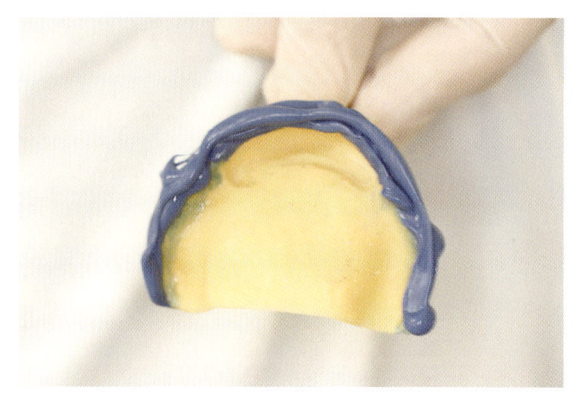

図10-34　バーチャルヘビーボディタイプを頰唇側に盛る。

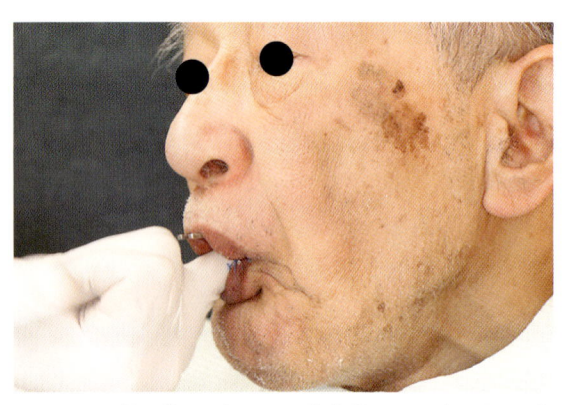

図10-35　軽く指を吸わせる。前歯部フランジに厚みを作るために決して強く吸わせないことが重要。

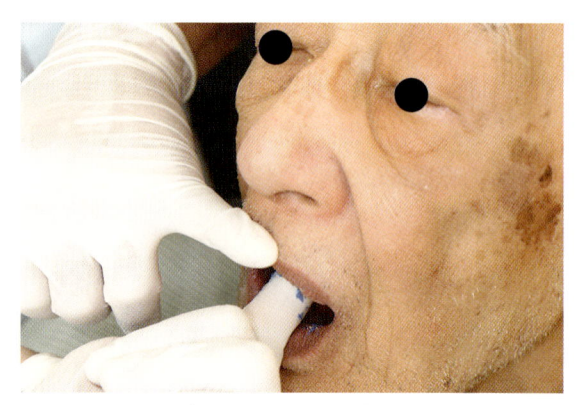

図10-36　口唇を軽くなで下ろす程度でよい。口唇を強く下方へ引かないことが辺縁部に印象の厚みをつくるコツ。

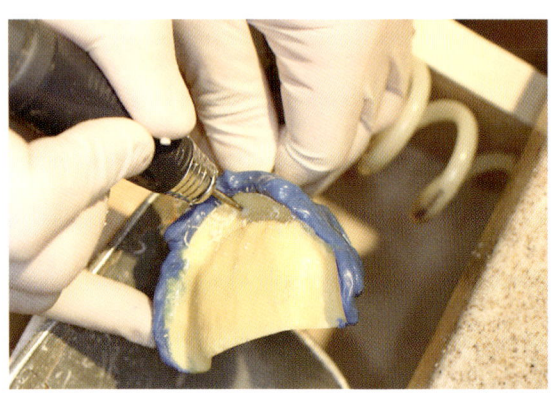

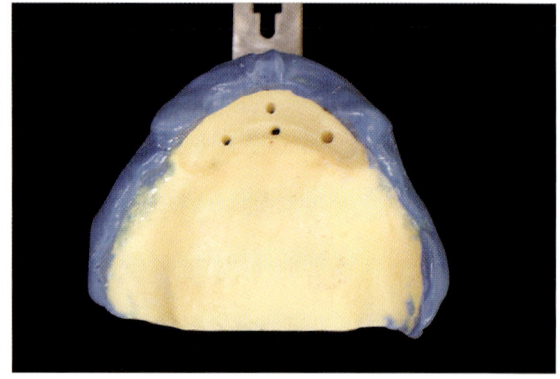

図10-37a、b　シリコンによる一次印象終了後、重度なフラビーガムの場合は、フラビーガム部のトレーレジンの削除を行う。中等度であれば、直径3mmのラウンドバーで数個の穴を開ける。

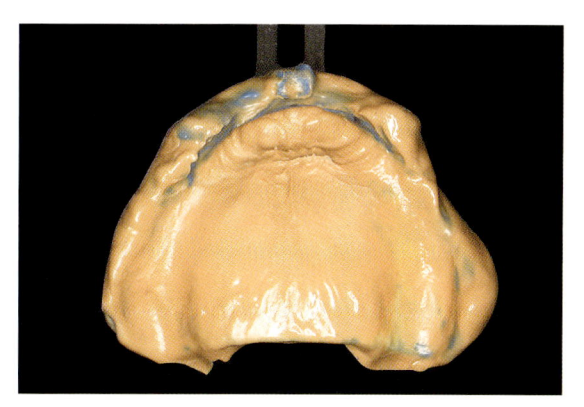

図10-38 バーチャルライトボディによる精密印象時にも、患者が過度に口唇や頬を動かさないように注意する。

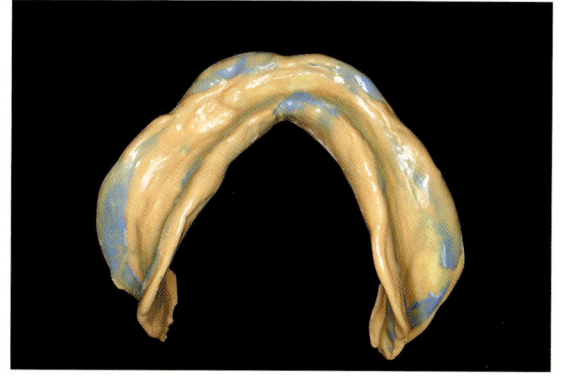

図10-39 続いてBPSの通法に従い下顎精密印象。下顎総義歯吸着の基本印象時の5つの動作を行わせる。

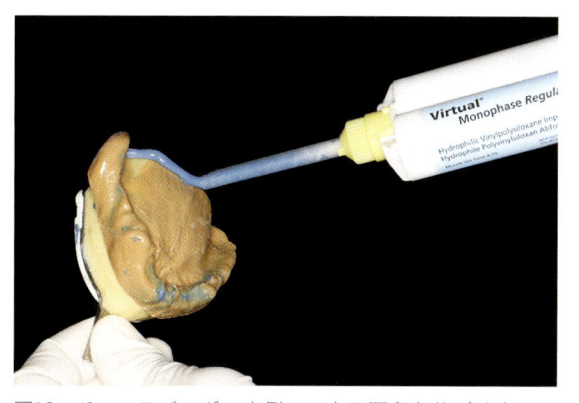

図10-40 フラビーガム症例は、上下顎印象体が咬合すると、上顎印象体がわずかに前上方へ移動し、後縁封鎖が甘くなる傾向が見られるので、最後にバーチャルライトボディ、あるいはモノフェーズを使って後縁封鎖(機能的ポストダムの形式)を完成させる。

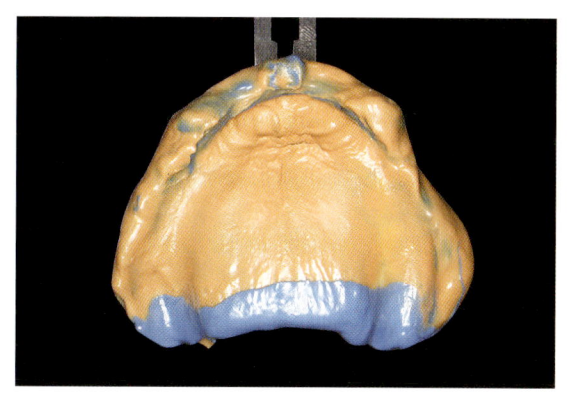

図10-41 機能的ポストダム形成後の上顎フラビーガム印象体。

　上顎義歯の安定を優先した人工歯排列法を選択する、小臼歯部を歯槽頂寄りに排列して義歯の転覆を防ぐ場合や上顎小臼歯頬側咬頭内斜面の外側1/3を削出して上顎義歯に加わる側方運動時の側方圧をできるだけ少なくする場合もある(図10-42)[77,78]。そして、意図的に上下前歯部に大きなクリアランスを設けたバランスドオクルージョンを付与して義歯を完成させる(図10-43)。

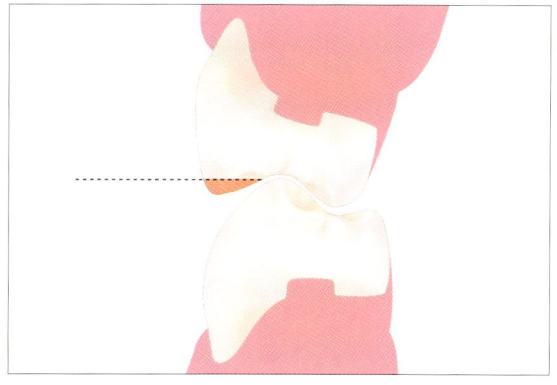

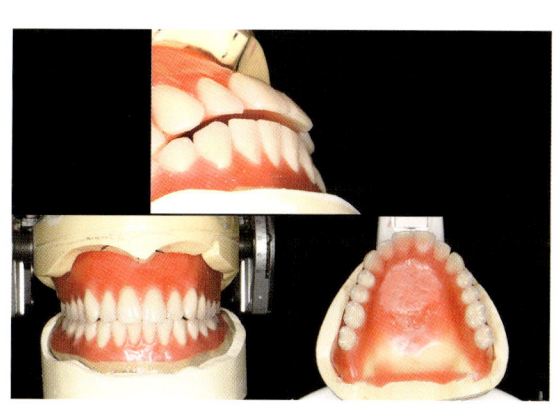

図10-42

図10-43 意図的に付与する大きな前歯部クリアランス。

第10章 上顎難症例におけるBPS臨床

PART 4

269

2nd stage　フラビーガム治療期

　約1年ほどかかって下顎義歯が、付与した前歯部クリアランスを減らしながら移動してくるので、2ヵ月に1回クリアランス量を保つように咬合調整を行い、前歯部顎堤の負担を減らす(図10-44)。この間に後ろ咬みが定着し、時間の経過とともにフラビーガムの炎症が消退していく。治療期間中の義歯の移動は、カウンタークロックワイズローテーションを伴った下顎体の前上方への移動(反時計回りの回転移動)である。

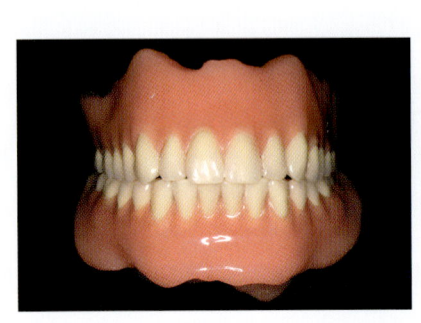

下顎の義歯が、完成義歯に付与したクリアランスを減らすように移動してくるので、その間の咬合調整を定期的に行う。

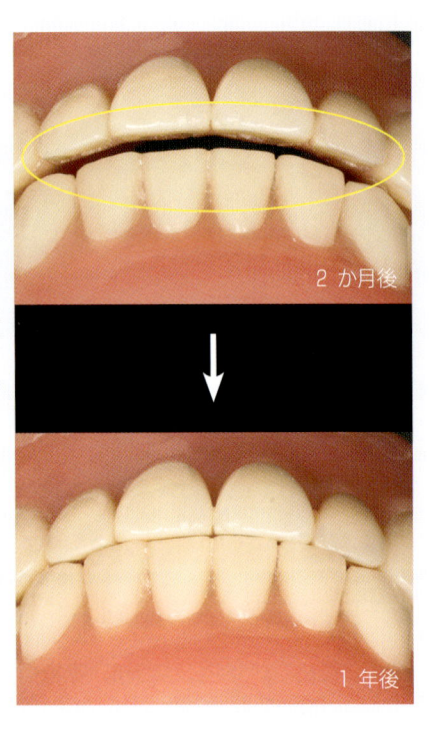

2か月後

1年後

図10-44

3rd stage 維持期

　　フラビーガム部の炎症がなくなると腫れ上がった歯肉組織は縮まり、健康な顎堤に変化する（図10 - 45）。その後は通常の義歯として使用可能となる。しかし、工学的見地からみても、上顎前歯部が吸収した側方観、いわゆる「前開き型」の顎堤に対し、垂直に機能圧を加える人工歯の排列法は存在しない（図10 - 46）。つまり、上顎義歯が前上方に向かう突き上げ力を完全になくすことは不可能である。6か月ごとの定期的来院にて下顎前歯の切端部、あるいは上顎前歯舌側面の削合調整を繰り返すことによって、下顎義歯による上顎義歯の突き上げを減らし、フラビーガムの再発を予防していくことが患者が快適な生活を営むうえで重要である。また、弾性裏装材の劣化が大きな問題であるため、現在は腐食性の少ない顎補綴用レジンのパレートレジン（ジーシー）を使用している。弾性は次第に失われるものの、菌類の繁殖がきわめて少ないのが利点である。この材料の弾性がゆっくりと失われていく点に関して、これまで患者サイドで大きな問題は生じていない（図10 - 47）。

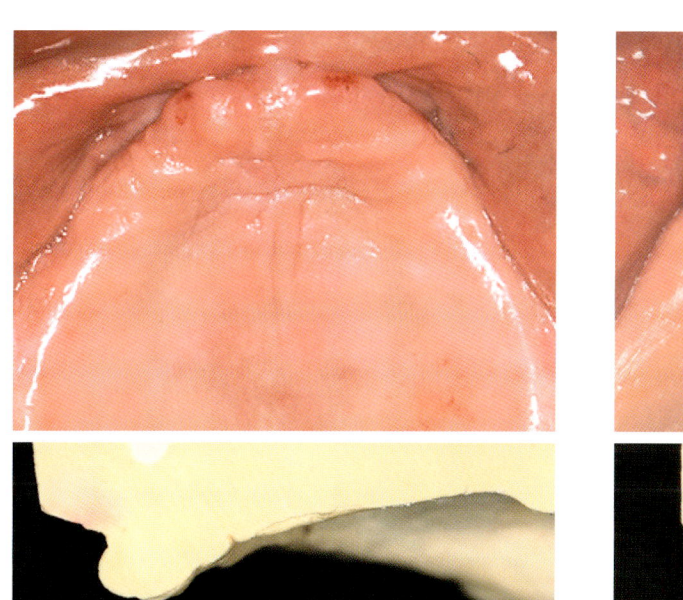

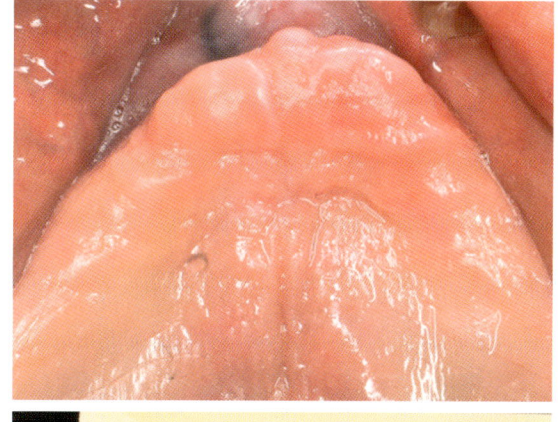

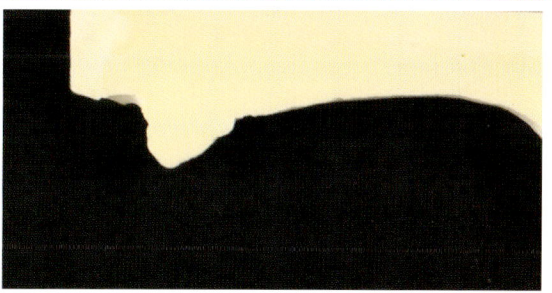

初診　　　　　　　　　　　　　　　3年後

図10 - 45　初診から3年後のフラビーガム部の比較。フラビーガムが縮小し、炎症も消退した。患者は、上顎が落下することなく快適な生活を営んでいる。

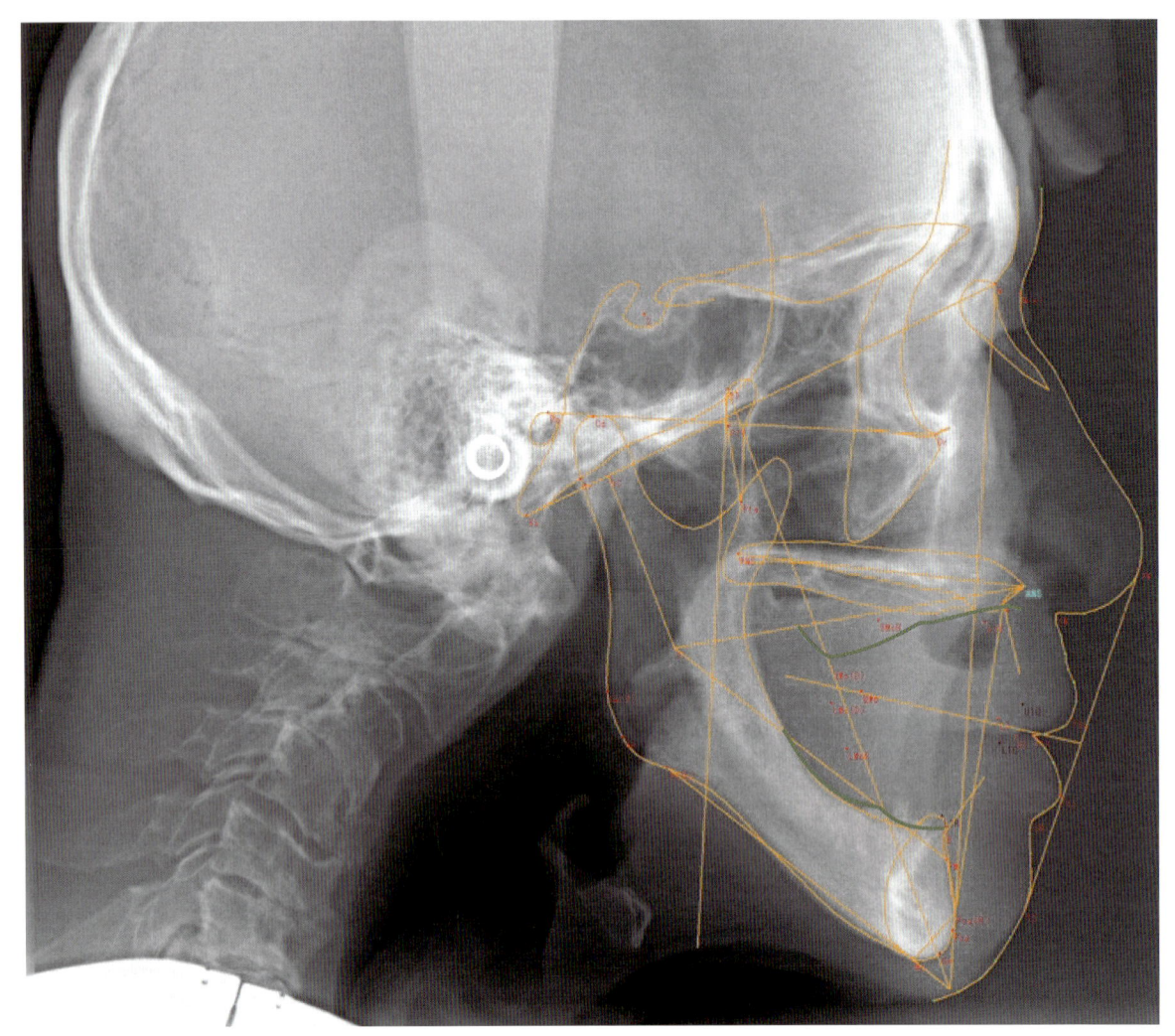

図10-46　工学的な見地から、上顎顎堤に力が垂直に加わる人工歯排列は不可能である。

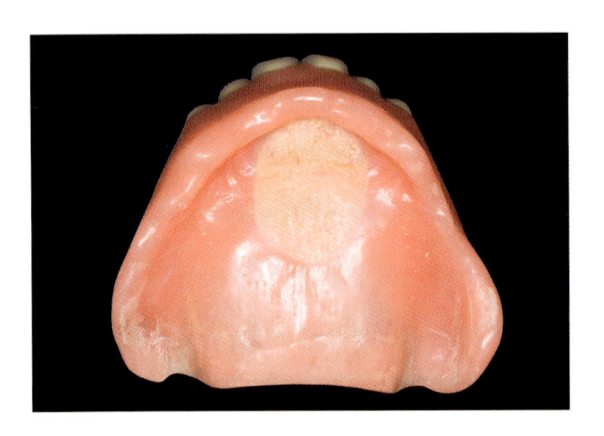

図10-47　弾性裏装材の劣化。

小括

　炎症性のフラビーガムを健康な組織に改善するための治療は、両側大臼歯部の後ろ咬みを達成することを第一目標に行わなければならない。印象テクニックや技工の工夫、そして、治療中に起きる下顎位の変化や義歯の移動は、フラビーガムが治癒するために不可欠な要素であって、それ自体が目標ではない。

PART 5

BPSによる審美症例への対応

PART 5

第11章 患者が輝くBPSの審美症例 … 275

1. 今こそ求められる総義歯の審美 … 276
2. SRフォナレス：Phonaresを用いた審美 … 279
3. SRフォナレスとGingival Chatacterizationによる審美 … 280

PART 5

第11章
患者が輝く
BPSの審美症例

1 今こそ求められる総義歯の審美

1-1 患者の要求に応じた審美提供

　近年、総義歯の人工歯排列に個性を求めるばかりでなく、残存天然歯に近い歯の色やリアルな歯肉色などの高い審美を求める患者が増加している。これまでの高齢者は平均的な歯列や歯の色を要求することが多く、個性的な歯列にすることは稀であった。しかし、現代の元気な年輩者、いわゆるアクティブシニアと呼ばれる人々は個性を主張し、それを義歯で表現してほしいと訴えるようになった。

　義歯を天然歯のように見せる、義歯に男性的あるいは女性的な表現、時には高級感を漂わせてほしいなどの、これまでにはなかった審美の要求の高まりである。患者の期待に応じた総義歯の審美を再考し、それを実施すべき時期が到来したと実感する。

1-2 審美を評価する

年をとってもいつまでも美しくありたいものである。顔に指標を設け分析してみることで、美しさを科学的に理解できる[79]。

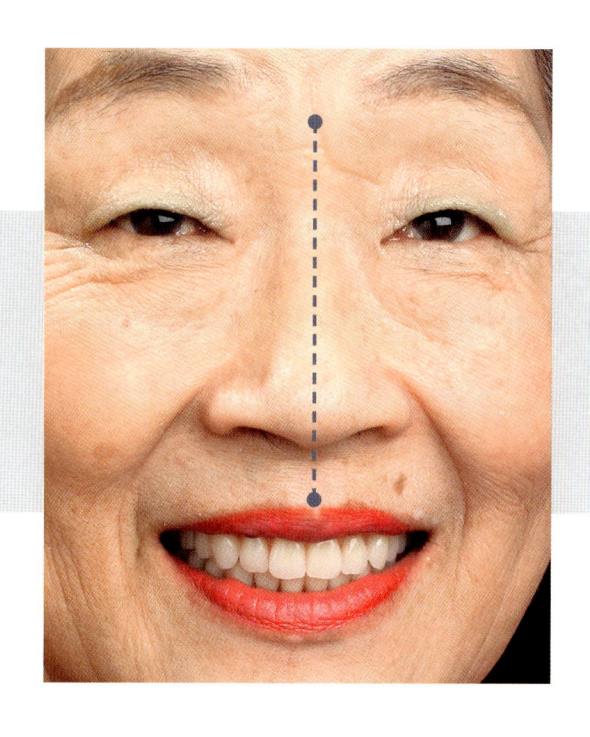

1）眉の左右中間点と上口唇の中を結ぶ

図11-1　目、鼻、口唇、上顎前歯の正中がそろってシンメトリーになっていると美しく見える

2）左右口角部と上唇の最下点を結ぶ

図11-2　V字形を示すケースは美しく見える。

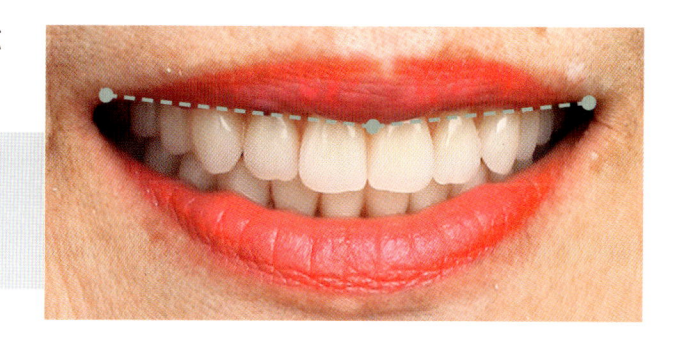

3）下口唇のラインと上顎歯列ライン

図11-3　下口唇と上顎前歯のアーチが平行関係にあると美しく見える。

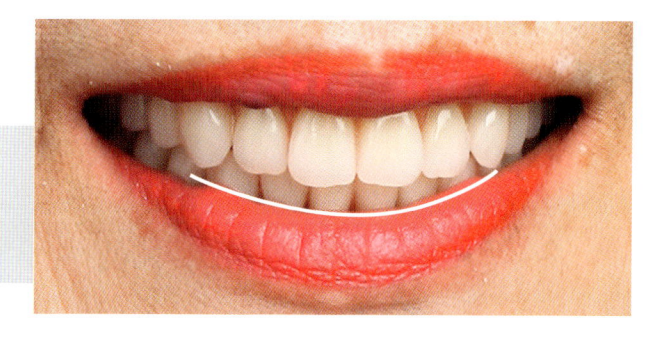

4）黄金比　Golden Propotion 1：1.618

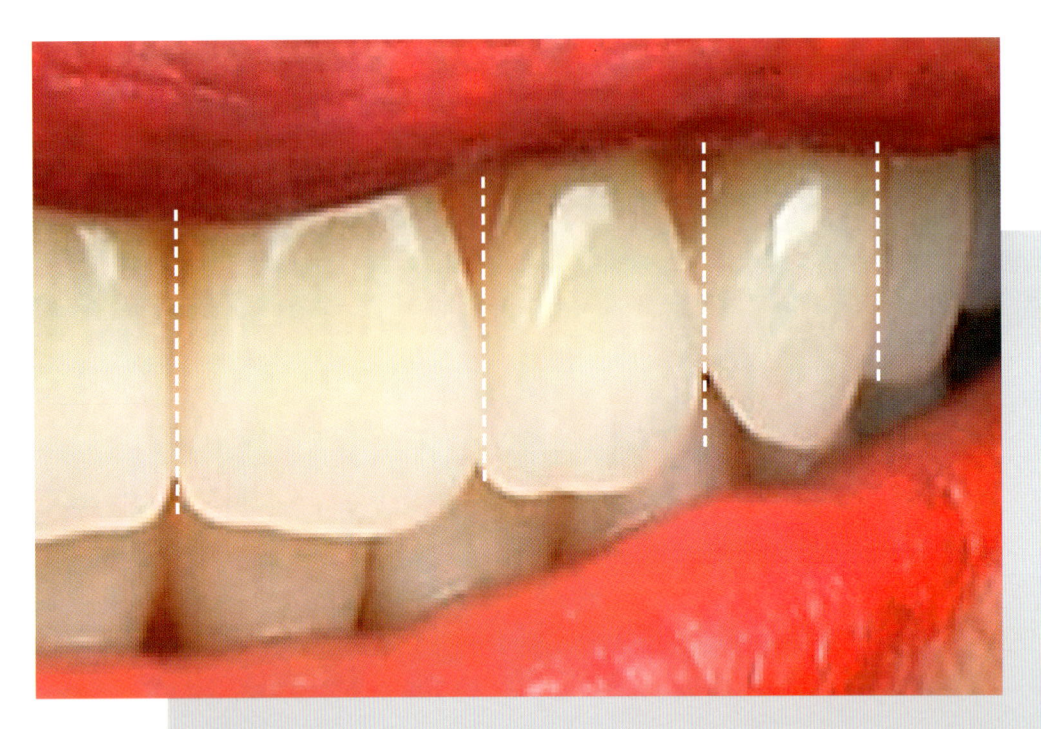

図11 - 4　BC5世紀、ギリシャにて発見された。ルネサンス期には「神聖比例」とも言われ、構図・建築に採用された。自然界の貝殻の渦、細胞の成長にも見られ、上顎前歯の幅径もこの黄金比に則ると美しく見える。

5）美しさに男女の差はない

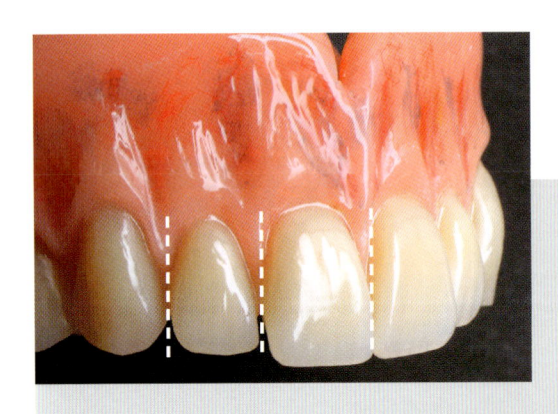

図11 - 5a　黄金比。
図11 - 5b　1）〜4）を用いて分析すると素敵な男性に見える理由も、女性の場合とまったく同じである。

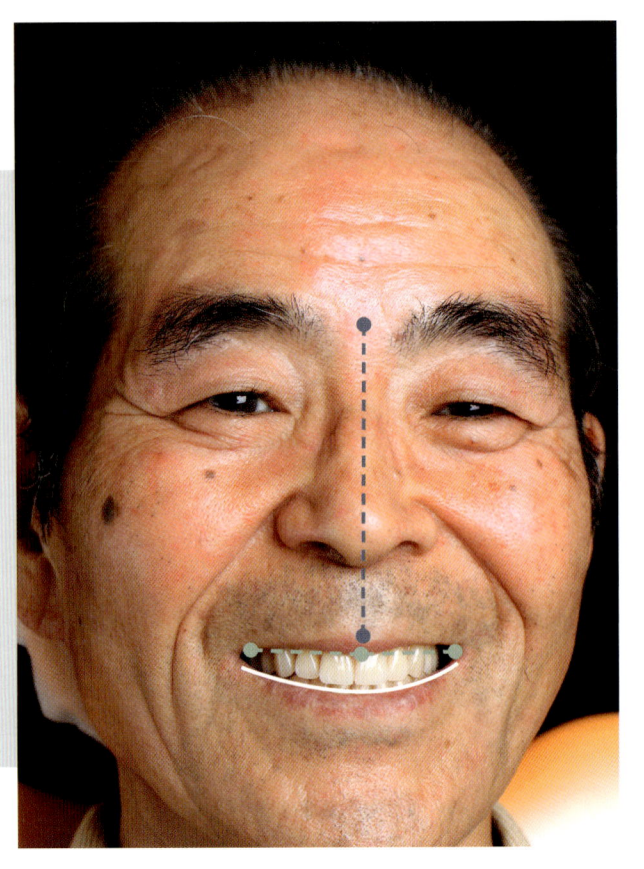

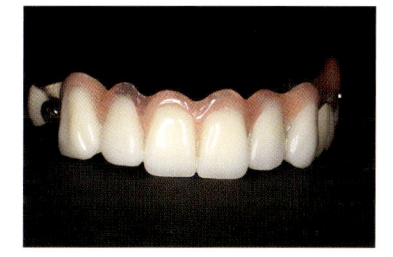

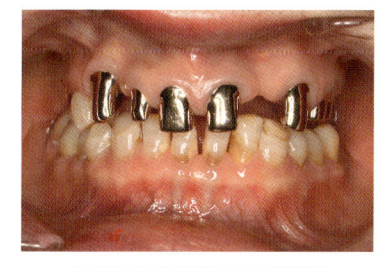

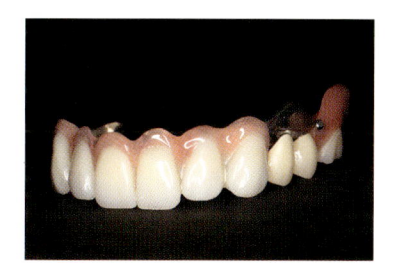

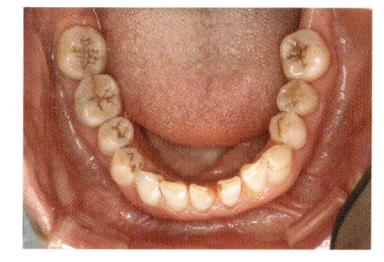

Esthetic in removable denture

2 SRフォナレス：Phonares を用いた審美

2-1 BPS パーシャルデンチャーへの応用

　残存歯の予後が不安な場合、各歯に加わる負担を全体で補い審美を充実するために装着したリジッドタイプのパーシャルデンチャー。ハイブリッドタイプのコンポジットによる義歯に比べ、SRフォナレスの人工歯を使った義歯は艶が失われず、長期にわたって審美が維持できる（図11-6）。また、将来、どの支台歯が失われても、喪失歯のAGCクラウン内部をレジンで埋めれば、簡単に修理ができることもこの義歯の大きな利点である。

■製作過程：テーパー2°の内冠装着■

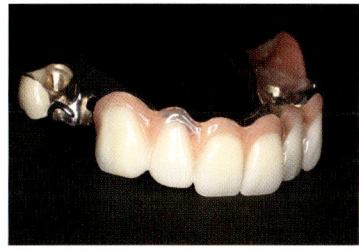

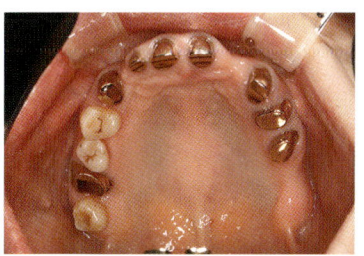

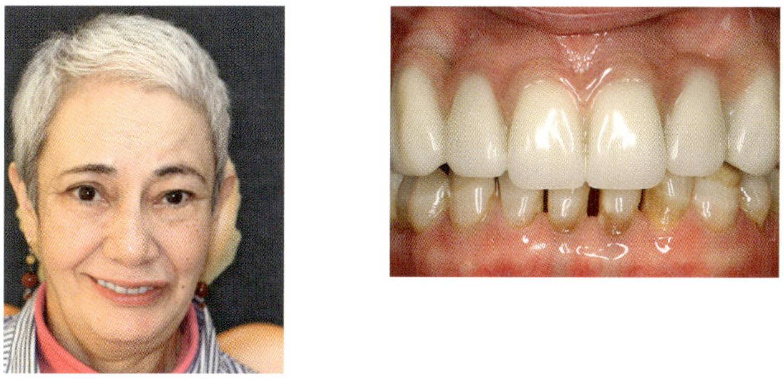

図11-6a〜h　生活歯を治療することなく失活歯のみを支台とするAGCクラウンを用いた可撤性義歯。

3 SRフォナレスとGingival Characterizationによる審美

3-1 Gingival Characterization ジンジバル・キャラクタライゼーション（カンデュラー社製品を使用）

　笑ってもほとんど見えない歯肉に、なぜこれほどリアルな自然歯肉の再現が必要なのであろうか。これは誰もが抱く疑問である。著者も術者側が高額な治療請求を要求する手段の一つのようにも思えた時期があった。

　しかし、この義歯を装着した患者の意見は、「手をかけて作ってくれた義歯を身につけている感じがする」「高級感があり、大切にしたい気持ちになる」である。上等の背広や素敵な洋服を着ると気持ちも引き締まる、その気持ちが理解できるのであれば、その要求に応じて義歯を作る技術は持ち合わせておくべきであろう。歯科医師と歯科技工士が持つ技術は患者のために大いに発揮し、活用されるべきである。ジンジバルキャラクタライゼーションは天然に近い歯肉色を与える場合と、歯科技工士が患者個々の持つ雰囲気に合わせて自由に付与する場合がある。これを義歯に対するおしゃれの一つと考えれば、ルイ・ヴィトンやシャネルのようにさまざまなものがあってもかまわないと考えている。キャラクタライゼーションを確実に成功させるには、自分の思い描く患者のイメージに合わせて一度テストピースを作る方法がよい。以下に（キャラクター別）キャラクタライゼーションの手順の実例を提示する（図11 - 7〜15）。

■テストピースを用いたキャラクタライゼーションテクニックの手順■

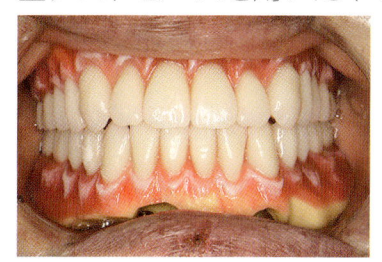

図11-7　ワックスデンチャーの試適。

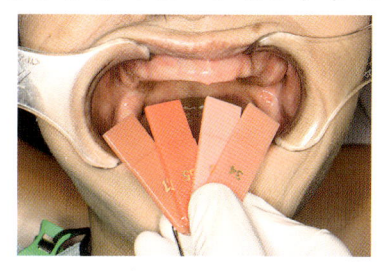

図11-8　ガムシェードテイキング（シングルデンチャー、パーシャルデンチャーでは特に必要）。

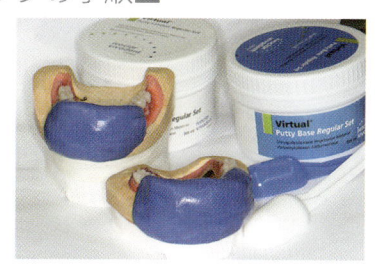

図11-9　パテタイプのシリコンをワックスデンチャーに圧接し、主に前歯部のテストピース用の型を起こす。

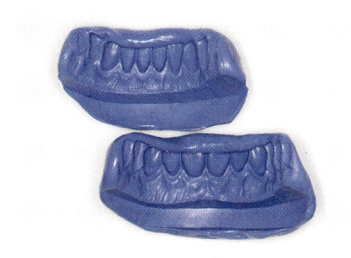

図11-10　ワックスデンチャーから起こしたテスト用シリコン。

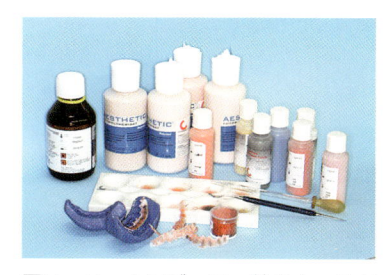

図11-11　カンデュラー社のキャラクタライゼーション用キット。

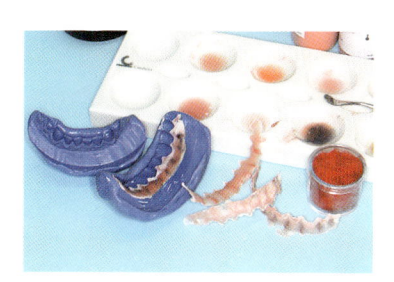

図11-12　患者のイメージあるいはガムシェードテイキングした写真を基にカラーリングの調整といくつかのテストピースを製作する。

図11-13　流ロウ後、分離材を塗布。テストピースを参考にフラスコ内に直接カラーリングレジンを筆、あるいはスパチュラ等で築盛する。

図11-14　必要に応じて何層かに分けてカラーリングレジン、ファイバーのレイヤーリングを行う。

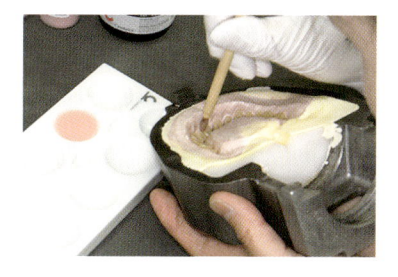

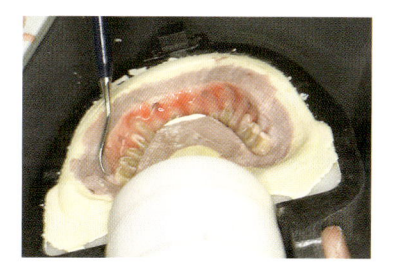

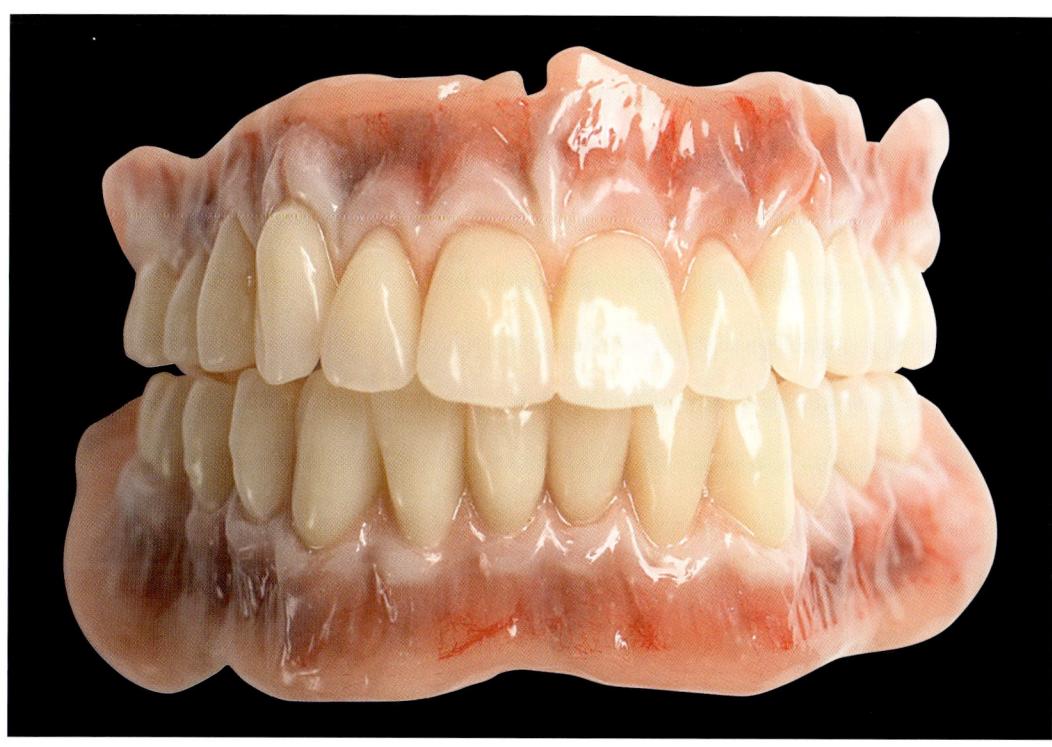

図11-15　レジン重合後の完成。

3-2 患者のキャラクター別の審美表現

1 【女性の品と気高さ】を表現　71歳女性、上下無歯顎ケース

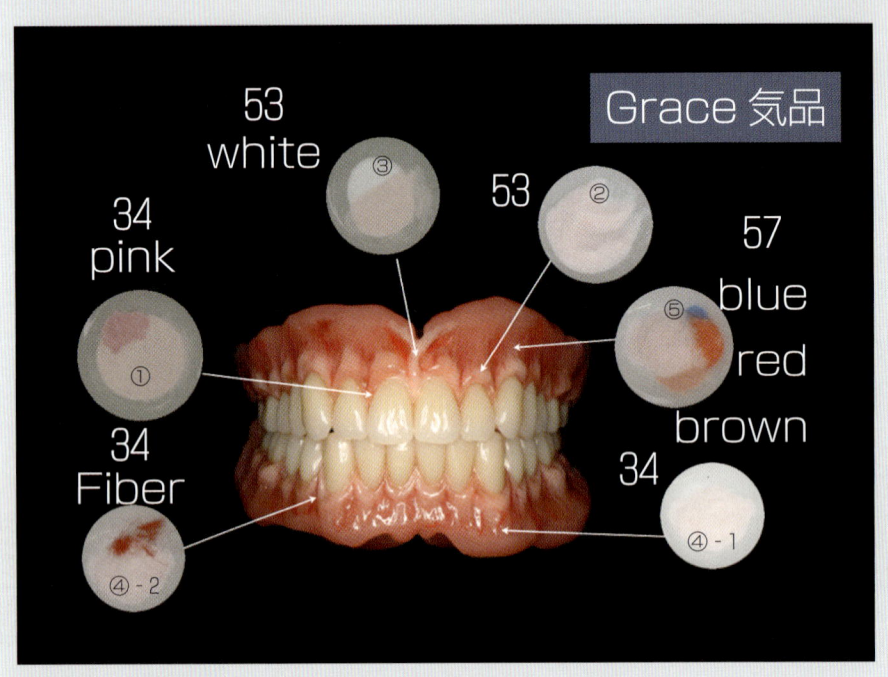

図11-16a　本ケースに対するキャラクタライゼーション。

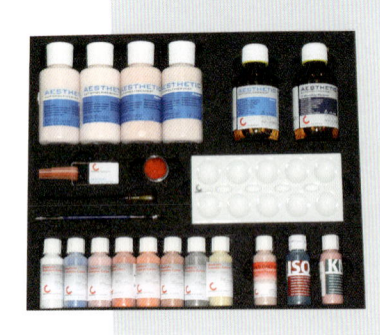

図11-16b　キャラクタライズの手順とレシピ（カンデュラー社エステティックコールドキュアーカラーセット使用）。

Grace 気品の表現として、

①遊離歯肉部分：透明感のある No.34のベースカラーレジンにわずかに赤みを加えるためピンクのインテンシブカラーを使用。人工歯頸部を取り囲むように薄く構築する必要があるので、モノマーを多めにしてスッと流れ込んでいくようにする。

②付着歯肉部分：歯槽骨と密接に付着している線維性組織の多い歯槽豊隆部分をNo.53の白味の強いベースカラーレジンで表現。

③上唇小帯部分：上唇小帯を際立たせるために、白味の強いNo.53のベースカラーレジンにホワイトのインテンシブカラーを加えて築盛。

④歯槽粘膜部分：毛細血管がある歯槽粘膜部分は、血管色のファイバーが義歯表面に出てこないようにするために2回に分けて築盛する。

　④-1 表面に透明感のある No.34のベースカラーレジンを築盛。

　④-2 次にその内側にNo.34のベースカラーレジンにファイバーを混ぜて築盛する。毛細血管のリアル感が出るようにインスルメント等でファイバーの走行方向を調整する。

⑤メラニン色素や静脈色の表現：歯肉に見られるメラニン色素や内部の静脈色をダークな No.57のベースカラーレジンにブルー・レッド・ブラウンなどのインテンシブカラーを入れて表現する。

ラボからの Technical Comment

社会性の高いライフスタイルを送っている患者である。人の前に立つ事も多くプライドのある気品と美しさを義歯に持たせるように心がけた。明るいピンクのインテンシブカラーと透明色の強い34番のベースとファイバーの組み合わせによるノーブルな表現にした。

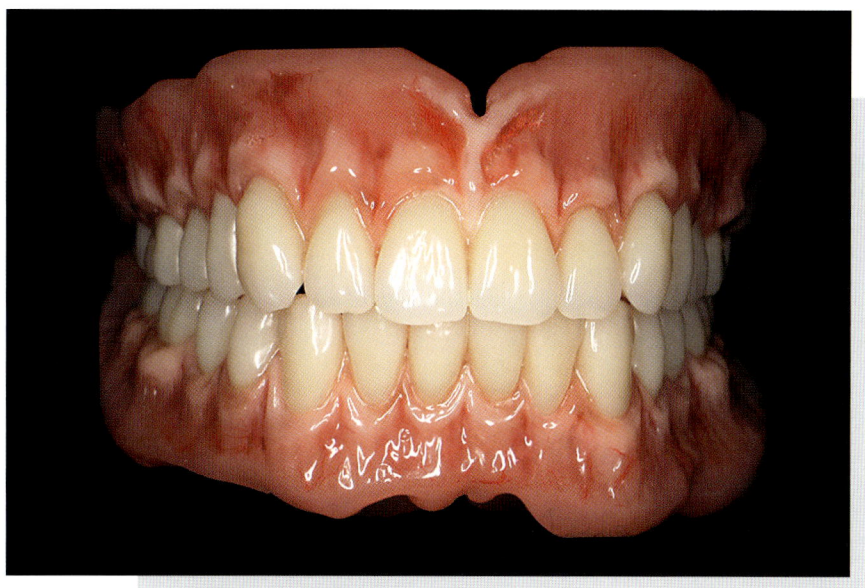

図11-16b　SRフォナレスNHC使用。
上顎前歯：A3、S71（ソフトタイプ）。下顎前歯：A3、L51。上顎臼歯：A3、LU3（リンガライズ）。下顎臼歯：A3、LL3（リンガライズ）。

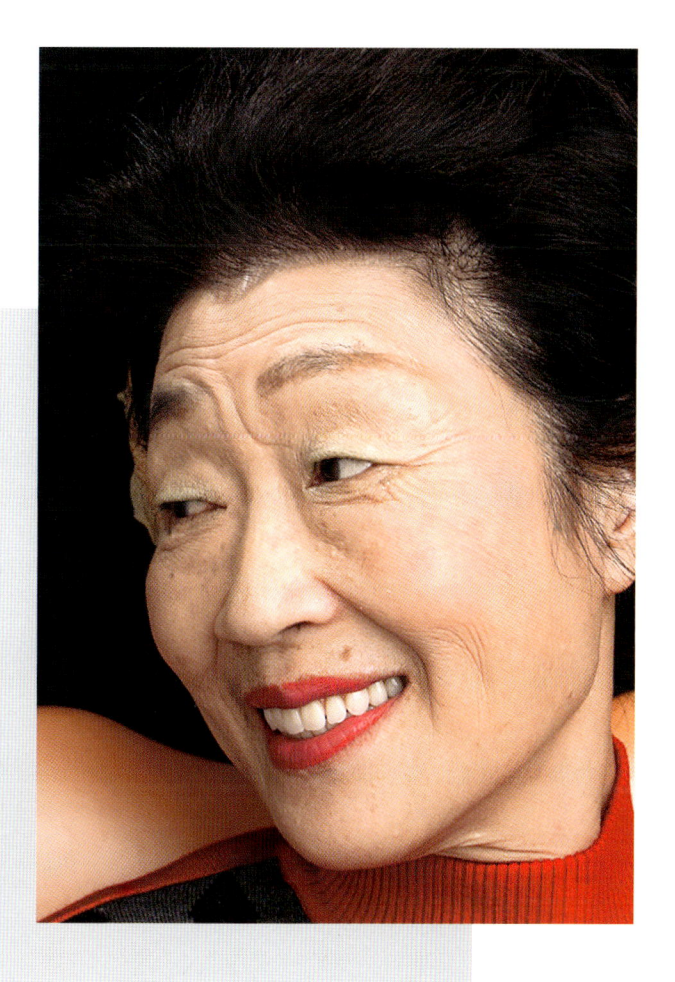

図11-16c

② 【女性の優しさ】を表現 77歳女性、上下無歯顎ケース

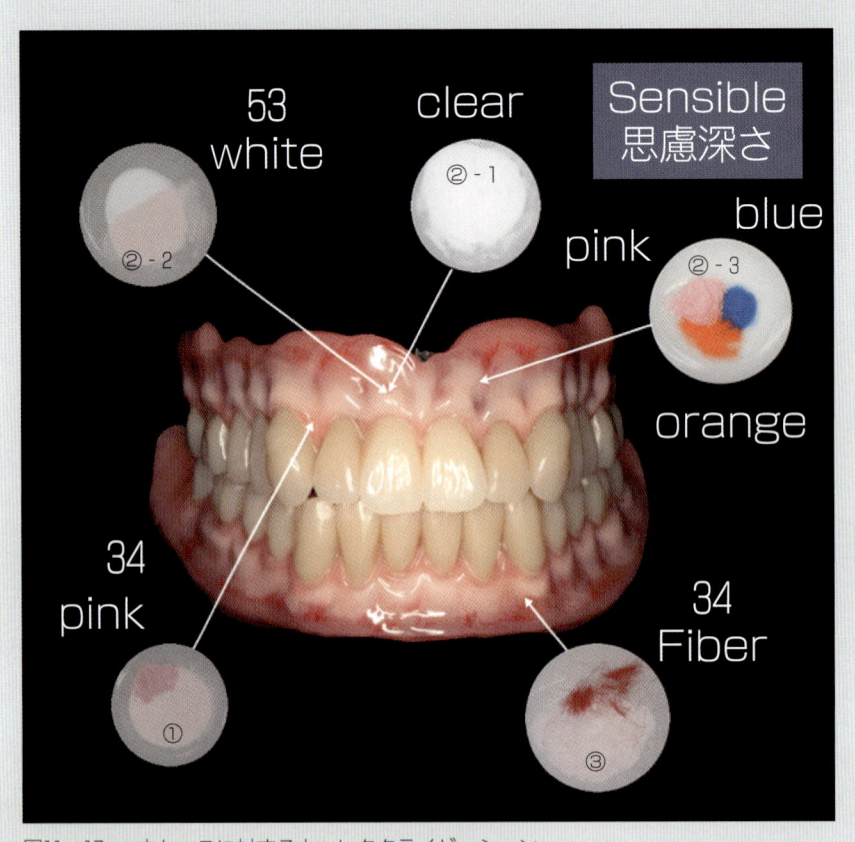

図11-17a　本ケースに対するキャレクタライゼーション。
Sensible 思慮深さの表現として

① 遊離歯肉部分：透明感のあるNo.34のベースカラーと赤みを増すためにピンクのインテンシブルカラーを使用。人工歯歯頸部と歯間乳頭部を薄く取り囲むように築盛。
② 付着歯肉部：全体的に透明感のある乳白色を強調した義歯に仕上げその中に複雑な色合いが出るようにするために歯槽豊隆部は3層に分けて内側から築盛。
　② -1 透明感を出すために全体的にクリアー（カンディラー社）のレジンを筆を使い薄く築盛する。
　② -2 歯槽豊隆部全体にNo.53のベースカラーレジンにホワイトのインテンシブルカラーを加えて豊隆の強弱を考えながら築盛する。
　② -3 歯槽豊隆部から歯槽粘膜部に向かってNo.53・No.34のベースカラーにそれぞれピンク・ブルー・オレンジのインテンシブカラーを用いて築盛。
③ 歯槽粘膜部：No.34のベースカラーにファイバーを用いて毛細血管を表現。

ラボからの Technical Comment

優しく控えめな中にも知性を感じさせる患者である。表面に透明感を出すために clear と No.53のレジンと white のインテンシブカラーを多く用い、内側に Blue や Orange・Pink を入れる事により光の加減や角度によって微妙に色がでてくるようにした。

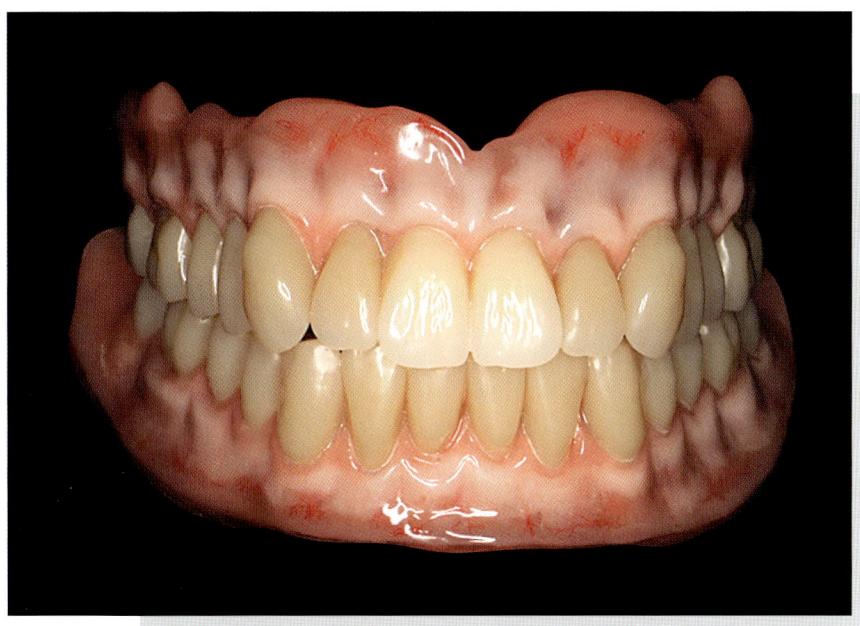

図11-17b　SRフォナレスNHC。上顎中切歯：A3、S71（ソフトタイプ）、上顎側切歯犬歯：A3.5、S71（ソフトタイプ）、下顎前歯：A3.5、L51、上顎臼歯：A3.5、LU3、下顎臼歯：A3.5、LL3。

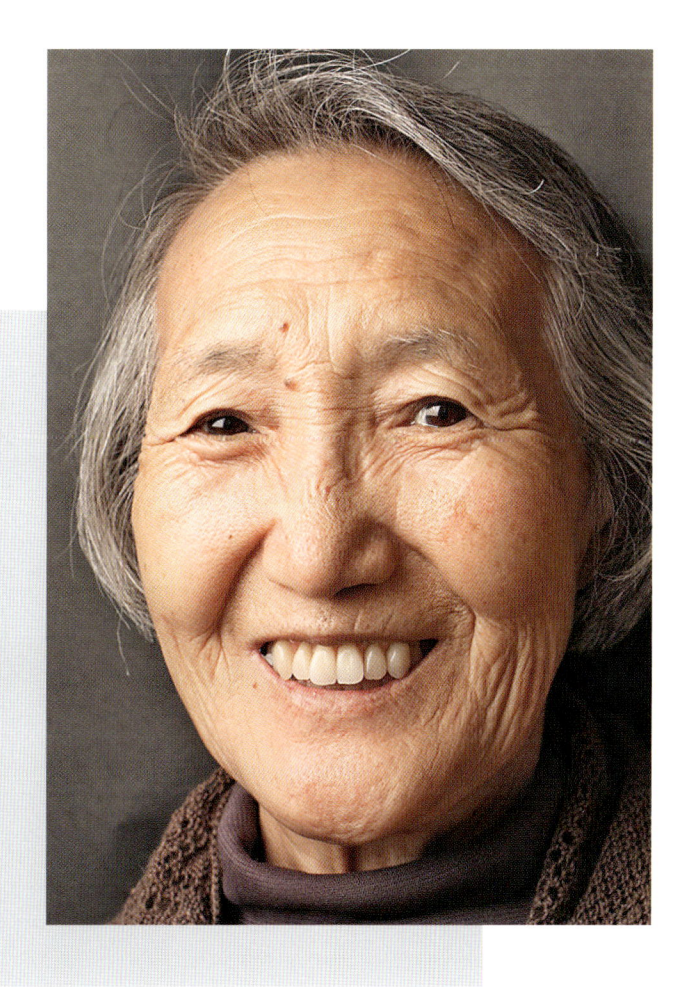

図11-17

第11章　患者が輝くBPSの審美症例

3 【上顎シングルデンチャーの機能回復と天然歯とのカラーマッチング】
63歳女性　主訴：上顎義歯を下顎の天然歯の色に合わせて作ってほしい。

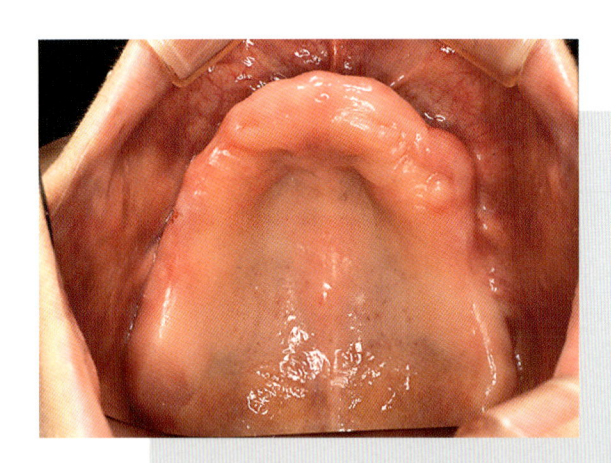

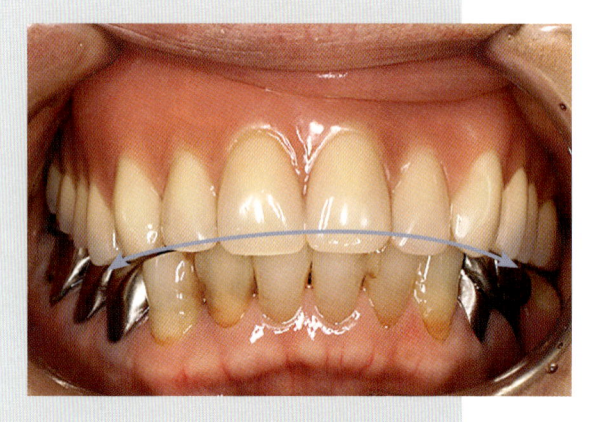

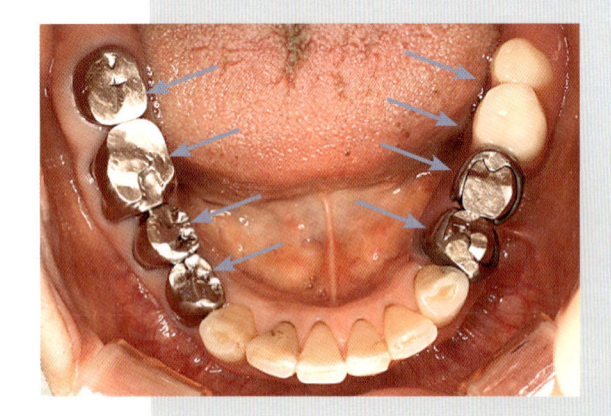

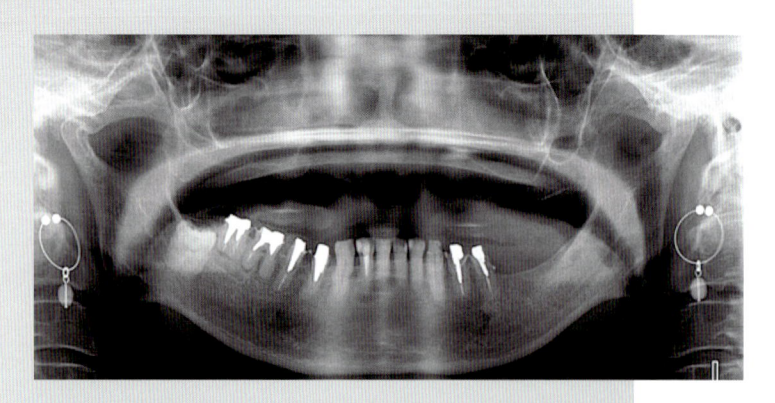

図11-18a〜d　脳梗塞の既往あり。咬合平面はアンチモンソンカーブになっている。下顎にはブラキシズムによる著しい全部鋳造冠の咬耗が観察される。

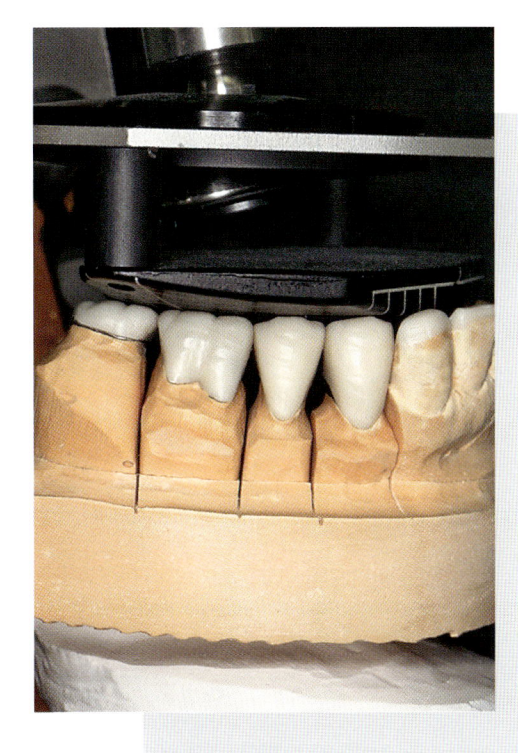

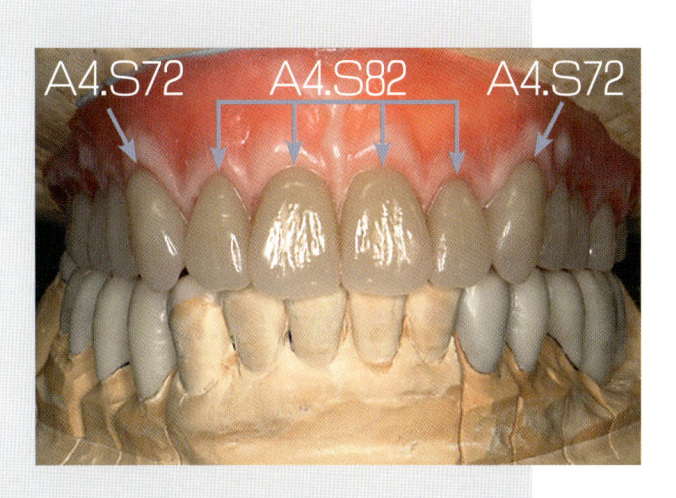

図11‐18e、f 上顎は、下顎天然歯の色に合わせてシェード A4 の SR フォナレスを使用。サイズと形態は 2+2 は S82 のソフトタイプ 3|3 は S72 のソフトタイプ、臼歯部はリンガライズド用の LU5 を使用。下顎は、脳梗塞の既往により麻酔が使えないことから、失活歯のみをメタルセラミックス陶材冠にて製作。ワックスデンチャーには、5色の歯肉ワックスを用いて完成義歯のジンジバルキャラクタライゼーションのイメージを作り上げた。

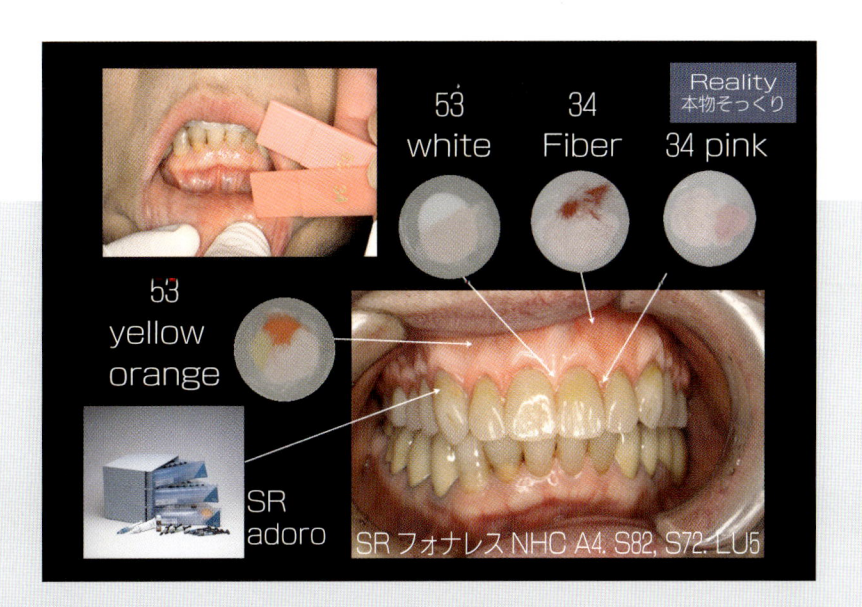

図11‐18g ガムシェードテイキングによりカラーリングレジンの色を選択し、下顎の天然歯色とさらなるカラーマッチングのため人工歯唇面は SR アドーロ：SR-Adoro にてトゥースカラーリング（Tooth Coloring）を行った。

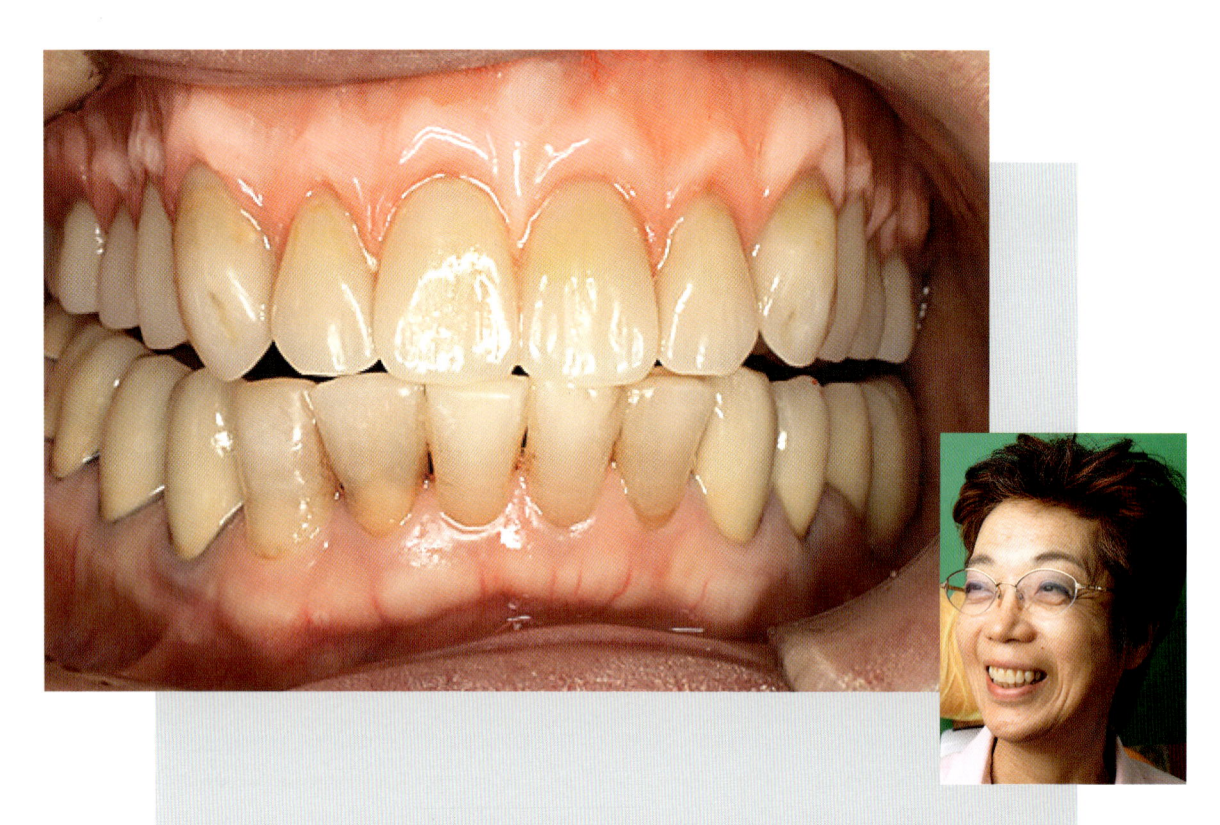

図11-18h、i　咬合平面の改善とともに患者のリアルな審美を表現した完成義歯。

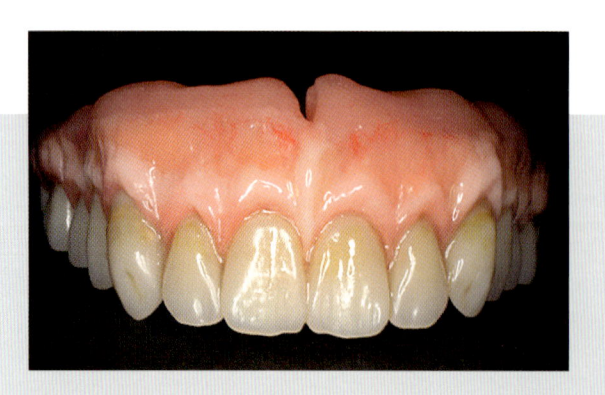

図11-18j　患者のリアルな審美を表現した上顎シングルデンチャー。

ラボからのTechnical Comment

対合する下顎のガムシェードテイキングとその写真から注意深く遊離歯肉部・付着歯肉部・上唇小帯部・歯槽粘膜部の4段階に分けてワックスデンチャーの時点から歯肉色を再現した。また、人工歯のトゥースカラーリングもSRアドーロのオペークを用いて人工歯面切削、サンドブラスト処理、コンポシブ、オペーク、トランスルーセントの各光重合の手順でリアル感を出した。

参考文献

1. Schaffner T. Handbook of Complete Denture of Prosthetics. Liechtenstein ; Ivoclar Vivadent, 1994.
2. Ztm. Kurt Fieldler : BPS-Totalprothetik mit System zum Ziel. München : Verlag Neuer Merkur GmbH, 2003.
3. Herbert Frick, 阿部二郎. 世界で認められているコンプリートデンチャー製作システム BPS, 一日本の総義歯臨床の違いを知る一. 歯界展望 2006 ; 108(6) : 1101 - 28.
4. 近藤 弘. シュライヒシステムデンチャーにおける辺縁封鎖の考え方と技法. 歯科評論 1988 ; 546 : 133 - 46.
5. 近藤 弘, 近藤博保. 痛くない義歯づくり. Dr. Schleich denture system. デンタルダイヤモンド 1991 ; 16(10) : 106 - 17.
6. 阿部晴彦. コンプリートデンチャーの臨床. 東京 : クインテッセンス出版, 1991.
7. Strack R. Über den Halt der unteren Totalprothese durch Muskelwirkungen und der Aufbau einer entsprechenden Prognostik, Dtsch Zahnärztl Z 1946 ; 1 : 85 - 97.
8. Strack R. Die Kauflächengestaltung bei Brücken und Prothesen. Dtsch Zahnärztl Z 1953 ; 8 : 1012 - 27.
9. Strack R. Die Probleme bei der Herstellung einer totalen Prothese. Sonderdruck aus Zahn-,Mund- und Kiefer-heikunde in Vorträgen, Heft 5. Munchen : 1951, 86 - 112.
10. 阿部二郎. 総義歯の臨床 —下顎総義歯を吸着させるために—. 日本歯科評論 1999 ; 679 : 159 - 74, Vol.680 : 125 - 39, Vol.681 : 141 - 57.
11. 阿部二郎. 誰にでもできる下顎総義歯の吸着. 東京 ; ヒョーロン, 2004.
12. 阿部二郎. 下顎総義歯吸着までの道のり. 東京 ; デンタルダイヤモンド, 2007.
13. 阿部二郎, 佐藤幸司, 小久保京子. 総義歯のチームワークに強くなる―下顎総義歯の吸着を達成するために―. QDT 2008 ; 33(1) : 13 - 42, Vol.33(2) : 48-57, Vol.33(3) ; 56 - 63, Vol.33(4) : 44 - 55, Vol.33(5) : 52 - 61, Vol.33(6) ; 36 - 46, Vol.33(7) : 48 - 59, Vol.33(8) : 50 - 62.
14. Feine JS, Carlsson GE, Awad MA, Chehade A, Duncan WJ, Gizani S, et al. The McGill consensus statement on overdentures. Mandibular two-implant overdentures as first choice standard of care for edentulous patients. Montreal, Quebec, May 24 - 25, 2002. Int J Oral Maxillofac Implants. 2002 Jul-Aug ; 17(4) : 601 - 2.
15. Thomason JM, et al. Mandibular two implant-supported overdentures as the first choice standard of care for edentulous patients - the York Consensus Statement. Br Dent J 2009 ; 207(4) : 185 - 86.
16. 佐藤勝史. 上下顎無歯顎者の非吸着下顎総義歯装着時および吸着下顎総義歯装着時における咀嚼運動の比較. 顎咬合誌 2008 ; 28(4) : 166 - 73.
17. 糠澤真壱. 従来型印象法から下顎総義歯の吸着印象に変化した私の臨床. My practice that has been changed from conventional method to suction effective impression taking of mandibular complete denture. 補綴臨床 2010 ; 43(5) : 43, 525 - 35.
18. George Zarb, Charls L.Bolender, et al. Prosthocontic Treatment for Edentulous Patients Complete Dentures and Implant-Supported Prostheses, Twelfth Edition. St. Louis : C. V. Mosby Co, 2004 ; 232 - 51.
19. 阿部二郎. 下顎従来型の概形印象法と下顎総義歯の吸着を目的とした概形印象法の違い. 補綴臨床 2010 ; 43 : 510 - 24.
20. 大森明彦, 上條雍彦, 若月英三ほか. X線テレビ映画によるチューイングサイクルに関する研究. 歯科学報 1975 ; 75 : 87.
21. 高野一夫. X線テレビ映画法による咀嚼運動時の頬粘膜の変化について. 歯科学報 1979 ; 79 : 1361 - 453.
22. 大森明彦. X線テレビ映画法による頬粘膜の運動変化について. 歯科学報. 1979 ; 79 : 9, 1757 - 813.
23. Nagel RJ, Sears VH. Dental Prostheticcs. St. Louis : C. V. Mosby Co, 1958.
24. 小野木正章, 染谷成一郎. 総義歯の辺縁封鎖, 歯科評論 1988 ; 546 : 79 - 106.
25. Schreinemakers J, 津留宏道(監訳). シュラインメーカースのシステマティックコンプリートデンチャー, 第1章 義歯床が臼後結節を被覆すること, および床外形が可動境界を越える意味. 東京 : クインテッセンス出版, 1981 : 13 - 17.
26. Bernard Levin, 長尾正憲(監訳). コンプリートデンチャーの印象. 東京 : クインテッセンス出版, 1986 : 18 - 20.
27. 村岡 博. ステップごとに答える総義歯臨床120のポイント, 下顎義歯の吸着を得るためには, 床辺縁はどこに設定すればよいか. 東京 : ヒョーロン, 1993 : 21.
28. 染谷成一郎. 快適な辺縁封鎖のために口腔の形と床縁の形を見る. 補綴臨床 1997 ; 30(1) : 31 - 6.
29. 矢崎正方. 総義歯学(第三版改訂版). 東京 ; 而至化学工業, 1970 : 95.
30. 嶺 敬二. 別冊 総義歯の臨床, はずれやすい - 辺縁に原因があった例. 歯界展望 ; 1984.
31. 早川 巌. コンプリートデンチャーの理論と臨床―総義歯をイメージする―. 東京 : クインテッセンス出版, 1995 : 26.

参考文献

32. 豊田静夫. 総義歯臨床アトラス―Flange Technique を中心として―. 東京：GC 臨床シリーズ 1982；61：9.
33. 西浦 恂. 総義歯臨床アトラス―ティッシュ・コンディショニングからリベースまで―. 東京：GC 臨床シリーズ 1984；63：11‐2.
34. 阿部二郎. 欠損放置に対する軟組織の変化から短縮歯列を考える「生体補償：アダプテーションとは」. 歯界展望 2007；110（5）：846‐53, Vol.110（6）：1021‐7.
35. 染谷成一郎. 下顎第二大臼歯遠心部およびレトロモラーパッド前縁部付近に見られるスジの報告. 顎咬合誌 2008；28：14‐20.
36. 椎名美千子, 河野真紀子, 佐藤裕二, 村岡正弘, 北川昇. 新義歯治療過程における術者評価と患者評価の経時変化.Changes of Evaluation by Dentists and Patients during New Complete Denture Treatment. 補綴誌 2008；52：301‐10.
37. 河野真紀子, 佐藤裕二, 北川昇ほか. 総義歯新製治療における装着直後のアウトカム評価. 補綴誌 2007；51：260‐9.
38. Gary D. Slade and A. John Spencer .Development and evaluation of the Oral Health Impact Profile. Community Dental Health 1994；11：3‐11.
39. Slade GD. Derivation and validation of a short form oral health impact profile. Community Dent Oral Epidemiol 1997；25：284‐90.
40. Ikebe K. Hazeyama T, Morii K, Matsuda K, Nokubi T. Impact of masticatory performance on oral health related quality of life for elderly Japanese. Int J Prosthodont 2007；20：478‐85.
41. 杤山智博. 高齢者の咀嚼能率と口腔関連 QOL との関係. 阪大歯学誌；平成20：52.
42. 阿部二郎. 舌骨位を判定基準とした無歯顎者下顎位安定度の予知的診断法. The clinical method for the predictable diagnosis on the stability of the mandiblar position of the edentulous patient associated with the hyoid bone positio. 補綴誌 2000；4：323‐31.
43. Koshino H, Hirai T,Yokoyama Y, et. Mandibular Residual Ridge Shape and Masticatory Ability in Complete Denture Wearers.J Jpn prosthodont Soc 2008；52：488‐93.
44. 阿部二郎. 新しいスナップ印象用「Frame Cut Buck トレー」の使い方―下顎総義歯の吸着を達成するための第１ステップ. モリタ会報誌 Dental Magazine 2010；33, 38‐41.
45. 阿部二郎. 無歯下顎印象用トレー「Frame Cut Back トレー」. 歯科評論 2010；70（10）：69‐74.
46. Gray H. Charles Mayo Goss (ed).F.R.S. Academy of the human Body 28th ed. Philadelphia；Lea & Febiger Publishing, 1966.
47. Levin B. Impression for Complete Dentures.Chicago：Quintessence Publishing, 1984.
48. Nagao M, Kobayashi K, Suzuki T.Impression of Edentulous Patients. St. Louis：Ishiyaku Euro America Inc, 1995.
49. Mcminn RMH, Logan BM, et al. color Atlas of head and Neck Anatomy 2nd ed. London：Mosby-Wolfe Publishing, 1994.
50. Screinemarkers J, GJ& D. Tholen N. V. Wageningen (ed). La Logique en Prothese Complete. France：H. Veenman & Zonen NV, 1964.
51. Sicher H.Oral Anatomy 4th ed. St. Louis：C.V. Mosby Co, 1965.
52. 阿部二郎, 小久保京子. 術者のミスを少なくする咬合床＆吸着を可能にする印象用各個トレー. 東京, 2007.
53. 遠藤義樹. 総義歯患者に用いる水平的下顎位記録法の検討 Active 法と Passive 法の比較. 補綴誌 1996；40・95回特別号：184.
54. 阿部伸一, 井出吉信. 加齢による顎骨の変化 第4回顎関節の解剖と歯牙喪失後の形態変化. 歯科学報 1999；99, 435‐43.
55. 本郷 貴士. 日本人下顎骨関節突起の骨梁構造に関する形態計測学的研究. 歯科学報 1987；87(12), 1583‐611.
56. 川嶋 剛. 顎関節および周囲骨の構造に関する研究. 歯科学報 1996；96（9）911‐49.
57. 齋藤善広. 総義歯咬合採得におけるゴシックアーチとタピングポイント記録についての統計分析―描記図の定量評価とゴシックアーチスコアによる形態的評価との関連について―. 顎咬合誌 2009；29（4）：252‐65.
58. 溝上隆男, 尾松素樹. 無歯顎症例におけるタッピング・ポイント記録併用ゴシック・アーチ描記法とその利点. デンタルダイヤモン 1985；10（8）：246‐51.
59. 溝上隆男, 桜井 薫. 咬合採得における Tapping-Point の活用. ザ・デンタル 1983；1（3）：243‐50.
60. 溝上隆男, 名波智章, 桜井 薫, 尾松素樹. ゴシック・アーチ描記法にタッピング・ポイントを活用した咬合採得. 歯界展望 1988；71：826.
61. Peroz I, Leuenberg A, Haustein I, Lange KP. Comparison between balanced Occlusion and canine guidance in complete denture wearers clinical randomized trial. Quintessence Int 2003；34：607‐12.
62. Yuich Matsumaru.Influence of mandibular residual ridge resorption on objective masticatory measures of lingualized and fully bilateral balanced denture articulation. J Prosthodont Res 54：112‐18.
63. 阿部二郎, 小久保京子. 前歯部クリアランス量と総義歯装着後の移動. 補綴臨床 2009；42（5）：552‐63.
64. Jeffrey P. Okeson 著. 丸山剛郎, 岸本満雄（監訳）. 顎口腔機能異常と咬合のマネジメント. 東京；第１歯科出版, 1990.

65. 吉富信幸．咀嚼における全部床義歯前歯部咬合接触が下顎運動に及ぼす影響．口病誌 1997；4（3）：436 - 53．
66. 阿部二郎，小久保京子．デンチャー・ア・ラ・カルト．東京；GC，2008．
67. Goodacre CJ, et al. Clinical complication with implants and implant prostheses J.Prosthet Dent 2003；90：121 - 32．
68. Thomason JM, Heydecke G, Feine JS, Ellis JS. How do patients perceive the benefit of reconstructive dentistry with regard to oral health-related quality of life and patient satisfaction? A systematic review. Clin Oral Implants Res 2007Jun；18 Suppl 3：168 - 88．
69. Kordatzis K, Wright PS, Meijer HJ. Posterior mandibular residual ridge resorption in patients with conventional dentures and implant overdentures. Int J Oral Maxillofac Implants. 2003 May-Jun；18（3）：447 - 52．
70. Ando T, Maeda Y, Wada M, Gonda T. Measuring the load bearing ratio between mucosa and abutments beneath implant-and tooth-supported overdentures：An in vivo preliminary study. Int J Prosthodontics 2011；24：43 - 5．
71. 前田芳信．臨床に生かすオーバーデンチャー ―インプラント・天然支台のすべて―．東京：クインテッセンス出版，2003．
72. 前田吉信，阿部二郎，亀田行雄．下顎無歯顎患者へのインプラントオーバーデンチャー―前編：その適応と限界を探る―．QDT 2009；34：11 - 33．
73. 阿部二郎，三谷芽．インプラント部の清掃を難しくさせる6つの要因 ―清掃環境から探るインプラント部のケア．歯科衛生士 2009；33（7）：52 - 8，Vol33（8）：52 - 7，Vol33（9）：51 - 6．
74. Douglass JB, Meader L,Kaplan A,et al. Cephalometric evaluation of the changes in patients wearing complete dentures：a 20-year study. J Prosthet Dent 1993；69：270 - 5
75. Maeda Y, et al. Efficacy of a posterior implant support for extra shorted dental arches：a biomechanical model analysis. J Oral Rehabil 2005；32（9）：656 - 60．
76. Ellsworth Kelly, J：Changes caused by a mandibular removable partial denture opposing a maxillary complete denture Prosthet.Dent. 1972；27：140 - 50．
77. 矢崎秀昭．矢崎正方の総義歯に学ぶ，東京：医歯薬出版1995, 148 - 9．
78. 矢崎正方．義歯学(第三版改訂版)．東京：而至化学工業，1970．
79. Sulieman S.Al-Johany,et al. Evaluation of different esthetic smile criteria, int J Prosthodontics 2011；24（1）：64 - 9．

【著者一覧】

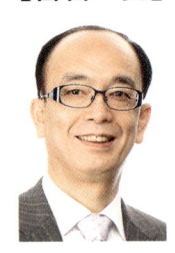

阿部二郎　歯科医師　Jiro Abe
東京都開業　Abe Dental Office
- 1981年　東京歯科大学卒業
- 1982年　阿部歯科医院開設
- 1996年　日本歯周療法集談会・常任理事
- 2001年〜　GC下顎総義歯・吸着セミナーChief Instructor
- 2005年〜　日本顎咬合学会・評議員
- 2006年〜　Japan Denture Association 設立および代表
- 2008年　日本歯科医師会・学術講演会講師
- 2008年〜　東北大学大学院歯学研究科所属
  Ivoclar Vivadent BPS International Clinical Instructor
- 2010年〜　モリタ下顎総義歯・吸着セミナーInstructor
  日本補綴歯科学会・会員
  ICP 会員：International College of Prosthodontists

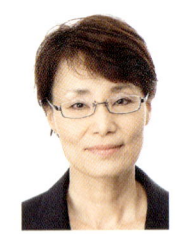

小久保京子　歯科技工士　Kyoko Kokubo
エースデンタル　Ace Dental
- 1976年　東邦歯科専門学校卒業、主任助手
- 1982年　エースデンタル有床部主任
- 2001〜2010年　GC下顎総義歯・吸着セミナーtechnical Instructor
- 2008年　Ivoclar Vivadent 社BPSメンバーラボ
- 2010年　Ivoclar Vivadent BPS International Technical Instructor

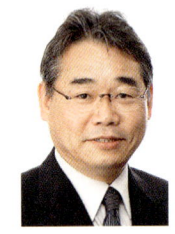

佐藤幸司　歯科技工士　Koji Sato
佐藤補綴研究室（オッセオインプラントラボセンター）　Sato Prosthetic Laboratory
- 1975年　大分県歯科技術専門学校卒業。納富哲夫先生に師事（霞ヶ関歯科ポストグラジュエートセンター）
- 1985年　佐藤補綴研究室開設。（社）日本歯科技工士会生涯研修認定講師
- 1988年　イエテボリ大学・ブローネマルク・オッセオインテグレーションインプラントコース受講修了（スウェーデン）
- 1990年　名古屋市立大学医学部第一解剖学教室　研究員（17年間在籍）
- 1996年　愛知医科大学病院歯科口腔外科　非常勤
- 2002年　Ivoclar Vivadent BPS International Technical Instructor
- 2003年　明倫短期大学臨床技工プロ講座　臨床教授
- 2008年　日本歯科技工学会理事
- 2010年　大阪大学歯学部付属病院招聘教員

4-STEP で完成　下顎吸着義歯と BPS パーフェクトマニュアル
──全無歯顎症例に対応──

2011年5月10日　第1版第1刷発行
2017年8月20日　第1版第5刷発行

著　者　阿部二郎 / 小久保京子 / 佐藤幸司

発 行 人　北峯康充

発 行 所　クインテッセンス出版株式会社
東京都文京区本郷3丁目2番6号　〒113-0033
クイントハウスビル　電話(03)5842-2270(代表)
(03)5842-2272(営業部)
(03)5842-2279(編集部)
web page address　http://www.quint-j.co.jp/

印刷・製本　サン美術印刷株式会社

©2011　クインテッセンス出版株式会社　　禁無断転載・複写
Printed in Japan　　落丁本・乱丁本はお取り替えします
ISBN978-4-7812-0203-7　C3047　　定価はカバーに表示してあります